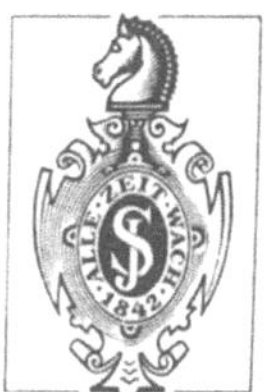

Laser in der Medizin
Laser in Medicine

Vorträge der 9. Tagung der Deutschen Gesellschaft
für Lasermedizin
und des 11. Internationalen Kongresses
Proceedings of the 11th International Congress

Laser 93

Herausgegeben von/Edited by
Wilhelm und Raphaela Waidelich , A. Hofstetter

Mit 236 Abbildungen/With 236 Figures

Springer-Verlag
Berlin Heidelberg New York
London Paris Tokyo
Hong Kong Barcelona Budapest

Dr. rer. nat. Wilhelm Waidelich

Universitätsprofessor, em. Vorstand des Instituts
für Medizinische Optik der Universität München, em. Direktor
des Instituts für Angewandte Optik der Gesellschaft
für Strahlen- und Umweltforschung , Neuherberg

Dr. med. Raphaela Waidelich

Urologische Klinik der Universität München,
Klinikum Großhadern

Die Deutsche Bibliothek - CIP-Einheitsaufnahme
Laser in der Medizin: Vorträge des 11.Internationalen Kongresses Laser 93 =
Laser in Medicine/ hrsg. von W. Waidelich; R. Waidelich - Berlin; Heidelberg; New York;
London; Paris; Tokyo; Hong Kong; Barcelona; Budapest: Springer, 1994
ISBN-13: 978-3-540-57441-5   e-ISBN-13: 978-3-642-93548-0
DOI: 10.1007/978-3-642-93548-0

62/3020 - 5 4 3 2 1 - Gedruckt auf säurefreiem Papier

Vorwort

Anwendungen der Laserstrahlung in der Medizin sollen unmittelbar der Gesundheit des Menschen zu gute kommen. Die Erarbeitung von Laserverfahren setzt ein Zusammenwirken von Medizinern, Physikern und Technikern voraus.
Seit 1973 führt die Kongress-Messe LASER alle 2 Jahre die internationalen Experten in München zusammen. Vor dem Hintergrund der größten technischen Laserausstellung der Welt erfolgen Information über neue Ergebnisse, Erfahrunggsaustausch und kritische Diskussion.

Im Juni 1993 wurde auf der LASER 93 erstmals gemeinsam mit dem 11.INTERNATIONALEN KONGRESS LASER-MEDIZIN die 9.TAGUNG DER DEUTSCHEN GESELLSCHAFT FÜR LASERMEDIZIN abgehalten. In diesem neuen Konzept wurden Kongress und Ausstellung Lasermedizin unter dem Begriff LASER MED 93 zusammengefasst.

Der Kongress LASER MED 93 war - entsprechend den verschiedenen medizinischen Fachdisziplinen - in 23 Fachsitzungen gegliedert. Zusätzlich zu Fortschritten auf allen Gebieten wurden folgende High- Lights behandelt:

Interstitielle Laserkoagulation (ILK),
minimal invasive Chirurgie,
photodynamische Diagnostik und Therapie.

Die Ergebnisse des Kongresses spiegeln eine aktuelle Standortbestimmung der Lasermedizin wider und vermitteln Perspektiven und Impulse für zukünftige Entwicklungen. Der Inhalt der Vorträge wird daher im vorliegendem Band der internationalen Fachwelt zugänglich gemacht.

Möge der Kongreßband zur Anwendung des Lasers in der Medizin und zu weiteren Entwicklungen neuer Verfahren anregen..

Allen Autoren, der Messe München und dem Springer-Verlag sei für das Zustandekommen dieses Buches gedankt.

München, im Oktober 1993   Wilhelm Waidelich

Preface

Human health should benefit directly from the use of laser radiation in medizine. A prerequisite for the continued development of laser techniques is ongoing cooperation among physicians, physicists and engineers.

LASER, the International Trade Fair and International Congress held in Munich, has been bringing together international experts every two Years since 1973. Against the backdrop of the world's largest technical exhibition, they exchange information on the latest findings, share experiences and discuss critical issues.

For the first time ever, the 9th Convention of the German Association for Laser Medicine was held in conjunction with the 11th International Congress on Lasers in Medicine in June 1993. This new concept united the congress events and exhibits on laser medicine under a common theme: LASER MED 93.

The LASER MED 93 congress consisted of 23 conferences which correspond to the various specialized fields of medicine. In addtion to advancements in each field, these sessions dealt with the following highlights:
>   interstitial laser coagulation (ILK), minimal invasive surgery.
>   phodynamic diagnosis and therapy.

The overall results of the congress reflect the current state of the art in laser medicine and provide participants with prospects and new impetus for future developments.
This volume was published to make the wealth of information contained in these lectures available to the international professional world.

May this volume promote the use of lasers in medicine and the ongoing development of new techniques.

We would like to thank the authors, the Munich Trade Fair Cooperation and the Springer-Verlag for making this publication possible.

Munich, October 1993   Wilhelm Waidelich

Inhaltsverzeichnis - Contents

PHOTODYNYMISCHE DIAGNOSTIK-UROLOGIE / PDD-UROLOGY

PDT IN DER UROLOGIE / PDT IN UROLOGY

PDT - GRUNDLAGENFORSCHUNG / PDT - BASIC RESEARCH

PDT - ANGIOPLASTIE / PDT - ANGIOPLASTY

LITHOTRIPSIE / LITHOTRIPSY

GYNÄKOLOGIE / GYNECOLOGY

ORTHOPÄDIE / ORTHOPEDY

HNO / ENT

KINDERHEILKUNDE / PEDIATRY

TECHNISCHE ENTWICKLUNGEN, LASERSYSTEME / LASERSYSTEMS AND TECHNOLOGY

LASER MIKROSTRAHLVERFAHREN / LASER MICROBEAM

OPHTHALMOLOGIE / OPHTHALMOLOGY

LASER-BIOSTIMULATION / LOW POWER LASER

Sitzungsleiter - Session Chairmen

Albrich,W.	Gynäkolgie/ Gynecology
Baumgartner,R.	PDT/Forschung/ PDT Research
Beck,O.J.	Neurochirurgie/ Neurosurgery
Busse,H.	Ophthalmologie/ Ophthalmology
Dinstl,K.	Chirurgie/ Surgery
Ginsbach,G.	Plastische Chirurgie/ Plastc Surgery
Grevers,G.	HNO/ ENT
Höfling,B.	PDT/Angioplastie/PDT-Angioplasty
Hofstetter,A.	Urologie/ Urology
Horch,H.H.	Kieferchirurgie/ Oral Surgery
Jahn,R	Unfallchirurgie/ Accident Surgery
Jocham,D,	Photodynamik/ Photodynamics
Katalinic,D,	Plastische Chirurgie/ Plastic Surgery
Kiefhaber,P.	Gastroenterologie/ Gastroenterology
Kölzer,J.	Bildgebende Laserverfahren/ Laser Imaging
Kriegmair,M.	PDT/ Urologie/ PDT-Urology
Landthaler,M.	Dermatologie/ Dermatology
Lubart,R.	Laser Biostimulation/ Low power Laser
Mertz,M.	Ophthalmologie/ Ophthalmology
Mester,A.	Laser Biostimulation/ Low power Laser
Neu,W.	Unfallchirurgie/ Accident Surgery
Refior,H.J.	Orthopädie/ Orthopedy
Rück,A.	PDT/Forschung/ PDT-Research
Schildberg,W.	Chirurgie/ Surgery
Schneckenburger,H.	Fluoreszenzdiagnostik/ Fluorescebce Diagnosis
Schütze,K.	Mikrostrahlverfahren/ Laser Microbeam
Staehler,G.	Urologie/ Urology
Steiner,R.	Lithotripsie/ Lithotripsy

Urologie / Urology

State of the Art
Laseranwendung in der Urologie

A. Hofstetter
Urologische Klinik und Poliklinik der Ludwig-Maximilians-
Universität München
Klinikum Großhadern/Innenstadt, Marchioninistr. 15
D-81377 München

Nach 21 Jahren Laserforschung und -applikation kann ich mit Genugtuung feststellen, daß sich auch in der Urologie die endoskopische und offene Tumorzerstörung, die photodynamische Diagnostik und Therapie sowie die Laserlithotripsie zu etablieren beginnen. Die Frage, warum eine hocheffiziente Technologie so viel Zeit benötigt, um sich in der Medizin durchsetzen zu können, hat viele Antworten und soll hier nicht näher in der Kürze der Zeit untersucht werden. Wichtiger, und dem Thema entsprechend, ist dagegen die Frage: Welche Laser spielen heute in der Urologie eine Rolle, welche können in der Zukunft eine Rolle spielen und was sind die tatsächlichen sowie möglichen Indikationen für die Laseranwendung in der Urologie (Tabellen 1a-c).

Laser werden extern und endoskopisch angewandt. Indikationen für die externe Laseranwendung sind in erster Linie Tumoren des äußeren Genitales sowie mikrochirurgische Eingriffe am Samenleiter. Hierbei haben der Neodym:YAG- und der CO_2-Laser ihre klare Indikation.

Was die endoskopische Tumorzerstörung im Bereich des Nierenbeckenkelchsystems, des Ureters, der Harnblase sowie der Urethra betrifft, so scheint sich die Überlegenheit der berührungsfreien Neodym:YAG-Laser-Applikation gegenüber allen konventionellen Schneide- und Koagulationsverfahren zu bestätigen. Davon abgesehen gewährt die Laserapplikation die Möglichkeit des Arbeitens auf engstem Raum, ist weitgehendst blutungsfrei und gewebeschonend. Sie ist damit eine Technik, die zu einem wesentlichen Bestandteil der minimal invasiven Chirurgie wurde.

Behandlungsziel	Laserart	Indikation (gesichert)
Tumorzerstörung	Neodym:YAG (Dioden)	superfiziale NBKS- und Ureterkarzinome, Blasen-, Urethra-, Penis-Karzinome, Tumore des äußeren Genitales Prostata-Tumore (interstit.)
	Dye	superfiziale Harnblasen-Karzinome, Cis
Lithotripsie	Neodym:YAG	Ureter- u. Nierenbeckensteine
	Alexandrit Dye	
Entzündungshemmung	Neodym:YAG	Interstitielle Zystitis, Strahlenzystitis

Tabelle 1a: Lasereinsatz in der Urologie

Behandlungsziel	Laserart	Indikation (klinische Erprobung)
Strikturbeseitigung	Neodym:YAG	Harnröhren- u. Ureterstrikturen
	Argon CO_2 Excimer	
Angioplastie	Neodym:YAG Dye Argon Excimer CO_2	Gefäßrekanalisierung (Art. renalis, iliaca, obturatoria, penis)
Ureterverschluß	Neodym:YAG	Verhinderung der Urin-Passage

Tabelle 1b: Lasereinsatz in der Urologie

Diagnostik	Laserart	Indikation (Experiment)
Interferometrische Holographie	Rubin	Tumorinfiltrationstiefe
Photochemische Prozesse	Dye	Cis-Erkennung

Tabelle 1c: Lasereinsatz in der Urologie

Neue Impulse bekam der photodynamische Lasereinsatz durch die topische Anwendungsmöglichkeit von Photosensitizern, wie das Beispiel der Delta-Aminolaevulinsäure zeigt. Mit dieser Methode ist es möglich, hyperaktive Proliferationen zu erkennen und wahrscheinlich auch zu quantifizieren (die Arbeitsgruppe KRIEGMAIR/BAUMGARTNER wird zu dieser Thematik ausführlich berichten). Die Verwendung der Delta-Aminolaevulinsäure als Photosensitizer eröffnet vor allem bei urothelialen Karzinomen neue Möglichkeiten der Frühdiagnose und erhöht die Sicherheit, karzinomatöse Läsionen bei der Endoskopie vollständig zu erfassen sowie gezielt zu zerstören.

Dieses gezielte Zerstören führen wir mit dem Neodym:YAG-Laser durch, das bedeutet, daß wir beim lokalisierten Harnblasenkarzinom den Einsatz des Krypton-Lasers plus Delta-Aminolaevulinsäure zur Diagnostik und den Neodym:YAG-Laser zur Behandlung als derzeitig optimales Behandlungskonzept beim primären, lokalen Harnblasen-Karzinom (T1 - T3, N0, M0) empfehlen können. Damit schließt sich der vor Jahren postulierte Kreis des Synergismus zwischen photodynamischer Diagnostik bzw. Therapie einerseits und berührungsfreier Tumorzerstörung durch den Volumen-Koagulationseffekt des Neodym:YAG-Lasers.

Unsere Bemühungen der späten 70er Jahre haben über den gepulsten Neodym:YAG-Laser- zum hochwirksamen Farbstoff-Laser-Lithotriptor mit automatischer Steinerkennung der 80er Jahre geführt. Heute ist wohl kaum zu bestreiten, daß die Laser-Quarzglasfaser das geeignetste Transmissionssystem für ultradünne, starre und flexible Ureteroskope ist, und daß mit dem Farbstoff-Laser Harnleitersteine schnell, schonend und effektiv ohne Steinstraßenbildung und lange Wartezeiten bis zum Steinabgang behandelt werden können. Dies ist meines Erachtens nicht nur ein Beitrag zur minimal invasiven Chirurgie, sondern zur rationellen, morbiditätsverkürzenden Therapie.

Erfreulich ist auch die Tatsache, daß die Neodym:YAG-Laser-Applikation unserer ersten Gehversuche, nämlich die seitliche Laser-Abstrahlung über Prismen jetzt wieder in Form von TULIP und ähnlichen Verfahren zur Behandlung des Prostataadenoms aus den USA zurückkehrt, nachdem wir dies vor mehr als 15 Jahren beim Harnblasen-Karzinom und später beim Prostata-Karzinom publiziert haben.

Ich darf in diesem Zusammenhang u.a. auf unsere Publikationen, gemeinsam mit G. STAEHLER, in der aktuellen Urologie 7, 363 (1976) und im Deutschen Ärzteblatt 75, 682 (1978) verweisen.

Der Lasereinsatz zur Zerstörung des <u>Prostataadenoms</u> ist eine wirksame Methode und nicht, wie das fälschlicherweise oft geschieht, mit der Kryotherapie zu vergleichen. Es gibt hier wesentliche biophysikalische Unterschiede, vor allem was die Homogenität der erzeugten Nekrosen betrifft und den damit zusammenhängenden Defektformen nach Gewebsabstoßung. Eine gewisse Identität besteht natürlich in der Zerstörung der prostatischen Harnröhre mit den daraus resultierenden Komplikationen. Diese sind: zum Teil nicht unerhebliche Schmerzen des Patienten bei der Miktion, Verlegung der Harnröhre durch abgestoßenes Gewebe, narbige Schrumpfungen und Stenosen im Bereich der prostatischen Harnröhre sowie retrograde Ejakulation.

Eine elegante Lösung im Zusammenhang mit der laserassistierten Behandlung des Prostataadenoms scheint mir die von uns entwickelte <u>interstitielle Laserkoagulation</u> zu sein. Hier kommt es im Idealfall zu keiner offenen Wundhöhle im Bereich der prostatischen Harnröhre und somit zu keiner der eben erwähnten Komplikationen. Eine retrograde Ejakulation läßt sich weitgehendst vermeiden. (Mein Mitarbeiter R. MUSCHTER wird über dieses Verfahren be-richten).

Der Neodym:YAG-Laser-Einsatz in Form des <u>Fibertoms</u> hat sich auch bei der endoskopischen pelvinen Lymphadenektomie bewährt, scheint es doch möglich zu sein, postoperative

Lymphozelenbildungen zu minimieren, abgesehen davon, daß man damit ein Instrument für die Präparation, Koagulation und das Schneiden von Gewebe in einem zur Verfügung hat. Dies bedeutet eine Vereinfachung des endoskopischen Arbeitens.

Soweit die wichtigsten etablierten Laseranwendungen in der Urologie.

Gegenstand der Forschung (Tabelle 2) sind in der Urologie die Laserangioplastie zur Revaskularisierung pudendaler Gefäße im Zusammenhang mit der erektilen Dysfunktion, nach wie vor die interferometrische Holographie zur dreidimensionalen Tumor- und Tumorinfiltrations-Erfassung, die Spektroskopie für Gewebeanalysen und als Grundlage zukünftiger intelligenter Lasersysteme. Der Einsatz niederenergetischer Laserstrahlung zur Erforschung zellbiologischer Vorgänge, vor allem in den Tumorzellen, und die Überprüfung immunmodulatorischer Effekte an immunkompetenten Zellen sowie last not least die Bedeutung der Laserstrahlung bei therapieresistenten entzündlichen Vorgängen wie der interstitiellen Zystitis sind weitere Themen (K.-H. ROTHENBERGER und Mitarbeiter werden zur Behandlung der interstitiellen Zystitis einen klinischen Beitrag liefern).

a) Laserangioplastie - erektile Dysfunktion
b) Interferometrische Holographie - Tumorinfiltration
c) Spektroskopie - Gewebeanalysen
d) Laser - Tumorbiologie
e) Laser - Entzündungshemmung (interst. Zystitis)

Tabelle 2: Forschungsprojekte

Die hier am Beispiel der Urologie über etablierte und mögliche Laseranwendungen dargestellten Ausführungen sind natürlich von allgemeiner Gültigkeit und vor allem für die minimal invasive Chirurgie der Gegenwart und Zukunft von Bedeutung. Daß andere Autoren ähnlich denken, beweisen Marktanalysen für die Jahre 1991 - 1997 (Abb. 1).

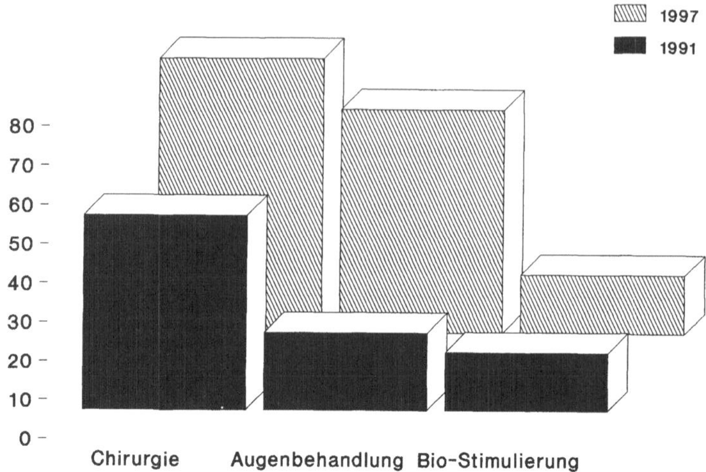

Abb. 1: Der europäische Markt für medizinische Laser nach Produktgruppen - 1991 und 1997 (Quelle: FROST und SULLIVAN, Berichte E 1707, E 1708, E 1709)

Die transurethrale Laserapplikation zur Therapie der BPH - Ein Vergleich verschiedener Verfahren

R. Muschter
Klinik und Poliklinik für Urologie der Ludwig-Maximilians-Universität München
Klinikum Großhadern, Marchioninistr. 15, D 81377 München

Bereits 1979 wurden erste Untersuchungen zur transurethralen Applikation von Laserstrahlung zur Behandlung von Prostataerkrankungen durch BÖWERING und HOFSTETTER publiziert. Das Verfahren wurde beim Prostatakarzinom angewendet; nach einer initialen transurethralen Resektion erfolgte in zweiter Sitzung die Laserapplikation (Nd:YAG).

Angestrebt wurde eine möglichst hohe Eindringtiefe der Laserstrahlung, die bei senkrechtem Auftreffen des Strahls auf die Gewebeoberfläche am größten war. Da wegen der engen räumlichen Verhältnisse in der prostatischen Harnröhre - auch nach transurethraler Resektion - ein Umlenken der Applikationsfaser mit einem Albarran-Hebel nicht befriedigend möglich war, wurde der Strahl umgelenkt. Hierzu diente ein Prisma, das in ein speziell konstruiertes Urethrozystoskop integriert war.

Experimentelle Untersuchungen zum Lasereinsatz bei der benignen Hyperplasie der Prostata (BPH) wurden an isolierten Präparaten und der Hundeprostata seit 1979 von verschiedenen Autoren mit einfachen Lichtleitern bei verschiedenen Leistungen und Applikationszeiten durchgeführt. Grundlegende Messungen zum Absorptionsverhalten von Prostatagewebe und zur Eindringtiefe von Laserstrahlung in Prostatgewebe unter verschiedenen Auftreffwinkeln bestätigten die oben beschriebenen Untersuchungen, daß das größtmögliche Eindringen

10

bei einem Bestrahlungswinkel rechtwinklig zur Oberfläche
erreicht wird. Wird eine oberflächliche Karbonisation
vermieden, läßt sich bei einer Laserleistung von ca. 40 Watt
unter realistischen Bedingungen eine Koagulationstiefe von
sechs bis zehn Millimetern erreichen. Dies konnten wir auch
für die in der Folge beschriebenen Systeme zeigen.

Für die transurethrale Laserkoagulation der benignen
Prostatahyperplasie stehen heute mehrere verschiedene
Applikationssysteme zur Verfügung, deren Gemeinsamkeit aber in
der oben beschriebenen nahezu rechtwinkligen Strahlumlenkung
besteht. Die technische Umsetzung geschieht entweder nach dem
Prinzip des Prismas oder mit Hilfe eines Spiegels. Der
Applikator besteht somit entweder aus einer ungeschützten oder
geschützten Saphirspitze, einer durch eine Glaskappe
geschützten, prismenförmig zugeschliffenen Faserspitze, einem
metallischen Spiegel oder einem Zerstreuungskörper.
Das älteste System, das eine ungeschützte Saphirspitze
benutzt, wurde nur vereinzelt bei der benignen
Prostatahyperplasie angewendet. Da es bei versehentlichem
Gewebekontakt schnell zerstört wird, ist es anderen Systemen
deutlich unterlegen.
Beim TULIP-System wird das abstrahlende Prisma durch einen für
die Strahlung des Neodym:YAG-Lasers transparenten Ballon
geschützt. Das abstrahlende Prisma ist in ein komplexes System
eingebaut, das für die Darstellung der Prostata und Kontrolle
der Bestrahlung zwei Ultraschall-Transducer enthält. Dieses
System wird in einem eigenen Aufsatz beschrieben [siehe dort].

Ursprünglich für gynäkologische Anwendungen wurde ein
Applikator entwickelt, der mit Hilfe eines vergoldeten
Metallreflektors, der an der Spitze einer 600 μm
durchmessenden Glasfaser befestigt war, den Laserstrahl um ca.
90° umlenkte. Dieses System wurde von den Arbeitsgruppen um
JOHNSON und COSTELLO ab 1991 experimentell und klinisch für
die Therapie der benignen Prostatahyperplasie untersucht. Der
Durchmesser dieses zunächst als "Lateralase", später als
"Urolase" bezeichneten Applikators betragt 2,5 mm.

Die Bestrahlung der Prostata erfolgt transurethral sichtkontrolliert mit Hilfe von herkömmlichen Urethrozystoskopen oder speziell konstruierten Laserzystoskopen (ELAP = "endoskopische Laserablation der Prostata" bzw. VLAP = "visual laser ablation of the prostate"). Da das System bei Gewebekontakt schnell zerstört werden kann, ist es vorzugsweise in einer ruhenden Position einzusetzen. Bestrahlt wird unter Dauerspülung mit 40 oder 60 W für eine Dauer von 90 bzw. 60 s, bei den Positionen 2, 4 , 8 und 10 Uhr Steinschnittlage jeweils nach lateral auf die Hauptmasse des Adenoms gerichtet. Bei größeren Organen wird in einem Abstand von ca. 1,5 cm ein zweiter "Bestrahlungsring" in den gleichen Positionen appliziert. Nach Ermessen des Operateurs können weitere Bestrahlungen erfolgen, wodurch in der Regel eine Überlappung entsteht. Gleichzeitig ist jedoch sichergestellt, daß kein größerer Bezirk unbestrahlt bleibt. Bei Vorhandensein eines Mittellappens wird dieser in mehr dorsaler Richtung bei 5 bzw. 7 Uhr Steinschnittlage bestrahlt. Apikal ist darauf zu achten, daß zum Sphinkter ein Sicherheitsabstand von ca. 1 cm eingehalten wird.
Ähnliche Systeme desselben Prinzips werden unter verschiedenen Handelsnamen, z.B. "Sidefire", angeboten.

Seitlich abstrahlende Systeme, bei denen die Strahlumlenkung mit Hilfe einer schräg zugeschliffenen Faserspitze, die durch eine Quarzglaskappe geschützt ist ("Ultraline", "Sidefocus"), stattfindet, vertragen üblicherweise kurzfristige Berührungen mit dem Gewebe , ohne zerstört zu werden, so daß sie während der Bestrahlung bewegt werden können. Sie werden ebenfalls mit einem herkömmlichen Urethrozystoskop oder einem speziellen Laserzystoskop eingesetzt. Die Bestrahlung erfolgt mit 40 (bis 60) W, wobei unter optischer Kontrolle jeweils bis zur Weißverfärbung eines Areals bestrahlt wird. Der Applikator kann in einer bestimmten Position vom Blasenhals nach apikal gezogen oder zurückgeschoben werden, dieses Manöver wird in der nächsten Position wiederholt. Alternativ ist eine Pendelbewegung des Applikators vom Blasenhals nach apikal möglich, wobei ein gesamter Sektor abgestrahlt wird. Auch eine Rotation oder schraubenförmige Bewegungen sind denkbar. Immer sollte am Blasenhals begonnen und die Bestrahlung apikal beendet werde, auf einen ausreichenden Sicherheitsabstand zum Sphinkter von ca. 1 cm muß auch hier geachtet werden. Zur Kühlung und Verbesserung der Sicht erfolgt die Behandlung unter Dauerspülung.

Bis heute konnten wir die beschriebenen Systeme bei 52 Patienten mit symptomatischer BPH mit gutem klinischen Erfolg einsetzen. Die Ergebnisse bezüglich der Verbesserung der subjektiven Symptomatik (Score) und objektiver Kriterien wie des Harnstrahls und des Restharns sind überzeugend, die Rate persistierender Obstruktionen mit der Notwendigkeit der sekundären Therapie ist akzeptabel.

Wegen der grundsätzlich begrenzten Eindringtiefe ist eine transurethrale Laserkoagulation bei sehr großen Prostatae nicht sinnvoll, die Grenze muß allerdings individuell gezogen werden und richtet sich außer nach der absoluten Größe und der Konfiguration der Prostata auch nach dem Grad der Obstruktion.

Die Vorteile der Laserverfahren gegenüber den herkömmlichen operativen Verfahren bestehen in erster Linie in einer geringeren intra- und perioperativen Morbidität. In aller Regel können auch Hochrisikopatienten therapiert werden. Es kommt zu erheblich geringerem Blutverlust, das Einschwemmungsrisiko entfällt ebenso wie die daraus resultierenden kardialen Risiken. In der Regel gelingt es, den Blasenhals zu erhalten, so daß eine retrograde Ejakulation vermieden werden kann. Die Hospitalisierungszeiten sind deutlich kürzer als bei operativen Verfahren. Trotz der relativ hohen Kosten für die Applikationssysteme und die vorzuhaltenden Geräte sind die gesamten Behandlungskosten geringer.

Der Hauptnachteil der Laserverfahren besteht in der verzögert einsetzenden Wirkung. Nicht selten dauert es ein bis drei Monate bis zum überzeugenden Wirkungseintritt, in Einzelfällen lassen sich zystoskopisch Nekrosereste auch noch nach sechs Monaten nachweisen. Die Majorität der Patienten erreicht jedoch bereits kurze Zeit nach dem Eingriff zumindest die Ausgangssituation, um sich in der Folge kontinuierlich zu verbessern. Der protrahierte Verlauf erklärt sich dadurch, daß die entstehenden Nekrosen abgestoßen werden müssen.

Daher sollte intraoperativ ein Katheter zur Harnableitung, vorzugsweise ein kleinlumiger suprapubischer Katheter eingelegt werden. Mit diesem kann bereits in der frühen postoperativen Phase ein Miktionstraining begonnen werden, wobei höhere Restharnmengen abgeleitet werden können.

Eine Kombination der transurethralen Laserkoagulation (bzw. der interstitiellen Laserkoagulation) [siehe dort] der Prostata mit einer Inzision (per Kontakt-Laser oder Elektrotom) ist möglich und wurde von uns bereits in einigen Fällen erprobt. Hieraus scheint sich der Vorteil der Verkürzung der Zeit zwischen Behandlung und Wirkungseintritt zu ergeben, möglicherweise auch eine verbesserte Wirkung. Falls eine einfache Glasfaser nicht zur Verfügung steht, kann das Applikationssystem vom Lichtleiter abgeschnitten und die Quarzglasfaser nun als einfache Faser im Kontaktverfahren verwendet werden. Hierdurch werden zusätzliche Kosten vermieden.

Erfahrungen mit der interstitiellen Laserkoagulation der Prostata

R. Muschter, S. Hessel, M. Zellner, R. Oberneder, P. Schneede,
A. Hofstetter
Urologische Klinik der Ludwig-Maximilians-Universität
Klinikum Großhadern, Marchioninistr. 15, D-81377 München

Die interstitielle Laserkoagulation, die als Alternative zur
transurethralen Resektion (TUR) oder offenen Adenomektomie
konzipiert wurde, ist eine neue Methode in der Therapie der
benignen Hyperplasie der Prostata, kann aber auch zur
palliativen Therapie beim Karzinom der Prostata - zur
Verringerung der Obstruktion - eingesetzt werden. Basis der
Therapie ist ein Lichtleiter mit speziellem Applikator, der zur
Erzeugung möglichst großvolumiger, homogener Koagulations-
nekrosen das Laserlicht im Gewebe mit relativ geringer
Leistungsdichte abstrahlt, wodurch eine Karbonisation an der
Kontaktfläche zwischen Lichtleiter und Gewebe vermieden wird.
Im Gegensatz zu einer kontaktlosen Bestrahlung der Prostata von
der Urethra aus, wie es bei den verschiedenen seitlich
abstrahlenden Applikatoren der Fall ist, hat bei der
interstitiellen Applikation das koagulierte Gewebe keinen
Anschluß an die Urethra, die zudem nicht zerstört wird. Das
nekrotische Gewebe wird daher nicht sekundär abgestoßen und mit
dem Harn ausgeschieden, sondern im Rahmen einer aseptischen
Entzündung abgebaut. Die daraus resultierende "physiologische"
Schrumpfung führt zu einer Abnahme des urethralen Widerstandes,
wodurch die obstruktiven und meist in der Folge auch die
irritativen Symptome der Erkrankung verschwinden. Durch die
gezielte Applikation kann in der Regel der Blasenhals und damit
der für die prograde Ejakulation bedeutsame innere Sphinkter
erhalten werden.
Je nach Ausgangssituation des Patienten vergeht bis zum
Eintritt der Wirkung ein verschieden langer Zeitraum, der von
wenigen Tagen bis zu einigen Wochen betragen kann. In der Regel

ist der Beginn der Verbesserung der Miktion nach ein bis zwei Wochen festzustellen, der Endzustand wird nach drei bis sechs Monaten erreicht. Dieser Nachteil ist allen thermischen Verfahren zur Therapie der benignen Prostatahyperplasie anhängig, da sowohl die Abstoßung des Gewebes, als auch die Resorption Zeit benötigt. Im Gegensatz zu den transurethralen Verfahren treten in der Regel bei der interstitiellen Laserkoagulation wegen der Erhaltung der Urethra im Verlauf keine irritativen Symptome, Schmerzen oder Blutungen auf.

Zur Erzeugung möglichst großer Koagulationsvolumina eignet sich wegen der hohen Eindringtiefe ins Gewebe besonders der Nd:YAG-Laser. Unsere Behandlungen wurden mit Seriengeräten (MBB/Dornier mediLas 4060N und fibertom sowie in einigen Fällen Sharplan 3000) durchgeführt, im Zuge der Entwicklung des Verfahrens wurden einige zusätzliche Optionen integriert (MBB/Dornier fibertom). Die verwendeten "ITT"-Lichtleiter, die in vorausgehenden Vorversuchen für die Anwendung an der Prostata entwickelt wurden, haben eine Länge von 2 cm bei einem Durchmesser von 1,9 mm und weisen eine gerichtete, zirkumferentiell kegelmantelförmige Abstrahlung (MBB/Dornier) bzw. eine zirkumferentiell gestreute Abstrahlung (Sharplan) auf. Einzelne Behandlungen, vor allem in der Initialphase, wurden auch mit Applikatoren anderer Abmessungen durchgeführt. Als günstige Bestrahlungsparameter hatten sich experimentell Leistungen von 5 bis 10 W und eine Bestrahlungszeit von 10 Minuten ergeben. Dies führte klinisch zu relativ langen Therapiezeiten. Der heute routinemäßig eingesetzte "Turbo"-Modus benutzt eine Leistungsabstufung (stufenweise von 20 auf 7 W), wodurch die "Aufheizphase" des den Applikator umgebenden Gewebes verkürzt wird. Trotz einer auf 5 Minuten reduzierten Bestrahlungszeit bei einer von 4200 auf 2820 J verringerten Laserenergie sind dabei die Nekrosevolumina im Experiment noch größer, als mit den initialen Parametern.
Die in der Praxis zwar nur sehr selten auftretende, aber mögliche Überhitzung des Applikators mit konsekutiver Zerstörung konnte durch Integration einer optischen Rückkopplung, die im Falle einer lichtleiternahen Karbonisation das Pyrolyseleuchten detektiert und zur sofortigen

automatischen Abschaltung des Lasers führt, sicher ausgeschlossen werden (MBB/Dornier fibertom mit MBB/Dornier ITT-Lichtleiter).

Pro Applikation wird eine Koagulationsnekrose von ca. 2 cm Durchmesser, d.h. ca. 5 ml Volumen, erreicht. Daher wird jeder Prostatalappen mindestens von einer Punktion aus bestrahlt, in Abhängigkeit von der Größe erfolgen jedoch bis zu fünf Punktionen pro Lappen.

Die Punktion kann alternativ transurethral, perineal transkutan oder kombiniert durchgeführt werden. Die transurethrale Applikation der Lichtleiter erfolgt dabei unter endoskopischer Kontrolle über ein Zystoskop. Die Lichtleiter können in der Regel direkt ohne Vorpunktion eingestochen werden, sodaß keine spezielle Ausrüstung benötigt wird. Bei der perineal transkutanen Applikation werden die Lichtleiter mittels transrektaler Sonographie und Zielhilfe eingelegt. Hierzu ist eine spezielle Trokarnadel notwendig.

Der Vorteil der transurethralen Applikation liegt in dem geringen logistischen Aufwand, der der perinealen Applikation in der Möglichkeit, in Lokalanästhesie zu bestrahlen und die Therapiezeit durch simultane Einlage und Bestrahlung von bis zu vier Lichtleitern, die über einen Strahlteiler gespeist werden, weiter zu verringern.

Vom 15.7.1991 bis zum 30.4.1993 wurden in der urologischen Klinik der Universität München 184 Patienten mit symptomatischer benigner Prostatahyperplasie bzw. einem Prostatakarzinom (palliativ) mit der interstitiellen Laserkoagulation behandelt. Die Therapie erfolgte überwiegend in Regionalanästhesie oder Intubationsnarkose, in Einzelfällen in Lokalanästhesie. Aus Sicherheitsgründen wurde bei transurethraler Applikation in vielen Fällen ein Temperaturmonitoring im Rektum, in einigen Fällen auch interstitiell, durchgeführt. In keinem Fall kam es im Rektum zu einem Temperaturanstieg um mehr als 3,5°C. Ein suprapubischer Katheter wurde fast immer routinemäßig eingelegt, der postoperativ bis zum Erreichen einer befriedigenden Miktion belassen wurde (0 bis 61 Tage). Ein zusätzlicher transurethraler Katheter wurde nur in Einzelfällen benötigt.

Am 30. 4 1993 wiesen 134 Patienten eine Nachbeobachtungszeit von mindestens sechs Monaten auf. Vor der Behandlung betrugen die Symptompunktwerte (I-PSS ["international prostate symptom score"]) 16 bis 33, die maximalen Harnflußraten 0 bis 15,0 ml/s, die Restharnmengen 0 bis 950 ml und die Prostatavolumina 20 bis 175 ml. Das mittlere Lebensalter der Patienten betrug 69,4 Jahre (52 bis 89).

Die postoperative Verweildauer lag zwischen 0 und 12 Tagen, längere Aufenthalte gingen jedoch fast ausnahmslos zu Lasten von meist internistischen Begleiterkrankungen. Relativ häufige Frühkomplikationen waren unkomplizierte Harnwegsinfektionen, daher wurde in der Regel eine perioperative Antibiotikatherapie durchgeführt.

Nach sechs Monaten stuften ca. 80% der Patienten ihr Behandlungsergebnis als exzellent oder gut ein. 16 von 134 Patienten zeigten keine Verbesserung, in 4 Fällen war eine Verschlechterung festzustellen. 10 von diesen 20 Patienten wurden innerhalb des Beobachtungszeitraums operiert (9 TURP, 1 offene Adenomenukleation), ein weiterer unterzog sich einer nochmaligen Laserkoagulation. 3 Patienten verstarben während des Beobachtungszeitraums an therapieunabhängigen Ursachen. An geringgradigen Komplikationen traten außer unkomplizierten Harnwegsinfektionen in einzelnen Fällen passagere Makrohämaturien und irritative Symptome auf. Höhergradige Komplikationen waren fieberhafte Harnwegsinfektionen (n=5), Epididymitiden (n=2), Blasentamponaden (n=2) und Blasenhals- oder Urethrastrikturen (operationspflichtig n=7). Eine Inkontinenz oder erektile Dysfunktion trat nicht auf, die sexuell aktiven Patienten behielten in der Regel die prograde Ejakulation, wobei ein Patient passager Schmerzen angab. Mehrere Patienten berichteten über eine erhebliche Besserung ihrer Vita sexualis.

Der mittlere Symptomscore nahm innerhalb des Beobachtungszeitraums von 25 auf 5 ab, die maximale Harnflußrate stieg im Mittel von 5,4 auf 15,2 ml/s, der Restharn ging im Mittel von 230 auf 40 ml zurück. Beim Prostatavolumen war eine Abnahme um ca. 25% zu verzeichnen.

Erste urodynamische Ergebnisse nach interstitieller Laserkoagulation der Prostata bei benigner Prostatahyperplasie

M. Zellner, R. Muschter
Urologische Klinik der Ludwig-Maximilians-Universität München
Marchioninistr. 15, D 81377 München

In der klinischen Routine mögen für die Beurteilung einer infravesikalen Obstruktion und deren posttherapeutische Veränderung, das subjektive Empfinden des Patienten, die Uroflowparameter und die bildgebenden Verfahren ausreichend sein.

Beachtet man jedoch die Abhängigkeit des Harnflusses sowohl vom Auslaßwiderstand wie auch den kontraktilen Eigenschaften des Detrusors, so wird deutlich, daß eine geringe Harnflußrate mit hohen, wie auch niedrigen Entleerungsdrucken in Zusammenhang stehen kann, ebenso wie ein normaler Harnfluß durch einen normalen oder aber hohen Miktionsdruck verursacht werden kann.

Die Verifizierung des klinischen Stellenwertes der interstitiellen Laserkoagulation (ILK) der benignen Prostatahyperplasie (BPH) im Vergleich zum "Gold-Standard" der transurethralen Resektion (TUR-Prostata) erfordert zusätzlich die urodynamische Untersuchung mit Druck-Fluß-Analyse zur objektiven Beurteilung.

Bisher konnten wir 16 Patienten vor und bis 35 Wochen nach ILK urodynamisch untersuchen. Als Kontrollgruppe konnten bisher nur 3 Patienten vor und nach TUR-Prostata dokumentiert werden.

Vor ILK beträgt die durchschnittliche maximale Harnflußrate 7,5 ml/s (1,0-11,9 ml/s), vor TUR-Prostata 7,9 ml/s. Nach ILK sehen wir eine Steigerung auf durchschnittlich 12,1 ml/s (3,9-24,8 ml/s) und 10,7 ml/s in der TUR-Gruppe. Das entspricht einer prozentualen Steigerung um 59,2% in der ILK-Gruppe und 35,4% in der TUR-Gruppe.

Für den urethralen Öffnungsdruck finden wir vor ILK einen Durchschnittswert von 113,8 cm H20 (65-167 cm H20), vor TUR-P von 159,3 cm H20. Nach ILK liegt dieser Wert bei 83,3 cm H20 (25-133 cm H20) bzw. 74,3 cm H20 in der TUR-Gruppe. Die Reduktion beträgt somit durchschnittlich 26,8% nach ILK bzw. 53,3% nach TUR-P.

Die präoperativen maximalen Detrusordrucke während der Miktion liegen in der ILK-Gruppe bei durchschnittlich 79,8 cm H20 (46-107 cm H20) und 159,7 cm H20 in der TUR-Gruppe. Nach ILK reduziert sich der Druck auf durchschnittlich 54,2 cm H20 (25-90) bzw. 73,7 cm H20 nach TUR-P. Das enstpricht einer durchschnittlichen Reduktion um 32,1% in der Lasergruppe, 53,9% in der Resektionsgruppe.

Der maximale intravesikale Druck bei Miktion liegt vor ILK im Schnitt bei 132,2 cm H20 (87-174) und 162,3 cm H20 in der TUR-Gruppe. Nach Behandlung liegen die Werte für die ILK bei 102 cm H20 (57-174 cm H20) bzw. 91,5 cm H20 für die TUR-P. Dies entspricht einer gemittelten Reduktion um 22,8% bei ILK und 43,6% bei TUR-Prostata.

Der minimale urethrale Widerstand liegt vor ILK bei durchschnitt- lich 2,08 (0,12-12,2) bzw. 1,19 nach TUR, einer durchschnittlichen Verminderung um 27,8% nach ILK bzw 52,1% nach TUR-Prostata entsprechend.

In Korrelation zu der irritativen Symptomatik ist häufig die maximale zystometrische Kapazität reduziert, während sie bei zunehmender Dekompensation pathologisch hohe Werte erreicht.

Nach ILK konnten wir bei 8 Patienten eine Normalisierung pathologisch reduzierter bzw. erhöhter Kapazitäten nachweisen, während 7 Patienten mit normalen Werten keine Änderung zeigten. Nur bei einem Patienten blieb sie unverändert im pathologischen Bereich.

Die urodynamische Untersuchung von Patienten vor und nach interstitieller Laserkoagulation bzw. TUR-Prostata liefert objektive Daten zur Beurteilung der infravesikalen Obstruktion. Die vorliegenden Daten zeigen, daß durch ILK eine deutliche Verbesserung subjektiver wie objektiver Obstruktionskriterien herbeizuführen ist.

Obwohl durch ILK - bezogen auf den Einzelfall - eine exzellente Verbesserung der Obstruktionsparameter zu erzielen ist, sind die Ergebnisse durch TUR-Prostata im Durchschnitt noch als überlegen zu werten.
Unsere Daten bedürfen jedoch einer kritischen Wertung. Die TUR-Gruppe besteht lediglich aus 3 Patienten und erlaubt keinerlei statistischen Vergleich.
Dies - ebenso wie die relativ geringe Zahl der nach ILK untersuchten Patienten (im Vergleich zu der großen Zahl prätherapeutisch untersuchter Kranker) liegt vor allem daran, daß es schwierig ist, einen Patienten, der sich zufriedenstellend behandelt fühlt, zu motivieren, sich postoperativ erneut einer für ihn aufwendigen und unangenehmen urodynamischen Untesuchung zu unterziehen. Bei unseren Messungen sind daher wahrscheinlich die weniger zufriedenen Patienten überrepräsentiert. Daher kann aus unseren Daten nur eine tendenzielle Aussage abgeleitet werden.

Die Ursache für die schlechteren ILK-Ergebnisse ist weiterhin darin zu suchen, daß die vorgestellten Untersuchungen aus der Entwicklungs- und Lernphase der ILK mit noch nicht völlig ausgereifter Behandlungstechnik stammen. So haben wir z.B. einen Teil der Adenome wahrscheinlich mit einer aus heutiger Sicht zu geringen Anzahl von Applikationen bestrahlt. Daneben wurde die TUR-Prostata lediglich bis zu einem Adenomgewicht von ca. 60 g durchgeführt, während die ILK unabhängig von der Größe auch bei wesentlich größeren Prostatae erfolgte.

Doch selbst wenn sich in größeren Kollektiven die bisherigen Unterschiede zwischen ILK und TUR bestätigen sollten, erachten wir die ILK als Alternative zur Operation, da sie ohne jeden Zweifel zu einer urodynamisch deutlich nachweisbaren Abnahme der Obstruktion und klinisch zufriedenstellenden Ergebnissen führt. Der interessanteste Aspekt besteht in der minimalen Invasivität der Methode, die es erlaubt, auch Patienten einer kausalen Therapie der BPH zuzuführen, die für andere Techniken als inoperabel gelten müssen und ihnen somit das Schicksal des lebenslangen Dauerkatheters ersparen zu können.

Die transurethrale ultraschallgesteuerte Laser-induzierte Prostatektomie (TULIP) - Klinische Ergebnisse

R. Muschter, W. Prager, M. Zellner und A. Hofstetter
Urologische Klinik der Ludwig-Maximilians-Universität
Klinikum Großhadern, Marchioninistr. 15, D-81377 München

Die Methode der transurethralen ultraschallgeführten laserinduzierten Prostatektomie (TULIP) wurde von den Arbeitsgruppen um ROTH und McCULLOUGH in enger Zusammenarbeit mit der Firma Intra-Sonix Inc. (Burlington, Massachusetts, USA) entwickelt. Es handelt sich um ein Verfahren zur Behandlung der benignen Prostatahyperplasie (BPH), das als Alternative zur transurethralen Resektion der Prostata (TURP) konzipiert wurde. Die TULIP strebt wie die TURP einen Netto-Gewebeabtrag an, jedoch ohne chirurgische Resektion und somit unter Vermeidung der damit verbundenen potentiellen Risiken (Blutverlust, TUR-Syndrom).

Die Abtragung des Gewebes läßt sich in zwei Stufen gliedern. Initial erfolgt eine tiefe Koagulation des periurethral gelegenen Adenomgewebes, was durch die Applikation der Strahlung eines Nd:YAG-Lasers über den transurethralen Zugangsweg erreicht wird. Um eine möglichst große Eindringtiefe zu gewährleisten, muß die Bestrahlung senkrecht zur Oberfläche erfolgen. Dies wird durch eine rechtwinklige Strahlumlenkung gewährleistet. Mit der Koagulation des Gewebes geht eine Nekrotisierung einher.
In der zweiten - passiven - Phase, die sich über einige Wochen bzw. Monate hinziehen kann, kommt es vom peripher gelegenen, nicht geschädigten Gewebe aus zur Abheilung mit allmählicher Abstoßung des nekrotischen Gewebes ins Lumen der Harnröhre, von wo es mit dem Harnstrahl ausgeschieden wird.

Im Zentrum des Verfahrens steht das speziell entwickelte Applikationssystem. Dieses kombiniert die Strahlführung des Lasers und dessen rechtwinklige Abstrahlung über ein Prisma mit zwei miniaturisierten, speziell für den transurethralen Einsatz konzipierten 7,5 MHz-Sektor-Ultraschalltransducern. Diese erzeugen ein Echtzeit-Bild, das einen 90° Sektor der Prostata bis in eine Tiefe von ca. 5 cm zeigt. Die Bestrahlung erfolgt nicht unter endoskopischer Kontrolle, sondern wird anhand der sonographisch-bildlichen Darstellung der Prostata, die grundsätzlich in derselben Ebene wie die Laserbestrahlung erfolgt, gesteuert. Das gesamte System, das am Ende eines 22 Ch. messenden Schaftes (ähnlich einem Zystoskop) montiert ist, befindet sich in einem auswechselbaren, für Nd:YAG-Laserstrahlung transparenten, unelastischen Spezialballon.

Nach Einführen des Instruments wird dieser in der prostatischen Harnröhre unter 1 bis 2 Atmosphären Überdruck mit Wasser gefüllt. Der Ballon dient gleichzeitig als Schutz und Wasservorlaufstrecke, zusätzlich übt er eine Kompression auf das Gewebe bzw. die darin verlaufenden Blutgefäße aus.

Innerhalb dieses Ballons kann das System vor und zurückbewegt sowie in jede beliebige Position rotiert werden, was mit Hilfe eines pistolenartig geformten Handgriffs geschieht. Die aktuelle Position kann jeweils abgelesen werden.

Die Bestrahlung erfolgt sektorenförmig, wobei jeder Sektor kontinuierlich vom Blasenhals in Richtung Apex bestrahlt wird, indem unter Aktivierung des Lasers das Instrument langsam mit konstanter Zuggeschwindigkeit von ca. 1 mm/s bewegt wird. Um einen Wärmestau zu vermeiden, wird der nächste Sektor nach Rotation in die entsprechende Position jeweils nach einer definierten Pause bestrahlt. Die Länge des jeweiligen "Durchzugs" richtet sich nach der im Ultraschall dargestellten aktuellen Verteilung des Adenomgewebes.

Je nach Größe bzw. Konfiguration der Prostata können Ballons verschiedener Durchmesser (36 bzw. 48 Ch.) eingesetzt werden. Die Länge des Ballons beträgt jeweils 5 cm. Bei einer Ballongröße von 36 Ch. ist der Laserstrahlaustritt ca. 4-5 mm von der bestrahlten Oberfläche entfernt, was dort zu einem Strahldurchmesser von ca. 2,8 mm führt. Bestrahlungsleistungen von 30 bis 40 Watt erlauben mit den aus der oben genannten Zuggeschwindigkeit resultierenden Bestrahlungszeiten ca. 6 bis

24

8 mm tiefe Koagulationen unter Vermeidung der oberflächlichen Karbonisation. Wie von ASSIMOS tierexperimentell gezeigt werden konnte, kann sich durch den Wärmeabfluß die Nekrosetiefe noch geringgfügig erhöhen, so daß eine Nekrosetiefe von ca. 1 cm als realistisch angesehen werden kann. Pro Zentimenter Länge der prostatischen Harnröhre ergibt sich somit bei zirkulär vollständiger und gleichmäßiger Bestrahlung daher ein Gewebeabtrag von ca. 3 ml.

Eigene Untersuchungen, die mit dem TULIP-System an Kartoffeln und Lebergewebe mit den klinisch verwendeten Parametern durchgeführt wurden, ergaben maximal 6 mm tiefe und 8 mm im Querdurchmesser betragende Koagulationszonen.

Vom 24.11.1992 bis zum 19.03.1993 wurden in unserer Klinik 17 Patienten mit obstruktiver benigner Prostatahyperplasie mittels TULIP behandelt. An intraoperativen Komplikationen traten in zwei Fällen stärkere Blutungen auf, in einem Fall mußte die Behandlung abgebrochen werden, da deswegen eine weitere Bestrahlung unmöglich war. In einem Fall wurde eine gedeckte Blasenperforation beobachtet. Postoperative Komplikationen waren in Einzelfällen passagere Makrohämaturien, regelmäßig passager auftretende und einige Tage anhaltende irritative Symptome sowie anfangs unkomplizierte Harnwegsinfektionen. Aus diesem Grund erfolgte in der Regel eine perioperative Antibiotikabehandlung. Im Verlauf trat in einem Fall eine Epididymitis, in zwei Fällen eine kurzstreckige, jedoch nicht relevante Harnröhrenstriktur auf. Wegen persistierender Obstruktion bei drei Patienten erfolgte in einem Fall eine nochmalige Laserbestrahlung (wegen eines sehr großen Mittellappens mit einem anderen Verfahren, nach vier Wochen), in zwei Fällen eine TURP (nach 4 bzw. 7 Monaten).
Der Symptomscore (I-PSS ["international prostate symptom score"]) verbesserte sich nach sechs Monaten (n=7) im Mittel von 24 auf 10, der maximale Urinfluß von 7,6 auf 12,3 ml/s und der Restharn von 130 auf 45 ml. Unsere Erfahrungen entsprechen damit im wesentlichen denen anderer Autoren.

ND:YAG Combined 1,06 UM and 1,32 UM Laser Induced Interstitial Hyperthermia Using a Frosted Contact Microprobe

L. Horák, J. Marek and J. Fanta
IIIrd Surgical Clinic of Charles University Prague

Interstitial low power ND:YAG Laser hyperthermia is a relative new method. The most favorable indication of this method is an ultrasound guided hyperthermia of liver metastasis (1).

In this case the fibre usually passes down the interior of a needle of a low diameter.

The second way of this method is a laser coagulation of hepatic metastasis by a standard laparotomy together with the insertion of porth cath system into hepatic artery via gastroduodenal artery. From January 1989 to August 1990 we treated five patients with multiple hepatic metastasis of colorectal cancer. The standard subcostal laparotomy was performed, after the implantation of porth cath system into hepatic artery, we used for coagulation of metastasis great sapphire frosted tip and Nd:YAG laser, which was constructed in 1985 by Czech Technical University Prague.

The power output in the end of fibre, before the tip was 6 W exposition in one metastasis was 10 minutes. The disadvantage of this method was a relative large size of tip and in this way a very difficult manipulation in laparotomy especially in subfrenal space was caused.

In January 1992 we have started experiments with sapphire frosted microtips. Design of tips is sapphire capillary, frosted on external and on internal circumference. The diameter of tips is 2,2 mm. The lenght of tips is 35 mm. The fiber is inserted into proximal origin of the tip.

For experiments we have used pigs of standard weight 45 kg. The abdominal cavity was opened by subcostal laparotomy under general anesthesy. The tip was inserted into the liver. For treatment we have used the Medicom laser with 100 power output in 1,06 um and 30 W output on 1,32 um.

For experiments we used both wavelenghts, time of exposition was 600 sec or 300 sec. Power output was 5 W in both wavelengths.

Experimental animals were sacrified 5 and 10 days after treatment and the extention of necrosis of the liver tissue was measured. The length of necrosis when we used 1,32 um and 5 W was 41 mm and the diameter of necrotic liver tissue was 12 mm, without any differences between 10 minutes and 5 minutes of laser exposition.

When we used 1,06 um and 5 W the diameter of necrosis was 28 mm
and lenght of necrosis was 47 mm, without any differences of the
time duration.

In conclusion:

1,06 um wavelength is thanks better penetration into tissue more
useful for interstitial laserthermia.

From July 1992 we have used frosted microtips, 1,06 um Nd:YAG
laser with power output 5 W and time duration 300 sec in five
cases of multiple hepatic metastases of colorectal cancer with
implantation of porth cath system into hepatic artery. We have
not had any complication or technical difficulties, especially in
subfrenal space. This a short time has elapsed from the surgery
and we have a small number of patients to value the results.

Literature:
Bown SG. Interstitial laser therapy In: Riemann JF, Ell C (eds)
Lasers in Gastroenterology: International Experiences and Trends.

Stuttgart: Thieme Verlag 1989: 129-133

Blasen-Tumor-Laserungen

L. Neuhaus, M.Borowski
Vinzenzkrankenhaus Hannover, Urologische Klinik
Lange Feldstr. 31, D-30559 Hannover

Einleitung

Die Laser-Therapie von urothelialen Tumoren der Blase stellt inzwischen ein etabliertes Behandlungsverfahren dar. Einer weiteren Verbesserung dieses Therapieverfahrens stehen allerdings die hohen Kosten und die nicht ganz einfach zu beherrschende Technik im Wege.

Unsere an einem großen Kollektiv durchgeführte Untersuchung soll klärend dazu beitragen, ob dieser große Aufwand gerechtfertigt ist.

Material und Methodik

Verwendet wurde der Neodym-YAG-Laser der Fa. MBB vom Typ mediLAS, ein Festkörperlaser mit einer Wellenlänge von 1.060 mm, dessen Strahlleistung kontinuierlich bis ca. 100 Watt regelbar ist. Der Eingriff wurde unter den üblichen Bedingungen der TUR Blase durchgeführt.

Tumoren bis etwa Kirschgröße werden ausschließlich laserbestrahlt, größere Tumoren zunächst elektroreseziert und dann unmittelbar nachgelasert.

Zunächst wurde jeweils ein Laserkoagulationskragen um den Tumor gelegt, dann der Tumor mit 35-40 Watt und einer Impulsdauer von 2-5 Sekunden bis zur Weißfärbung gelasert. Nach Elektroresektion wurde der Tumorgrund analog meanderförmig bestrahlt. Die Tumorlokalisation und die Histologie wurden auf dem Blasendokumentationsbogen protokolliert. Diese Operationen wurden von allen in der Abteilung tätigen Ärzten ausgeführt; es besteht diesbezüglich also keine Selektion. Die Nachbeobachtung erfolgte zu 30% durch unsere Abteilung und zu 70% durch den niedergelassenen Urologen.

Ergebnisse

Zwischen 1986 und 1991 wurden in unserer Urologischen Abteilung 654 Blasentumor-Laserungen an 332 Patienten durchgeführt. In die Auswertung gelangten 321 Patienten, was 618 Lasereingriffen entspricht.

Bei der Geschlechterverteilung überwogen die Männer mit 212 Patienten zu 109 Frauen. Das Durchschnittsalter lag bei 72 Jahren. Bei 263 Patienten handelte es sich um einen Erstbefund, bei 58 Patienten um einen Rezidivtumor. 161 Patienten hatten einen unilokulären und 160 Patienten einen multilokulären Tumor. Histologisch handelte es sich in der überwiegenden Zahl um pTaG1- sowie pTaG2-Tumoren. Ein Tumorrezidiv entwickelten 113 Patienten, was 35,2% entspricht. Hierbei spielte es statistisch keine Rolle, ob es sich im Erstbefund um einen uni- bzw. multilokulären Tumor handelte. Hiernach entwickelten 50% der Patienten, bei denen es sich im Erstbefund bei Laserung bereits um ein Tumorrezidiv handelte, wieder einen Rezidivtumor. Außerordentlich interessant ist jedoch die Tatsache, daß nur 7 Patienten ein lokoregionäres Tumorrezidiv entwickelten, was 2,29% der Patienten entspricht. Histologisch handelte es sich dabei fünfmal um einen pTaG1- und zweimal um einen pTaG3-Tumor. Bei der Ausgangshistologie lagen zweimal ein pT1-, dreimal ein pT2- und einmal ein pT4-Tumor sowie in einem Fall ein Blasenharmatom vor. Das Lokalrezidiv entwickelte sich im Mittel nch 5,4 Monaten. An Komplikationen trat zweimal im Jahr 1986 eine Dünndarmverletzung auf, die jeweils eine operative Revision erforderte. Eine suffiziente histologische Beurteilbarkeit des gelaserten Tumormaterials war in allen Fällen möglich. Cystektomiert wurden im weiteren Verlauf der Erkrankung 5 Patienten. MITOMYCIN zur Rezidivprophylaxe erhielten 93 Patienten mit jeweils multilokulären bzw. Rezidivtumoren. 35 dieser Patienten entwickelten einen Rezidivtumor, was einer Quote von 35,63% entspricht.

Diskussion

Die Quote lokoregionärer Rezidive nach Lasertherapie eines Urothelcarcinoms der Blase ist mit 2,29% auffallend niedrig, erscheint jedoch im Vergleich zu Literaturangaben über jeweils geringere Fallzahlen glaubwürdig.

A.G.Hofstetter et al. (1) gaben eine lokoregionäre Rezidivquote von 1% an, Maier et al. (2) 3,3% und Breisland (3) 4,8%. Die Quote an lokoregionären Rezidiven für die alleinige TUR Blase liegt nach Angaben der national bladder cancer collaborative group von 1977 (4) bei 26%. Löning et al. gaben 1970 32% (5) und Hofstetter 1987 40% (6) lokoregionäre Rezidive nach TUR Blase an. Dabei fehlen Angaben über die 5- bzw. 10-Jahres-Überlebensraten.
Das häufig aufgeführte Argument der mangelnden histologischen Beurteilbarkeit nach Laserung läßt sich angesichts unserer Ergebnisse nicht aufrechterhalten. Eine ausreichende histologische Beurteilbarkeit war in allen Fällen möglich.
Schuber et al. (7) fanden bei 194 Harnblasenbiopsaten nur in 3 Fällen eine mangelhafte Beurteilbarkeit, wobei es sich jeweils um zu kleine Gewebspartikel handelte.

Die beiden Fälle von Dünndarmverletzungen traten zu Beginn unserer Laserbehandlung auf und sind sicher auf mangelnde Erfahrung des Operateurs zum damaligen Zeitpunkt, d.h. auf eine zu starke Blasenfüllung bei diesen älteren Patienten, zurückzuführen.

Bezüglich der offensichtlichen Tumorrückbildung bei den 7 lokoregionären Rezidiven ist zu erwähnen, daß die Laserung eines beispielsweise 10-Pfennigstück großen Tumors bei Primärbefund erfolgte und eine repräsentative PE mit der Faßzange aus der Tumormitte entnommen wurde. Denkbar wäre, daß beispielsweise ein Randbezirk nicht vollständig vom Laser erfaßt wird, dort der Tumor vom Staging und Grading benigner war und die dort nicht vollständig erfaßten Tumoranteile zu einem Rezidiv führen, das dann weniger maligne ist als der Ursprungsbefund. Interessant ist noch, daß das Blasenharmatom beim lokoregionären Rezidiv ein oberflächliches Blasencarcinom (pTaG1) ergab.

Hervorzuheben ist auch, daß es bezüglich des Laserns von Blasentumoren durchaus einige Vereinfachungen gibt, z.B. ist eine elektrolytfreie Spülflüssigkeit für die Laser-Blase nicht erforderlich; es reicht eine Sterilwasseraufbereitungsanlage (A. Hofstetter et al. 8).
Ein weiterer Vorteil ist, daß es praktisch niemals intraoperativ zu einer nennenswerten Blutung kommt (A. Hofstetter et al. -9).

Zusammenfassend läßt sich sagen, daß das Lasern von Blasentumoren eine größere Radikalität als die transurethrale Resektion aufweist (A. Hofstetter et al. - 10 und 11).
Ob sich daraus eine veränderte Indikation zur Cystektomie ergibt -wie die neueren Arbeiten andeuten (E. Spitzenpfeil et al. - 12)- muß allerdings noch abgewartet werden.

Ausblicke

Nach den vorgelegten Ergebnissen der Laserbehandlung von Blasentumoren sollte die TUR des Blasencarcinoms dahingehend überdacht werden, daß ein Patient mit lokoregionärem Tumorrezidiv nach alleiniger TUR der Blase unter Umständen als nicht ausreichend therapiert bezeichnet werden könnte!

Die beschriebenen guten Ergebnisse nach Laserung von Blasentumoren rechtfertigen jedenfalls die Weiterführung dieses aufwendigen Therapieverfahrens.

Literaturverzeichnis

1.   HOFSTETTER, A.G.:
-Der Neodym-YAG-Laser, ein neues Operationsinstrument in der Urologie.
in "Laser in der Medizin und Chirurgie", 1985.
-Laser in der Urologie neuere Entwicklungen und Forschungsobjekte.
in "Laser Medizin Vol. 8 No. 2+3, 1992".

2.   MAIER, U.: Ergebnisse einer kontrollierten Studie über die Rezidivrate von Blasentumoren nach Laserkoagulation bzw. Elektrokoagulation mit und ohne opischer Rezidiv-Prophylaxe.Verh. Ber. d. Dt. Gesellschaft für Lasermedizin, 3. Tagung (Hrsg. E. Keiditsch, G. Staehler, F. Frank). EBM Erdmann-Brenger, München, 1987, 66.

3.   BEISLAND, H.A., SELAND, P.: A prospective randomized study on Noedymium-YAG-Laer irradiation versus TUR in the treatment of urinary bladder cancer. Scand. J. Urol. Nephrol. 20 (1986) 209.

4.   National Bladder Cancer Collaborative Group A: Surveillance initial assessment and subsequent progress of patients with superficial bladder cancer in a prospective longitudinal study. Cancer Research 37, (1977) 2907.

5. LOENING, S.A., NARAYANA, L., YODER, D., SLYMEN, S., WEINSTEIN,G., PENICK AND D. CULP: Factors influencing the recurrence rate of bladder cancer. J. Urology 123, 29 (1970).

6. HOFSTETTER, A.: Neodymium-YAG Laser Treatment of Bladder-Tumors. Laser in Medicine and Surgery 3 (1987) 151.

7. SCHUBERT, G.E., BAUMÜLLER, A., SONNENBERG, R.: Histopathological workup of biopsies of urothelial-neoplasias after lasertreatment. 7th Congress ofe the International Society for Laser Surgery and Medicine, München 22.-26. Juni 1987.

8. HOFSTETTER, A., FRANK, F., KEIDITSCH, E.: Laser Treatment of the Bladder: Experimental and Clinical Results. In Smith JA Jr (eds): "Lasers in Urology Surgery". Chicago: Year Book Medical Publishers, 1985.

9. HOFSTETTER, A., FRANK, F., KEITISCH, E., BÖWERING, R.: Endoscopie Nd: YAG laser application for destroying bladder tumors. Eur Urol 7:278, 1981.

10. HOFSTETTER, A., KEIDTISCH, E., SCHMIEDT, E., FRANK, F.: Der Neodym-YAG-Laser in der Urologie in Fortschritte der Medizin Nr. 36, 1984

Laserkoagulation der interstitiellen Cystitis

K.Rothenberger, W. Kratzer
Urologische Klinik, Klinikum-Landshut
Robert-Koch-Str. 1, D-8300 Landshut

Die interstitielle Cystitis und das dabei häufig zu beobachtende
Hunnersche Ulcus sind ein klinisch definiertes Krankheitsbild. Im
Vordergrund steht die Pollakisurie, die in ihren z.T. extremen
Ausprägungen bis zum Selbstmord führen kann, der Blasenschmerz und
die verringerte Blasenkapazität. Histologisch ist das Krankheitsbild
deutlich schlechter definiert. Manche Autoren verlangen eine
Erhöhung der interstitiellen Mastzellen, die Zahlenangaben variieren
von 20 über 28 und weit mehr, die pro Quadratmillimeter gefunden
werden sollten. Zwingend für die Diagnose sind diese Mastzellen
jedoch nicht, so daß die meisten Pathologen ihre Befunde als
"Übereinstimmend mit einer interstitiellen Cystitis" bezeichnen.
Wenn bei entsprechender Klinik an der histologischen Probe die
oberflächliche Epithelschicht fehlt, sollte an die Möglichkeit eines
Carcinoma in situ gedacht und die Biopsie wiederholt werden. Von der
Klinik her wesentlich ist, daß es bei Blasenfüllungen über einen
Druck von 70 cm Wassersäule zu multiplen Schleimhauteinrissen kommt.
Die Ursache der Erkrankung ist unbekannt. Zur Differentialdiagnose
gehört die spezifische und unspezifische Cystitis, das
Blasencarcinom und die Strahlenblase. Zur Diagnosesicherung wurde
von manchen Autoren der Nachweis des Tamm-Horsfall Protein genannt,
dies ist aber umstritten.

Wir behandelten 10 Patienten, entsprechend der Geschlechtsverteilung
in der Literatur, 9 Frauen und 1 Mann, mit einem Durchschnittsalter
von 66 Jahren.

Neben den klinischen Parametern fanden sich bei 9 Patienten ein
steriler Urin, bei 9 Ulcerationen, bei 9 Schleimhauteinrisse, bei
allen Patienten eine Mikrohämaturie. Die Blasenkapazität konnte aus
Schmerzgründen nur bei wenigen Patienten bestimmt werden. Sie war
eingeschränkt. Die Symptome der 10 Patienten waren Pollakisurie,
Nykturie, Algurie, retrosymphysäre Schmerzen, sowie in 3 Fällen eine
Makrohämaturie. In der langen Vorgeschichte sind verschiedene
Therapieversuche gescheitert. Immer dann wenn viele Therapiearten
angegeben werden ist zu rechnen, daß es keine Standardtherapie mit
hoher Erfolgsaussicht gibt. So auch hier. Es werden genannt, die
hydraulische Überdehnung, Blaseninstillationen, z.B. mit DMSO,
Oxychlorophen-Natrium oder Silbernitrat, sowie Infiltrationen mit
Orgotein. Systemische Cortison- und Antihistaminikagaben versagen
ebenso wie Blasendenervierungen. Am Ende dieser Therapieversuche
steht die Augmentationsplastik und die Cystektomie mit
supravesikaler Harnableitung.

1985 beschrieb Shanberg im Journal of Urology erstmals 5
erfolgreich mit dem Neodym-Yag-Laser behandelte Patienten.

Je stärker die makroskopische Ausprägung der Blasenveränderungen bestanden, wie z.B. das Hunnersche Ulcus, desto besser sprach die Therapie an.

Wir haben im cw-Betrieb mit dem Neodym-Yag-Laser und einer Leistung von 25 Watt die Ulcera und deren Umgebung bzw. die bei der Blasenfüllung aufgetretenen Schleimhauteinrisse oder Rötungen der Schleimhaut so behandelt, daß es zu einer Weißverfärbung der Oberfläche gekommen ist. Bei den während der Behandlung laufend weiter auftretenden Einrissen bedeutet dies unter Umständen eine lange Operationszeit mit vielen Laserapplikationen. Diese Mühe wird durch den durchschlagenden Erfolg belohnt. Postoperativ legen wir für 24 Stunden einen Dauerkatheter.

Patienten mit starken Blasenschmerzen sind häufig nachdem sie aus der Narkose aufwachen bereits beschwerdefrei.

Interstitielle Cystitis n=10
Ergebnis

Postoperativ schmerzfrei	7
deutlich gebessert	3
Rezidive	5

Die Miktionsfrequenz geht insbesondere bei den extremen Ausprägungen erheblich zurück. Die Blasenkapazität hat sich z.T. verdoppelt.

Interstitielle Cystitis n=10
Verlauf (Beobachtungszeit 7 -46 Mon.)

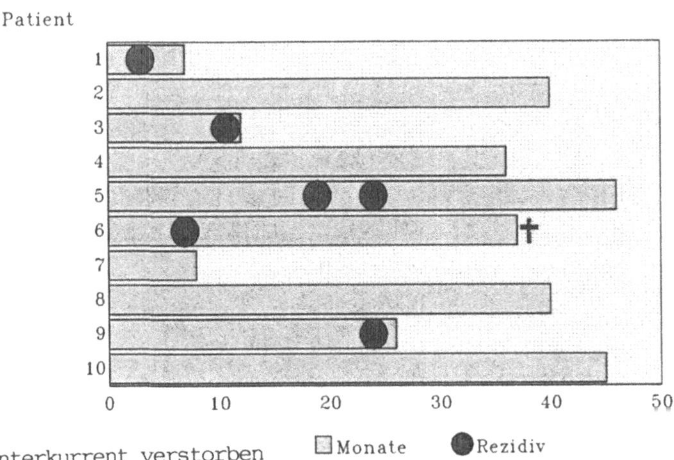

Rezidivbehandlungen sind durchaus notwendig. Sie stellen aber einen risikoarmen Eingriff dar, der die Patienten zumindest für einige Zeit wieder beschwerdefrei macht. Von den 10 behandelten Patienten waren 7 postoperativ schmerzfrei, die anderen deutlich gebessert. Insgesamt beobachteten wir 6 Rezidive.

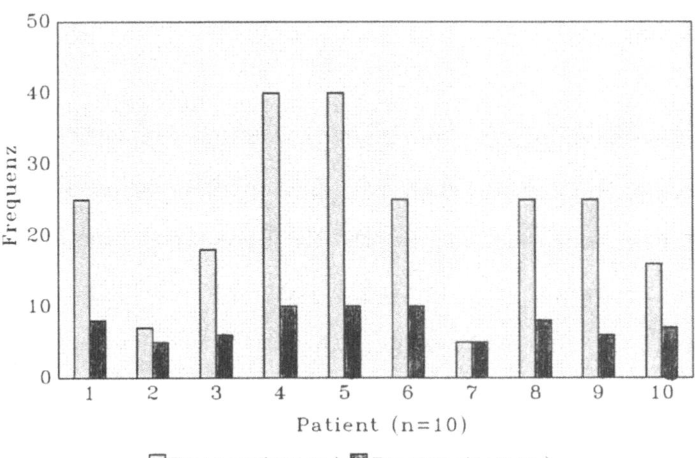

Wir glauben, daß die Laser-Therapie des Hunnerschen Ulcus bzw. der interstitiellen Cystitis mit dem Neodym-Yag-Laser eine erfolgversprechende, risikoarme Methode ist und den Patienten, zumindest über lange Zeit, vor einer supravesikalen Harnableitung bewahren kann.

Erste Erfahrungen mit dem Holmium: YAG-Laser bei der Behandlung von Harnröhrenstrikturen

Wieland W.[1], Nicolai H. [1] , Rössler W.[1] , Hofstaedter F.[2]

[1]Urologische Abteilung des Krankenhauses St. Josef, Regensburg
[2]Institut für Pathologie der Universität Regensburg

Die operative endoskopische Versorgung der Harnöhrenstriktur ist
für den Urologen in den meisten Fällen unproblematisch. Anderer -
seits stellt sie aber bedingt durch die hohe Incidenz an Rezidi -
ven ein Dauerproblem in der Urologie dar. Mißerfolgsraten bei
Schlitzung der Harnröhrenstriktur mit dem kalten Messer von 30 bis
40 % werden in der Literatur angegeben.

Durch die Harnröhrenschlitzung, sei sie nun blind (Otis-
Urethrotomie) oder unter Sicht (Sachse-Urethrotomie) werden die
Narbenzüge nur durch Schnitt durchtrennt. Dieses mechanisch
durchtrennte Narbengewebe verklebt erneut und es bilden sich
wiederum durch Fibroplastenaktivierung neue Narbenzüge, welche
von neuem zu einer Rezidivstriktur führen. Die Konsequenz in der
Behandlung dieser immer wieder rezidivierenden Strikturen ist
dann nur noch eine aufwendige plastische Operation.

Aus diesem Grund wird von vielen Urologen seit langem versucht
eine minimal invasive endoskopische Methode zu entwickeln, mit
deren Hilfe diese Strikturen behandelt und Rezidive vermieden
werden können. Diese Forderung kann die endoskopische Lasertherapie erfüllen. Denn das Prinzip der Laserbehandlung erlaubt das
Narbengewebe nicht nur zu durchtrennen, sondern auch zu verdampfen, bzw. zu ablatieren. Dabei ist es notwendig einen Laser zu

verwenden, der eine möglichst geringe thermische Schädigung des Wundrandes aufweist und somit eine erneute Ausbildung von Narben verhindert. Bei der Wundheilung handelt es sich nämlich um einen Entzündungsvorgang, der um so geringer ist, je geringer das angrenzende Gewebe durch mechanische Quetschung oder durch Hitze geschädigt wird.

Diese Voraussetzungen erfüllt in idealer Weise der Holmium-YAG-Laser, der im Gegensatz zum Neodym-YAG-Laser ein nahezu athermisches Schneiden ermöglicht.

Die physikalischen Grundlagen dafür sind:

1.) eine geringe Eindringtiefe der Strahlung im Gewebe(100 um)

2.) eine kurze Pulsdauer (200 us - 1 ms)

3.) eine nicht zu hohe Pulsfrequenz (max. Hz)

Experimentelle Untersuchungen an Uretherocystektomiepräparaten die vor der klinischen Anwendung des Lasers durchgeführt wurden, bestätigten im Vergleich zur mechanischen Urethrotomie und zur Incision mit dem Neodym: YAG-Laser die physikalischen Vorgaben und Vorteile des Holmium-YAG-Lasers.

Die histologische Untersuchung am Institut für Pathologie der Universität Regensburg zeigte im Gegensatz zur Laceration und Quetschung des Gewebes beim Schnitt mit dem kalten Messer eine glatte und reizlose Gewebeablation ohne thermische Reaktion des angrenzenden Gewebes mit dem Holmium:YAG-Laser.

Die erste klinische Anwendung bei bisher 15 Patienten bestätigte diese im Experiment erzielten Ergebnisse.

Es wurden insgesamt 15 Männer mit vorwiegend Strikturen in der bulbösen und penilen Harnröhre behandelt. Die Behandlungszeit betrug zwischen 15 und 30 Minuten.

Kurze Strikturen (< 1 cm) wurden vollständig ablatiert, während

lange Strikturen (> als 2 cm) bei 5.7 und 12 Uhr nur incidiert
wurden.

Das postoperative Ergebnis war gut. Eine Nachuntersuchung nach 6
Monaten zeigte nur eine Restrikturierung. Als objektive Parameter
wurde ein Cysturethrogramm, eine Uroflowmetrie und eine sonographische Restharnbestimmung herangezogen.

Als Nachteil betrachten wir bisher noch die zu lange Behandlungszeit bei langen Strikturen, da diese nur incidiert und nicht
vollständig ablatiert werden können. Abhilfe könnte hier eine
Optimierung der Faserspitze bringen, die eine breitflächerige
Abstrahlung und damit Ablation größerer Gewebeareale ermöglicht.
Zusammenfassend sehen wir folgende Vorteile zur Harnröhrenstrik-
turbehandlung mit dem Holmium: YAG-Laser.

1.) Vollständige Ablation der Narbe

2.) Keine thermische Alteration des nachbargewebes

3.) Fibroplastenarme Epithelisierung

4.) Gleichzeitig gute Blutstillung

5.) Kein transurethraler Katheter

Transrectal LLLT in Prostatic Problems´ Management

Vsevolod Mazo
Frankfurt Laser Therapy Institute

The endolaser therapy started in 1987 when I cooperated with
an optic engineer V. Rechitsky in Moscow to design special
endoapplicators that will allow different organs irradiation
with He-Ne laser light. We worked out together a concept and
design of such tools. The first version was manufactured in
Moscow Center of Medical Electronics "RAMIT" in 1987. Since
then I started clinical research and then practical
application of transrectal prostatic He-Ne irradiation first
in the National Andrology Center in Moscow, then since 1991
in Frankfurt. At first I worked in a private andrology
clinic Holzhausenpark, then since October 1992 launched
private Frankfurt Therapy Institute.
My general clinical experience in laser therapy of prostatic
disorders covers about 200 patients with prostatitis. 167
patients with BPH I and II and 13 patients with
prostatodenia. In this report I encluded the patients I
examined and treated from May 1991 till February 1993 in
Frankfurt, Germany.

1. PROSTATITIS.

33 patients aged from 32 to 59 years old with confirmed
diagnosis of chronic prostatitis were included in this
group. All the patients received conventional therapy prior
to laser treatment with no or next to none effect. All were
regarded as therapy resistant cases. Diagnosis was confirmed
by urine and semen tests, ultrasound and uroflowmetry.
Complaints on night polakiuria combined with obstructive
type of uroflowmetry showed that 7 (21,2%) patients had
infravesical obstruction of different manifestation. None
had residual urine. 26 (80%) patients proved to have
bacterial prostatitis and were administered antibiotics
according to the culture tests results.
Lasotronic MED-1000 20 mW He-Ne laser was used combined with
RAMIT transrectal laser applicator.
Laser therapy was carried on daily for 12-15 min. using
transrectal prostatic laser applicator. The dosis of
irradiation was estimated between 11,52 and 14,40 G per
session with a course duration from 8 to 12 sessions.

Results were considered as follows:

a) good, when a patient was relieved from his complaints
completely, finger examination showed no pain, prostata was
even and elastic on palpation, ultrasound showed
disappearance of prostatic tissue structure irregularities,
uroflowmetry became normal considering peak and average

volume speed of micturition and finally semen tests showed
disappearance of inflamation;
b) satisfactory, when patient's complaints reduced and
objective examination showed moderate improvement of the
features mentioned above;
c) negative, when no changes were observed;

Table 1. Transrectal LLLT results in prostatitis patients.

RESULTS	PATIENTS
GOOD	23 (70,0%)
SATISFACTORY	7 (21,2%)
NEGATIVE	3 (8,8%)

Table 2. Transrectal LLLT results in BPH patients.

RESULTS	PATIENTS
GOOD	4 (33,3%)
SATISFACTORY	2 (16,7%)
NEGATIVE	6 (50,0%)

2. BENIGN PROSTATIC HYPERTROPHY (BPH).

This group consisted of 12 patients from 72 to 84 year old.
The patients complained on urgency, frequency, hesitancy and
night polakiuria from 2 to 6 times a night. Diagnosis was
confirmed by finger examination, ultrasound check and
uroflowmetry. 5 patients had BPH I and 7 patients - BPH II.
All were given transrectal laser therapy for 20 min. daily,
the treatment cource ranged from 12 to 15 sessions with
daily dosis of 19,2 G.
Results were evaluated as follows:

a) good, when complaints disappeared and uroflowmetry
parameters improved dramatically;

b) satisfactory, when patients' complaints were partially reduced and uroflowmetry showed statistically significant improvement;
c) negative, when no effect was present.

It is not possible to analyse a case of prostatodenia for the obvious reason. It should be mentioned that a patient was given 5 sessions of transrectal laser irradiation 12 min. each daily. After treatment all complaints on disseminated pains in perineum and prostata disappeared completely.

CONCLUSIONS. Though being one of the pilot studies the evaluated clinical experience on transrectal He-Ne laser therapy for patients with prostatic disorders could be used as a basis to attract urologists' and laser medical specialists' attention to this new theraputic modality. The well-known biological effects of the red laser light such as painkilling, antiinflamatory and antiflogistic effects are seen at their best in this version of LLLT. I believe that a double-blind randomised study on transrectal laser therapy could bring more of the statistically proved data to include this methode in the urological practice.

Photodynamische Diagnostik-Urologie / PDT-Urology

Fluorometrische Untersuchungen zur photodynamischen Diagnose mit δ-ALA in einem Rattenblasentumormodell

S. Stocker[1], R. Riesenberg[2], P.Heil[2], M. Kriegmair[1], R. Knüchel[3], A. Hofstetter[1/2]

1 Urologische Klinik und Poliklinik der Universität München, Klinikum Großhadern
2 Laser- Forschungslabor an der Urologie, Klinikum Großhadern
3 Institut für Pathologie der Universität Regensburg

Einleitung

Im Fachbereich Urologie wurde bisher der Fluoreszenznachweis von Tumorfrühstadien, urothelialen Neoplasien, mikropapillären Tumoren und das Carcinoma in situ nach systemischer Applikation von Substanzen wie Photofrin oder Photosan-3 durchgeführt. Zur kontrastreichen Darstellung der Fluoreszenz und zur Unterdrückung der Autofluoreszenz des Gewebes eine aufwendige Bildverarbeitungstechnik (Baumgartner 1992). Auf der Suche nach neuen Tumormarkern war es das Ziel dieser tierexperimentellen Untersuchungen die Lokalisation und Selektivität einer Delta-Aminolävulinsäure (δ-ALA) induzierte Porphyrinfluoreszenz nach topischer Applikation nachzuweisen.

Material und Methoden

Als Substanz wurde δ-Aminolävulinsäure-hydrochlorid (Merck, Darmstadt) verwendet. δ-ALA ist ein photoinaktives Ausgangsprodukt der Hämbiosynthese (Kennedy 1992). Über mehrere Reaktionsschritte im Mitochondrium und Zytosol wird Protoporphyrin IX bekannt als hochfluoreszierend synthetisiert.
Als Tumormodell wurde ein histologisch-kliniknahes Modell gewählt. Weiblichen Wistarratten wurde über das Trinkwasser das Kanzerogen N-butyl-N-(4-hydroxybutyl)-nitrosamin zugeführt. Nach einem Zeitraum von 6-8 Monaten entwickeln sich urotheliale Neoplasien bis papilläre Tumoren.
Den narkotisierten Ratten wurde über einen dünnen, flexiblen Venenkatheter 0,2 ml einer 3% δ-ALA-Lösung, gepuffert mit $NaHCO_3$ instilliert. Die Inkubationszeit der δ-ALA-Lösung betrug eine Stunde, die Zeit bis zum Fluoreszenznachweis variierte von 3-5 Stunden. Für die Fluoreszenzdetektion wurden die Ratten eingeschläfert, die Blase exzidiert und entfaltet.

Nach Violett-Anregung mit einem Krypton-Ionen-Laser (λ=406,7 nm) wurde die für die Porphyrine typische Rotfluoreszenz detektiert. Dabei erfolgte zum einen eine bildgebenden Übersichtsdarstellung durch eine Bildverstärkerkamera, zum anderen wurden die Fluoreszenzspektren in einem Wellenlängenbereich von 600-750 nm aufgezeichnet.

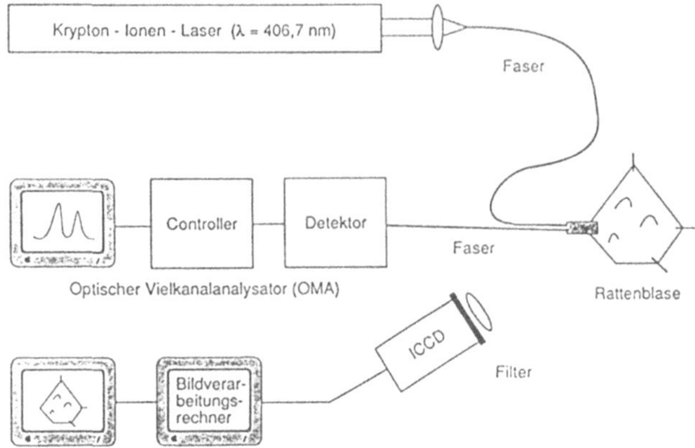

Abb. 1: Versuchsaufbau zur Photodynamischen Diagnose bei einem
Rattenblasentumormodell

Ergebnisse und Diskussion

In allen von uns untersuchten Rattenblasen waren nach δ-ALA-Applikation die
charakteristischen Fluoreszenzemissionsbanden der Porphyrine nachweisbar.
Abhängig vom Grad der Veränderung waren Unterschiede in den
Fluoreszenzintensitäten registrierbar. Um diese zu quantifizieren, wurden aus
unterschiedlichen Bereichen die Fluoreszenzspektren aufgezeichnet und die

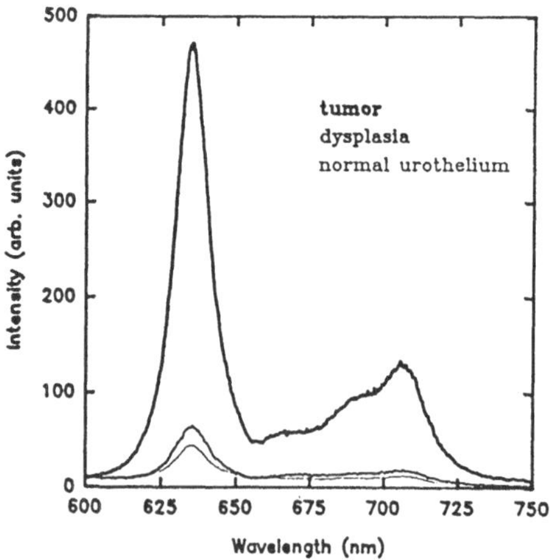

Abb. 2: Fluoreszenzmissionsspektren δ-ALA-induzierter Porphyrine in Tumor
Dysplasie und gesundem Rattenblasenurothel

Intensitäten bei λ=635 (+/- 5) nm unter Berücksichtigung der Gewebeautofluoreszenz ausgewertet. Ein Vergleich dieser Werte mit Kontrolltieren liefert einen Fluoreszenzkontrast aus dem Verhältnis der Fluoreszenzintensität im Tumor oder Dysplasie zum gesunden Urothel. Sein Wert wird mit der jeweiligen Histologie des untersuchten Gewebeareals korreliert. In Abb 2 sind exemplarisch Fluoreszenzspektren von Rattenblasengewebe nach δ-ALA Applikation gezeigt. Der ermittelte Fluoreszenzkontrast beträgt mehr als eine Größenordnung. Das Ergebnis dieser tierexperimentellen Untersuchung bildete die Basis für den klinischen Einsatz.

Literatur

1   Baumgartner, R., Kriegmair, M., Jocham, D., Hofstetter, A., Huber, R., Karg, O. and Häussinger, K.:
Photodynamic diagnosis (PDD) of early stage malignancies - Preliminary results in urology and pneumology. In. Physiological Monitoring and Early Detection Diagnostic Methods. Edited by T.S. Mang
Proc. Spie., 1641, pp. 107-112, 1992

2.   Kennedy, J.C., Pottier, R.H.:
Endogenous protoporphyrin IX, a clinically useful photosensitizer for photodynamic therapy
J. Photochem. Photobiol. B: Biol., 14, 275-292, 1992

First Clinical Experience with δ-ALA Assisted Photodynamic Diagnosis of Bladder Cancer

M. Kriegmair, R. Baumgartner, R. Knüchel*, H. Stepp, A. Hofstetter

Laser-Forschungslabor an der Klinik für Urologie, Universität München
* Institut für Pathologie der Universität Regensburg

ABSTRACT

Visualization of early stage bladder cancer is considerably
improved using 5-Aminolevulinic acid (ALA) as tumor marking
agent. This is due to an intracellular accumulation of fluorescing Protoporphyrin IX (PP IX) in tissue following intravesical
instillation of ALA in a pH-neutral solution.
ALA induced fluorescence was studied in 68 patients with bladder
cancer. Tumors were detected endoscopically with naked eyes by
fluorescence in the red spectral range. Histological examination
of nearly 300 biopsies taken from fluorescing and nonfluorescing
areas gave a specifity of 84% and a sensitivity of 100% up to
now.

INTRODUCTION

Recurrence of bladder cancer, following conventional therapeutic
procedures is clearly related to the presence of precancerous
lesions and carcinoma in situ in the remaining mucosa.
Fluorescence of systemically applied photosensitizing agents are
suited to detect these optically insoluble tumors (1). Although tumor visualization was demonstrated the procedures are
affected with considerable disadvantages. Large scale and highly
sensitive detection devices are necessary to present acceptable
fluorescence images for clinicans during cystoscopy.
As a new approach ALA has been intravesically instilled in bladder tumor patients. ALA is a precursor in the heme biosynthetic
pathway and induces intracellular accumulation of endogenous PP
IX if provided exogenously in large excess (2).
On the basis of animal experimental results which show a fluorescence contrast of more than an order of magnitude first clinical
application of fluorescence cystoscopy has been performed (3).

MATERIAL AND METHODS

ALA administration. 1,5g 5-Aminolevulinic acid hydrochlorid
(Merck, Darmstadt, FRG) is soluted in 50 ml $NaHCO_3$. The pH-neu-

tral solution is applied intravesically via a French single use
catheter. The initial incubation time in the bladder varied from
15-360 min. Time from ALA instillation to fluorescence cystoscopy
ranged from 60-570 min with a median of about 180 min.

<u>Fluorescence cystoscopy device</u>. ALA assisted fluorescence detec-
tion of early stage bladder cancer has been judged by a correlation of fluorescence contrast with histology of biopsies. For
that purpose a device is used as shown schematically in Fig. 1.
A 21 French standard cystoscope with a flexible forceps and a 26
French continous flow instrument with a rigid forceps was used,
respectively.

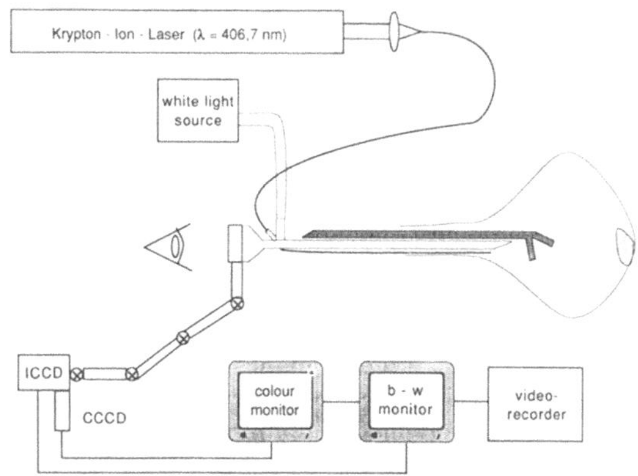

Fig. 1: Scheme of the fluorescence detection device including video presentation and documentation

Fluorescence of ALA induced porphyrins was excited in situ by
violet light of a Kr^+-laser. The laserlight was coupled into a
500 μm plastic fiber with a biconic shaped tip. The laser output
power at the end of the fiber was about 200 mW. Biopsies were
taken from fluorescing and nonfluorescing areas during cystoscopy
The corresponding endoscopic findings of the mucosa were judged
by white light view. The fluorescence contrast between tumor and
adjacent tissue has been quantitatively determined with use of an
optical multichannel analyzer (OMA). Fluorescence images in the
red spectral range at wavelengths above 600 nm are taken via the
cystoscope by an image intensifying camera. By means of a movable mirror the image under white light illumination can be switched alternately to a color camera.

RESULTS

Stimulation of the synthesis of highly fluorescing PP IX by ALA
has been successfully performed in 68 patients. PP IX generation
situ has been proven by an analysis of biopsy samples with HPLC.

Generation of PP IX was additionally confirmed by registration of fluorescence spectra. Fluorescence intensities in tumor and surrounding tissue have been quantitatively determined and reveal ratios of more than an order of magnitude. Violet laser light used for excitation of PP IX provides for excellent orientation during cystoscopy. This is due to the fact that the vascular system of the bladder wall appear dark with high visual contrast to the backscattered violet laser light. Within the violet light all tumor lesions show bright fluorescence (Fig. 2). 139 of 285 evaluable biopsy samples have been removed from fluorescence

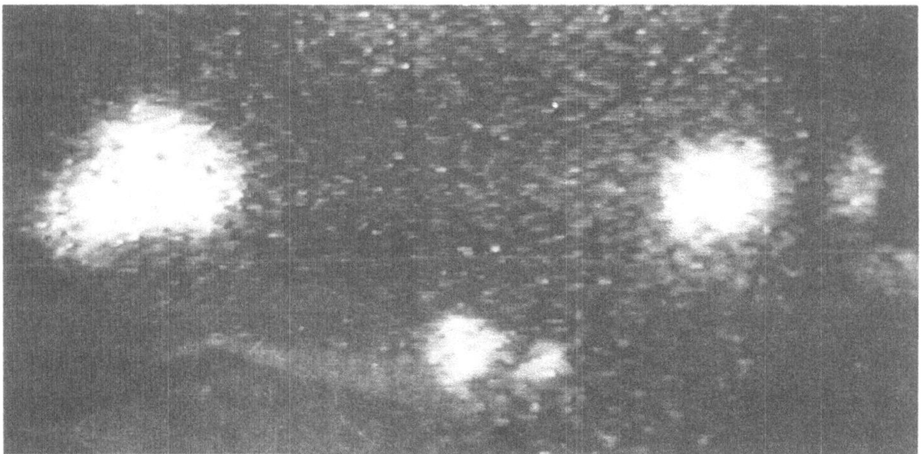

Fig. 2: Endoscopic view of a fluorescing multifocally growing malignant mucosal neoplasia following ALA instillation

positive mucosa lesions. Within this group 80 biopsies have been verified microscopically as malignant and 13 as precancerous. 46 fluorescing specimens were classified as benign. All 146 specimens from fluorescence negative mucosal areas have been histologically proven to the benign. Consequently about 16% false positive but no false negative results were observed up to now. The validity of fluorescence cystoscopy is demonstrated on 15 patients, where 26 malignant and precancerous lesions during routine cystoscopy had been identified by fluorescence diagnosis alone. 14 micropapillary tumors lesions were not recognized during routine cystoscopy but identified by their bright fluorescence. In addition 12 endoscopically unsuspicious mucosal specimens showed positive fluorescence. Biopsies resected from these areas proved to be malignant or precancerous. Furthermore 105 biopsies were taken from erythemeous, hypervascular and erosive lesions. These tissue areas were suspicious for malignancy in routine cystoscopy and detected by means of ALA induced fluorescence. 46 specimens were proven to be benign although all of them were fluorescing. Most of these false positive lesions were microscopically classified as chronic or acute cystitis.

DISCUSSION

Carcinoma in situ and precancerous types of hyperplasia or dysplasia are hardly visible during routine cystoscopy. Therefore random biopsies must be taken in order to prove the tumor extent. In situ diagnosis by means of tumor associated fluorescence following accumulation of endogenous porphyrins induced by topical ALA application seems to be more accurate. In our study 26 precancerous or malignant lesions were not recognized during initial routine cystoscopy but have been detected by red PP IX fluorescence using violet laser light for excitation. 27 mucosal lesions have been classified visually as papillary or highly suspicious for malignancy, but showed no fluorescence. In accordance all these lesions were histologically judged as benign. Up to now no false negative results were obtained. If these results were confirmed with an increased number of patients, random biopsies are no further necessary.
Overall tumor associated fluorescence induced by topical ALA application offers new perspectives in diagnosis and treatment of bladder cancer. Total endoscopic management in patients with bladder cancer, including fluorescence guided transurethral resection and Nd:YAG laser coagulation is in preparation. In addition ALA induced PP IX for photodynamic treatment of superficial bladder cancer may be suitable and is subject for clinical phase I and II studies.

ACKNOWLEDGEMENT

The authors thank W. Strauß and A. Rück from the ILM, Ulm, FRG for HPLC-measurements and the Federal Ministry of Research and Development (BMFT) for financial support under grant number 0706903.

REFERENCES

1. Baumgartner, R., Kriegmair, M., Jocham, D., Hofstetter, A., Huber, R., Karg, O. and Häussinger, K.: Photodynamic diagnosis (PDD) of early stage malignancies – Preliminary results in urology and pneumology. In: Physiological Monitoring and Early Detection Diagnostic Methods. Edited by T.S. Mang Proc. Spie., 1641, pp. 107-112, 1992.

2. Kennedy, J.C., Pottier, R.H. and Pross, D.C.: Protoporhpyrin IX: basic principles and present clinical experience. J. Photochem. Photobiol. B: Biol., 6, 143: 148, 1990.

3. Kriegmair, M., Baumgartner, R., Lumper, W., Riesenberg, R., Stocker, S. and Hofstetter, A.: Fluorescence cystoscopy following intravesical instillation of aminolevulinic acid (ALA). J. Urol., vol. 149, 240A, 1993.

Photodynamische Diagnostik nach topischer Applikation von ò-Aminolävulinsäure (δ-ALA): Theoretische Aspekte

H. Stepp[1], R. Baumgartner[1], W. Beyer[1], M. Kriegmair[2], A. Hofstetter[1,2]
[1] Laser-Forschungslabor an der urologischen Klinik
[2] Urologische Klinik und Poliklinik
Klinikum Großhadern, Ludwig-Maximilians-Universität München
Marchioninistr. 15, 81377 München

Einleitung

Ziel der Photodynamischen Diagnostik (PDD) ist die vollständige Erfassung und Lokalisierung aller malignen Areale eines tumorbefallenen Organs. Vor allem dünne, oberflächliche Läsionen sollen dadurch besser sichtbar werden. Zu diesem Zweck werden tumorselektive Fluoreszenzmarker eingesetzt, aus deren Gewebekonzentration die gewünschten Schlußfolgerungen gezogen werden könnten. Weil die Anregungs- und Fluoreszenzlichtintensitäten von den optischen Gewebeparametern Absorption, Streuung, Streucharakteristik und Brechungsindex in komplexer Weise beeinflußt werden, ist ein Schluß von der gemessenen rückgestreuten Fluoreszenzlichtintensität auf die Substanzkonzentration jedoch nicht mehr möglich. Die Überlagerung der Markerfluoreszenz durch die Fluoreszenz endogener Farbstoffe (Autofluoreszenz) kommt erschwerend hinzu.

Der Einsatz eines Verfahrens zur Eliminierung der Autofluoreszenz reichte dennoch aus, um die PDD an der Urologischen Klinik des Klinikums Großhadern als sensitives Diagnoseverfahren für Harnblasenkarzinome zu qualifizieren /BAUMGARTNER/. Als tumorselektiver Fluoreszenzmarker wurde dabei Photofrin in systemischer Applikation verwendet. Seit kurzem wird die Eignung der Substanz δ-Aminolävulinsäure (δ-ALA) für die Fluoreszenzdiagnostik untersucht. Im klinischen Einsatz ergibt sich ein deutlich günstigeres Verhalten hinsichtlich Fluoreszenzintensität und Kontrast, so daß sogar auf bildverstärkende Kameras und Untergrundkorrekturen verzichtet werden kann /KRIEGMAIR/.

Einer der wesentlichen Unterschiede zwischen δ-ALA und Photofrin liegt darin, daß δ-ALA nur im epithelialen Gewebe zu fluorometrisch nachweisbaren Porphyrinakkumulationen führt. Dies hat zur Folge, daß in diesem Falle kein unspezifischer Fluoreszenzuntergrund aus der Gewebetiefe gemessen wird. Mit Hilfe von Monte-Carlo-Simulationsrechnungen werden die sich daraus ergebenden Vorteile demonstriert.

Methodik

Zur Ermittlung der Lichtverteilung im Gewebe wurde eine Monte-Carlo-Simulationsrechnung nach /PRAHL/ programmiert und für die Erfordernisse des Fluoreszenznachweises aus geschichtetem Gewebe erweitert. Die Berechnung wurde in zwei Schritten durchgeführt. Zunächst erfolgte die Berechnung der Tiefenverteilung angeregter Porphyrinmoleküle unter der Annahme einer senkrecht auf die ebene Gewebeoberfläche einfallenden ebenen, monochromatischen Welle. Im zweiten Schritt dienten die angeregten Moleküle als gewebeinterne isotrope Lichtquellen. Die beobachtbare Fluoreszenzintensität berechnet sich aus den Fluoreszenzphotonen, die die Gewebeoberfläche verlassen, relativ zur Anzahl der eingestrahlten Photonen des Anregungslichts. Um eine Tiefenschichtung der optischen Parameter zu berücksichtigen, wurde mit zwei übereinanderliegenden, in sich homogenen Schichten unendlicher lateraler Ausdehnung mit einer Gesamtdicke von 20 mm gerechnet. Im sichtbaren Wellenlängenbereich wird in nicht pigmentierten Geweben der Absorptionsparameter wesentlich durch Hämoglobin bzw. Myoglobin bestimmt. Aus dem Absorptionsspektrum von Blut /WELSCH/ und Literaturdaten gemessener Absorptionsparameter von Geweben /WAGNIERES/ wurde der relative Anteil der

Blutabsorption an der Gesamtabsorption für verschiedene Wellenlängen im Bereich 410 nm bis 630 nm abgeschätzt (Tab. 1). Der spektrale Verlauf der nicht auf Blut rückführbaren Absorption wurde dabei als linear angesetzt. Der Streuparameter wurde in beiden Schichten als gleich groß vorausgesetzt. Über den g–Wert (Winkelverteilung nach Henyey–Greenstein) wurde erreicht, daß der Wert für den effektiven Streuparameter ($\mu_s' = \mu_s \cdot (1-g)$) mit zunehmender Wellenlänge abnimmt. Dort, wo sich der verabreichte Fluoreszenzmarker befindet, erhöht sich die Absorption um einen geringfügigen Wert "μ_a Porphyrin", der aus der Annahme einer Porphyrinkonzentration von 2 µg/g Gewebe abgeleitet wurde. Die Fluoreszenzquantenausbeute wurde zu 2% angenommen. Der Brechungsindex des Gewebes wurde zu n = 1,37 gesetzt, außerhalb wurde mit n = 1,33 (Wasser, entsprechend der cystoskopischen Anwendung) gerechnet.

nm		410	514	630	690
µa	Epithel	0,25	0,176	0,0635	0,0432
µa	Submucosa	2,50	0,320	0,1060	0,0700
Anteil	Blut	90%	45%	40%	
µs		25			
g		0,9	0,925	0,95	
µa	Porphyrin	0,046	0,0046	0,00163	

Normalgewebe · Epithel · 100 µm · Submucosa · Untergrundabsorption · Blutabsorption · µa, µs in 1/mm

Tab. 1: Optische Gewebeparameter für "Normalgewebe": 100 µm dickes, blutfreies Epithel auf "unendlich" dicker Submucosa.

Die Berechnungen wurden mit dem Ziel eines Vergleichs zwischen δ–ALA und Photofrin durchgeführt. Als einziger Unterschied wird dabei zugrunde gelegt, daß nach δ–ALA–Gabe nur das Epithel markiert ist, während nach Photofrin–Gabe benignes Epithel und Submucosa gleich stark Porphyrin speichern.

Für die mit einer malignen Transformation einhergehenden Prozesse wurden folgende Möglichkeiten berücksichtigt:

1. Erhöhung der **Porphyrin–Konzentration** im transformierten Bereich (= gesamte Epithel-schicht).

2. **Verdickung** der Epithelschicht.

3. Verstärkte **Blutabsorption** durch beginnende Tumorvaskularisierung (betrifft auch im Tumorbereich nur die Submucosa).

Bestimmt wurde die Fluoreszenzintensität und die Intensität des diffus reflektierten Anregungslichts als Funktion der Epitheldicke, der Absorption durch Blut und der Porphyrinkonzentration in der Epithelschicht für folgende Anregungs– und Detektionswellenlängenkombinationen: 410 nm, 630 nm; 514 nm, 630 nm und 630 nm, 690 nm.

<u>Ergebnisse:</u>

In Abb. 1 ist die errechnete Abhängigkeit der Fluoreszenzintensitäten von der Epitheldicke bei einer Anregung in der Soretbande (410 nm) und Detektion bei 630 nm wiedergegeben. Im Falle einer Fluoreszenzmarkierung aus-schließlich des Epithels (δ–ALA–induzierte Fluoreszenz) ergibt sich eine nahezu lineare Abhängigkeit über den variierten Bereich. Auch bei einer als in die Tiefe homogen angenommenen Fluorochromverteilung (Photofrin–Fluoreszenz) zeigt sich ein linearer Anstieg mit der Epitheldicke, jedoch geht die Gerade nicht durch den Nullpunkt, sondern weist einen Offset von ca. $20 \cdot 10^{-5}$ auf, ein Wert, der für δ-ALA erst bei ca. 220 μm Epitheldicke erreicht wird. Die diffuse Reflexion des Anregungslichtes ist für beide Fälle innerhalb der Fehlergrenzen gleich, weil der relative Beitrag der Absorption des Porphyrins zur Gesamtabsorption in der Submucosa sehr gering ist. Aufgetragen ist daher nur der Mittelwert aus beiden Berechnungen.

Bei langwelliger Anregung und Detektion, wie in Abb. 2 wiedergegeben, bleibt für die δ-ALA-induzierte Fluoreszenz eine lineare Abhängigkeit von der Epitheldicke bestehen, bei homogener Fluorochromverteilung ist die Fluoreszenzintensität nahezu konstant. Auch die diffuse Reflexion weist fast keine Abhängigkeit von der Epitheldicke mehr auf.

Bei Variation des Absorptionsparameters in der Submucosa (Abb. 3) ergibt sich nach δ-ALA-Applikation eine deutlich geringere Beeinflussung des Fluoreszenzsignals.

In Tab. 2 sind die berechneten Auswirkungen auf die Fluoreszenzintensität bei einer gegenüber dem "Normalgewebe" erhöhten Porphyrinkonzentration, Epitheldicke und Blutkonzentration sowie der möglichen Kombinationen daraus getrennt für δ-ALA- und Photofrin-Applikation aufgetragen. Die Werte geben also den berechneten Tumor/Normalgewebskontrast wieder, wenn man annimmt, daß sich das Tumorgewebe durch die angegebenen Kriterien auszeichnet. Beispielsweise errechnet sich für einen das gesamte Epithel beanspruchenden Tumor, der auf die vierfache Dicke normalen Epithels angewachsen ist, die vierfache Porphyrinkonzentration akkumuliert hat und bereits in der Submucosa durch die Angiogenese den Absorptionsparameter entsprechend erhöht hat (letzte Zeile) für δ-ALA eine über 14-fache Fluoreszenzintensität, während sich für Photofrin diese nur auf das 5-fache erhöht.

Diskussion

Für die klinische Anwendung der Tumordiagnostik durch Fluoreszenznachweis von Porphyrinen ist unter anderem von Interesse, welche Auswirkung eine tumorunspezifische Markierung der Submucosa mit sich bringt, wie sie bei systemischer Anwendung von Photofrin im Gegensatz zur topischen Applikation von δ-ALA unvermeidlich auftritt. Unter den für Normalgewebe als gültig angenommenen optischen Parametern (Tab. 1) ergibt sich für δ-ALA- gegenüber Photofrin-Anwendung (Tab. 2):

1. Kontrastreichere Darstellung bei tumorspezifisch erhöhter Porphyrinkonzentration und erhöhter Epitheldicke.

2. geringere Beeinträchtigung des Kontrastes durch erhöhte Blutkonzentration in der Submucosa (Angiogenese).

3. weitgehende Wellenlängenunabhängigkeit des Kontrastes. Bei Photofrin ist durch eine Anregung in den Q-Banden kein auswertbarer Kontrast mehr zu erwarten.

Die absoluten Werte der Tab. 2 hängen wesentlich von den für das "Normalgewebe" angenommenen Bedingungen ab. Eine reduzierte Transparenz des Epithels gegenüber der Submucosa reduziert den Unterschied ebenso wie eine größere Dicke des Normalepithels.

Die registrierte größere Empfindlichkeit der δ-ALA-induzierten Fluoreszenz auf die Epitheldicke ist von Vorteil, wenn sich beginnendes Tumorwachstum allein dadurch von der Umgebung auszeichnet. Das heißt, wenn es für diese frühesten Entwicklungsstadien noch nicht zu einer tumorspezifischen Porphyrinakkumulation kommt ist trotzdem eine fluoreszenzpositive Darstellung möglich. Tumorunspezifische Dickenvariationen führen jedoch entsprechend zu falsch positiven Befunden.

Die vorgestellten Rechenergebnisse sollen zeigen, daß eine δ-ALA-Anwendung für die Tumordiagnostik selbst dann von Vorteil ist, wenn die Anreicherung von Porphyrinen nicht mit einer besseren Tumorselektivität erfolgt.

In Hinblick auf eine Objektivierung der PDD werden derzeit die Ergebnisse der Berechnung der diffusen Reflexion sowie der Autofluoreszenz ausgewertet. Ziel ist dabei die Entwicklung eines Korrekturalgorithmus zur Kompensation lateral variabler Blutabsorption und Autofluoreszenz.

Epitheldicke
Anregung: 410 nm Fluoreszenz: 630 nm

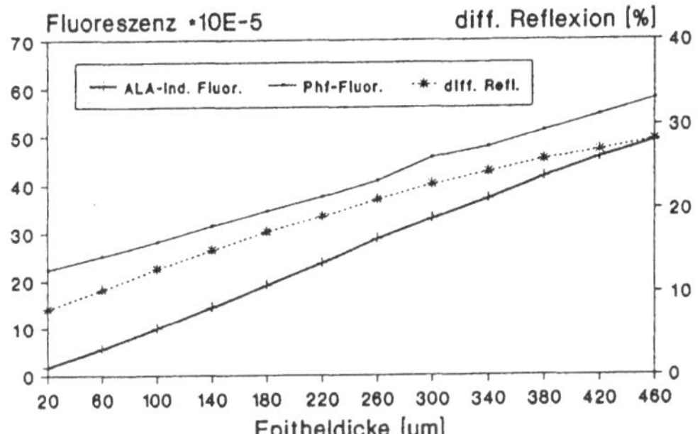

Abb. 1: Fluoreszenzintensität nach δ–ALA– bzw. Photofrin–Markierung und Intensität des diffus reflektierten Anregungslichts relativ zur eingestrahlten Intensität. Abhängigkeit von der Epitheldicke bei Anregung mit 410 nm und Detektion bei 630 nm.

Epitheldicke
Anregung: 630 nm Fluoreszenz: 690 nm

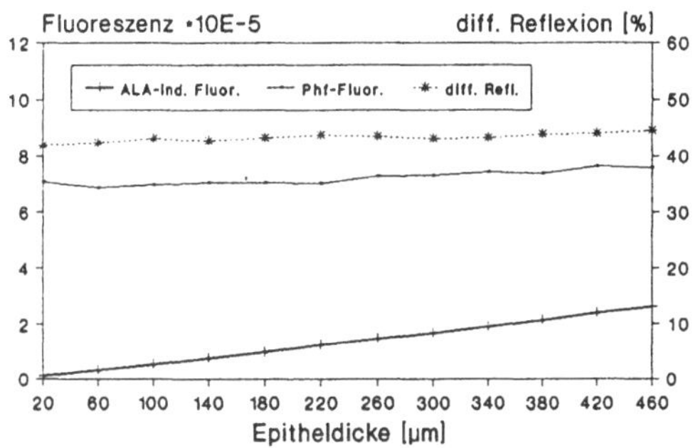

Abb. 2: wie Abb. 1, aber Anregung bei 630 nm, Detektion bei 690 nm.

Durchblutung
Anregung: 410 nm Fluoreszenz: 630 nm

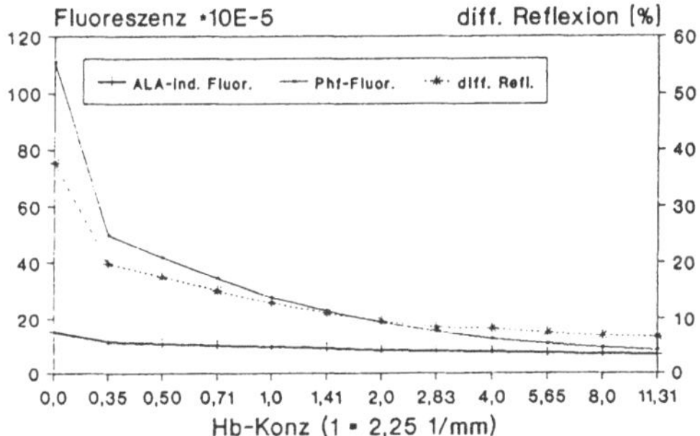

Abb. 3: wie Abb. 1, aber Abhängigkeit von der Blutkonzentration in der Submucosa.

Wellenlänge	410 > 630		514 > 630		630 > 690	
T/N-Kontrast	ALA	PHF	ALA	PHF	ALA	PHF
Porphyrin x 4	3,95	2,00	3,98	1,39	3,81	1,21
Dicke x 4	4,45	1,88	4,11	1,12	4,24	1,05
Blut x 4	0,82	0,46	0,76	0,48	0,79	0,51
(P&D) x 4	16,63	6,07	15,80	2,66	15,91	1,95
(P&B) x 4	3,26	1,29	3,07	0,79	3,02	0,68
(D&B) x 4	3,81	1,43	3,35	0,69	3,51	0,62
(P&D&B) x 4	14,35	4,99	13,22	1,97	13,30	1,34

Tab. 2: "Tumor/Normalgewebskontrast": Quotient der Fluoreszenzintensitäten nach Vervierfachung der angegebenen Parameter gegenüber den "Normalgewebs"-werten (Tab. 1).

Literatur:

Baumgartner R., M. Kriegmair, D. Jocham, A. Hofstetter, R. Huber, O. Karg, K. Häussinger: "Photodynamic Diagnosis (PDD) of early stage malignancies – Preliminary results in urology and pneumology", SPIE Vol. 1641: 107–112 (1992)

Kriegmair M., R. Baumgartner, W. Lumper, R. Riesenberg, S. Stocker, A. Hofstetter: "Fluorescence cystoscopy following intravesical instillation of aminolevulinic acid (ALA)", J. Urol., 149: 240A (1993)

Prahl S.A., M. Keijzer, S.L. Jacques, A.J. Welch: "A Monte Carlo Model of light propagation in tissue", SPIE IS5: 102–111 (1989)

Wagnières G., Promotionsarbeit an der école polytechnique de Lausanne, Schweiz, (1992)

Welsch H., R. Birnruber, K.P. Boergen, V.P. Gabel, F. Hillenkamp: "The influence of scattering on the wavelength dependent light absorption in blood", Procs. Symposium Lasers in Medicine and Biology, GSF-Bericht BPT 5: 14.1–14.8 (1977)

Experimentelle und klinische Untersuchungen zur Ratiofluorometrie

P.Heil [1, 2], R. Baumgartner [1, 2], W. Beyer [1, 2], O. Hoffmann[2], B. Ruhland [2], R. Sroka [1, 2, 4], J. Feyh [3], E. Unsöld [2], A. Hofstetter [1]

1 Laser-Forschungslabor an der Urologischen Klinik der Universität München
2 GSF-Zentrales Laserlaboratorium, München-Neuherberg
3 HNO-Klinik der Universität München
4 Medizinische Klinik I, Universität Erlangen

Einleitung

Die ausschließlich visuelle Befundung von tumorösen Gewebearealen stößt auf Grenzen, wenn es gilt, den Tumorrand exakt festzulegen. Dies ist jedoch Voraussetzung für schonendes, weitgehend organerhaltendes Resizieren mit überzeugendem funktionellem und kosmetischem Ergebnis.
Es wurde ein System entwickelt, daß durch den Nachweis der Fluoreszenz von Tumormarkern hier eine intraoperative Unterstützung geben soll.

Material und Methode

Die Ratiofluorometrie basiert auf dem Nachweis der laserinduzierten Fluoreszenz von Photosensibilisatoren wie Photofrin II, Photosan-3, Phthalocyaninen und von δ-ALA induzierten Porphyrinen (1, 2).
Die detektierten Signale sind abhängig von dem jeweiligen Abstand des Empfangssystems zu dem untersuchten Areal. Zur Korrektur dieser Abhängigkeit kann das von dem Gewebe zurückgestreute Anregungslicht, das weitgehend die gleiche Abstandsabhängigkeit aufweist, genutzt werden. Durch Verhältnisbildung der Signale von Fluoreszenz und rückgestreutem Anregungslicht wird ein weitgehend abstandsunabhängiges Signal erreicht (3). Dieses Ratiosignal eignet sich für quantitative Vergleiche der Fluoreszenzintensitäten.

Zur Erzielung einer hohen Eindringtiefe muß, angepaßt an den jeweiligen Photosensibilisator, Laserlicht mit entsprechend großer Wellenlänge verwendet werden.
Bei Porphyrinen erfolgt die Anregung mit Laserlicht der Wellenlänge 632,8 nm in der 4. Q-Bande und die Detektion der induzierten Fluoreszenz bei 690 nm (Abb. 1).

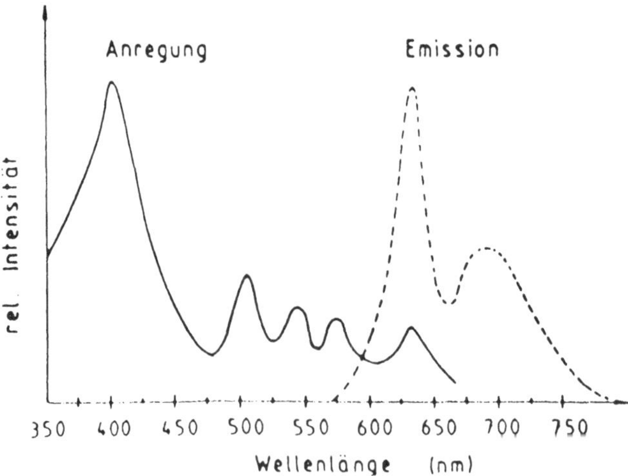

Abb. 1: Fluoreszenzanregungs- und Emissionsspektrum von Photofrin in Lösung (10µg/ml)

Der Vorteil der dadurch erzielten hohen Eindringtiefe ist mit einer geringeren Anregungseffizienz verbunden. Es müssen entsprechend geringere Fluoreszenintensitäten nachgewiesen werden.

Es wurden zwei Gerätekonfigurationen entwickelt, die für einen Einsatz zur Detektion oberflächlicher bzw. endoskopisch erreichbarer Tumoren geeignet sind. Entsprechend dem Anwendungsbereich sind sie mit einem Handstück bzw. speziell konfigurierten Lichtfasern ausgestattet (Abb. 2).

Zur Anregung wird ein He-Ne Laser mit einer Leistung von 6 mW bei der Wellenlänge 632,8 nm verwendet. Das Anregungslicht wird über eine Quarzglasfaser (200 µm) auf das Gewebe gebracht. Über eine zweite Lichtfaser (600µm) mit höherer numerischer Apertur werden das Fluoreszenzlicht und das zurückgestreute Anregungslicht aufgenommen. Dadurch ist gewährleistet, daß auch im Gewebe gestreutes Fluoreszenzlicht detektiert wird.
Das Fluoreszenzlicht wird über eine Strahlteiler und einen Interferenzfilter mit maximaler Transmission bei 690 nm von einem Photomultiplier detektiert. Das zurückgestreute Laserlicht wird von einer Photodiode aufgenommen.
Durch einen Dividierbaustein wird das Verhältnis beider Signale gebildet und sowohl akustisch als auch visuell wiedergegeben.

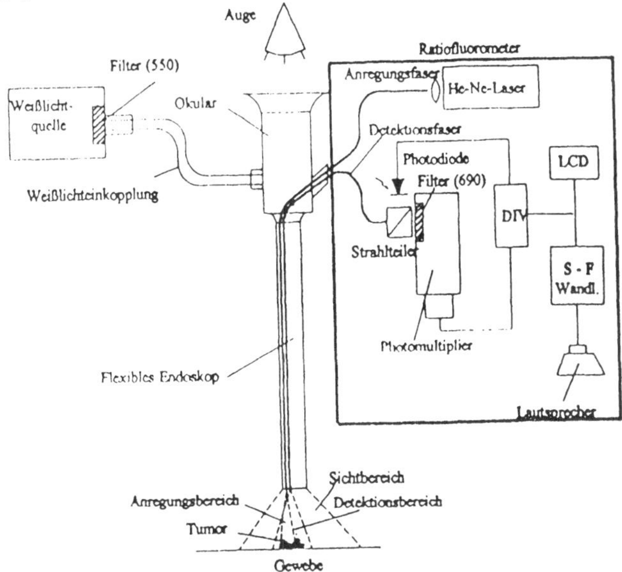

Abb. 2: Schematischer Aufbau des Ratiofluorometers für die endoskopische Anwendung

Ergebnisse

Zur Abschätzung der Ortsauflösung und der Nachweiswahrscheinlichkeit wurden Messungen an Phantomen aus Agar-Agar oder Intralipid-Tinten-Lösungen durchgeführt. Diese haben weitgehend die gleichen optischen Eigenschaften wie menschliches Gewebe. In verschiedenen Tiefen wurden mit Tumormarker versetzte Areale eingebracht. In Abb. 3 sind die Ergebnisse der Messungen bei einem Rastern über die Oberfläche dargestellt für Tiefen 2, 4, 6 mm. Das unsymmetrische Signal bei einer Tiefe von 2 mm, (links in Abb. 3), wird durch den Anregungs- und Detektionswinkel von 60 ° zur Oberfläche bedingt. Die Schulter läßt sich der linken Vertikalfläche des Tumormarkerblocks zuordnen. Die Nachweiswahrscheinlichkeit des Signals aus 6 mm Tiefe, hier rechts dargestellt, ist aufgrund der Streuung und Absorption geringer, wenn auch in diesem Modell in dieser Tiefe noch Areale nachgewiesen werden konnten.

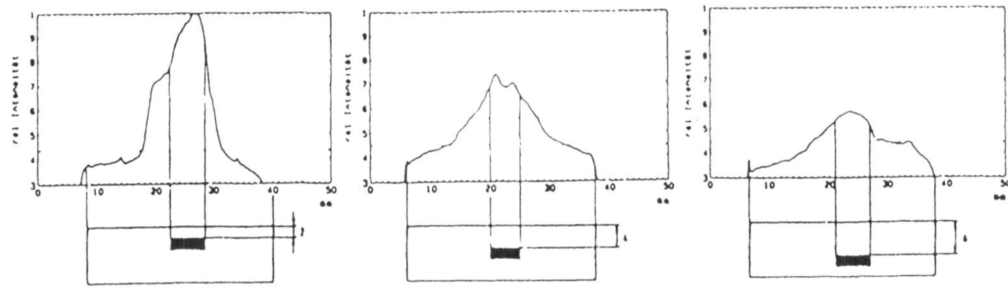

Abb. 3: Fluoreszenzintensitätsverteilungen an markierten Agarblöcken (4)

Testmessungen zur Abstandsabhängigkeit (Abb. 4) zeigen die reziproke Abhängigkeit der Fluoreszenz - und Rückstreusignale von dem Abstand zur Oberfläche, während das Verhältnis beider Signale im Bereich von 6 mm bis 15 mm abstandsunabhängig ist.

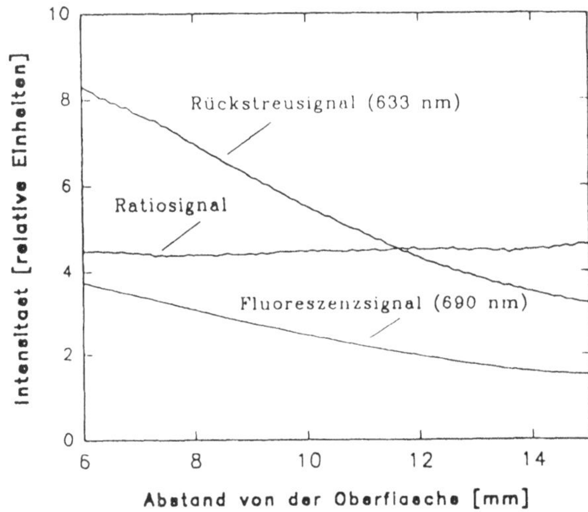

Abb. 4: Relative Signalintensitäten in Abhängigkeit von dem Abstand zur Oberfläche eines markierten Areals in Intralipid-Tinten-Lösung.

In der klinischen Erstanwendung konnten bisher Erfahrungen in der HNO, Dermatologie (Patienten mit Basaliomen) und Neurochirurgie (1 Patient mit einem Glioblastom) mit den Tumormarkern Photosan-3 und δ-ALA induzierten Porphyrinen gemacht werden. Dabei zeigten die Ergebnisse mit Photosan-3 in systemischer Anwendung, daß die Signalintensitäten teilweise an der unteren Nachweisgrenze des Systems liegen, während mit δ-ALA in topischer Applikation gute Ergebnisse erzielt werden konnten. Insbesondere erwies sich eine erhöhte Fluoreszenz als unmittelbarer Indikator für eine spätere Nekroseausbildung bei anschließend mit der photodynamischen Therapie behandelten Patienten.

Diskussion

Es konnte ein System in einer Laborversion entwickelt werden, mit dem der Nachweis von Tumoren und deren Abgrenzung gegen gesundes Gewebe erfolgen kann. Die ersten klinischen Erfahrung sind positiv, wenn auch aufgrund der geringen Patientenzahl und dem experimentellen Charakter der Untersuchungen derzeit keine abschließende Bewertung möglich ist.
Die geringere Signalintensität bei Photosan-3 kann durch die nur schwach fluoreszierenden Komponenten und die Auswirkungen der systemischen Anwendung dieser Substanz auf die Fluoreszenz gedeutet werden (5).
Prinzipiell ist es auch möglich, das System für weitere Untersuchungen, etwa der Messung des Ausbleichens von Photosensibilisatoren während der photodynamischen Therapie, zu nutzen.
In Kooperation mit einem Industriepartner wird zukünftig an der technischen Weiterentwicklung gearbeitet. Ziel ist es, mehrere Prototypen für die erweiterte klinische Erprobung zu erstellen.

Literatur

1.
Baumgartner, R., A. Hofstetter, D. Jocham, M. Kriegmair, H.Stepp, E. Unsöld : Die photodynamische Diagnose in der Urologie- Erste klinische Erfahrungen mit einer neuen Methode zur Tumorfrüherkennung. Lasermedizin 8; 16-21 (1992)
2.
Kennedy, J.C., R.H. Pottier: Endogeneous protoporphyrin IX clinically useful photosensitizer for photodynamic therapy. J. Photochem. Photobiol. 14: 275-292 (1992)
3.
Lenz, P. : Endoscopic fluorescence detector, Rev. Sci. Instrum. 59: 930-933 (1988)
4.
Hoffmann, O. : Entwicklung eines Ratiofluorometers zur Diagnose von Gehirntumoren, Diplomarbeit, Fachhochschule München 1992
5.
H. Stepp, R. Baumgartner, M. Kriegmair, A. Hofstetter : Photodynamische Diagnostik (PDD) nach topischer Applikation von Delta-Aminolävulinsäure (ALA) : Theoretische Aspekte; (in diesem Band)

PDT in der Urologie / PDT in Urology

Intratumorale Injektion von δ-ALA - Eine neue Methode zur photodynamischen Therapie von Karzinomen?

T. Sassy[1], R. Baumgartner[2], M. Ludwig[2], P. Heil[2], M. Kriegmair[1], E. Unsöld[3], A. Hofstetter[1,2]

1 Urologische Klinik und Poliklinik der Universität, D-81377 München
2 Laser-Forschungslabor an der Urologischen Klinik der Universität, D-81377 München
3 GSF-Zentrales Laserlaboratorium, D-85764 Oberschleißheim

Einleitung:

Die Photodynamische Therapie (PDT) ist eine neue klinisch experimentelle Behandlungsmethode von verschiedenen malignen Tumoren. Zur Therapie wird ein Photosensibilisator (z.B. Photofrin) systemisch appliziert. Nachteil dieser Methode ist die transiente Hautsensibilisierung sowie der langsame Metabolismus dieser Substanzen im Körper. Die lokale Applikation von δ-Aminolävulinsäure (δ-ALA) bietet eine Alternative zur systemischen Verabreichung eines Photosensibilisators für die PDT.

Eine mögliche Applikationsform stellt die direkte intratumorale Injektion von δ-ALA dar. Die Vorteile dabei wären: hohe Selektivität, keine Hautsensibilisierung und geringe Substanzdosis (1).

Material und Methode:

Ein Blasentumor humanen Ursprungs (G3) wurde subkutan auf Nacktmäuse transplantiert. 0,1 ml 20 %iges δ-ALA wurde in unterschiedlichen Lösungen angesetzt und intratumoral injiziert. Die Lösungen bestanden im einzelnen aus δ-ALA in Natriumchlorid mit einem pH-Wert von 2, in Propylenglykol mit pH 3 und δ-ALA in Natriumhydrogencarbonat mit pH 5-6. 4-5 Stunden nach Applikation erfolgte der Nachweis δ-ALA-induzierter Porphyrine am freipräparierten Tumor. Dazu wurde das Gewebe mit Violettlicht (407 nm) eines Lasers beleuchtet und die Fluoreszenz im Spektralbereich zwischen 600-750 nm detektiert. Die quantitative Analyse erfolgte durch Messung der Fluoreszenzintensität an der Oberfläche und am aufgeschnittenen Tumor. Dazu wurde ein optischer Vielkanalanalysator (OMA) verwendet. Durch ein bildgebendes Verfahren wurde an Gefrierschnitten die Fluoreszenzverteilung im Tumor dargestellt. Zur

Therapie wurde der Tumor mit Laserlicht bei der Wellenlänge 635 nm mit einer Energiedosis von 150 J/cm² bestrahlt. Die Leistungsdichte betrug 400 mW/cm².

Ergebnisse und Diskussion:

Typische Porphyrin Spektren wurden nach Violettlicht-Anregung eines Lasers im Spektralbereich zwischen 600-750 nm beobachtet. Damit ist gezeigt, daß intratumoral verabreichtes δ-ALA Porphyrine, vermutlich Protoporphyrin IX, in diesem Tumormodell erzeugt. Eine unterschiedliche Fluoreszenzintensität zwischen Tumoroberfläche und Inneren des Tumors wurde beobachtet.

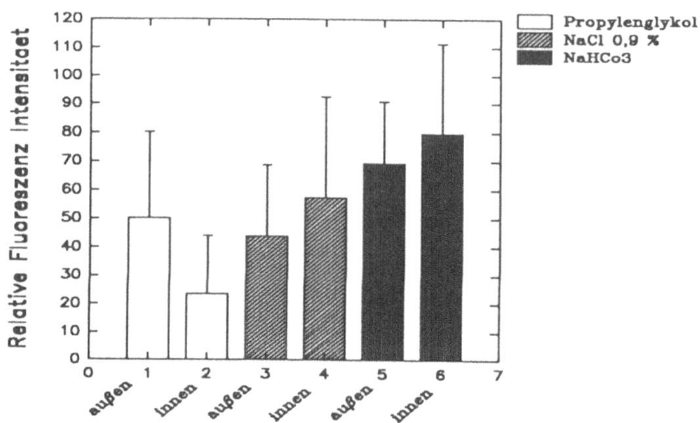

Abb. 1: Relative Fluoreszenzintensität der Porphyrine nach intratumoraler Injektion von δ-ALA in verschiedenen Lösungen

Abbildung 1 zeigt die relative Fluoreszenzintensität an der Oberfläche und am aufgeschnittenen Tumor nach intratumoraler Injektion von δ-ALA in Abhängigkeit der verwendeten Lösungsmittel und des pH-Wertes.
Die Auswertung der Fluoreszenzsignale sowohl an der Oberfläche als auch im Inneren des Tumors zeigten dabei eine Abhängigkeit vom pH-Wert der δ-ALA-Lösung. Das Fluoreszenzsignal war am niedrigsten für δ-ALA in physiologischer Kochsalz-Lösung, d.h. bei pH 2. Nicht signifikante Unterschiede in der Fluoreszenzintensität wurden für δ-ALA, gelöst in Propylenglykol (pH 3), festgestellt. Dagegen gab es ein höheres Fluoreszenzsignal im Inneren des Tumors, wenn δ-ALA in Natriumhydrogencarbonat (pH 6) gelöst wurde (2).

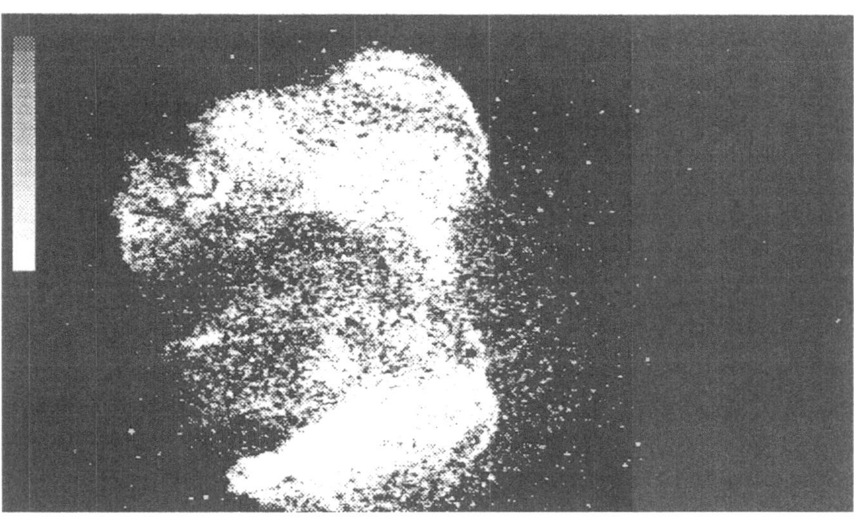

Abb. 2: Fluoreszenzaufnahme eines Gefrierschnittes des G3-Tumors nach intratumoraler Applikation von δ-ALA gelöst in Natriumhydrogencarbonat

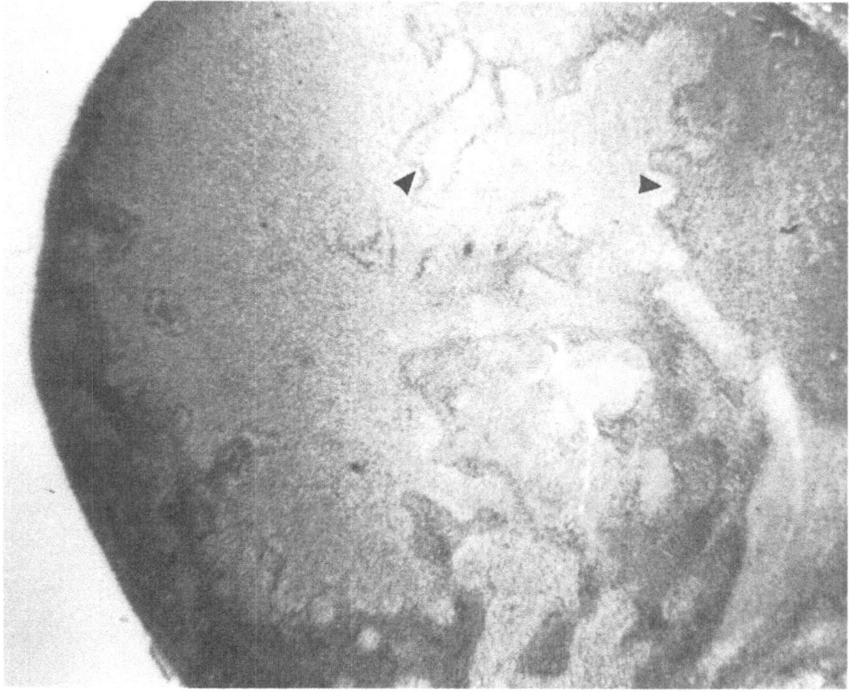

Abb. 3: Inselförmige Nekrose eines G3-Tumors nach PDT (H.E.-Färbung)

Abbildung 2 zeigt die Fluoreszenzaufnahme eines Tumorgewebeschnittes nach intratumoraler Injektion von δ-ALA gelöst in Natriumhydrogencarbonat. Der Gefrierschnitt wurde mit violettem Licht eines Lasers homogen angeregt. Das Fluoreszenzlicht wird von einer Bildverstärker-Kamera aufgenommen und in einem Bildanalyse-System verarbeitet. Die Ergebnisse zeigen, daß die Porphyrin-Fluoreszenzintensität inhomogen im gesamten Tumor verteilt ist.

Ein Ergebnis der photodynamischen Therapie zu diesem Tumormodell nach intratumoraler δ-ALA-Injektion wird exemplarisch in Abb. 3 dargestellt. Es zeigt einen H.E. gefärbten Schnitt des urothelialen Tumors 4 Tage nach Bestrahlung mit einer Lichtdosis von 150 J/cm^2 bei einer Wellenlänge von 635 nm. Wie bereits aus der Fluoreszenzverteilung abzuleiten, bilden sich nur inselförmige Nekrosen aus, wobei sich eine starke leukozytäre Reaktion im Gewebe sowie Schwellungen und entzündliche Veränderungen der Gefäßwände im Nekrose-Bereich zeigen.

Zusammenfassend ergibt sich, daß eine intratumorale δ-ALA-Injektion keinen ausreichenden photodynamischen Effekt in einem urothelialen Transplantattumor erzeugt. Eine homogenere Verteilung der Substanz wird von Trägersubstanzen, wie z.B. Liposomen erwartet.

Danksagung:

Die Autoren danken dem Bundesministerium für Forschung und Technologie (BMFT), Bonn (0706908A5), für die finanzielle Unterstützung des Forschungsprojekts.

Literatur:

1 C-W. Lin, T. Amano, A. Rutledge, J. Shulok "HPD Administration by Intra-tumor Injection: Distribution, Photodynamic Effect and Utilities" SPIE Vol. 997 Advances in Photochemotherapy 1988, 22-30.

2 W. Strauß, A. Rück, H. Schneckenburger, R. Steiner "Photobleaching und Fluoreszenzanstieg von Sensibilisatoren in Zellen und in Lösung" Advances in Laser Medicine, ecomed Verlagsgesellschaft mbH 1991, 401-406.

Histologische Veränderungen an chemischen induzierten Tumoren der Rattenblase nach PDT mit ð-Aminoävulinsäure (ð-ALA)

R.Riesenberg, M.Kriegmair, S.Stocker, R.Knüchel[1], S.Häußermann[2], A.Hofstetter

Laser-Forschungslabor der Urologie, Universität München

[1]Institut für Pathologie, Universität Regensburg

[2]GSF, Zentrales Laserlabor, München-Neuherberg

Zusammenfassung

Anästhesierte weibliche Wistarratten mit chemisch induzierten
Urothelkarzinomen erhielten 20%ige ð-ALA-Lösungen transurethral
instilliert. Nach vierstündiger Inkubation wurden die Blasen über
eine ebenfalls transurethral eingeführte Quarzglasfaser und
isotropen Kugelapplikator (Durchmesser: 450 μm) mit Laserlicht der
Wellenlänge 630 bzw. 635 nm bestrahlt. Die Energiedosen betrugen
15, 25, 50 und 100 J/cm^2. 3 Tage nach der Bestrahlung wurden die
Blasen entnommen und für eine histologische Begutachtung
präpariert. An Hämatoxylin/Eosin-gefärbten Paraffinschnitten ließ
sich dosisabhängig die therapeutische Wirkung demonstrieren.
Bereits in den niedrigen Dosierungen von 15 und 25 J/cm^2 fanden
sich entzündlich infiltrierte Urothelareale neben gleichflächigen
kleinen Tumornekrosen. Die höchste Energiedosis von 100 J/cm^2
führte zur Zerstörung des Urothels und zur vollständigen
Nekrotisierung papillärer Tumorareale. Unbehandelte Kontrolltiere
zeigten nach ð-ALA-Instillation und Laserbestrahlung keine
wesentlichen Veränderungen des normalen Urothels.

Einleitung

ð-Aminolävulinsäure (ð-ALA), die Ausgangssubstanz der Häm-
Biosynthese, induziert endogen über mehrere Zwischenschritte u.a.
die Produktion von photoaktivem Protoporphyrin IX (PPIX; STRYER,
1991). Ein unphysiologisch hohes, exogen verabreichtes Angebot von
ð-ALA setzt das natürliche Regulationssystem außer Kraft und führt
letztlich zu einem Überschuß an PPIX. Dieser tumorselektive,
biochemische Effekt der Akkumulation von PPIX wird in der photodynamischen Diagnostik (PDD) des Harnblasenkarzinoms erfolgreich
genutzt (KRIEGMAIR et al., 1992). Die topische Applikation ist

dabei von großem Vorteil, weil die Nebenwirkungen der
üblicherweise systemisch eingesetzten photoaktiven Substanzen
vermieden werden. Was leistet δ-ALA nun in der photodynamischen
Therapie (PDT) dieses Tumors ? Diese Frage wurde in einem
möglichst kliniknahen Experiment an chemisch induzierten Tumoren
in Rattenblasen untersucht.

Material und Methode

Weibliche Wistar-Ratten wurden mit dem cancerogenen N-Butyl-N-4-
OH-Butylnitrosamin (BBN) vorbehandelt. Mit einer Konzentration von
0,4% im Trinkwasser induziert BBN nach etwa ½ Jahr Urothel-
karzinome (DRUCKREY et al., 1964).
Unter Inhalationsnarkose mit Isofluran nach kurzer Ätherbetäubung
wurden δ-ALA-Lösungen mit einem flexiblen Venenkatheter (0,6 mm ϕ)
instilliert; und zwar jeweils 0,2 ml, 10-20%ig in NaHCO$_3$-Lsg. bei
pH 5,5 - 6. Nach der Instillation blieben die Ratten 1h lang in
Rückenlage narkotisiert.
Nach insgesamt 4h δ-ALA-Inkubation wurden die Tiere erneut
anästhesiert und die Blasen mit 0,3 ml physiologischer Kochsalzlösung gespült. Nach transurethraler Einführung einer Quarzfaser
mit sphärischem Strahler erfolgte die photodynamische Therapie mit
verschiedenen Energiedosen von 15-100 J/cm² und Wellenlängen von
630 bzw. 635 nm.
Der isotrope Kugelstrahler am Ende der Quarzglasfaser hatte einen
Durchmesser von 450 μm und wurde ins Lumen eines dünnen
Polyäthylenschlauchs geschoben. Der Schlauch stabilisierte Faser
und Kugel, verhinderte thermische Effekte durch Gewebekontakt
sowie die Kontamination des Applikators. Nach Fixierung der Faser
im Schlauch sorgte die Strecke zwischen Kugel und Schlauchende,
als Abstandhalter, für eine annähernd gleiche, zentrale
Positionierung des Applikators in den Blasen (Abb. 1).

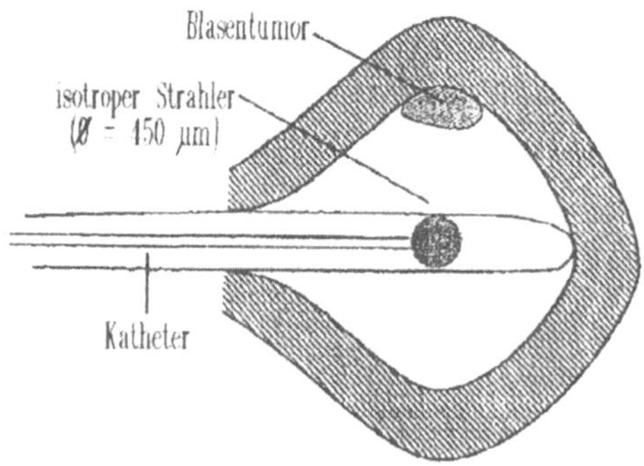

Abb. 1

Nach 3 Tagen wurden die Blasen entnommen, in Formalin fixiert, halbiert und in Paraffin eingebettet. Ausgehend von der medianen Schnittebene wurden in gleichen Abständen Schnitte angefertigt, auf Objektträger aufgezogen und mit Hämatoxylin/Eosin gefärbt. Diese genaue Dokumentation vom Blasendach zum Blasenboden ist eine hilfreiche Maßnahme bei der Beurteilung der ungleichmäßigen Blaseninnenwandstruktur durch das Tumorwachstum nach BBN-Behandlung.

Ergebnisse und Diskussion

Durch die geschilderte aufwendige Dokumentation konnte bisher nur ein Teil der vorgesehenen 5-6 Tiere pro Dosis ausgewertet werden (Abb. 2+3). Unter den bisher bearbeiteten Kontrollen sind lediglich nach Kombination der höchsten 6-ALA-Konzentration (20%) mit der höchsten Energiedosis (100 J/cm²) bei 630 nm in einem Fall Anzeichen einer partiellen Nekrose zu erkennen. Die Instillation einer 20%igen 6-ALA-Lösung ohne nachfolgende Bestrahlung führte zu keinen Veränderungen des Urothels (Tab. 1).

Tab.1: Kontrollen (ohne BBN)

Energiedosis J/cm²	λ nm	6-ALA %	o.B.	Cystitis	partielle Nekrosen	vollständige Nekrosen
–	–	20	6	–	–	–
50	630	10	3	+	–	–
100	630	20	2	+	(+)	–

Alle BBN-vorbehandelten Tiere erhielten eine 20%ige 6-ALA-Lösung instilliert. Schon bei Energiedosen von 25 J/cm² zeigte sich, daß mit diesem Versuchsaufbau selektiv Tumornekrosen erzeugt werden können. Tumorareale sind stellenweise entzündlich infiltriert und zeigen kleine partielle Nekrosen. Nach 50 J/cm² sind oberflächliche Zellagen teilweise nekrotisch; kleinere, nichtinvasive Tumore sind nach dieser Energiedosis oft vollständig nekrotisiert. Nach Bestrahlung mit 100 J/cm² ist die Harnblase stellenweise zirkulär urothelfrei und die Unterlage ist diffus entzündlich infiltriert. Die Zunahme der Nekrotisierung mit steigender

Energiedosis, als Ausdruck der Wirkungsbeziehung zwischen
Substanzkonzentration und Bestrahlungszeit, ist in Tabelle 2
dargestellt.

Tab.2: BBN-Ratten
Instillationen mit 20% δ-ALA

Energiedosis J/cm² λ = 630 nm	n	partielle Tumornekrose	vollständige Tumornekrose
15	2	(+)	−
25	3	+	−
50	2	+	(+)
100	2	++	++

Licht der Wellenlänge 635 nm wird von δ-ALA-induziertem Porphyrin
in vitro stärker absorbiert als 630 nm. Das ist eine Erklärung für
die bereits bei 50 J/cm² statt 100 J/cm² einsetzende Zerstörung
des Urothels und vollständige Tumornekrotisierung bei 635 nm
Wellenlänge.
Weitere Untersuchungen in vitro und in vivo bezüglich des
Proliferationsverhaltens geschädigter Zellen, der Nekrosetiefe in
Abhängigkeit von der Energiedosis und der Bestimmung des Gehalts
an induzierten Porphyrinen werden den Wert der photodynamischen
Therapie des oberflächlichen Harnblasenkarzinoms mit δ-ALA
bestimmen.

Literatur

Druckrey H, Preussmann R, Ivankovic S, Schmidt CH, Mennel HD,
    Stahl KW(1964) Selektive Erzeugung von Blasenkrebs an Ratten
    durch Dibutyl- und N-Butyl-N-butanol(4)-nitrosamin.
    Z.Krebsforsch. 66:280-290.

Kriegmair M, Baumgartner R, Hofstetter A (1992)
    Photodynamische Behandlung des oberflächlichen
    Harnblasenkarzinoms. Münch.med.Wschr. 134:635-638.

Stryer L (1991) Biosynthese der Aminosäuren und des Häms. In:
    Biochemie, Spektrum Akademischer Verlag, Heidelberg, 601-626.

Lichtdosimetrie für die photodynamische Lasertherapie in der Harnblase

T. Pongratz[1], W. Beyer[1,2], A. G. Hofstetter[2], D. Jocham[3], E. Unsöld[1]

1 GSF-Zentrales Laserlaboratorium, D-85758 Oberschleissheim/München
2 Laserforschungslabor an der Urologischen Klinik der Universität,
   D-81377 München
3 Urologische Klinik der Medizinischen Universität, D-23562 Lübeck

Für die erfolgreiche photodynamische Lasertherapie in der Harnblase ist eine homogene und integrale Bestrahlung der Blaseninnenwand erforderlich /1/. Da das von der Wand rückgestreute Licht großen Anteil an der therapeutischen Wirkung hat und gleichzeitig das Rückstreuvermögen der Blase von Patient zu Patient zwischen 30% und 60% schwankt, werden an die Lichtdosimetrie besondere Anforderungen gestellt. Diesen Anforderungen werden die bislang in der Klinik eingesetzten Verfahren nicht ausreichend gerecht. Es wird daher ein Dosimetriesystem vorgestellt, das die therapierelevante Meßgröße, den Strahlungsleistungsfluß, vor Ort bestimmt.

Das System besteht aus einem Blasenkatheter der sowohl die Bestrahlungseinheit als auch die Dosimetrieeinheit aufnimmt. Als Sensor wird das konisch geschliffene Ende eines Lichtwellenleiters verwendet. Das mit ihm registrierte Signal ist ein Maß für den Strahlungsleistungsfluß.

Der Katheter besteht aus einem Kunststoffschlauch und zwei konzentrischen, durchsichtigen Ballons. Wie in Abb.: 1 gezeigt, wird der innere Ballon mit Streumedium gefüllt zur isotropen Abgabe des Bestrahlungslichtes verwendet. Der äußere Ballon wird mit Wasser gefüllt und dient zur zentralen Positionierung des inneren Ballons in der Harnblase. Die Lichtversorgungsfaser transportiert das Licht vom Laser zum Streumedium. Um eine etwa senkrechte Abstrahlung des Laserlichtes aus der Lichtversorgungsfaser zu erreichen, besitzt sie ein konisches Ende. Die Detektorfaser weist von einem streifenförmigen Gebiet der Blasenwand zurückgestreutes Licht nach. Dieser Bereich wird durch geeignete Wahl des Kegelwinkels und der numerischen Apertur der Faser festgelegt.

Der Einfluß der verschiedenen Parameter wurden zunächst theoretisch untersucht. Für die Lichtversorgung erwies sich ein Lichtwellenleiter mit einem Kegelwinkel von 75°

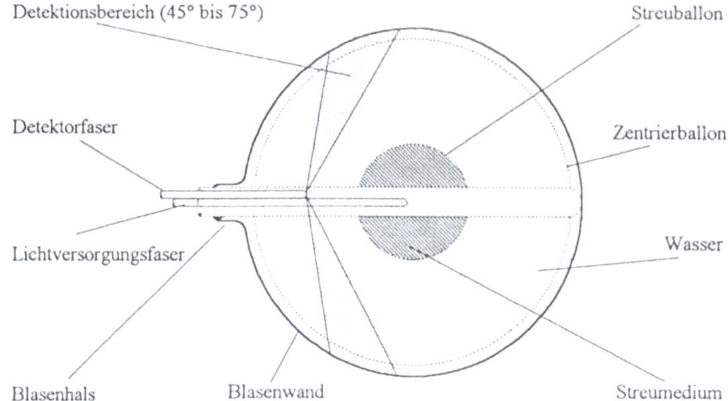

Abb.: 1, Schnitt durch die Harnblase mit Blasenkatheter, Lichtversorgungs- und Detektorfaser

und einer numerischen Apertur von 0,22 als geeignet. Für die Detektorfaser wurde ein optimaler Kegelwinkel von 60° und eine numerische Apertur von 0,22 ermittelt. Anschließend wurden zur Überprüfung der theoretischen Überlegungen eine Reihe von Versuchen durchgeführt. Die errechneten Empfangswinkelbereiche konnten bestätigt werden.

Das gesamte Behandlungs- und Lichtdosimetriesystem wurde an einem Harnblasenmodell (Abb.: 2) mit variablem Rückstreuvermögen getestet. Dieses bestand aus einem Glaskolben mit einem Volumen von 100 ml. Das die Harnblase umgebende Gewebe wurde durch Streumedium (Milch mit einem Fettgehalt von 3,5%) simuliert. Das Rückstreuvermögen der Milch wurde durch Zugabe von schwarzer Tinte variiert. Mithilfe einer Ulbrichtkugel sowie eines HeNe-Lasers war eine kontinuierliche Bestimmung des Rückstreuvermögens möglich.

Die Ergebnisse aus den Versuchen ermöglichten die Bestimmung des Lichtanteiles, welcher vom zentralen Strahler direkt in die Meßgröße eingeht. Dieser Wert bestimmt die Genauigkeit des Systems und ist zur Kalibrierung notwendig. Untersucht wurden auch Möglichkeiten diesen Anteil zu beeinflussen. Neben der Kegelgüte bestimmt vor allem der Abstand der Kegelspitze zum Strahler den Anteil des direkten Lichtes.

Das entwickelte Dosimetriesystem ist im Vergleich zum System von W. Star und Mitarb. /2,3/ einfacher in der Handhabung sowie mechanisch robuster. Der Detektor liegt hier nicht an der Blasenwand an, dadurch wirken sich kleine lokale Schwankungen der opt. Gewebeeigenschaften kaum auf das Meßergebnis aus. Da die korrekte Meßgröße vor Ort bestimmt wird, ist eine patientenspezifische Dosimetrie möglich. Die Detektorenfasern, sowie deren Reproduzierbarkeit sind mithilfe eines Kegelschleifverfahrens /4/ einfach zu realisieren.

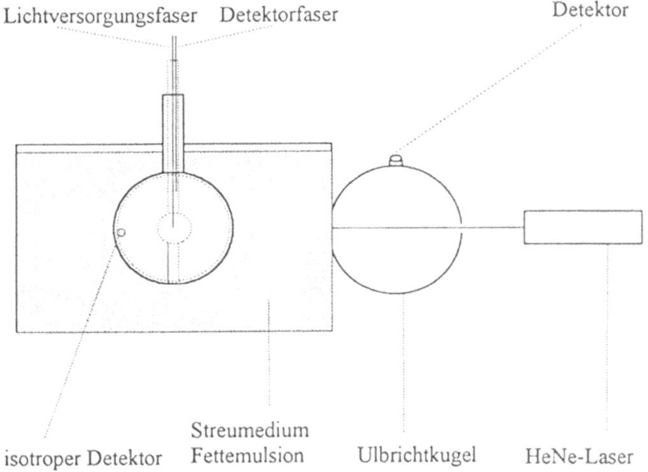

Abb.: 2, Schema des Harnblasenmodells in einem mit Streumedium (Fettemulsion) ge-
füllten Glasbehälter mit angesetzter Meßeinrichtung

Danksagung
Die Autoren danken der Willy Rüsch AG, Waiblingen für ihre Unterstützung bei der
Katheterentwicklung, sowie die Überlassung von Spezialkathetern.

Literatur:

/1/ D. Jocham, E. Schmiedt, R. Baumgartner, E. Unsöld
Integral laser-photodynamic treatment of multifocal bladder carcinoma photosensiti-
zed by hematoporphyrin derivative
Eur. Urol. 12: suppl.1, 43-46, 1986
/2/ J. P. A. Marijnissen, H. Jansen, W. M. Star
Treatment system for whole bladder wall photodynamic therapy with in vivo monito-
ring and control of light dose rate and dose
J. Urol.: 142, 1351-1355, 1989
/3/ M. A. D´Hallewin, L. Baert, J. P. A. Marijnissen,
W. M.Star
Whole bladder wall photodynamic therapy with in situ light dosimetry for carcinoma
in situ of the bladder
J. Urol.: 148, 1152-1155, 1992
/4/ W. Dietz, A. Heinze, R. Sroka, E. Unsöld
Schleifvorrichtung zur Herstellung konischer Lichtleiterenden
Gewerbliches Schutzrecht angemeldet, 1993

Untersuchungen zur Aufnahme der δ-Aminolävulinsäure und ihrem Einfluß auf den Zellzyklus von Säugerzellen

C. Schenk[1], J.M. Wessels[2], M.Kriegmair[1], A.Hofstetter[1]

1: Laserforschungslabor d. Urologie, Klinikum Großhadern, München
2: GSF-Institut für Biophysikalische Strahlenforschung, 85764 Oberschleißheim

Zusammenfassung:

Es wurde die Aufnahmekinetik der δ-Aminolävulinsäure (ALA) in Fibrosarkomzellen der Maus (SSKII) sowie deren Einfluß auf den Zellzyklus und die Dunkeltoxizität in chinesischen Hamsterzellen untersucht. Eine Inkubation mit einer Konzentration von c = 11.9 mM über einen Zeitraum von 24 h zeigte eine dunkeltoxische Wirkung. Im Konzentrationsbereich zwischen c = 2.9 mM und c = 11.9 mM wurde eine Verzögerung des Zellwachstums beobachtet. Einhergehend damit wurde in diesem Konzentrationsbereich eine Anhäufung der Zellen in der S- und G2/M-Phase des Zellzyklus beobachtet.

Die intrazelluläre Fluoreszenzintensität im Sättigungsbereich bei niedrigen ALA-Konzentrationen (c = 0.29 mM bis c = 0.59 mM) hängt sowohl von der Inkubationskonzentration als von dem Serumgehalt im Medium ab.

Einleitung:

Die δ-Aminolävulinsäure ist eine natürliche Vorstufe von Porphyrinen im Häm-Biosyntheseweg. Sie gewinnt in der klinischen Forschung im Bereich der photodynamischen Diagnostik (PDD) und der photodynamischen Therapie (PDT) zunehmend an Bedeutung. Experimentelle wie klinische Untersuchungen haben gezeigt, daß Nekrosen im Blasentumorgewebe, einschließlich des Carcinoma in situ durch die PDT mit systemisch verabreichten Photosensibilisatoren hervorgerufen werden können (1). Durch topische Applikation von ALA wurden tierexperimentell erste Therapieerfolge nachgewiesen (2).

Der Wirkungsmechanismus von ALA beruht darauf, daß die Häm-Biosynthese, die normal durch die Produktion von Hämoglobin reguliert wird, durch eine exogene Gabe von ALA gestört wird. Dies hat auf zellulärer Ebene eine erhöhte Produktion der photosensibilisierenden Substanz Protoporphyrin (PP) zur Folge. Nach Untersuchungen von Kennedy et. al. ist PP vermehrt in den Mitochondrien lokalisiert (3). Um den Wirkungsmechanismus von ALA und deren Umsetzung zu PP besser zu verstehen, wurden zunächst Untersuchungen in Zellkulturen zur Dunkeltoxizität, zum Einfluß auf den Zellzyklus und zur Aufnahme von ALA durchgeführt.

Materialien und Methoden:

Für die Zellzyklusexperimente wurden CHE-Zellen (chinesische Hamster-Embryozellen) und für die Aufnahmekinetiken wurden SSK2-Zellen (Fibrosarkomzellen der Maus) 24 h vor Versuchsbeginn in Petrischalen (d = 3.5 cm) mit einer Zellzahl von $2 \cdot 10^5$ (CHE) bzw. $2.5 \cdot 10^5$ Zellen pro Schale angesetzt. CHE- und SSKII-Zellen wurden in α-MEM-Medium mit 10% foetalem Kälberserum (FKS) bzw. in MEM-Earle-Medium mit 5% FKS kultiviert. Für die Zellzyklusexperimente wurden ALA-Konzentrationen zwischen c = 2.9 mM bis c = 11.9 mM eingesetzt. Die Anzahl der vitalen Zellen wurde mit dem Trypanblautest bestimmt. Zur Bestimmung des relativen DNA-Gehaltes der Zellen wurden die Zellkerne isoliert (4) und mit dem interkalierendem DNA Farbstoff Ethidiumbromid (EB) (c = 10 μg/ml) angefärbt. Der relative DNA Gehalt wurde mit einem Durchflußzytometer (Becton Dickinson, FACStar$^+$) bestimmt. Für die Kinetikuntersuchungen wurden die Zellen mit c = 0.29 mM sowie c = 0.59 mM in serumfreien- bzw. serumhaltigem- (5% FKS) Medium inkubiert. Nach Inkubation wurden die Zellen mit PBS gewaschen, in Suspension gebracht und im Durchflußzytometer vermessen. Der Zellsuspension wurden fluoreszierende Mikropartikel als Fluoreszenzstandard zugesetzt. Zur Bestimmung der intrazellulären Protoporphyrinkonzentration wurden die Zellen mit λ = 514 nm angeregt. Die Fluoreszenz von Protoporphyrin sowie des Fluoreszenzstandards wurde im Wellenlängenbereich λ > 600 nm detektiert.

Ergebnisse und Diskussion:

Abbildung 1 zeigt als Funktion der Inkubationszeit die Zahl der vitalen Zellen nach Inkubation mit verschiedenen ALA-Konzentrationen (c = 0.59 mM bis c = 11.9 mM). Die Anzahl der vitalen Zellen nahm mit zunehmender ALA-Konzentration ab. Eine Konzentration von c = 11.9 mM führte nach einer Inkubationszeit von 24 h zum Zelltod.

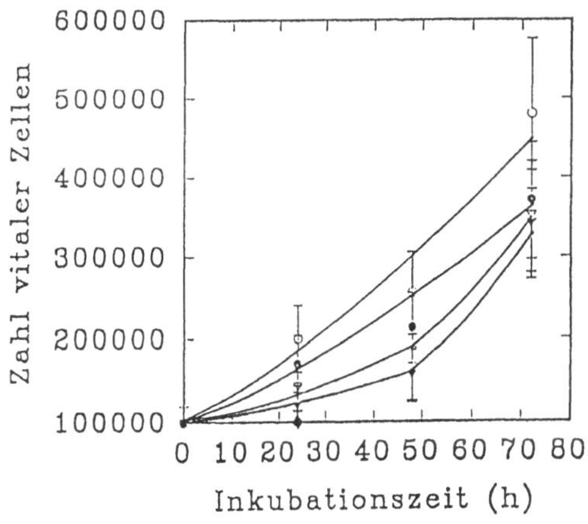

Abb.1: Zell-Vitalität als Funktion der Inkubationszeit nach Inkubation mit verschiedenen ALA-Konzentrationen (o Kontrolle, • 0.59 mM, ∇ 5.8 mM, ▼ 8.9 mM, ♦ = 11.9 mM).

Fluoreszenzintensität nach Inkubation mit 0.59 mM vergleichbar. Dies ist ein Hinweis darauf, daß die ALA-Aufnahme bzw. -Umsetzung zu PP einen Sättigungsbereich hat. Eine Untersuchung der Abhängigkeit der ALA-Aufnahme von Serumproteinen im Medium zeigte eine höhere Porphyrinfluoreszenz ohne Serumproteine als in Gegenwart von Proteinen im Medium. Dies ist ein Hinweis darauf, daß Aufnahme bzw. Umsetzung von ALA in der Gegenwart von Proteinen verändert wird.

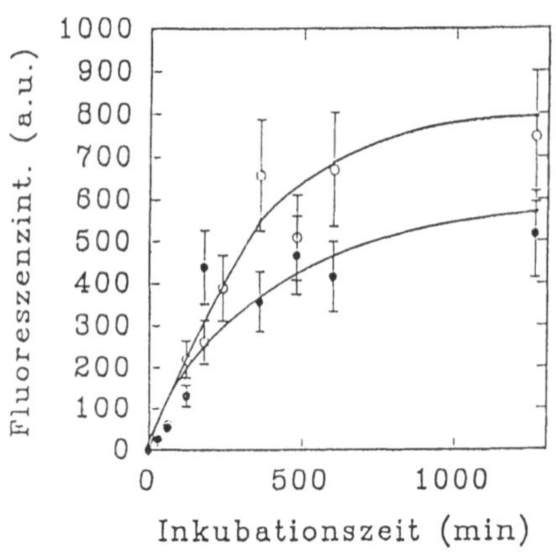
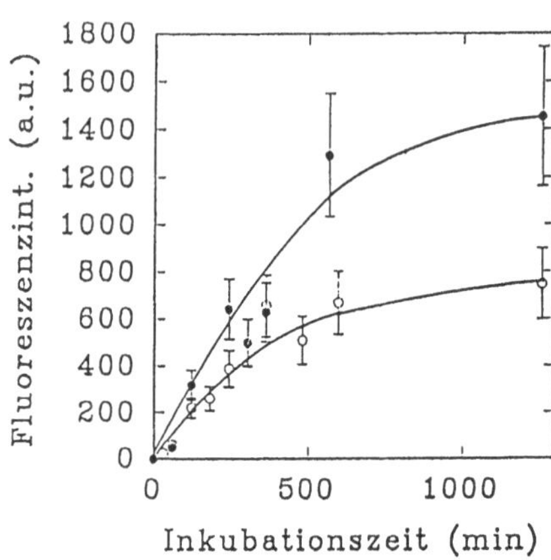

Abb.3a: Konzentrationsabhängigkeit der Porphyrinfluoreszenz nach Inkubation mit c = 0.29 mM (•) und c = 0.59 mM (o) über eine Inkubationszeit von t = 1260 min.

Abb.3b: Vergleich der PP-Fluoreszenz nach Inkubation mit c = 0.59 mM in serumhaltigen- (o) bzw. freien (•) Medium über eine Inkubationszeit von t = 1260 min.

Literatur:

1. Jocham, D., Staehler, G., Baumgartner, R. und Unsöld, E. (1985) Die integrale photodynamische Therapie beim multifokalen Blasenkarzinom. Urologe [A] 24:316-319.
2. Riesenberg, R., Kriegmair, M., Stocker, S., Knüchel, R., Häußermann, S., Hofstetter, A. (1993) Histologische Veränderungen an chemisch induzierten Tumoren der Rattenblase nach PDT mit δ-Aminolävulinsäure (δ-ALA), dieser Band.
3. Kennedy, J.C., Pottier, R.H. und Pross, D.C. (1990) Photodynamic Therapie with endogenous Protoporphyrin. J.Photochem. Photobiol. 6:143-148.
4. Nüsse, M., Recknagel, S. and Beisker, W. (1992) Micronuclei induced by 2-chlorobenzylidene malonitrile contain single chromosomes as demonstrated by the combined use of flow cytometry and immunofluorescent staining with anti-kinetochore antibodies. Mutagenisis 7:57-67.

Photodynamische Therapie des Harnblasenkarzinoms - Klinische Ergebnisse

R. Waidelich, M. Kriegmair, W. Lumper, R. Baumgartner, A. Hofstetter
Urologische Klinik Großhadern, LMU München

Das oberflächliche Harnblasenkarzinom zeichnet sich durch eine hohe Rezidivrate aus. Als Ursache hierfür ist eine kanzerogene Disposition der gesamten Harnblasenschleimhaut anzunehmen. Folglich muß eine Therapie in primär kurativer Intention auf eine integrale Behandlung der gesamten Harnblasenschleimhaut ausgerichtet sein. Bislang erfolgte dies durch BCG- und Zytostatika-Instillationen. Zur Überlegenheit der einen oder anderen Therapieform liegen kontroverse Ergebnisse vor.

Ein innovatives Therapieverfahren stellt die integrale Photodynamische Therapie (PDT) der Harnblase dar.

In der Urologischen Klinik am Klinikum Großhadern wurden 18 Patienten seit August 1990 mit der Photodynamischen Therapie behandelt. 15 Patienten sind mit einem Follow up von mindestens 3 Monaten auswertbar. Alle Patienten litten an therapierefraktärem, oberflächlichem, multifokalem Harnblasenkarzinom. Die Tumorstadien verteilten sich wie auf Tab.1 dargestellt.

n	frühere Tumorstadien
4	TIS
8	Ta
3	T1

Tab. 1. Patienten, frühere Tumorstadien

Die Anzahl der Rezidive lag im Durchschnitt bei 6,5. Wiederholte intravesikale Instillationen waren erfolglos geblieben (Tab.2). Es bestand bei allen Patienten die Indikation zur Zystektomie.

n	Substanz
7	BCG
10	Mitomycin
2	Dexorubicin
2	Epirubicin
1	Interferon

Tab.2 Patienten,
bisherige Instillationsbehandlungen

Methode

Nach intravenöser Injektion der photosensibilisierenden Substanz Photosan (12 Patienten) oder Photofrin (3 Patienten) in der Dosierung von 2 mg/kg Körpergewicht wurde über den Arbeitsschaft eines Rückspülresektoskopes ein Lichtleiter mit einem endständigen sphärischen Kugelstrahler zentral in der Harnblase positioniert. Die Leistung am Faserende lag zwischen 1,5 und 2 Watt. Die Energiedichte betrug 15 J/cm^2, die Bestrahlungszeiten variierten zwischen 20 und 60 Minuten.

Ergebnisse

10 Patienten hatten eine komplette Remission nach 3 Monaten.   In einem Nachbeobachtungszeitraum von 5 bis 27 Monaten blieben 5 Patienten rezidivfrei (Tab.3).

n	Tumor-stadien	CR bei 3 Monaten	Rezidiv-frei	Beobachtungszeit in Monaten
4	TIS	3	3	7 - 27
8	Ta	5	1	5 - 27
3	T1	2	1	8 - 27

Tab. 3   Ergebnisse - Remissionen nach PDT

7 mal erfolgte wegen eines Rezidivs eine transurethrale Resektion, 3 mal eine Nd:YAG- Laserbestrahlung. 3 mal wurden erneut BCG respektive Mitomycin instilliert. Nach dieser erneuten Therapie blieben weitere 4 Patienten rezidivfrei. 3 Patienten wurden zystektomiert. 2 Patienten starben im Beobachtungszeitraum. Keiner unserer Patienten entwickelte einen systemischen Progress oder starb eines tumorbedingten Todes. (Tab. 4)

An toxischen Nebenwirkungen beobachteten wir bei 4 Patienten die Entwicklung einer Photodermatose (WHO Grad 1), 1 Patientin mit bereits praeoperativ geringer Blasenkapazität entwickelte eine Schrumpfblase.

n	weitere Behandlung	rezidivfreie Patienten	tumorbeding-ter Tod
7	TUR-B	1	0
3	Nd:YAG	1	0
3	BCG/Mitomycin	2	0
3	Zystektomie	3	0

Tab. 4   Ergebnisse - Tumorfreie Patienten nach weiterer Behandlung

Schlußfolgerung

Beim oberflächlichen Harnblasenkarzinom, welches durch transurethrale Resektion und Instillationsbehandlungen nicht beherrschbar ist, ist die Photodynamische Therapie als ultimativer Versuch eines Organerhalts gerechtfertigt. Engmaschige Kontrolle vorausgesetzt, erscheint das Risiko eines systemischen Progresses hierbei kalkulierbar.

PDT - Grundlagenforschung /
PDT - Basic Research

Metalldampflaser in der photodynamischen Therapie

W. Gottschalk,[1] R. Baumgartner[2], A. Hofstetter[2], T. Sassy[3],
R. Sroka[3], S. Stocker[2], M. Kriegmair[2], E. Unsöld[3]

[1] LASER 2000, Argelsrieder Feld 14, 82234 Weßling
[2] Laserforschungslabor an der Urologie, Klinikum Großhadern,
 Marchioninistraße, 81377 München
[3] GSF München, Zentrales Laserlaboratorium, Ingolstädter
 Landstraße 1, 85764 Oberschleißheim

Einleitung:

Zur Zerstörung von photosensibilisierten Tumoren werden
Lichtquellen benötigt, die je nach verwendetem Photosensi-
tizer bei einer Wellenlänge zwischen 630 und 690 nm eine
Leistung von bis zu 4 W emittieren müssen.

Dazu wurden bisher vor allem Argon-Ionen-Laser gepumpte
Farbstofflaser verwendet, die jedoch nicht nur in der Anschaffung sehr teuer, sondern auch im Betrieb in der Folge-
zeit sehr kostenintensiv sind.
Dazu kommt noch der meist hohe Aufwand an technischer Be-
treuung, die bei solchen Geräten erforderlich ist.
Ein weiterer Aspekt, der heute zunehmend an Bedeutung gewinnt, ist der verschwenderische Umgang mit Resourcen, der
diesen Lasern eigen ist; hier seien vor allem an den hohen
Strom- und Wasserverbrauch erinnert.

Auf Grund der zur Therapie erforderlichen Leistung gibt es
zu den genannten Systemen derzeit noch sehr wenig Alternativen, siehe Tabelle 1.

Für Bestrahlungen bei 670 nm gibt es jetzt bereits kleine,
wartungsfreie Hochleistungslaserdioden-Systeme, die 4 Watt
am Ende einer Lichtleitfaser mit einem Kerndurchmesser von
400 μm abstrahlen.

Bei 630 nm jedoch, wie sie zur Therapie mit PHOTOFRIN® oder
PHOTOSAN® erforderlich sind, bleiben nur Metalldampflaser
als Alternative. Als derartige Systeme vor einigen Jahren
erstmals kommerziell angeboten wurden, waren sie durch Un-
zuverlässigkeit, aufwendige Bedienung und umfangreiche Ser-
vice- und Wartungsarbeiten gekennzeichnet.
Mittlerweile jedoch sind Systeme der zweiten Generation auf
den Markt gekommen.

STATE OF THE ART

Lichtquellen für die PDT

<u>Argon-Ionen-Laser gepumpter Farbstofflaser:</u>

```
Ausgangsleistung: bis zu 4 Watt, cw
Vorteile:         Wellenlänge frei wählbar
Nachteile:        hoher Wasser-/Stromverbrauch
                  hohe Ersatzteilkosten
                  wartungsintensiv
```

<u>Laserdiodensystem:</u>

```
Ausgangsleistung: bis zu 4 Watt aus einer 400 μm Faser, cw
Vorteile:         extrem geringer Strombedarf, 220 V
                  kein Wasserverbrauch
                  mobil, flexibel
                  weitgehend wartungsfrei
                  lange Lebensdauer
Nachteile:        derzeit nur bei 670 nm verfügbar
```

<u>Blitzlampengepumpter Farbstofflaser:</u>

```
Ausgangsleistung: bis 3 Watt(zeitliches Mittel)
                  gepulst, einige Hertz
Vorteile:         geringe Betriebskosten
Nachteile:        nur mit wenigen Lichtapplikatoren
                  einsetzbar
                  Geweberupturen und Hämorrhagien(?)
```

<u>Kupferdampflaser gepumpter Farbstofflaser:</u>

```
Ausgangsleistung: bis 4.5 Watt(Mittel)
                  gepulst, 10-15 kHz
Vorteile:         Wellenlänge frei wählbar,
                  geringe Betriebskosten
Nachteile:        lange Aufheizzeit
```

<u>Golddampflaser:</u>

```
Ausgangsleistung: bis 3 Watt(Mittel)
                  gepulst, 10-15 kHz
Vorteile:         luftgekühlt
                  geringe Betriebskosten
Nachteile:        lange Aufheizzeit
                  feste Wellenlänge: 628 nm
```

Tabelle 1: Lichtquellen für die PDT

Damit Metalldampflaser eine Alternative zu den bisher in
der PDT mit PHOTOFRIN® oder PHOTOSAN® verwendeten Argon-Ionen-Lasern gepumpten Farbstofflasern darstellen können,
müssen von Ihnen eine Reihe von Anforderungen erfüllt werden, wie sie in Tabelle 2 aufgelistet.

Metalldampflaser in der Medizin:

Anforderungen:

- keine Nebenwirkungen
- therapeutisch erfolgreich
- zuverlässig
- einfache Handhabung
- geringer Wartungsaufwand
- gutes Preis/Leistungsverhältnis

Tabelle 2: Anforderungen an Metalldampflaser in der Medizin

Es dürfen keine unerwünschten Nebenwirkungen, wie z.B.
Schädigung des gesunden Gewebes bei Bestrahlung ohne Sensitizer auftreten.
Es müssen gleiche therapeutische Erfolge unter vergleichbaren Bedingungen erzielt werden.
Das System muß zuverlässiger, einfacher in der Handhabung
und durch geringeren Service- und Wartungsaufwand gekennzeichnet sein.
Und es muß vor allem ein gutes Preis-/Leistungsverhältnis
aufweisen können.

Ein solches System wurde dem Zentralen Laserlabor der GSF
sowie dem Forschungslabor der Urologie für Testzwecke von
der Firma LASER 2000 zur Verfügung gestellt.

Golddampflaser MM2400 von CJ-Laser/LASER 2000

- Wellenlänge: 628 nm
- Ausgangsleistung: 2 Watt (Mittel)
- Impulsdauer: 20-40 ns
- Impulswiederholfrequenz: 15 kHz
- automatische Leistungsregulierung
- SMA-Lichtleiteranschluß
- luftgekühlt

Tabelle 3: Technische Spezifikationen des MM2400

In Tabelle 3 sind die technische Daten des verwendeten Systems aufgelistet.
Die Wellenlänge liegt mit 628 nm nahe des Absorptionsmaximums von PHOTOFRIN® und PHOTOSAN®.
Die Ausgangsleistung dieses Lasers ist für die meisten Einsatzbereiche ausreichend.
Der wesentliche Unterschied zu den Argon-Ionen-Lasern gepumpten Farbstofflasern aus technischer Sicht ist die Emission der Lichtenergie: kurze Impulse mit hoher Impulswiederholfrequenz (quasi-cw) bei den Metalldampflasern.
Weitere Merkmale des verwendeten Systems sind die automatische Leistungsregelung sowie der SMA-Anschluß, der die Einkopplung der emittierten Lichtleistung in Lichtleiter mit Kerndurchmessern zwischen 200 und 1000 μm ermöglicht.
Der Laser ist luftgekühlt, zusammen mit dem (physikalisch bedingten) höheren Wirkungsgrad und dem daraus resultierenden geringeren Strombedarf ergeben sich deutlich geringere Betriebsmittelkosten. Im Gegensatz zum Argon-Ionen-Laser gepumpten Farbstofflaser entstehen auch vergleichsweise geringe Wartungskosten, da ein technischer Verschleiß der Laserröhre nicht stattfindet und damit für den Betreiber die Kosten Verschleißteile erheblich geringer sind.
Die einfache Handhabung bei diesen Systemen der 2. Generation ist in Abbildung 1 erkennbar:

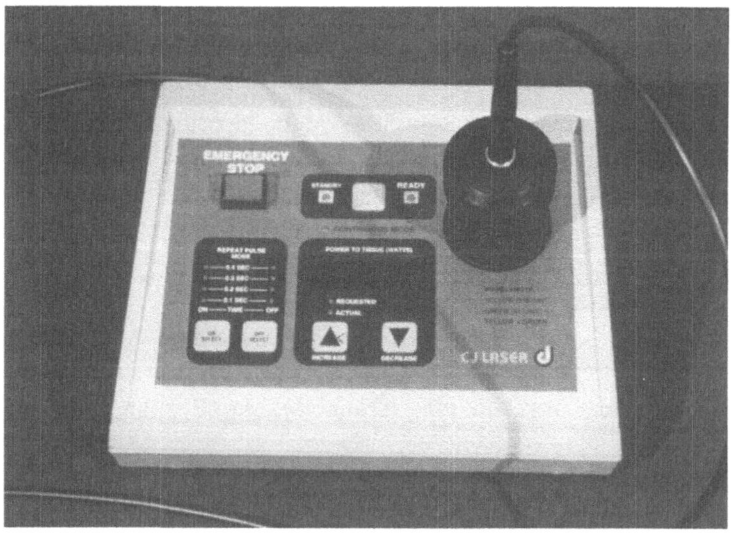

Abbildung 1: Betriebskonsole des MM2400

Ein Schlüsselschalter setzt das System in Betrieb; nachdem die Aufheizphase von etwa 1 h vollzogen ist, muß nur noch die gewünschte Leistung gewählt werden und die Therapie kann beginnen. Nach dem Ende der Therapie muß lediglich der Schlüsselschalter in die "Aus"-Position gedreht werden.

Diese offensichtlichen Vorteile rechtfertigen den Einsatz eines solchen Systems jedoch erst, wenn auch von medizinischer Seite die eingangs genannten Punkte der Wirksamkeit und der Nebenwirkungsfreiheit gesichert sind. Dazu wurden die in Tabelle 4 aufgelisteten Untersuchungen vorgenommen.

Untersuchungen:

<u>Nebenwirkungsfreiheit:</u>

präklinisch nachgewiesen durch:
    - Versuche an nicht photosensibilisierten Zellen

<u>Therapeutische Wirksamkeit:</u>

präklinisch nachgewiesen durch:
    - Versuche an Zellen: SSK2-Fibrosarkom
    - Versuche an tumortragenden Mäusen: SSK2-Fibrosarkom

Tabelle 4: Untersuchung der medizinischen Aspekte

Die therapeutische Wirksamkeit wurde präklinisch im Zentralen Laserlaboratorium der GSF in einer Reihe von Zell- und Tierexperimenten nachgewiesen.

Die Zellversuche wurden an Monolayer-Zellen des SSK2-Fibrosarkoms durchgeführt, die mit 0.25 μg/ml Photofrin 4 Stunden vor der Bestrahlung mit 1J/cm² inkubiert worden waren. Der Vitalitätstest mit Methylenblau-Färbung ergab eine Vitalität von 30%. Die Vergleichsuntersuchung mit einem Argon-Ionen-gepumpten Farbstofflaser ergab gleiche Werte der Vitalität.

Die Tierversuche wurden an einer kleinen Zahl (7) von CH3-Mäusen durchgeführt, die einen SSK2-Tumor von einer Größe zwischen 50 und 70 mg trugen. Den Tieren wurde Photofrin mit einer Konzentration von 10 mg/(kg-KG) verabreicht. 24 Stunden später erfolgte die Bestrahlung mit 400 mW/cm² auf einer Fläche von 1 cm² und mit insgesamt 75 J. Die Tumoroberfläche wurde zur Vermeidung von Hyperthermieeffekten während der Bestrahlung mittels eines Gasflusses gekühlt. Die Bestimmung des therapeutischen Ergebnisses erfolgte mit Hilfe eines Bildanalyseverfahrens an histologischen Schnitten des bestrahlten Tumors. Der prozentuale Anteil der photodynamisch erzeugten Nekrose ist dabei ein Maß für die therapeutische Wirksamkeit der durchgeführten Bestrahlung.

Die Auswertung ergab eine mittlere Nekrose von 10%; dieser Wert wird auch bei Bestrahlung mit Argon-Ionen-Lasern gepumpten Farbstofflasern unter gleichen Randbedingungen erreicht.

Diese Ergebnisse auch stimmen mit früheren Untersuchungen im gleichen Labor sowie mit Ergebnissen aus der Literatur überein; die Untersuchungen waren jedoch erforderlich geworden, da das beschriebene System mit einer erheblich höheren Impulsfrequenz (15 anstelle 5 kHz) arbeitet.

Nach dem erfolgreichen Abschluß der präklinischen Studien wurde der Laser in die Urologie des Klinikums Großhadern transportiert. Der Laser wurde während dem Transport beschädigt, sodaß bisher nur ein Patient behandelt werden konnte.

Dabei bestätigten sich die bisher gewonnenen Erfahrungen hinsichtlich den Vorteilen des beschriebenen Lasersystems. Die Luftkühlung des Lasers stellt jedoch einige Anforderungen an die Klimaanlage eines Operationssaales, sodaß ein Betrieb des Lasers außerhalb des Operationsbereiches vorteilhaft erscheint. Der Einsatzbereich des Lasers wird dadurch jedoch nicht eingeschränkt, da die Applikation der Laserstrahlung stets über Lichtleiter erfolgt. Dessen Länge kann je nach Bedarf auch mehrere Meter betragen, ohne daß dabei ein wesentlicher Leistungsverlust am Faserende/Applikator zu verzeichnen wäre. Auch wenn der Laser in einem anderen Raum steht wird die Bedienung des Lasers dadurch nicht erschwert, da eine Fernbedienung die Steuerung aller Funktionen des Lasers im OP ermöglicht.

Zusammenfassung:

Metalldampflaser der 2.Generation für medizinische Anwendungen wie der MM2400 von CJ-Laser/LASER2000 zeichnen sich durch einige Vorteile gegenüber therapeutisch gleichwertigen Systemen aus:

  - einfache Handhabung
  - kein Wasserverbrauch
  - geringe Betriebskosten
  - gutes Preis/Leistungsverhältnis

und empfehlen sich daher als vorteilhafte Alternative zu den herkömmlich verwendeten Lasersystemen im Rahmen der Photodynamischen Therapie mit PHOTOFRIN® oder PHOTOSAN®.
Der Nachteil der langen Aufheizzeit wird laut Herstelleraussage zukünftig durch eine Zeitvorwahl beseitigt, die es erlaubt, den Einschaltvorgang des Lasers zu programmieren, sodaß die Wartezeit bis zum Start des Therapiebeginns zukünftig entfallen kann.

Photodynamische Therapie an Zellen - In Vitro und in Vivo

K.Kunzi-Rapp, C.Westphal-Frösch, A.Rück, H.Schneckenburger, R.Steiner
Institut für Lasertechnologien in der Medizin an der Universität Ulm,
Helmholtzstr. 12, D-89075 Ulm

Ziel der Arbeit war es, die an Einzelzellen in Kultur gewonnenen Er-
kenntnisse in bezug auf Fluoreszenz und morphologische Veränderungen
während der Photodynamischen Therapie an einem in-vivo System zu veri-
fizieren.

Angewandte Methoden

Als in-vivo Kultursystem wurde die Chorioallantoismembran (CAM) des
befruchteten Hühnereis benutzt. Sie bietet ein natürliches Substrat
für die Aussaat und Kultivierung von Kulturzellen.

Da das Hühnerembryo bis zum 16./17. Tag nach Befruchtung kein suffizi-
entes Immunsystem besitzt, werden diese Zellen in den Gewebeverband
der CAM aufgenommen und über das Gefäßsystem versorgt.

Bei der CAM handelt es sich um eine dünne, durchsichtige Membran direkt unter der harten Eischale, die von einem feinen kapillären Netz
durchzogen wird.

Die Präparation der Eier erfolgte modifiziert nach der Methode von
AUERBACH et al.

Um dieses System für eine höher auflösende Mikroskopie (100x-200x)
zugänglich zu machen, wurde nach einer Wachstumsphase der Transplan-
tatszellen von 3 bis 5 Tagen ein Stück dieses CAM-Transplantat-Gewebe-
verbandes nativ in eine geschlossene Perfusionskammer transferiert.
Unter kontinuierlicher Perfusion mit physiologischer Kochsalzlösung
konnte dieses Gewebe bis zu 4 Stunden vital erhalten werden.(KUNZI-
RAPP et al.).

Diese Technik erlaubt es,sowohl morphologische Veränderungen als auch
Lokalisation und Änderungen der Fluoreszenz einzelner Zellen in Echtzeit zu beobachten.

Auf die CAM ausgesät und untersucht wurden die Zellinien:
- RR 1022 epitheliale Zellen aus Schmitt Ruppin-Sarcoma der
  Ratte
- SV 40 virustransformierte 3T3-Zellen
- HT29 humane Rektumadenokarzinomzellen

Die bei unseren Untersuchungen verwendeten Sensibilisatoren waren:
Photosan 3 (Seelab, Seehof GmbH, Wesselburenkoog)
TPPS4 und T4MPyP (Porphyrin Products, Logan USA)

Die Applikation erfolgte topisch oder intravasal jeweils in der Konzentration von 100 µg/ml, mit jeweils topisch 20 µl bzw.i.v. 200 µl
Sensibilisator pro Ei, 4 bis 24 Stunden vor Präparation.

Ergebnisse

Sowohl topisch als auch intravasal applizierte Sensibilisatoren
reicherten sich selektiv in den transplantierten Zellen an. Eine Fluoreszenz der Wirtszellen oder der Wirtsgefäße konnte im Sensibilitäts-
bereich der Kamera nicht detektiert weden.

Vor Lichtapplikation war die Fluoreszenz von Photosan im Cytoplasma,
verstärkt in der Plasmamembran und der Kernmembran angereichert, die
Fluoreszenz von TPPS4 und T4MPyP zum Teil punktförmig in Zellorganel-
len wie Lysosomen. (RÜCK et al.).

Nach Bestrahlung mit einer Quecksilberdampfhochdrucklampe bei 405nm
mit 200 J/cm2 konnte in der Mehrzahl der Fälle ein Photobleaching beobachtet weden. Bei TPPS4 nahm die Fluoreszenzintensität zum Teil zu,
besonders nach einer anschließenden Dunkelphase von 3 bis 5 Minuten.
Bei TPPS4 und T4MPyP konnte zum Teil eine starke Fluoreszenz im Zellkern beobachtet werden.(Abb.1)

Nach Bestrahlung konnten morphologische Veränderungen der Transplantatzellen beobachtet werden. Die Zellkerne erschienen prominent, in

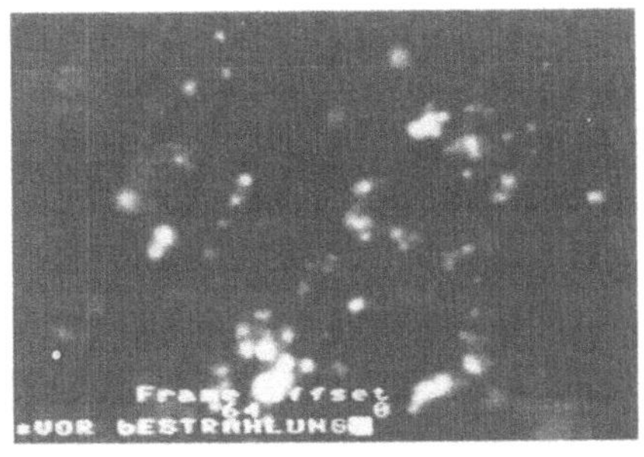

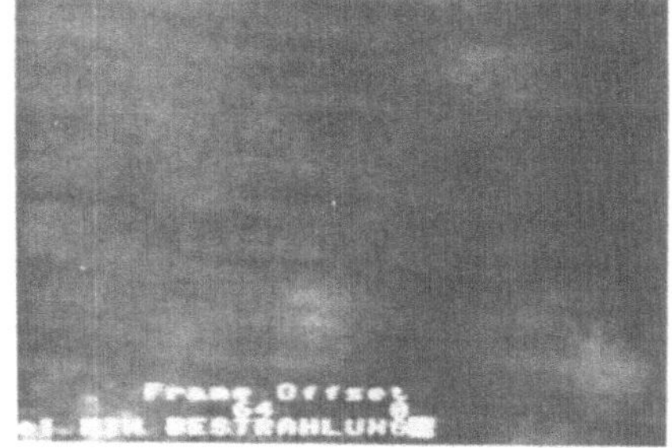

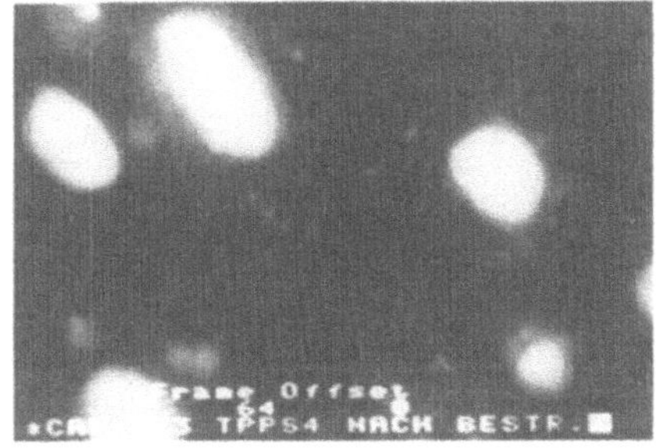

Abb.1:
3T3 BSV 40 Zellen auf CAM,
TPPS4 topisch 100µg/ml
Fluoreszenz:
a)vor Bestrahlung
b)nach 1 min Bestrahlung
c)nach 3 min Bestrahlung und
      10 min Dunkelphase

einigen Zellen konnte eine Störung der Zellmembran in Form von "Blasenbildung" gefunden werden. Diese Beobachtungen entsprachen denjenigen der Monolayerkulturen.

Ein Zytotoxizitätstest mit 0,5% Trypanblaulösung ergab, daß praktisch alle Transplantatzellen nach PDT eine Blaufärbung aufwiesen, wohingegen die umgebenden CAM-Zellen größtenteils ungefärbt erschienen.

Literatur

AUERBACH,R.,KUBAI,L.,KNIGHTON,D.,FOLKMAN,J.:A simple procedure for the
long-term cultivation of chick embryos, Developmental Biology,
41(1974) 391-394
KUNZI-RAPP,K.,WESTPHAL-FRÖSCH,C.,SCHNECKENBURGER,H.:
Test system for human tumor cell sensitivity to drugs on chicken
chorioallantoic membranes, In Vitro Cell.Dev.Biol. 28A (1992) 565-566
RÜCK,A.,KÖLLNER,T.,DIETRICH,A.,STRAUSS,W.,
SCHNECKENBURGER,H.: Fluorescence formation during photodynamic therapy
in the nucleus of cells incubated with cationic and anionic water-
soluble photosensitizers, J.Photochem.Photobiol.Biol.12 (1992) 403-412

On-Line Measurement of Photodynamically Induced Lysis of Erythrocytes with and Without Nucleus by Small Angle Light Scattering and Video-Intensified Microscopy

K.König and K. Kunzi-Rapp
Institut für Lasertechnologien in der Medizin
Helmholtzstr. 12, D-89081 Ulm

ABSTRACT

The photohemolysis of photosensitizer-incubated human and chicken erythrocytes was studied using video-intensified microscopy and real-time scattering measurements. The kinetics of photodynamically induced morphological changes (formation of spherical form due to membrane defects and cell swelling) and cell lysis was observed with both methods. Photosan (HPD), hemato- (HP), uro- (UP) and protoporphyrin (PP) showed a strong photodynamic effect compared to porphyrin photoproducts. The incubation of Methylene Blue (Mb) induced photohemolysis only in the case of chicken erythrocytes. The intracellular fluorescence pattern changed during irradiation. In particular, a strong fluorescence intensity was found in the nucleus after hemolysis for all photosensitizers investigated.

INTRODUCTION

Photohemolysis can be used as a sensitive method for the determination of the photodynamic activity of dyes. Bird erythrocytes possess a nucleus in contrast to human blood cells. Therefore, photoinduced membrane defects and the role of dye accumulation and destruction of the nucleus can be investigated. Erythrocytes can be considered as ellipsoidal particels with biconcave indentation acting as micrometer-sized scatterers, which create a small angle radiation pattern. The angle ß of the first scattering extrema can be determined in the frame work of Fraunhofer diffraction /RAVEY/:

$$I_S \sim [2J_1(k\sin\beta)/k\sin\beta]^2$$

with J_1: Bessel function of first order, k: Mie size parameter.

In our experiment, circular diffraction fringes with a 7° angular position of the first minima (633nm) were observed in a suspension of fresh human erythrocytes (1 million/ml, 0.9% NaCl, heparin).

The photodynamic activity of incubated dyes lead to membrane defects /DUBBELMAN et al./ combined with formation of a spherical form and cell swelling followed by osmotic reduction of refractive index (1.38 $\longrightarrow$ 1.33) indicating the cell lysis. The process of swelling changes the scattering pattern and cell lysis reduces the scattering intensity.

EXPERIMENTAL SET-UP

Fig. 1 shows the apparatus for small angle scattering experiments using a tunable dye laser to induce photodynamic effects and a laser diode for creation of the scattering pattern. Alternatively, a modulated helium-neon laser (1 mW) was used combined with lock-in detection. The right part of the figure demonstrates a typical time-dependent scattering signal of HP-incubated human erythrocytes. The position of the photodiode is chosen so that cell swelling results in an increased signal. The photodynamic activity was characterized by the time T_{37} elapsed until the signal dropped to 1/e (37%) of the maximum value.

A fluorescence microscope (Axiophot, Carl Zeiss) with a CCD camera of high resolution and a SIT camera for sensitive fluorescence measurements was used for single cell experiments.

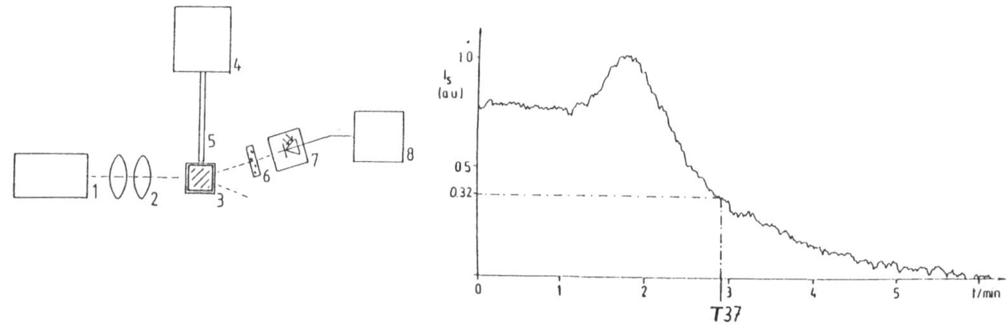

Fig. 1 Experimental set-up and typical time-dependent scattering
signal (2 ml, HP, 10 µg/ml, 633 nm, 100 mW/cm^2).
Signal increase indicates the beginning of swelling,
decrease the osmotic hemolysis.
1: laser diode (780 nm) 2: telescope 3: sample with
stirrer 4: dye-laser 5: light fibre 6: interference
filter 7: photodiode with amplifier 8: x,t-recorder

RESULTS AND DISCUSSION

Measurement of photohemolysis on single cells by video-intensified microscopy

Micrographs of a HP-incubated chicken erythrocyte were taken during illumination with the 405 nm line of the mercury lamp of the microscope. A rapid change into the spheric form followed by an increase of volume by swelling, destruction of the nucleus and cell lysis occured, Fig. 2. The process of hemolysis correlates with changes in the intracellular fluorescence pattern. Low fluorescence occured in the cytoplasm before irradiation and was rapidly bleached during light exposure, whereas a strong fluorescence in a granular pattern was found in the nucleus after cell destruction. The nucleus fluorescence was slowly bleached during further irradiation. A similar behaviour was observed for Mb incubated chicken erythrocytes, Fig. 3. However, no hemolysis was obtained in the case of comparative measurements using Mb-incubated human erythrocytes. The incubation of HPD, UP, PP and HP resulted in photohemolysis for both types of erythrocytes. All sensitizers investigated in chicken cells led to a strong nucleus fluorescence during hemolysis, Fig. 4.

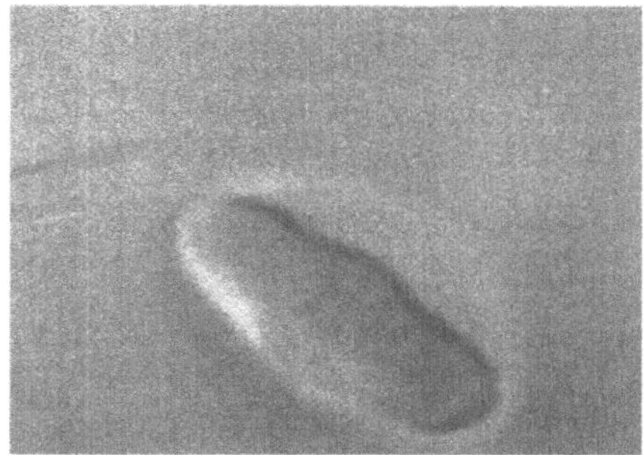
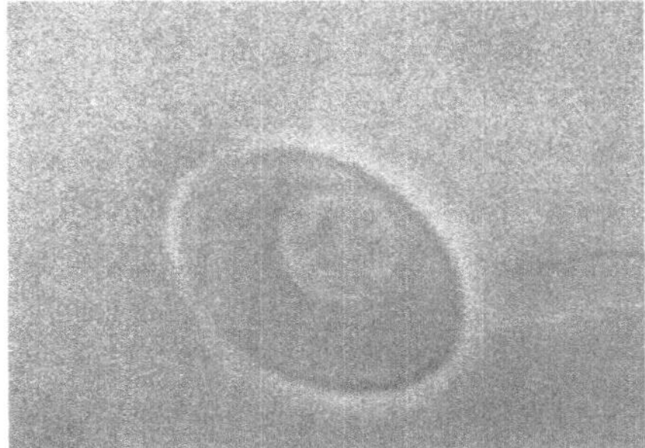
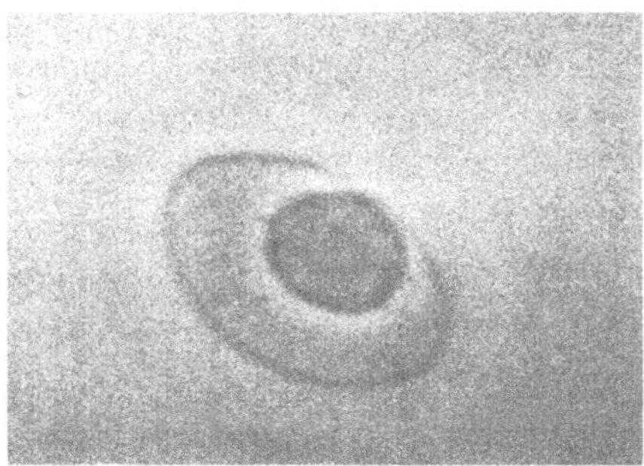

Fig. 2 Photodynamically induced morphological changes and cell lysis of Mb-incubated chicken erythrocytes (50 µg/ml, 436 nm, 10 J/cm^2)

94

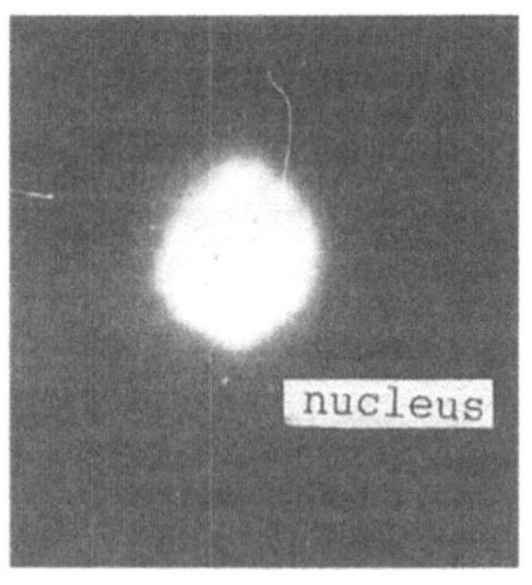
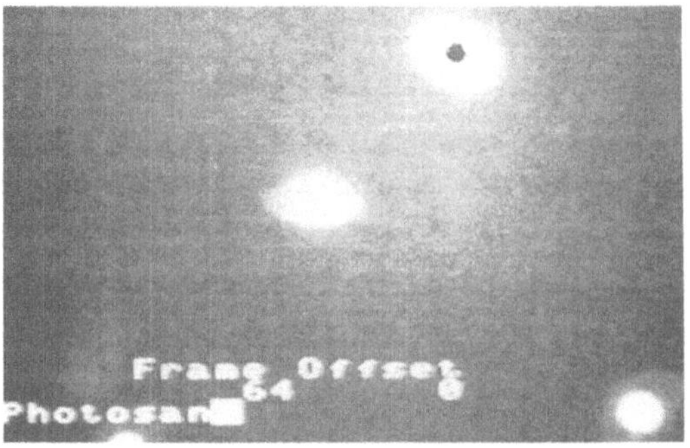

Fig. 3 Intracellular fluorescence pattern of Mb- (left, 200x)
and HPD-incubated (right, 100x) chicken erythrocytes after
hemolysis indicating a strong fluorescence in the nucleus

Measurement of hemolysis in a cell suspension using small angle scattering experiments

The photodynamic activity of HP and PP and their photoproducts,
formed by irradiation of the solutions, was studied and an action
spectrum was recorded. The photoproducts possess a strong absorption in the red spectral region, Fig. 4. However, the photodynamic
activity of these species determined by scattering experiments on
human cells was found to be low compared with the activity of the
unirradiated stock solutions of HP and PP, Fig. 5.

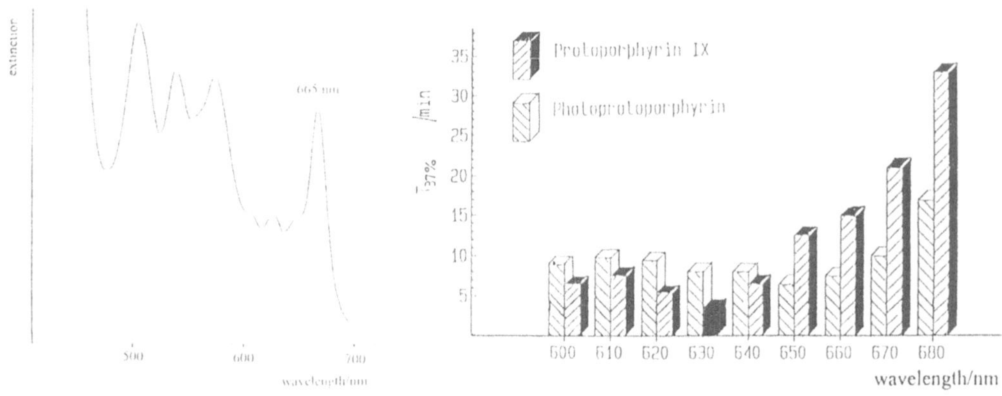

Fig. 4 Absorption spectrum of   Fig. 5 Action spectrum of PP
irradiated PP in DMSO   and photoproducts of PP

LITERATURE
Ravey, JC: The First Extrema in the radiation pattern of the
    light scattered by Micrometer-Sized Spheres and Spheroids. J
    Colloid Sci 2(1984)435-446
Dubbelman T, A de Goeij, J van Steveninck: Photodynamic effects
    of Protoporphyrin on human erythrocytes. Nature of the cross-
    linking of membran proteins. Biochimica et Biophysica Acta
    511(1978)141-151

In-Vivo Autofluorescence Measurement During Photodynamic Damage of Cells and Tumour Tissue

<u>K. König</u>, F. Nowak, F. Genze[*] and H. Schneckenburger
Institut für Lasertechnologien in der Medizin, Helmholtzstr. 12,
und * Urologische Klinik, Prittzwitzstr. 43, D-89081 Ulm

ABSTRACT

Autofluorescence modifications of epithelial cells and tumour-bearing mice in the visible spectral range during and after photodynamic treatment were investigated using video-intensified microscopy and fibre-based in-vivo fluorescence spectroscopy. An increase of fluorescence intensity of the cytoplasm in the blue/green spectral region of HPD- and ALA-incubated cells was found after irradiation. This behaviour correlates with findings on non-incubated cells during functionel cell damage by formalin. No increase of the 351 nm (407 nm) induced tumour fluorescence at 450 nm (490 nm) was measured during ALA-PDT. However, a strong autofluorescence increase was found during the following 14 days, located initially in particular tumour areas (probably necrotic regions) and finally in the whole tumour surface. In addition, a strong fluorescence in the red spectral region arised. Biopsies showed the existence of porphyrin-producing bacteria.

INTRODUCTION

Autofluorescence is based on endogenous fluorophores, like the coenzymes NADH (emission: 460 nm, aqua) and flavins (flavin mononucleotide (FMN): 534 nm, aqua). The intrinsic fluorescence of various cell cultures can be attributed mainly to these fluorescent coenzymes (SCHNECKENBURGER, KÖNIG), which act as bioindicators of metabolic functions (SCHNECKENBURGER et al.; LOHMANN, PAUL; BEUTHAN et al.; SCHRAMM). The reduced pyridine coenzyme NADH and flavin/flavoprotein molecules have an emission bandwith of about 80 nm and therefore, overlap each other. Fig. 1 shows the fluorescence behaviour of an aqueous solution of a mixture of NADH and FMN. NADH shows an absorption maximum at 340 nm. Excitation with higher wavelengths results in a pronounced flavin emission (optimal FMN excitation: 460 nm).

EXPERIMENTAL SET-UP AND MATERIALS

An in-vivo fluorescence spectrometer consisting of a krypton ion laser at 351 and 407 nm, a fibreoptical sensor, polychromator and OMA-system was used for spectroscopy. Alternatively, a step-motor driven monochromator, photomultiplier and photon counting system was used as sensitive detection unit. Remission spectra were obtained with the same detection apparatus and a high pressure xenon lamp as excitation source (white standard: spectralon). PDT was carried out with a dye laser (630 nm). A shutter stopped the PDT radiation for 10 s during fluorescence measurements.

Fluorescence microscopy was performed using a SIT camera (Hamamatsu Photonics) adopted to a fluorescence microscope (Axiophot, Carl Zeiss) combined with an image processing system (Optimas, Stemmer GmbH). Fluorescence was excited with the 365 nm line (fluorescence: 420-570 nm), the 405 nm line (fluorescence: 450-570 nm or 580 nm) and the 436 nm line (fluorescence: 470-570 nm) of a high pressure mercury lamp.

Epithelial cells (RR 1022, Schmidt-Ruppin sarcoma), incubated with Photosan (10 µg/ml, 24 hours) and ALA (1 mM, 6 hours), and subcutaneously xenotransplanted G3 colon tumours on nude mice were used. The skin covering the tumour was carefully removed.

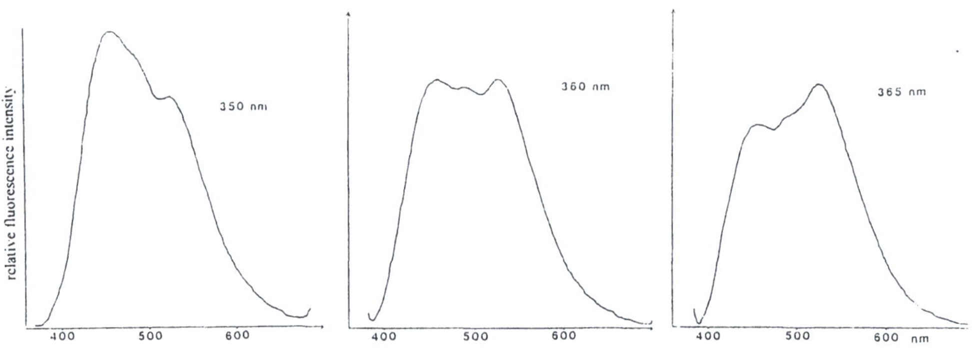

Fig. 1 Emission spectrum of a mixture of NADH (10 µM) and FMN (0.5 µM) in aqueous solution

RESULTS AND DISCUSSION

Photodynamically induced modifications of the intracellular autofluorescence

The epithelial cells showed a weak and diffuse autofluorescence pattern and a strong porphyrin fluorescence due to the Photosan or ALA incubation in the cytoplasm (ALA induces the formation of protoporphyrin in the mitochondria) before photodynamic cell destruction. Irradiation with the 405 nm line of the mercury lamp results in a rapid photobleaching of the sensitizer fluorescence and in a photodynamically induced cell destruction. However, a strong increase in the autofluorescence of the cytoplasm occured after a dark phase of 5 minutes. The highest fluorescence intensity was obtained for 436 nm excitation. A similar fluorescence behaviour was found in non-incubated epithelial cells after functional cell damage by formalin (KÖNIG et al.).

PDT-induced modifications of tumour autofluorescence

Tumour and surrounding skin and muscle tissue showed a broad autofluorescence band with a maximum around 460-475 nm when excited with 351 nm and a maximum around 490 nm for 407 nm excitation. The highest fluorescence intensity was measured for the skin in spite of high remission values, Fig. 2. High remission R means that only the part (1-R)N of incident photons N may excite the fluorescence.

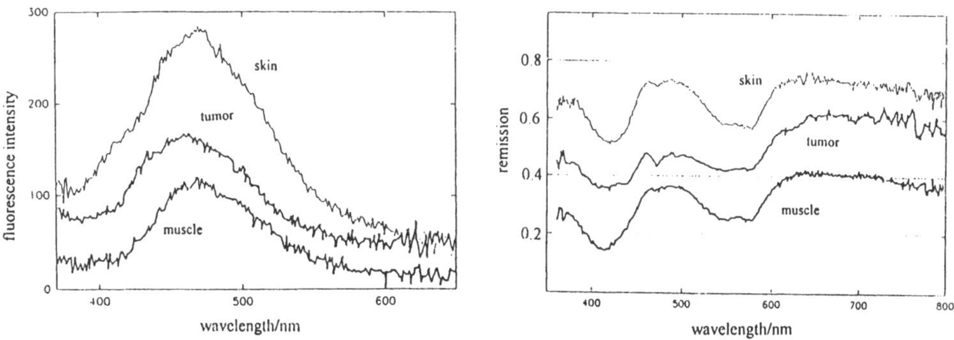

Fig. 2 Autofluorescence- and remission spectra of tumour-bearing mice (fluorescence excitation: 351 nm). Remission minima occur due to hemoglobin absorption

In-vivo tumour fluorescence measurements at 470 nm (excitation: 351 nm) were carried out during PDT of ALA-incubated mice. A slow exponential decrease of fluorescence was found during the treatment. Comparative measurements on aqueous NADH and flavin solutions showed a similar photobleaching effect. No porphyrin fluorescence was found in the tumour at the end of the PDT (100 J/cm^2) as a result of complete photobleaching.

Video-intensified autofluorescence microscopy on mice was carried out during a period of 2 weeks after irradiation. A slight increase of tumour fluorescence was observed in the blue/green spectral region on the third day. A high fluorescence intensity in the short-wavelength as well as in the red spectral region occured on the 7th day, Fig. 3. This fluorescence was found to be located in limited areas of the irradiated tumour, probably indicating necrotic regions. A wide-spread diffuse tumour fluorescence pattern was recorded 10-14 days after PDT. The fluorescence intensity of the tumour in the red spectral region was higher than of the skin (optimal excitation: 405 nm) and was comparable in the blue/green region. Measurements on a non-irradiated tumour transplanted on the same mouse showed no fluorescence increase with time.

These microscopic findings were verified by fluorescence spectroscopy. Fig. 4 demonstrates the in-vivo fluorescence spectrum of both tumours. The irradiated one emitted mainly in the red spectral region with fluorescence bands typical for copro-(shoulder, 625 nm) and protoporphyrin (635 nm) and a 670 nm band (possibly due to photoproducts or porphyrins containing in the food).

Tumor biopsies were taken and analyzed for microorganisms. Some of the bacteria grown on agar plates under anaerobic conditions showed a weak fluorescence at 635 nm when irradiated with 407 nm radiation. Therefore, the porphyrin autofluorescence in the red spectral region may be due to porphyrin-producing bacteria accumulating preferentially in the necrotic areas.

Further investigations involving histological studies are necessary in order to correlate the increase of autofluorescence with cytotoxic effects.

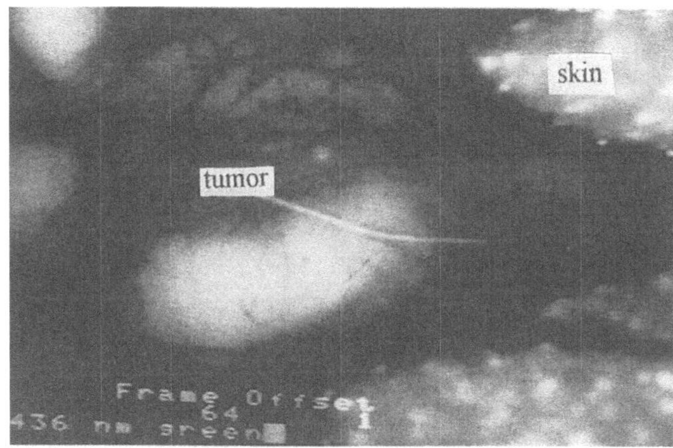

Fig. 3
Micrograph (objective:
2.5x) of tumour and
skin fluorescence 7
days after ALA-PDT.

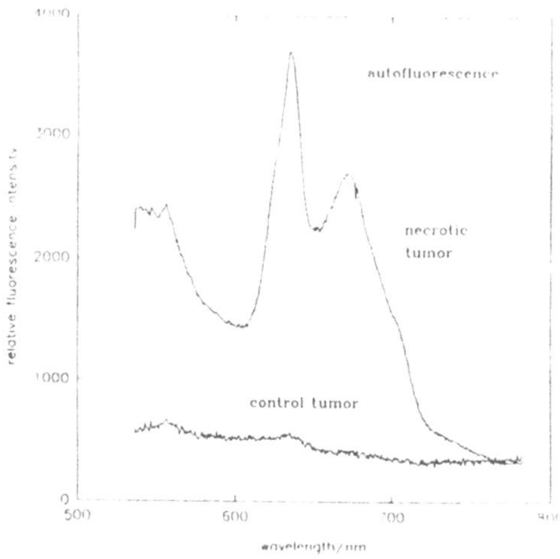

Fig. 4
In-vivo fluorescence
spectrum of the
irradiated tumour
and a non-irradiated
control tumor two
weeks after PDT

LITERATURE

Beuthan W, C Zur, G Müller, H Hoffmann:Ein experimenteller Beitrag
  zur Meßwertskalierung bei in vivo Laserfluoreszenzspektroskopie.
  Laser Med Surg 6(1990)127-130
König K, H Schneckenburger, A Rück, R Steiner, H Walt: Laser-
  induced autofluorescence of cells and tissue. SPIE 1992, Los
  Angeles, in press
Lohmann W, W Paul: In Situ Detection of Melanomas by Fluorescence
  Measurements. Naturwissensch 75(1988)201-202
Schneckenburger H, K König: Fluorescence decay kinetics and
  imaging of NAD(P)H and flavins as metabolic indicators. Opt Eng
  31(1992)1447-1451
Schneckenburger H, P Gessler, I Pavenstädt-Grupp: Measurements of
  mitochondriel deficiences in living cells by microspectro-
  fluorometry. J Histochem Cytochem 40(1992)1573-1578
Schramm W: Investigations for Diagnosis of the Metabolic State by
  Laser Fluorescence Spectroscopy, LASER 92, Abstracts, p. 23,
  Verlag Shaker, Aachen 1992

Abhängigkeit des intrazellulären Fluoreszenzverhaltens während der photodynamischen Therapie von der Wachstumsphase der Zellen

M. Gschwend, W. Strauß, H. Schneckenburger, A. Rück und R. Steiner
Institut für Lasertechnologien in der Medizin an der Universität Ulm,
Helmholtzstr. 12, D-89081 Ulm, Germany

1. Einleitung:

Meso-Tetra(4-sulfonatophenyl)porphyrin (TPPS$_4$) ist ein anionischer Photosensibilisator, der in Zellen überwiegend granulär lokalisiert ist. Nach Untersuchungen von Berg und Wessels besteht eine Übereinstimmung der fluoreszierenden Granula mit Lysosomen (BERG et al., 1990; WESSELS et al., 1992). Während der photodynamischen Therapie (PDT) wird eine Umverteilung der Fluoreszenz ins Zytoplasma und in den Zellkern beobachtet (RÜCK et al. 1992).
Ziel der vorliegenden Arbeit war die Untersuchung des intrazellulären Fluoreszenzverhaltens dieses Photosensibilisators in Abhängigkeit von der Wachstumsphase der Zellen sowie die Überprüfung der Vitalität der Zellen nach der PDT.

2. Material und Methoden:

Die Untersuchungen wurden an BSV40-transformierten 3T3-Mäusefibroblasten durchgeführt. Zur Erstellung der Wachstumskurven und für die Mikroskopie wurden die Zellen in einer geringen Anfangsdichte (25 Zellen/mm²) und einer hohen Anfangsdichte (500 Zellen/mm²) ausgesät. Die Kultivierung der Zellen erfolgte in Dulbecco's modifiziertem Eagle Medium (DMEM), das mit 5% fötalem Kälberserum (FKS) komplettiert war, bei 37°C und 5% CO_2 im Brutschrank. Die Wachstumskurven wurden durch Zählung der Zellen in 6h-Intervallen über einen Gesamtzeitraum von 72h erstellt. Im Zeitraum von 24h - 48h nach Aussaat erfolgte die Inkubation mit dem Photosensibilisator TPPS$_4$ in einer Konzentration von 10µM. Nach 48h Kulturzeit wurden Untersuchungen zur Zellmorphologie sowie zur intrazellulären Verteilung des Photosensibilisators während der PDT (λ=405nm; 1-12J/cm²) mit Hilfe der Phasenkontrast - und Fluoreszenzmikroskopie durchgeführt. In einer Perfusionskammer wurde mittels des Trypanblauexklusionstests die Vitalität der Zellen nach der PDT überprüft.

3. Ergebnisse und Diskussion:

Die Zellen zeigen in Abhängigkeit von der gewählten Ausgangszelldichte Unterschiede in ihrem Wachstumsverhalten. Nach Aussaat in geringer Zelldichte mit 25 Zellen/mm² konnte eine relativ lange lag-Phase von ca. 30h beobachtet werden. Die sich anschließende Wachstumsphase hielt über den gesammten Beobachtungszeitraum an. Nach Aussaat in hoher Zelldichte mit 500 Zellen/mm² ergab sich eine wesentlich kürzere lag-Phase von ca. 6h - 12h. Die Zellen befanden sich im Zeitraum von 12h - 42h in der Wachstumsphase und ab 42h in der stationären Phase.

a) Photodynamische Therapie in der Wachstumsphase:

Zum Zeitpunkt der Mikroskopie (etwa 50h nach Aussaat) lagen Zellen geringer Ausgangsdichte überwiegend als Einzelzellen vor (Abb. 1). Vor der Bestrahlung war die Fluoreszenz granulär im Zytoplasma lokalisiert (Abb. 1, Bild b). Nach Bestrahlung mit violettem Licht war eine Umverteilung der Fluoreszenz nahezu homogen ins Zytoplasma und in den Zellkern zu beobachten (Abb. 1, Bilder d und f). Parallel dazu waren morphologische Veränderungen in Form einer Zellschwellung zu erkennen (Abb. 1, Bild e). Dies steht in Übereinstimmung mit fluoreszenzmikroskopischen Untersuchungen von Berg und Rück (BERG et al., 1991; RÜCK et al., 1992). Der Vergleich mit dem Wachstumsverhalten der Zellen zeigte, daß die Inkubation mit $TPPS_4$ in der späten lag-Phase und der frühen Wachstumsphase erfolgte. Die PDT wurde während der Wachstumsphase durchgeführt.

b) Photodynamische Therapie in der stationären Phase:

Zellen hoher Ausgangsdichte waren zum Zeitpunkt der Mikroskopie konfluent gewachsen (Abb. 2). Vor der Bestrahlung war die Fluoreszenz ebenfalls granulär im Zytoplasma lokalisiert. Im Gegensatz zu Einzelzellen war nach Bestrahlung mit violettem Licht trotz höherer Energiedichte keine Fluoreszenzumverteilung zu beobachten (Abb. 2, Bild d). Morphologische Veränderungen waren in Form einer leichten Aufweitung der Zellzwischenräume zu erkennen (Abb. 2, Bild c). Der Vergleich mit dem Wachstumsverhalten der Zellen zeigte, daß die Inkubation in der späten Wachstumsphase und der frühen stationären Phase erfolgte. Die PDT wurde in der stationären Phase durchgeführt.

Die Ergebnisse zeigten, daß das intrazelluläre Fluoreszenzverhalten des Photosensibilisators $TPPS_4$ während einer PDT von der Wachstumskurve der Zellen abhängig ist.

Der Trypanblauexklusionstest zeigte eine Blaufärbung nach der PDT sowohl für Zellen in der Wachstumsphase als auch für Zellen in der stationären Phase. Somit konnte unabhängig von der Wachstumsphase der Zellen eine letale Schädigung der Zellen durch die PDT induziert werden.

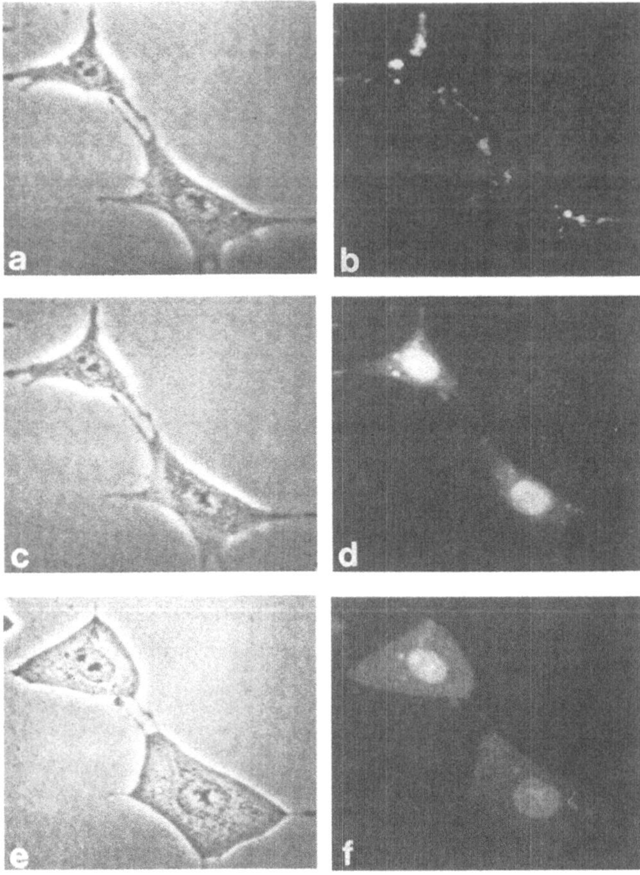

Abb. 1: Phasenkontrastbilder (links) und Fluoreszenzbilder (rechts) von 3T3-Mäusefibroblasten geringer Dichte (TPPS$_4$: 10µM); vor Bestrahlung (a und b); nach Bestrahlung (λ=405 nm; 1J/cm²) und 5 min Dunkelzeit (c und d) bzw. 20 min Dunkelzeit (e und f).

In den durchgeführten Untersuchungen konnte eine Korrelation zwischen dem intrazellulären Fluoreszenzverhalten des Photosensibilisators TPPS$_4$ während einer PDT und der Wachstumsphase der Zellen festgestellt werden. Die Ursachen für das unterschiedliche Fluoreszenzverhalten sind nicht bekannt und müssen durch weitere Untersuchungen aufgeklärt werden.

5. Literaturverzeichnis:

Berg, K., Western, A., Bommer, J.C., Moan, J., 1990: Intracellular localization of sulfonated meso-tetraphenylporphines in a human carcinoma cell line. Photochem. Photobiol. 52, 481-487
Berg, K., Madslien, K., Bommer, J.C., Oftebro, R., Winkelman, J.W., Moan, J., 1991: Light induced

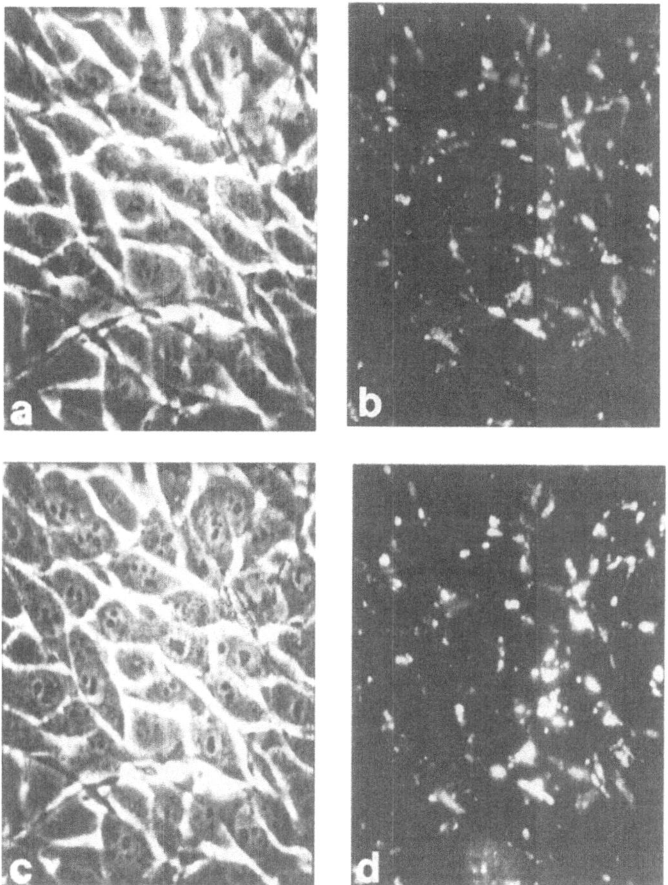

Abb. 2: Phasenkontrastbilder (links) und Fluoreszenzbilder (rechts) von konfluent gewachsenen 3T3-Mäusefibroblasten (TPPS$_4$: 10μM); vor Bestrahlung (a und b); nach Bestrahlung (λ=405 nm; 12J/cm²) und 20 min Dunkelzeit (c und d).

relocalization of sulfonated meso-tetraphenylporphines in NHIK 3025 cells and effects of dose fractionation. Photochem. Photobiol. 53, 203-210

Rück, A., Köllner, T., Dietrich, A., Strauß, W., Schneckenburger, H., 1992: Fluorescence formation during photodynamic therapy in the nucleus of cells incubated with cationic and anionic water-soluble photosensitizers. J. Photochem. Photobiol. B: Biol. 12, 403-412

Wessels, J.M., Strauß, W., Seidlitz, H.K., Rück, A., Schneckenburger, H., 1992: Intracellular localization of meso-tetraphenylporphine tetrasulfonate probed by time-resolved and microscopic fluorescence spectroscopy. J. Photochem. Photobiol. B: Biol. 12, 275-284

Meso-Tetra(4-Carboxyphenyl)Porphyrin - Gewebeverteilung und photodynamische Therapie

W. Strauß[1], W. Mohr[2], K. König[1], K. Miller[3], R. Sailer[1], M. Gschwend[1], A. Rück[1], H. Schneckenburger[1], R. Steiner[1]

1) Institut für Lasertechnologien in der Medizin, Helmholtzstr. 12, 89081 Ulm
2) Abteilung Pathologie, Universität Ulm, Albert-Einstein-Allee 11, 89081 Ulm
3) Urologische Universitätsklinik, FU Berlin, Hindenburgdamm 30, 12203 Berlin

Zusammenfassung

Athymischen Nacktmäusen mit subkutan xenotransplantierten Urothelkarzinomen wurde als Sensibilisator das synthetische Porphyrin meso-Tetra(4-carboxyphenyl)-porphyrin intravenös verabreicht. Die Fluoreszenz an Tumor und Haut wurde durch einen Kr^+-Laser (407nm) angeregt und mittels eines faseroptischen Sensors und Vielkanalanalysators zu verschiedenen Zeitpunkten nach Applikation im Emissions-maximum des Farbstoffs (652nm) bestimmt. Die Farbstoffverteilung innerhalb der Gewebe wurde 18h und 65h nach Sensibilisierung fluoreszenzmikroskopisch an Gefrierschnitten untersucht und mit den in vivo – Fluorszenzmessungen korreliert. Die Zuordnung der fluoreszierenden Gewebsareale erfolgte nach lichtmikroskopi-scher Untersuchung der identischen nachfolgend HE-gefärbten Schnittpräparate. Für die photodynamische Therapie wurden die Versuchstiere in fünf Gruppen auf-geteilt und 18h, 24h, 36h, 48h und 65h nach Sensibilisatorapplikation mit einem Ar^+-Laser-gepumpten Farbstofflaser (650nm, $100mW/cm^2$, $100J/cm^2$) bestrahlt. Die Wachstumsverzögerung der Tumoren wurde über einen Auswertungszeitraum von vier Wochen bestimmt und mit den in vivo – Fluoreszenzmessungen korreliert.

Einleitung

Bei der Testung von Photosensibilisatoren für die photodynamische Therapie (PDT) wird in tierexperimentellen Arbeiten häufig das "Nacktmausmodell" (xenotrans-plantierte Karzinome auf athymischen Nacktmäusen) verwendet. Die Bestrahlung der Tumoren erfolgt meist 24h nach Sensibilisierung. Bei einem a priori festge-legten Zeitpunkt bleiben jedoch die substanzspezifischen, pharmakokinetischen Eigenschaften des Farbstoffs unberücksichtigt. Ziele dieser Arbeit waren, am Beispiel des hydrophilen, synthetischen Porphyrins meso-Tetra(4-carboxyphenyl)-porphyrin ($TPPC_4$), in vivo-Fluoreszenzmessungen einerseits mit der Farbstoffver-teilung in Geweben (Haut und Tumor) zu korrelieren und andererseits deren Aus-sagekraft zur Bestimmung des optimalen Bestrahlungszeitpunkts zu untersuchen.

Material und Methode

Durch Umsetzung von Pyrrol (Aldrich) mit 4 - Carboxymethylbenzaldehyd (Fluka), Oxidation und säulenchromatographischer Reinigung des Produkts (1) wurde nach alkalischer Hydrolyse $TPPC_4$ erhalten. Für die in vivo – Applikation wurde die Substanz jeweils frisch in physiologischer Kochsalzlösung (Delta – Pharma) gelöst und steril filtriert (Schleicher & Schüll). Menschliches Urothelkarzinomgewebe (Differenzierungsgrad G 2) wurde subcutan (Dorsalseite des Thorax, bilateral) auf athymische Nacktmäuse (NMRI-nu/nu) transplantiert. Das durchschnittliche Tumorvolumen betrug zum Zeitpunkt der Experimente (ca. 3 Wochen nach Transplantation) etwa 50 mm^3. Die Fluoreszenz wurde durch einen Kr$^+$-Laser bei 407 nm (10 mW/ cm^2) über eine 600 µm – Quarzglasfaser angeregt und mittels eines faseroptischen Sensors (2) nach spektraler Zerlegung in einem Polychromator mit Hilfe eines Vielkanalanalysators im Emissionsmaximum des Farbstoffs bei 652 nm detektiert. Die Messung der Fluoreszenzintensität zu verschiedenen Zeitpunkten nach Sensibilisierung (1 mg / kg Körpergewicht, intravenös) erfolgte jeweils am selben Tumor unter Verwendung eines Kunststoffimplantats (3) sowie am selben markierten Hautareal. Für die histologischen Untersuchungen wurden die Versuchstiere 18 h und 65 h nach Applikation des Farbstoffs durch CO_2 – Inhalation geopfert. Die sofort entnommenen Gewebe wurden zu Kryostatschnitten verarbeitet. Diese wurden zuerst fluoreszenzmikroskopisch (4) untersucht, nachfolgend formalinfixiert sowie mit Hämatoxylin - Eosin gefärbt und abschließend lichtmikroskopisch untersucht. Die PDT wurde 18 h, 24 h, 36 h, 48 h und 65 h nach Sensibilisierung (2,5 mg / kg Körpergewicht, intravenös) mit Hilfe eines Ar$^+$- Laser - gepumpten Farbstofflasers durchgeführt. Die Bestrahlung erfolgte bei 650 nm mit einer Leistungsdichte von 100 mW / cm^2 und einer Energiedichte von 100 J / cm^2. Bei jedem Tier wurde ein Tumor bestrahlt, während der kontralaterale Tumor als Kontrolltumor verwendet wurde. Die Tumormaße wurden unmittelbar vor Bestrahlung, sowie am 7., 14., 21. und 28. Tag nach Bestrahlung mittels einer Schieblehre bestimmt; das Tumorvolumen wurde nach der Formel 1/ 2 × Höhe × Fläche berechnet.

Ergebnisse

In Abbildung 1 ist die relative Fluoreszenzintensität von $TPPC_4$ in der Haut als Funktion der Zeit dargestellt. Die Kurve zeigt einen zweigipfligen Verlauf mit Maxima bei etwa 12 h und etwa 48 h. Die Fluoreszenzintensität von $TPPC_4$ am Tumor als Funktion der Zeit zeigt ebenfalls zwei Maxima; diese werden nach etwa 18 h und 65 h erreicht (3). Das Verhältnis der Fluoreszenzintensitäten Haut : Tumor liegt 18 h nach Applikation bei 3 : 2; 65 h nach Applikation sind die Fluoreszenzintensitäten in beiden Geweben nahezu gleich.

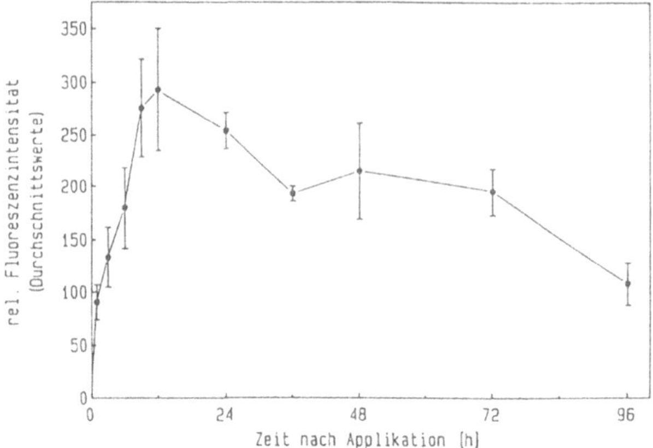

Abb. 1: Relative Fluoreszenz von $TPPC_4$ in der Haut zu verschiedenen Zeitpunkten nach Sensibilisatorapplikation (Durchschnittswerte von 15 markierten Hautarealen (3 Tiere)).

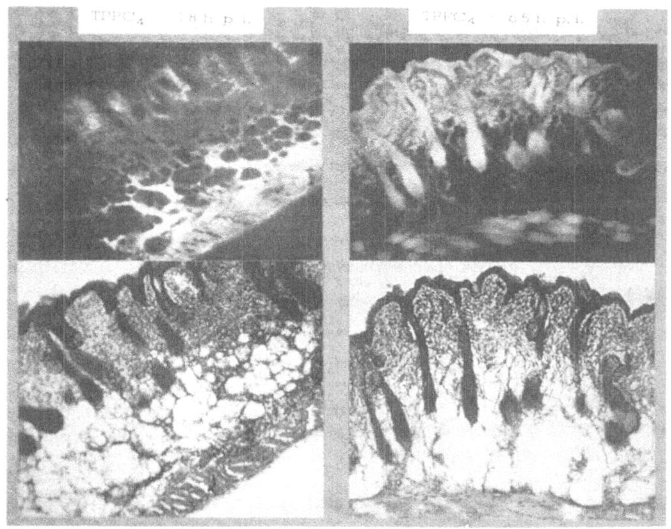

Abb. 2: Oben: Fluoreszenzmikroskopische Bilder von Gefrierschnitten (Nativpräparate) der Haut (Vergr. 25 x).

Unten: Durchlichtmikroskopische Bilder von Gefrierschnitten (nachfolgend HE - gefärbt) der Haut (Vergr. 25 x).

In Abbildung 2 ist die Verteilung des Sensibilisators in der Haut der Nacktmäuse dargestellt. Der Farbstoff ist 18 h nach Applikation vorwiegend im Stratum papillare des Koriums sowie in der Subkutis — in den Bereichen der Gefäßversorgung der Haut— lokalisiert; in der Epidermis ist keine Fluoreszenz detektierbar. Im Gegensatz dazu ist 65 h nach Applikation auch eine deutliche Fluoreszenz in den epithelialen Anteilen (Epidermis und Haarbälge) erkennbar. Im Tumorgewebe ist die Fluoreszenz 18 h nach Sensibilisierung überwiegend am Tumorrand und septal strukturiert innerhalb des Tumors lokalisiert. Beim Vergleich mit dem identischen HE-gefärbten Schnitt kann eine Zuordnung der fluoreszierenden Areale zum Bindegewebsanteil des Tumors getroffen werden (3). Zum Zeitpunkt 65 h nach Applikation ist die Fluoreszenz des Farbstoffs diffus über das gesamte Tumorgewebe verteilt, ohne daß die histologische Struktur des Gewebes erkennbar wird (3).

Nach Bestrahlung der Tumoren zu unterschiedlichen Zeitpunkten nach Sensibilisierung (18 h, 24 h, 36 h, 48 h und 65 h) ist die Wachstumsverzögerung am 7. Tag nach Lichtapplikation innerhalb der 5 Versuchstiergruppen etwa gleich ausgeprägt. Das Volumen der bestrahlten Tumoren beträgt zu diesem Zeitpunkt etwa 40% des Volumens der Kontrolltumoren. In den folgenden Wochen wachsen Tumoren, die 18 h bzw. 65 h nach Farbstoffapplikation behandelt wurden, auf etwa 65% der Größe der Kontrolltumoren heran. Demgegenüber ist das Tumorwachstum bei einer Bestrahlung 48 h nach Sensibilisierung deutlich verlangsamt; das Tumorvolumen erreicht am 28. Tag nach Bestrahlung etwa 35% des Volumens der Kontrolltumoren. Die Wachstumsverzögerung der Tumoren, die 24 h bzw. 36 h nach Farbstoffapplikation bestrahlt wurden, ist weniger ausgeprägt; die Tumorvolumina betragen in der 4. Woche etwa 50% bzw. 40% des Volumens der Kontrolltumoren. Diese Ergebnisse sind in Abbildung 3 veranschaulicht.

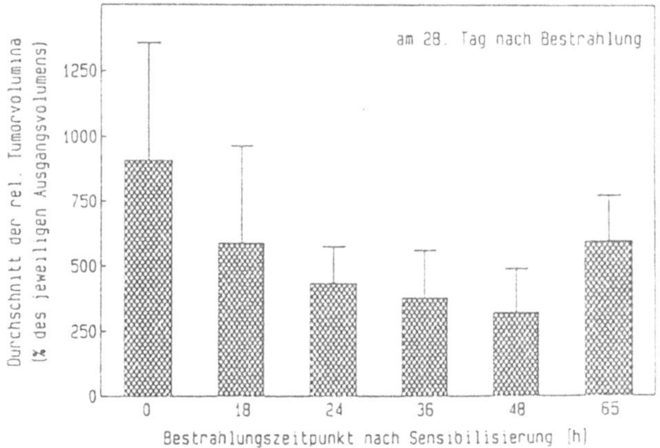

Abb. 3: Einfluß des Bestrahlungszeitpunkts auf die Verzögerung des Tumorwachstums an xenotransplantierten Urothelkarzinomen nach PDT (TPPC$_4$: 2,6 mg / kg Körpergewicht; 650 nm; 100 mW / cm^2; 100 J / cm^2; 28. Tag nach Bestrahlung).

Diskussion

Zum Zeitpunkt 18 h nach Sensibilisierung ist der Farbstoff sowohl in der Haut als auch im Tumor vorwiegend im Bindegewebsanteil der Gewebe lokalisiert; nachfolgend findet eine Umverteilung des Farbstoffs in den epithelialen Anteil der Gewebe statt. Während in der Haut die Umverteilung aus tieferen in oberflächliche Gewebeschichten erfolgt, wird im Tumor eine ungerichtete Umverteilung über das gesamte Tumorgewebe beobachtet. Als Korrelat dieser Umverteilungsprozesse ist der zweigipflige Verlauf der Fluoreszenzintensitätskurven anzusehen; pharmakokinetische Messungen mit Hilfe fluorometrischer Methoden werden dadurch erschwert. Für dieses Tumormodell besteht bei den gewählten experimentellen Bedingungen keine Korrelation zwischen Fluoreszenzintensität und photodynamischer Wirksamkeit. Die wirksamste Wachstumsverzögerung wird bei einer Bestrahlung 48 h nach Applikation beobachtet. Daher erscheint bei diesem Sensibilisator sowohl eine Schädigung der Tumorzellen selbst, als auch des Tumorstromas erforderlich zu sein. Die Bestimmung der "idealen" Verteilung eines Sensibilisators zwischen dem malignen Anteil und dem Bindegewebsanteil eines Gewebes ist mit dieser fluorometrischen Methode nicht möglich.

Danksagung

Der besondere Dank der Autoren gilt Frau F. Genze, Frau P. Köpf und Frau G. Reifenberg für ihre hervorragende Unterstützung bei der Durchführung der tierexperimentellen Arbeiten sowie Frau C. Veneruso und Frau R. Endres-Klein für die Anfertigung der histologischen Schnitte. Diese Untersuchungen wurden von der Firma C. Zeiss, Oberkochen, durch die Überlassung eines mikroskopischen Koordinatentisches unterstützt und im Rahmen des BMFT-Forschungsvorhabens "Photodynamische Lasertherapie" (Nr. 070 600 35) finanziert.

Literaturverzeichnis

1. Lindsey J.S., I. Schreiman, H.C. Hsu, D. Kearney, A.M. Marguerettaz: Rothemund and Adler-Longo reactions revisited. Synthesis of tetraphenylporphyrins under equilibrium conditions, *J. Org. Chem.* **52** (1987) 827-836

2. König K., A. Rück, H. Schneckenburger: Fluorescence detection and photodynamic activity of endogeneous protoporphyrin in human skin, *Opt. Eng.* **31** (1992) 1470-1474

3. Strauß W., K. König, K. Miller, W. Mohr, A. Rück, H. Schneckenburger, R. Steiner: Meso-Tetra(4-carboxyphenyl)porphyrin — Fluoreszenzverhalten und photodynamische Therapie an xenotransplantierten Urothelkarzinomen, *Lasermedizin* **9** (1993) 56-60

4. Schneckenburger H., A. Rück, B. Bartos, R. Steiner: Intracellular distribution of photosensitizing porphyrins measured by video-enhanced fluorescence microscopy, *J. Photochem. Photobiol. B: Biol.* **2** (1988) 355-363

Untersuchungen zu Porphyrinstoffwechsel und photodynamischer Inaktivierung am gram-negativen Bakterium Pseudomonas aeruginosa

Sailer R., Strauß W., König K., Rück A., Steiner R.
Institut für Lasertechnologien in der Medizin an der Universität Ulm
Helmholtzstr. 12, D-89081 Ulm

1. Einleitung:

Natürliche Porphyrine weisen eine ausgeprägte Fluoreszenz im roten Spektralbereich auf. Die Emissionsmaxima sind einerseits vom umgebenden Medium abhängig, andererseits sind die verschiedenen Porphyrine durch unterschiedliche Fluoreszenzpeaks charakterisiert. Neben der Emission von Fluoreszenzlicht können bei Bestrahlung photochemische Prozesse durch Porphyrine ausgelöst werden. Eine photodynamische Inaktivierung gram-negativer Bakterien nach Inkubation mit exogen applizierten Porphyrinen wird nur bei gleichzeitiger Gabe eines Zellwand-verändernden Antibiotikums beobachtet (NITZAN et al.). Eine andere Möglichkeit, den Gehalt an Porphyrinen in gram-negativen Bakterien zu erhöhen, besteht durch die Inkubation mit δ-Aminolaevulinsäure (ALA), einer Vorstufe der Porphyrinbiosynthese (DOSS und PHILIPP-DORMSTON).

2. Material und Methoden:

Die Versuche wurden an Pseudomonas aeruginosa, DSM-Nummer 1117, durchgeführt. Die Kultivierung erfolgte mit 100ml-Flüssigkulturen in TSB-Medium. Die Kulturen wurden auf einem Schüttler bei 160rpm und 28°C inkubiert.

Die Fluoreszenz wurde durch einen Kr-Ionenlaser bei 407nm über eine Quarzglasfaser angeregt und mittels eines faseroptischen Sensors (flexibles Quarzglasfaserbündel) (KÖNIG et al.) nach spektraler Zerlegung mit Hilfe eines optischen Vielkanalanalysators detektiert. Zwischen dem faseroptischen Sensor und dem Polychromator befand sich ein dichroitisches Langpaßfilter, um die von der Probe hervorgerufene Streustrahlung zu eliminieren.

Die chromatographische Analyse der Porphyrine erfolgte nach Extraktion der Bakterien mit einem Lösungsmittelgemisch aus Methanol mit 50mM Tetrabutylammoniumdihydrogen-phosphat (TBP) und Aceton (1:1; vol/vol). Zur Oxidation des Extrakts wurde Lugollösung verwendet. Die Trennung der Porphyrine erfolgte als Ionenpaarchromatographie (JACOB und LUPPA) mittels Multilineargradientenelution. Als stationäre Phase diente eine RP-18-Säule. Der polare Anteil der mobilen Phase bestand aus Wasser mit 40mM Natriumdihydrogenphosphat, der unpolare Anteil aus Methanol mit 12mM TBP. Die Detektion erfolgte fluoreszenzspektrometrisch mit einer Anregungswellenlänge von 400nm und einer Beobachtungswellenlänge von 625nm.

Inaktivierungsexperimente wurden an Zellen in der stationären Phase nach 2,5stündiger Inkubation mit 0,2mM ALA durchgeführt. Die Bakterien wurden abzentrifugiert und das Pellet in PBS-Lösung resuspendiert. Anschließend wurde die Bakteriensuspension mit einem Ar^+-Laser gepumpten Farbstofflaser bei einer Wellenlänge von 630nm bestrahlt. Die applizierten Energiedichten betrugen 100, 200 und 400J/cm^2 bei einer Leistungsdichte von 150mW/cm^2. Die Überlebensrate N/N_0 wurde durch die Bestimmung der Lebendzellzahl der bestrahlten Suspension (N) und einer unbestrahlten Kontrolle (N_0) ermittelt.

3. Ergebnisse und Diskussion:

Das Fluoreszenzspektrum von Pseudomonas aeruginosa wies zwei deutliche Emissionsmaxima bei 635nm und 703nm auf. Dies entspricht den Fluoreszenzbanden von Protoporphyrin in lipophiler Umgebung (LAMOLA et al.). Darüberhinaus wurden schwächere Peaks bei 618nm und 682nm gefunden, die entweder Koproporphyrin oder Uroporphyrin in wäßriger Umgebung zugeordnet werden können (Abb. 1).

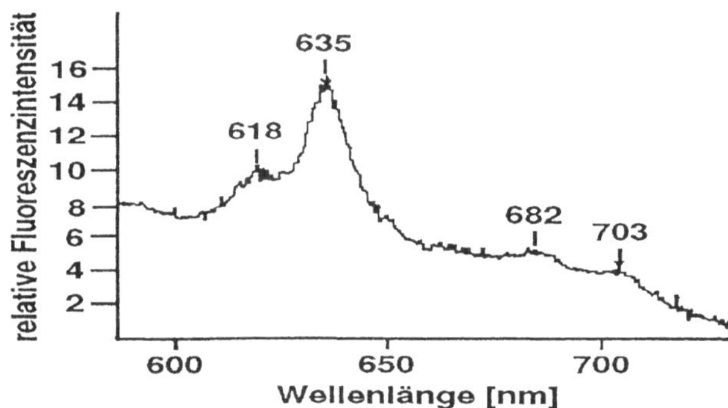

Abb. 1: Fluoreszenzspektrum von Pseudomonas aeruginosa nach 6-stündiger Kultivierung.

Im Extrakt gleichartiger Proben konnte nach chromatographischer Trennung Protoporphyrin als eine Hauptkomponente identifiziert werden. Als zweite Hauptkomponente wurde Koproporphyrin bestimmt. Uroporphyrin konnte nur in sehr geringen Mengen nachgewiesen werden. Die Zuordnung der Fluoreszenzemissionsbanden bei 635nm und 703nm zu Protoporphyrin bzw. bei 618nm und 682nm zu Koproporphyrin entspricht den von Kjeldstad (KJELDSTAD et al.) erzielten Ergebnissen an Propionibakterium acnes.

Während der Inkubation von Pseudomonas aeruginosa-Kulturen mit ALA konnte in den ersten zwei Stunden nur ein geringer Anstieg des Protoporphyringehalts beobachtet werden. Erst nach zwei Stunden trat eine nennenswerte Steigerung auf (Abb. 2a). Für Koproporphyrin wurde frühzeitig ein Maximum erreicht. Nach einer Stunde war eine Verringerung um ca. 50% zu beobachten; im weiteren Inkubationszeitraum blieb der Koproporphyringehalt in etwa konstant (Abb. 2a). Nach Oxidation der Extrakte wurde eine vierfache Erhöhung des Koproporphyringehalts bestimmt (Abb.2b). Der Protoporphyringehalt war dageben nahezu unverändert (Abb.2b). Dieser deutliche Unterschied im Porphyringehalt zwischen oxidierten und nichtoxidierten Extrakten erklärt sich aus dem Vorhandensein von beträchtlichen Mengen an Porphyrinogenen in den nichtoxidierten Extrakten. Die Porphyrinogene sind die direkten, nicht fluoreszierenden Stoffwechselvorstufen der Porphyrine. Durch Zugabe von Lugollösung zum nichtoxidierten Extrakt wurden die Porphyrinogene in die korrespondierenden Porphyrine überführt. Die Substanzklasse der Porphyrinogene ist photodynamisch unwirksam.

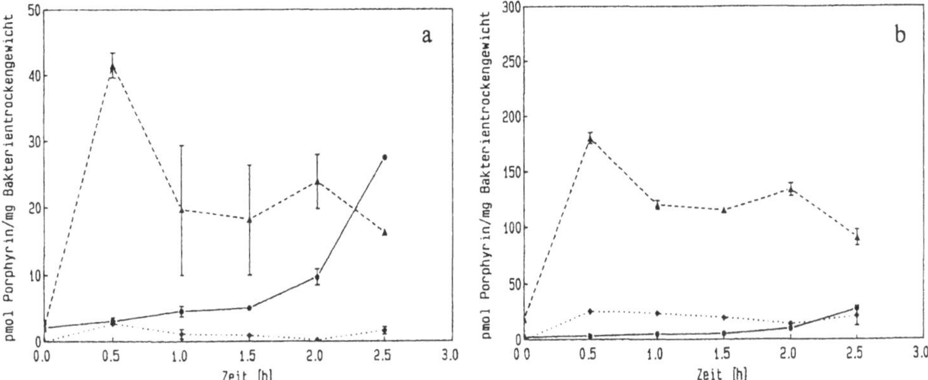

Abb. 2: Porphyringehalt von Pseudomonas aeruginosa während der Inkubation mit ALA.
a: Porphyringehalt nach Quantifizierung in den nichtoxidierten Extrakt und b: nach Quantifizierung in den oxidierten Extrakten   (···◆··· = Uroporphyrin; - - ▲ - - = Koproporphyrin; ——●—— = Protoporphyrin).

Bei den durchgeführten Inaktivierungsexperimenten konnte nach Inkubation der Bakterien mit ALA bei keiner der applizierten Energiedichten eine Verringerung der Lebendzellzahl festgestellt werden (Abb. 3).

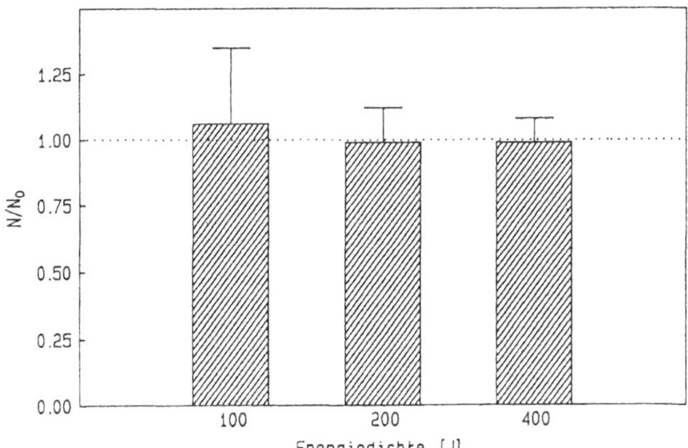

Abb. 3: Überlebensrate von Pseudomonas aeruginosa nach Bestrahlung ALA-inkubierter Kulturen (0,2mM) mit unterschiedlichen Energiedichten.

4. Zusammenfassung:

Im in vivo-Fluoreszenzspektrum von Pseudomonas aeruginosa konnten die Emissionsmaxima bei 635nm und 703nm eindeutig Protoporphyrin zugeordnet werden. Die Emissionsmaxima bei 618nm und 682nm waren nach Korrelation mit der chromatographischen Analyse auf Koproporphyrin zurückzuführen.

Die Inkubation mit ALA führte zur Bildung von großen Mengen an Porphyrinogenen. Der Protoporphyringehalt war im Vergleich zur gesamten umgesetzten Substratmenge nur geringfügig erhöht.

Eine photodynamische Inaktivierung von Pseudomonas aeruginosa nach Inkubation mit ALA wurde nicht beobachtet. Die Synthese großer Mengen an photodynamisch inaktiven Porphyrinogenen aus ALA liefert eine mögliche Erklärung.

5. Literaturverzeichnis:

Doss, M., Philipp-Dormston, W.K., 1971: Porphyrin and heme biosynthesis from endogenous and exogenous δ-aminolevulinic acid in *Escherichia coli*, *Pseudomonas aeruginosa* and *Achromobacter metalcaligenes*. Hoppe-Seyler´s Z. Physiol. Chem. 352, 43-51

Jacob, K., Luppa, P., 1991: Application of ion pair high performance liquid chromatography to the analysis of porphyrins in clinical samples. Biomed. Chromatogr. 5, 122-127

Kjeldstad, B., Johnsson, A., Sandberg, S., 1984: Influence of pH on porphyrin production in *Propionibacterium acnes*. Arch. Dermatol. Res. 276, 396-400

König, K., Rück, A., Schneckenburger, H., 1992: Fluorescence detection and photodynamic activity of endogenous protoporphyrin in human skin. Opt. Eng. 31, 1470-1474

Lamola, A.A., Asher, I., Müller-Eberhard, U., Poh-Fitzpatrick, M., 1981: Fluorimetric study of the binding of protoporphyrin to hemopexin and albumine. Biochem. J. 196, 693-698

Nitzan, Y., Gutterman, M., Malik, Z., Ehrenberg, B., 1992: Inactivation of gram-negative bacteria by photosensitized porphyrins. Photochem. Photobiol. 55, 89-96

Photodynamische Therapie mit Photosan 3 und mikrosekunden Laserpulsen

Ansgar Heck[1], Michael Schiller[1], Dieter Jocham[2], Heyke Diddens[1]

[1]Medizinisches Laserzentrum Lübeck

Peter-Monnik-Weg 4, 23562 Lübeck

[2]Medizinische Universität zu Lübeck, Klinik für Urologie

Ratzeburger Allee 160, 23538 Lübeck

Einleitung

Die Prüfung der Einsetzbarkeit von blitzlampengepumpten Farbstofflasern mit Pulslängen in der Größenordnung von µs im Vergleich zu kontinuierlich arbeitenden Lasern für die PDT erscheint aufgrund folgender Punkte sinnvoll:

1. Es kann mit geringerem technischen Aufwand eine höhere Leistung erreicht werden (ca.10 W im Gegensatz zu ca. 3 W mit dem Argon-Laser gepumpten Farbstofflaser).
2. Durch den wesentlich höheren physikalischen Wirkungsgrad ist der Energieverbrauch deutlich geringer (ca. 0,1% im Gegensatz zu 0,01%).
3. Die einfachere Technik ermöglicht eine leichtere Handhabung und geringere Kosten bei der Anschaffung und Wartung (z.B. ist nur ein Laser zu justieren).
4. In einigen Kliniken befinden sich blitzlampengepumpte Farbstoff-Laser bereits in der klinischen Anwendung (z.B. Lithotripsie und Angioplastie); der zusätzliche Einsatz für die PDT wäre also z.B. in der Urologie für die Behandlung multifokal wachsender Harnblasenkarzinome denkbar.

Zu dieser Fragestellung von BELLNIER (1) und BARR (2) veröffentlichte Versuche und Berechnungen deuten jedoch darauf hin, daß blitzlampengepumpte Farbstofflaser in der PDT nicht wirksam sind.

Da unsere eigenen Versuche auf Zellkulturebene im Gegensatz hierzu eine gleichwertige Effektivität beider Bestrahlungsmodalitäten ergaben, entschlossen wir uns, unsere Untersuchungen auf ein Nacktmaus-Tumor-Modell auszudehnen.

Material und Methode

Thymusaplastischen NMRI-Nacktmäusen wurde subkutan ein etwa 5 mm^3 großes Tumorstück auf die laterale Thoraxwand implantiert. Bei dem Tumor handelt es sich um ein geringgradig differenziertes Plattenepithelcarcinom des menschlichen Larynx, das nicht verhornend und nicht infiltrierend wächst.

114

7-10 Tage nach der Implantation waren die Tumoren bis auf einen Durchmesser von etwa 8 mm und eine Dicke von etwa 4 mm angewachsen. Die Tiere wurden dann mit intravenös appliziertem Photosan 3 in einer Dosis von 5 mg/kg KG photosensibilisiert.

24 h später wurden die Tumoren mit einer Gesamtdosis von 150 J/cm² bei einer mittleren Leistungsdichte von 100 mW/cm² bestrahlt. Der gepulste Laser wurde mit einer Repetitionsfrequenz von 3 Hz und einer Pulslänge von 4,5 µs betrieben, was einer Einzelpulsenergiedichte von 33 mJ/cm² und einer Pulsleistungsdichte von ca. 10 kW/cm² entspricht.

Entgegen der häufig verwendeten Methode, den Therapieerfolg anhand der kompletten Remission zu beurteilen, wählten wir unsere Parameter im subkurativen Dosisbereich. Es wurde eine signifikante Wachstumsverzögerung, jedoch keine vollständige Remission bewirkt. So ist ein genauerer Vergleich der Effizienz der Lasersysteme möglich, als wenn man nur zwischen kompletter Tumorzerstörung und Rezidiv unterscheidet.

Zur histologischen Aufarbeitung der Tumoren wurde die Hälfte der Tiere nach 48 h getötet. Mit den so gewonnenen Schnitten wurde der Nekroseanteil und die Mitoserate im Tumor ermittelt.

Bei der anderen Hälfte der Tiere wurde 14 Tage lang der Wachstumsverlauf beobachtet. Am Bestrahlungstag bertug das Tumorvolumen im Mittel etwa 100 mm³ und wurde auf das relative Volumen mit dem Wert 1 normiert.

Resultate

In Abb. 1 sind die relativen Volumina der Tumoren gegen die Zeit in Tagen aufgetragen. Die unbehandelte Kontrollgruppe verdoppelte ihr Volumen nach ca. 2 Tagen, während
die beiden behandelten Gruppen dazu mehr als 4 Tage benötigten.

Am Ende der Beobachtungszeit von 14 Tagen bertug die Größe der Kontrolltumoren etwa das 17-fache des Augangswertes, in den behandelten Gruppen nur das 11-fache.

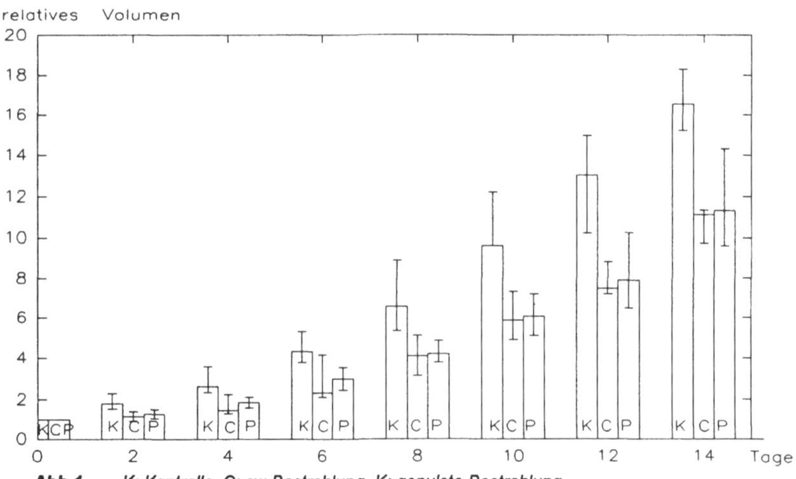

Abb.1 , *K: Kontrolle, C: cw-Bestrahlung, K: gepulste Bestrahlung*

Die Differenz zwischen den gepulst und kontinuierlich bestrahlten Karzinomen ist zu keinem Zeitpunkt statistisch signifikant; dagegen zeigt sich für jeden Beobachtungstag ein signifikanter Unterschied zwischen den behandelten Gruppen und der Kontrollgruppe.

Beide Lasersysteme erzielten also eine vergleichbare Wachstumsverzögerung.

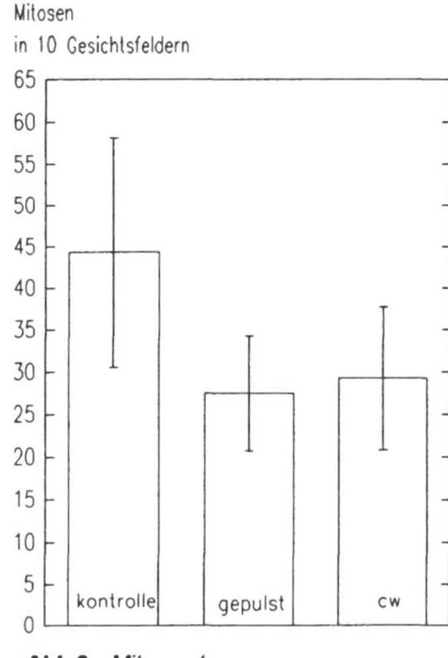

Abb.2, *Mitoserate*

Auch die histologische Untersuchung zeigte, daß die Photodynamische Therapie mit beiden Lasern Tumornekrosen induzieren kann. In den geschädigten Bezirken sieht man 48 h nach der Behandlung einerseits die eosinophilen Reste letal geschädigter Zellen aber auch eine sehr starke leukozytäre Infiltration.

Der histologisch ermittelte Nekroseanteil war nach PDT mit beiden Lasern im Mittel um ein Vielfaches höher als die Spontannekrosen der Kontrollgruppe.

Die mitotische Aktivität ist in den behandelten Tumoren um etwa 30% geringer als in der Kontrollgruppe. Nekrosenah ist die Mitoserate tendentiell geringer (Abb. 2).

An Nebenwirkungen zeigte sich einerseits ein unterschiedlich stark ausgeprägtes Erythem und Ödem des bestrahlten Areals, sowie Lebernekrosen in den oberflächlich gelegenen, mitbestrahlten und tumornahen Bereichen des Organs.

Diskussion

Mit einem einfachen photopysikalischen Modell lassen sich die unterschiedlichen Ergebnisse von Bellnier und Barr einerseits und von uns auf der anderen Seite erklären.

Bei der gepulsten Bestrahlung sammeln sich die Moleküle im Triplettzustand an (Abb. 3), da die Lebensdauer dieses Zustandes mit mindestens 25 µs (3) deutlich länger ist als die Pulslänge mit 4,5µs; die Moleküle können während des Pulses also nicht in den S_0-Zustand zurückkehren.

Dies führt zu einer Sättigung des PDT-Effektes, weil so keine Moleküle im mehr S_0-Zustand für eine Anregung zur Verfügung stehen.

Bei cw-Bestrahlung ist dagegen die Photonenflußdichte so gering, daß die Moleküle während der Bestrahlung in den S_0-Zustand zurückkehren können; so stehen sie für eine weitere Anregung zur Verfügung.

Der Grad der Sättigung hängt von dem Produkt aus Pulsenergiedichte, Triplettausbeute und dem Extinktionskoeffizienten des Sensibilisators ab.

Die Sättigungsenergiedichte läßt sich näherungsweise nach folgender Formel errechnen[1] :

---

[1]modifiziert nach (2)

116

$$E_{Satt} = \frac{83}{\varepsilon_\lambda \cdot \Phi_T}[\,J / cm^2\,]$$

E_{Satt} : Sättigungsenergiedichte

ε_λ : molarer Extinktionskoeffizient [l / mol * cm]

Φ_T : Triplettausbeute

Für Photosan 3 und Photofrin II liegt diese Sättigungsgrenze bei 32 mJ/cm² (ε = 3200 l/mol*cm (4) und Φ_T ca: 0,8 (5)).

Die von uns eingesetzte Pulsenergiedichte betrug 33 mJ/cm². Da nach eigenen Messungen durch die Haut nur ca. 1/3 des Lichtes transmittiert werden, war mit einer Sättigung nicht zu rechnen.

Im Gegensatz zu uns setzte Bellnier bei seinen Versuchen eine Pulsenergiedichte von mindestens 100 mJ/cm² ein. Unter den von ihm verwendeten Bedingungen ergibt sich ebenfalls eine Sättigungsenergiedichte von 32 mJ/cm²; nimmt man hier wie bei uns eine Hauttransmission von 1/3 an, wird die Sättigungsenergie in seinen Versuchen erreicht.

Barr setzte bei seinen Versuchen Phtalocyanin als Photosensibilator ein. Durch dessen wesentlich höheren Extinktionskoeffizienten (ε = 160000 l/mol*cm bei 675 nm (4)) wird eine Sättigung bereits bei ca. 1 mJ/cm² erreicht. Da die Pulsenergiedichte in seinen Experimenten aber 20mJ/cm² betrug, erzielte Barr keine photodynamische Wirkung.

Bellnier berichtet über thermische Schädigungen an Kontrolltumoren bei gepulster Bestrahlung. Diese Effekte konnten wir in unseren Kontrollversuchen nicht beobachten.

Bellnier bestrahlte aber bei einer mittleren Leistung von mindestens 400 mW/cm²; thermische Effekte sind also durchaus zu erwarten; bei der von uns verwendeten mittleren Leistungsdichte von 100mW/cm² kommt es zu keiner kritischen Temperaturerhöhung, und schädigende thermische Effekte treten nicht auf.

Zusammenfassend läßt sich also sagen, daß hohe Einzelpulsenergiedichten und die Verwendung von Photosensibilatoren mit relativ hohem Extinktionskoeffizienten den Einsatz von µs-Pulsen einschränken. Wählt man jedoch geringe Einzelpulsenergien (< 30 mJ/cm²) und z.B. Photosan 3 oder Photofrin II als Photosensibilisator, können blitzlampengepumpte Farbstofflaser grundsätzlich durchaus in der Photodynamischen Therapie eingesetzt werden.

Literatur
(1) Bellnier, HpD and Pulse Laser Photoradiation, in "Porphyrin Localisation and Treatment of Tumors", Doiron, Gomer (Eds.) 533-544, 1984
(2) Barr, Comparison of Lasers for PDT with a Phtalocyanine Photosensitizer, Lasers in Medical Science Vol 4;7-12, 1989
(3) Moan J, Sommer S, Oxygen dependence of the photosensitizing effect of HPD in NHIK 3025 cells, Cancer Research 45, 1606-1610, 1985
(4) Pottier R, Truscott TG, The photochemistry of haematoporphyrin and related systems, Int.J.Radiat.Biol., 50(3), 421-452, 1986
(5) McGarvey, DJ; Truscott, TG, The Triplett state and singlett oxygen generation, in "PDT of neoplastic disease", Vol. 2,pp. 179-189, ed. Daid Kessel, CRC Press Boca Raton, Ann Arbor; Boston,1990

The CAM Model for Measuring the Changes in Blood Vessels in-Vivo After Photodynamic Therapy

A. Zubovich, J. Seitzer, H. Schneckenburger and R. Steiner

1.   INTRODUCTION

The method of medical treatment which is connected with accumulation of photosensitizers in malignant cells and their light-induced damage is called photodynamic therapy (PDT) [1].

In order to investigate the mechanism of PDT in blood vessels we used the chick chorioallantoic membrane (CAM) as a model for studying vascular events under photodynamictreatment [2].

The CAM is a convenient laboratory model which allows for in-vivo studies of PDT-induced vascular changes, and in which it is possible to implant different kinds of tumours [3] and introduce various photosensitizers.

2.   MATERIALS AND METHODS

2.1.   CHICK CHORIOALLANTOIC MEMBRANE - CAM

The CAM of fertilized hen's egg is easily attainable by a window of about 20 mm diameter in the shell. Through this opening tumour cells could be seeded or tumours could be implanted, incubated by photosensitizers and exposed to phototreatment. The CAMs were kept in an incubator, in which constant temperature (about 37.5° C) and humidity were supported. Temperature changes during the experiments for less than 30 minutes, were not considered further.

Additional CAMs without any photosensitizers were used as a control.

2.2. MESO - TETRAPHENYLPORPHINE TETRASULPHONATE TPPS$_4$

In the present paper we report on the synthetic photosensitizer TPPS$_4$ (meso - tetraphenyl-porphine tetrasulphonate), which is a stable, water - soluble compound. The sensitizer was dissolved in PBS (Phosphate buffered Saline) at a concentration of 100 µg/ml. 20 µl, were used for topical application in a teflon ring of 4 mm diameter to prevent diffusion of TPPS$_4$ from this well - defined region. The CAMs were left for 24 hours in the dark after application of the sensitizer.

2.3. TUMOURS

The fluorescence measurements were also carried out using CAMs in which a micro -tumour of a rectum carcinoma was implanted, or in which HT 29 rectum carcinoma cells were seeded, as further described [4].

2.4. LASER DOPPLER SPECTROSCOPY

Laser Doppler measurements of the blood velocity were performed in CAM's blood vessels. The mounting of the laser Doppler equipment, using a double beam interference method was previously described in [5]. Briefly, it contains a stereo microscope with a laser diode (model TOLD 9215) made by "Toshiba" with a wavelength of 670 nm and maximal emission power of 100 mW, a system of lenses, mirrors and prisms; and a photodiode with signal amplification. In addition,the measured signal was registered acoustically by headphones. The amplified signal from the photodiode was fed to a "Real Time Spectrum Analyzer" (Model 4512 FFT, made by "Unigon") and a monitor. The received power spectra were analysed by IBM PC with special software. All measurements were carried out using an amplification of 50 of the microscope objective lens, maximal light diameter of 50 µm and light intensity about 100 W/cm^2.

For calibration of the frequencies and correlation with the blood velocity in CAM's vessels we also measured the blood velocity in glass with a straight angle profile (1 mm * 0.1 mm). The blood was moved in the glass capilliaries by a perfusor made by "B.Braun" with velocity from $13.7*10^{-4}$m/s to $27.4*10^{-2}$m/s $\pm$ $13.7*10^{-4}$m/s. A linear relationship between the laser Doppler frequency and the blood velocity was found (1000 Hz = 10^{-3}m/s).

2.5. FLUORESCENCE ANALYSIS

For fluorescence analysis we used alternatively a Kr ion laser (Model 171) made by "Spectra Physics Inc." with a wavelength of 407 nm, and the spectral lines of 405 and 546 nm of the mercury high-pressure lamp HBO 100.

The fluorescence spectra of the CAM area were measured with an optical multichannel analyser OVA 284 - TAS using a fibre optic bundle to collect the fluorescent light into the detection system [6].

2.6. PHOTODYNAMIC TREATMENT

Irradiation of the CAM area was performed with the spectral lines of 405 or 546 nm of the mercury high - pressure lamp HBO 100. The largest doses of photodynamic treatment were 130 J/cm^2 and 190 J/cm^2 at 405 and 546 nm, accordingly.

2.7. VISUAL CONTROL

We realized visual control of the blood vessels and CAM's area with a CCD camera. The images were recorded with a video recorder, and the photographs were taken from the video monitor with a "Freeze Frame camera" made by "Polaroid".

3.   RESULTS AND DISCUSSION

Our experiments show that the form of the laser Doppler power spectra is determined mainly by the velocity distribution in CAM's vessels. The received power spectra confirm that the majority of particles moves with the velocity corresponding to the spectral frequency of about 600 and 480 Hz in the large and small CAM's vessels, respectively, without photodynamic influence.

After TPPS$_4$ was brought into the CAM, the form of the power spectrum was similar to the power spectrum without TPPS$_4$ (Fig. 1.a), but the spectral maximum corresponding to the velocity of the majority of the particles, moved to shorter frequencies of 530 and 475 Hz for large and small CAM's vessels, accordingly. We observed a further decrease of spectral frequency after photodynamic treatment (see the "0.7 amplitude levels" of Fig. 1).

In addition, velocity decrease of blood is greater in the large vessel than in the small ones. After irradiation in the CAM with a dose of 30 J/cm^2 , the frequency maximum decreases by a factor of 1.6 and about 2.0 in the small and large vessels, accordingly. It is important to note that the width of the power spectra at "0.7 amplitude level" also is about 1.5 and 3.0 times less in small and large vessels, respectively, than before light irradiation (Fig. 2).

The similar phenomenum was observed in 3- dimensional graphics (Fig. 3), observed over the time period of 1 s each. Apparently it is possible to explain this effect using the fact that the vessels are partly damaged, and the heart activity is changed.

We observed visually, using the microscope and CCD camera a continuous decrease of the blood velocity in the CAM's vessels with an increase of the photodynamic light dose. Simultaneously the number of the blood capillaries became smaller. After a large irradiation dose (about 30 J/cm^2), the blood vessels and capillaries were damaged (Fig. 4).

It is neseccary to note that the photodynamic treatment using UV - light leads to a decrease of CAM's lifetime. On the other hand the blood velocity in vessels and the number of the blood cappilaries were constant in CAMs without TPPS$_4$ even after UV irradiation with doses up to 130 J/cm^2. Moreover, this irradiation practically did not have any influence on the lifetime of the CAMs without TPPS$_4$. In addition, it was shown that the application of this sensitizer in combination with later irradiation leads to a damage of blood vessels and capillaries and shortens CAM's lifetime.

This effect is probably not a thermal one because the larger irradiation dose (up to 130 J/cm^2) upon CAM's vessels without TPPS$_4$ caused no damage to the vessels or blood capillaries.

The fluorescence analysis of the area of the CAMs in which tumours where grown from HT 29 rectum carcinoma cells, shows that these spectra have two maxima with wavelengths of about 655 and 720 nm (Fig. 5, upper curve). The CAM's surface without the tumours gives no fluorescence (Fig. 5, lower curve). We observed that the intensity of the spectral maxima became smaller after irradiation of the tumours using light with a wavelength of 546 nm. This intensity decrease is shown in Figs. 6 and 7 as a function of the irradiation dose D. An exponential relationship $I=I_0 \exp (-\alpha *D)$ was found with a "bleaching factor" of $\alpha = 13.1 * 10^{-4}$ (J/cm^2)$^{-1}$ at 655 nm and $9.3 * 10^{-4}$ (J/cm^2)$^{-1}$ at 720 nm.

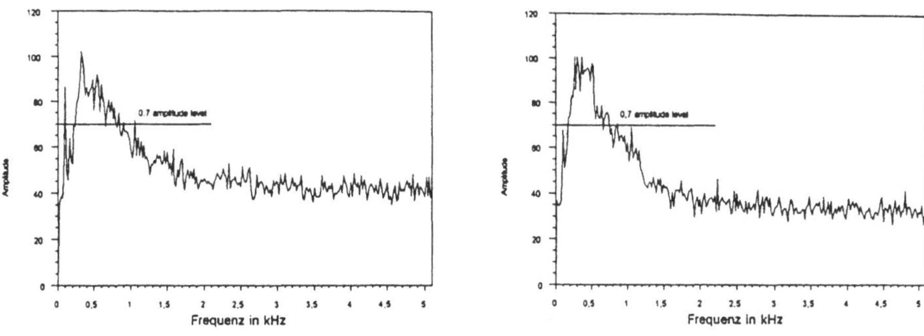

Fig. 1. Power spectra of a large CAM's vessel with TPPS$_4$ before (a) and after (b) irradiation with irr. = 405 nm (light dose 20 J/cm^2 , 50 succesive measuements during one second). The frequencies are indicated, where the amplitude is 70% of the maximum value ("0,7 amplitude level").

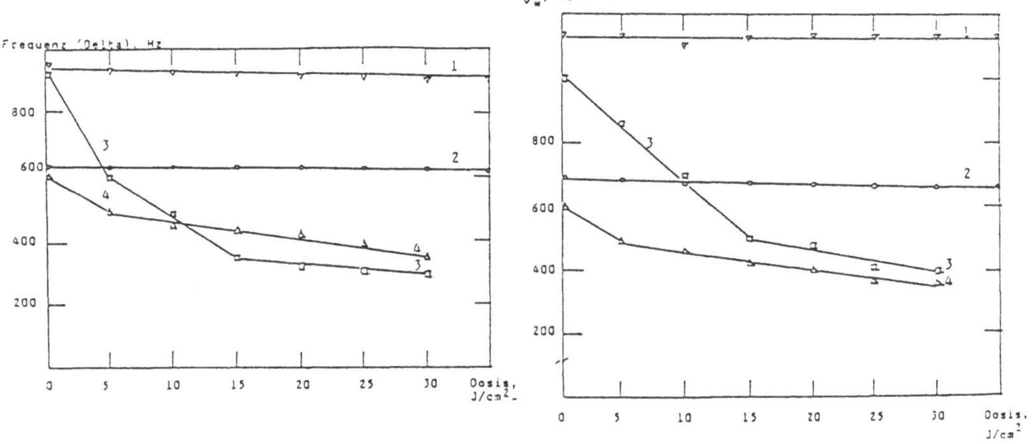

Fig. 2. Dependence of the width of the power spectra at 0,7amplitude level (a) frequency value at 0,7 amplitude level on the right side of the maximum (b) on irradiation dose ($\lambda_{irr.}$ = 405 nm):

    1. - large CAM's vessel without TPPS$_4$;
    2. - small CAM's vessel without TPPS$_4$;
    3. - large CAM's vessel with TPPS$_4$;
    4. - small CAM's vessel with TPPS$_4$

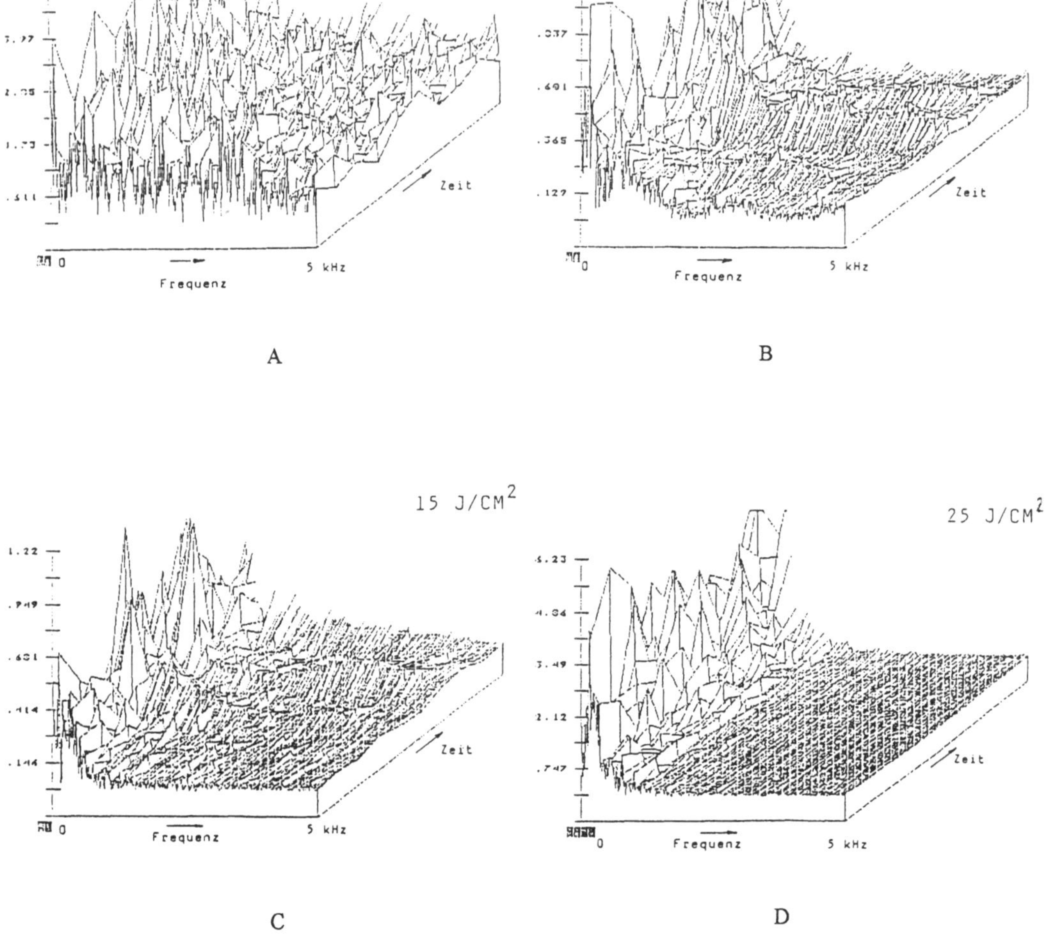

Fig. 3. Three-dimensional plot of a large CAM's vessel with $TPPS_4$ before (a) and after (b - d) irradiation ($\lambda_{irr.}$ =405 nm).

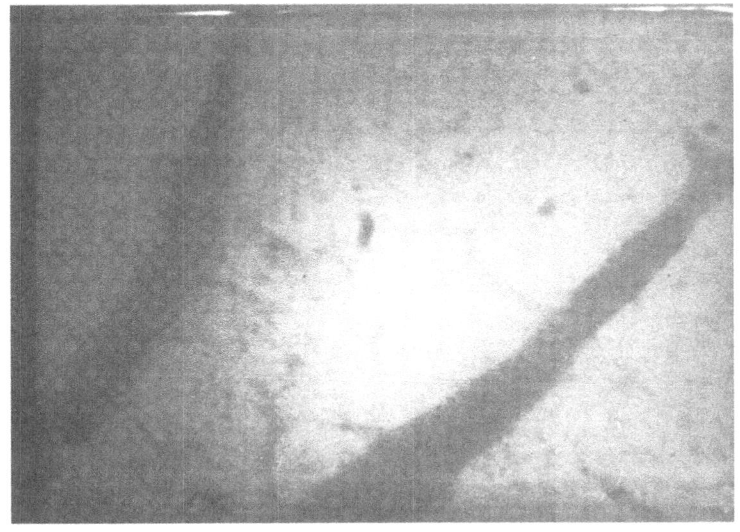

A

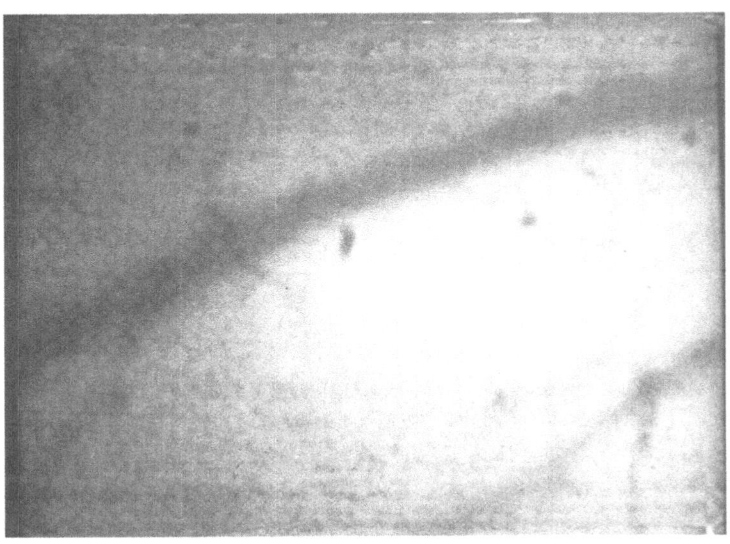

B

Fig. 4. Photos of the large CAM's vessel with $TPPS_4$ before (a) and after (b) irradiation with λ_{irr} = 405 nm and dose 30 J/cm^2.

124

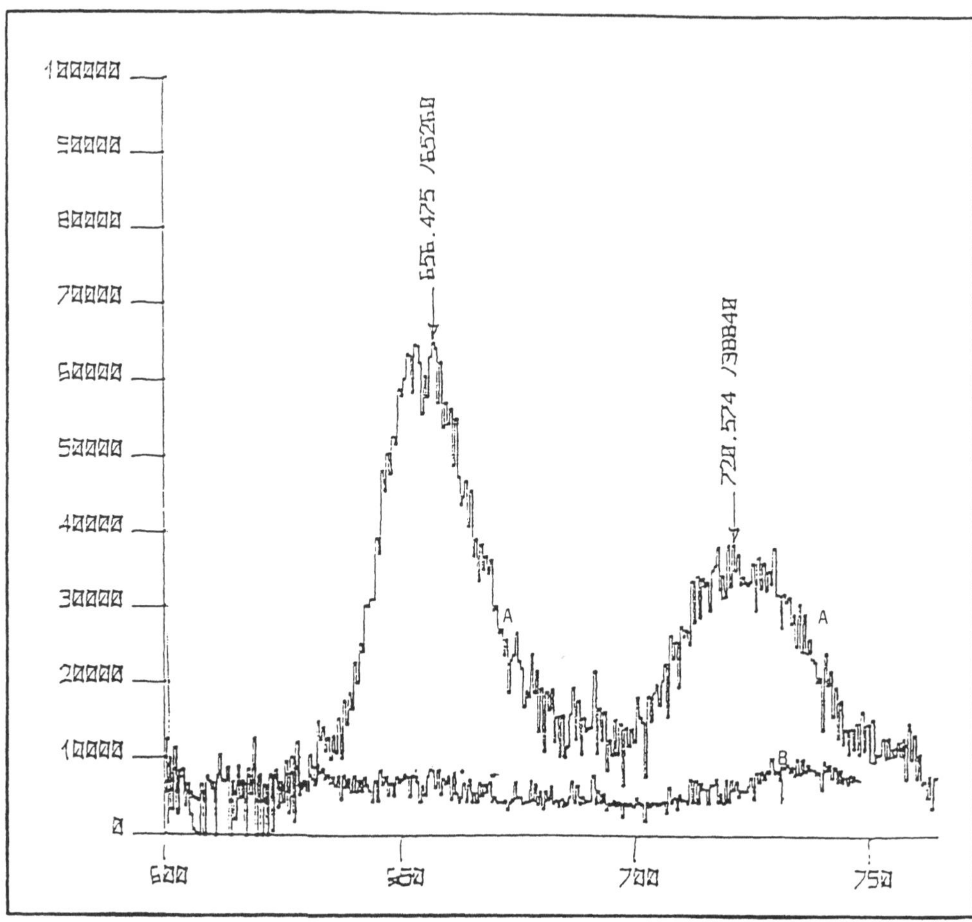

Fig. 5. Fluorescence spectra of an area of the CAM with TPPS$_4$and a micro - tumour (rectum carcinoma) (a) and withoutmicro-tumour (b), $\lambda_{ex.}$ = 405 nm.

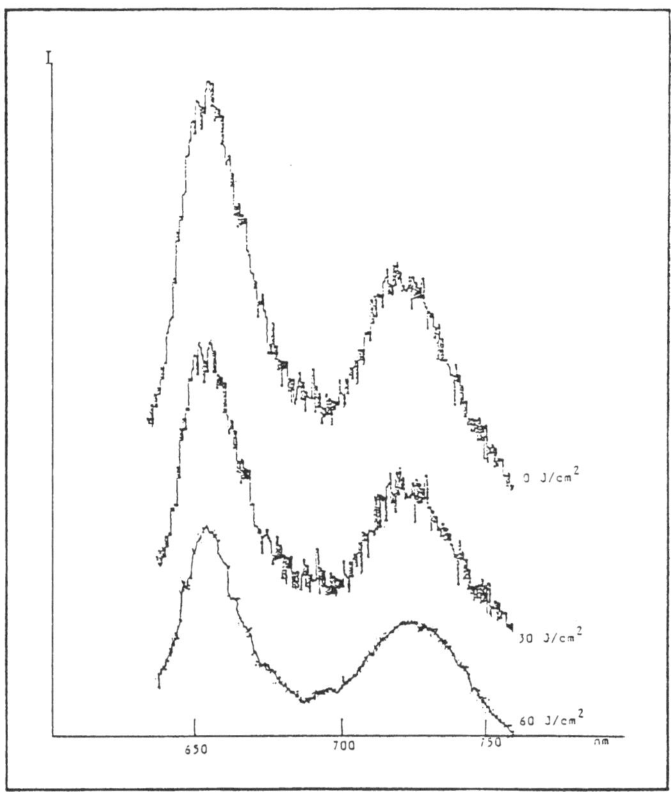

Fig. 6. Fluorescence spectra of an area of the CAM with TPPS$_4$ and micro - tumour (rectum carcinoma) and its dependence on irradiation dose, $\lambda_{irr.}$ = 546 nm.

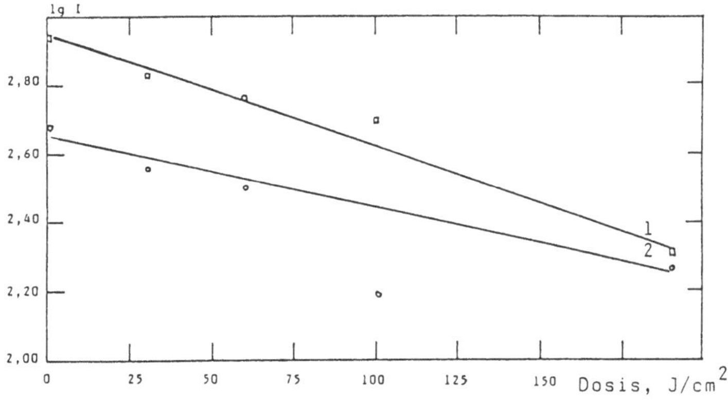

Fig. 7. Dependence of the intensity of the fluorescence maximum of an area of the CAM with TPPS$_4$ and micro - tumour(rectum carcinoma) from the irradiation dose, $\lambda_{ex.}$ = 546 nm, λ_{irr} = 546 nm:

1. $\lambda_{max.}$ = 655 nm;   2. $\lambda_{max.}$ = 720 nm.

ACKNOWLEDGEMENT

This work was supported by the German-Israeli foundation for scientific Research and Development (GIF).

The autors thank K. Kunzi-Rapp, M. Gschwend, K. König and A Rück for their co-operation.

4.   REFERENCES

1. T.J.Dougherty. "Photosensitizers: therapy and detection of malignant tumors". - Photochem. Photobiol., V. 45, p.p. 879 - 889, 1987.

2. V. Gottfried and etc. "Laser photodynamic therapy of cancer: the CAM model for measuring damage to blood vessels in - vivo". - SPIE Proceedings, V. 1442, p.p. 218 - 229, 1990.

3. H. Ushida and etc. "Response to Antitumor Agents of Murine Transplantable Tumors Implanted onto Chorioallantoic Membrane of Chick Embryo". - Jpn. J. Cancer Res. (Gann), V. 78, p.p. 729 - 736, Juli, 1987.

4. K.Kunzi-Rapp, C.Westphal-Frösch, A.Rück, H.Schneckenburger, Photodynamische Therapie an Zellen - in vitro und in vivo. In Laser '93 - Optoelectronics in Medicine (W.Waidelich, ed.), Springer-Verlag, Berlin-Heidelberg, 1993.

5. J.Seitzer. Laser-Doppler-Spektroskopie zur Durchblutungs-messung an befruchteten Huhnereien, Diplomarbeit, Fachhochschule Aalen, 1992.

6. K.König, A.Rück, H.Schneckenburger. Fluorescence detection and photodynamic activity of endogenous protoporhyrin in human skin. - Optical Engineering, V.31, p.p. 1470 - 1474, 1992.

Experimentelle und klinische Untersuchungen zum Ausbleich-verhalten δ-Aminolävulinsäure induzierter Porphyrine

R. Sroka [1,2,3], C. Ell [1], P. Heil [2,3], A. Hofstetter [2], H. Iro [4], M. Ludwig [2], E. Unsöld [3]

[1] Medizinische Klinik I mit Poliklinik der Universität, D-91054 Erlangen

[2] Laser-Forschungslabor an der Urologischen Klinik der Universität, D-81377 München

[3] GSF-Zentrales Laserlaboratorium, D-85764 Oberschleißheim

[4] HNO-Klinik der Universität, D-91054 Erlangen

Einleitung

Die photochemische Instabilität therapeutisch verwendeter Porphyrinverbindungen ist ein seit langem bekanntes Phänomen. Es äußert sich unter Lichteinwirkung in einem raschen Ausbleichen der Substanz im Gewebe. Ziel dieser in-vivo Untersuchung war es, einen Zusammenhang zwischen dem Ausbleichverhalten während der photodynamischen Therapie (PDT) und dem therapeutischen Effekt zu ermitteln. Hierzu wurde die Abnahme der Fluoreszenzintensität von δ-Aminolävulinsäure (δ-ALA) induzierten endogenen Porphyrinen on-line detektiert. Aus diesem Verlauf werden Kurven-Parameter ermittelt und mit der individuellen Tumornekrose korreliert. Die Abnahme der Fluoreszenzintensität als Maß für die therapeutische Wirkung wurde für δ-ALA induzierte Porphyrine bei Anregung mit $\lambda = 630$ nm und $\lambda = 635$ nm verglichen.

Material und Methode

Als in-vivo Tumormodel wurde das isogene Fibrosarkom SSK 2 subkutan in die Flanke von C3H-Mäusen (n=8) transplantiert [J. KUMMERMEHR et al. 1982]. Bei einem Tumordurchmesser von 6-8 mm (Tumorgewicht 50-80 mg) wurden die Tiere in den Versuch genommen. δ-ALA wurde in einer Konzentration von 250 mg/(kg KG) (gelöst in $NaHCO_3$, pH = 7.4) intravenös in die Schwanzvene appliziert. 6 h nach Injektion erfolgte die PDT am narkotisierten Tier. Die applizierte Energiedichte wurde auf 75 J/cm² bei einer Leistungsdichte von 200 mW/cm² festgesetzt. Diese Dosierung von Substanz und Licht führt zu subkurativen photodynamischen Effekten und ermöglicht somit die Nekrosebeurteilung in einem weiten Bereich. 4 Tage nach PDT wurde der Tumor herauspräpariert, histologisch aufbereitet und der prozentuale Nekroseanteil zum Tumorvolumen mit Hilfe einer Bildauswertung bestimmt.

Ein cw-Farbstoff-Lasersystem emittierte Licht bei der Wellenlänge $\lambda = 630$ nm bzw. $\lambda = 635$ nm. Das Licht wurde über einen Lichtwellenleiter (HCN 600 μm) und einer Bestrahlungseinheit (Tubus mit Gaskühlung) dem Gewebe zugeführt. Die Intensitätshomogenität in der Ebene des Tumors betrug 95%. Laserleistungsschwankungen konnten durch eine Leistungsmonitoreinheit detektiert und von einem Rechner aufgezeichnet werden [R. SROKA et al. 1989]. Die Porphyrinfluoreszenz wurde mit einem Lichtwellenleiter (HCN 600μm), dessen Faserende in konstantem Abstand über dem Gewebe positioniert wurde, detektiert. Das zurückgestreute Laserlicht der Wellenlänge $\lambda = 630$

bzw. $\lambda = 635$ nm wurde mit einer Photodiode und die Fluoreszenz bei $\lambda = (690 \pm 3)$ nm mit einem Photomultiplier nachgewiesen. Die Blockung des Anregungslichtes betrug bei dieser Anordnung 10^7. Beide Signale können rechnergestützt aufgenommen und ausgewertet werden [M. LUDWIG 1991].

Ergebnis

Die mittlere Nekroserate bei Bestrahlung mit $\lambda = 635$ nm war mit 20 ± 15 % deutlich erhöht gegenüber 5 ± 3 % bei Bestrahlung mit $\lambda = 630$ nm. Die Abnahme der Fluoreszenzintensität bei $\lambda = 690 \pm 3$ nm als Funktion der applizierten Energiedichte verläuft für die beiden Gruppen unterschiedlich. In Abb.1 sind typische Fluoreszenzintensitätsänderungen der beiden Gruppen dargestellt. Während die Fluoreszenzintensitätsabnahme bei Bestrahlung mit $\lambda = 630$ nm ca. 20% betrug, nimmt die Fluoreszenz bei Bestrahlung mit $\lambda = 635$ nm um ca. 65% ab.

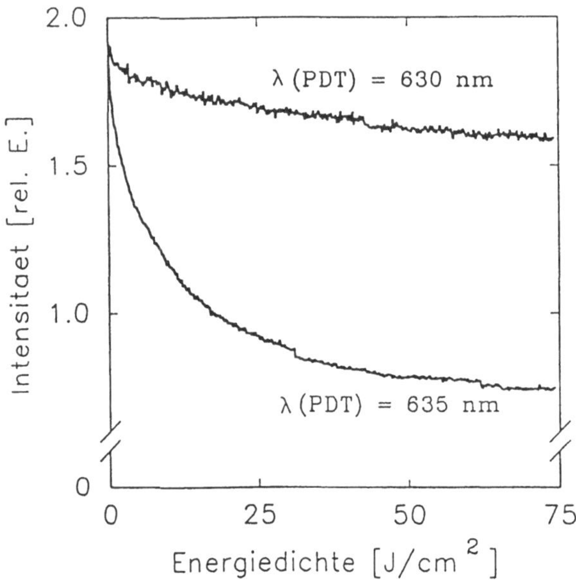

Abb.1: Abnahme der Fluoreszenzintensität während der PDT bei Bestrahlung mit $\lambda = 630$ nm und Bestrahlung mit $\lambda = 635$ nm.

Um einen Zusammenhang zwischen der Abnahme der Fluoreszenzintensität und der erzielten Nekrose herzustellen, wurden verschiedene Kurven-Parameter definiert [M. LUDWIG 1991]. Grundlage hierfür war die Anpassung der Fluoreszenzintensitätsabnahme-Kurve durch eine Funktion der Form

$$I(t) = A_1 \cdot \exp(-\tau_1 \cdot t) + A_2 \cdot \exp(-\tau_2 \cdot t) + A_3 .$$

Für die Herstellung eines signifikanten Zusammenhanges zwischen der Abnahme der Fluoreszenzintensität und dem photodynamischen Effekt wurde ein Kurven-Parameter ermittelt, der graphisch der Fläche unter der Abnahmekurve abzüglich des Untergrundes der Höhe A_3 entspricht.

Das Ergebnis ist in Abb. 2 graphisch dargestellt. Beide Gruppen spiegeln denselben Sachverhalt wieder, unterscheiden sich aber deutlich voneinander. Für beide Gruppen gilt: Je größer der Kurven-Parameter desto geringer die erzielte Nekrose.

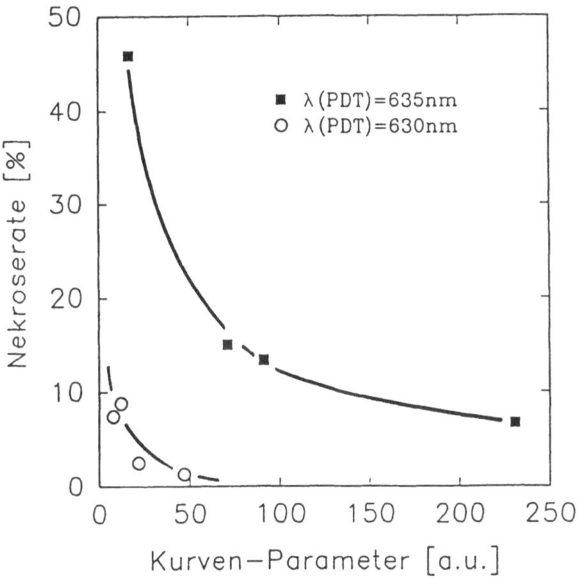

Abb.2: Zusammenhang zwischen der Abnahme der Fluoreszenzintensität δ-ALA induzierter Porphyrine bei λ = (690 ± 3) nm, ausgedrückt durch den Kurven-Parameter, und der erzielten Tumornekrose

Diskussion

Bisherige Untersuchungen zur Dosis-Wirkungs-Beziehung [R. SROKA et al. 1989] bei der PDT zeigen große statistische Abweichungen bezüglich der erzielten Wirkung. Diese resultieren trotz konstanten experimentellen Ansätzen hinsichtlich Licht- und Substanzdosis aus den individuellen Unterschieden des Wirt-Tumor-Systems. Im Detail spiegeln sich diese in der Vaskularisation, Oxygenierung, optische Gewebeparameter, Mikroumgebung, Konzentration des Photosensibilisators u.a. wieder. Die vorliegenden Ergebnisse weisen darauf hin, daß die individuellen Unterschiede integral im Rahmen der Fluoreszenzintensitätsabnahme detektiert werden können.

In dieser Arbeit konnte gezeigt werden, daß die PDT mit δ-ALA induzierten Porphyrinen bei Bestrahlung mit der Wellenlänge λ = 635 nm effektiver ist als bei Anregung mit λ = 630 nm. Unter Berücksichtigung dieses Ergebnisses wurde bei der klinischen PDT mit δ-ALA induzierten Porphyrinen an Basalzellkarzinomen im HNO-Bereich bei topischer Applikation die Wellenlänge auf λ = 635 nm gewählt.

Ferner konnte ein Kurven-Parameter ermittelt werden, der eine Korrelation zum erzielten Effekt zuläßt. Es bleibt zu überprüfen, ob die Definition weiterer Kurven-Parameter nähere Schlüsse zuläßt. Klinische Messungen der Abnahme der Fluoreszenzintensität bestätigen sowohl den individuellen Charakter der Fluoreszenzabnahme, als auch den Unterschied in der Abnahme von im Mittel ca. 40 % bei $\lambda = 630$ nm gegenüber ca. 60% bei $\lambda = 635$ nm. Der Vergleich der therapeutischen Ergebnisse im HNO-Bereich bei bisher kleiner Patientenzahl (n = 13; 20% δ-ALA in Propylenglykol und CAB-O-SIL, $NaHCO_3$ gepuffert, pH = 7.4; Leistungsdichte 100 mW/cm²; Energiedichte 150 J/cm²) fällt bei einem maximalen Beobachtungszeitraum von 5 Monaten zugunsten der Anregung mit $\lambda = 635$ nm aus ($\lambda = 635$ nm, n = 6: 100% CR, keine Rezidive; $\lambda = 630$ nm, n = 7: 60% CR, 10% Rezidive).

Weitere Untersuchungen müssen zeigen, ob die Signale der Fluoreszenzintensitätsabnahme für dosimetrische Fragestellungen, therapeutische Prognosen während der Therapie und ggf. Eingriffe in die laufende PDT-Behandlung herangezogen werden können.

Danksagung

Die Autoren danken T. Sassy für die Unterstützung bei den tierexperimentellen Arbeiten und der Wilhelm-Sander Stiftung (85.001.3), Neustadt a.d. Donau, für die finanzielle Unterstützung.

Literatur

J. Kummermehr, K.R. Trott 1982 Rate of repopulation in a slow and fast growing mouse tumor. In: K.H. Kärcher et al. (eds) Progress in Radio-Oncology: 299-307

M. Ludwig 1991 Entwicklung einer Detektoranordnung und eines Datenanalyseverfahrens zur Messung und Bewertung der Fluoreszenzänderung (Photobleaching) bei der Photodynamischen Therapie. Diplomarbeit an der Fachhochschule München

R. Sroka, J. Giedl, L. Gossner, G. Nowak, A. Oswald, S. Stocker, E. Unsöld (1989) Photodynamische Therapie humaner Gastrointestinal-Karzinome: In vivo Untersuchungen am Nacktmausmodell über den Einfluß der Energiedichte auf die Tumorzerstörung. Lasers in Medical Surgery 5(2): 110-116

Ein neues Modell zur in vitro Untersuchung der Aufnahme von Photosensibilisatoren im humanen Bronchialepithel

Gamarra, F., Grundler, S., 1Baretton, G., Wehling, M., 2Goetz, A.E., Huber, R.M.
Medizinische Klinik, Klinikum Innenstadt, Institute für 1Pathologie, 2Anästhesiologie und Chirurgische Forschung, Ludwig-Maximilians-Universität, München, Deutschland.
Medizinisch Klinik, Klinikum Innenstadt, Ziemsenstr. 1, 80366 München.

Erste klinische Untersuchungen haben bestätigt, daß die photodynamische Therapie (PDT) für die Behandlung von oberflächlichen Bronchialtumoren geeignet ist (JOCHAM, 1992). Die Photodynamische Diagnostik (PDD) nützt die Fluoreszenz von Photosensibilisatoren aus, um Frühstadien von Tumoren frühzeitiger und besser zu erkennen (KATO, 1992). Neue, lokal applizierbare Photosensibilisatoren mit geringerer systemischen Nebenwirkungen werden derzeit untersucht. Die Anwendung von Photosensibilisatoren auf das Bronchialsystem setzt jedoch Kenntnisse über Anreicherung und Wirkung am normalen Bronchialepithel voraus. Unser Ziel war daher die Etablierung eines *in vitro* Modells von normalem humanen Bronchialepithel, um Anreicherung und Wirkung von Photosensibilisatoren zu untersuchen. Damit dieses Modell den Bedingungen *in vivo* besser entspricht, sollten Zelldifferenzierheit und Gewebeaufbau des Epithels so gut wie möglich erhalten bleiben. Diese Forderungen werden von konventionellen, zweidimensionalen Bronchialepithel-Zellkulturen nicht erfüllt (JORISSEN, 1991). Wir entschieden uns daher für eine dreidimensionale Miniorgan-Kultur.

Methodik
Menschliches Bronchialepithel wurde bronchoskopisch mit einer Biopsiezange aus der Oberlappenkarina gewonnen. Wir orientierten uns nach der von Steinsvag et al. beschriebenen Kultur vom respiratorischen Epithel aus der Rachenmandel (STEINSVAG, 1991). Gewebestücke mit einem Durchmesser von 0.5 bis 1 mm wurden auf Multi-Well-Schalen gelegt (Falcon, Becton Dickinson GmbH, Heidelberg, Deutschland). Die Schalen waren mit einer 0,75% Mischung aus Agar Noble (Difco Laboratories, Ausburg, Deutschland) und dem unten beschriebenen Medium beschichtet, um die Adhäsion der Zellen an die Schalen zu verhindern. Das Kulturmedium bestand aus Dubbelco's Modified Eagle Medium, angereichert mit 4x die vorgeschriebene Konzentration nichtessentieller Aminosäuren, 1000 μg/ml Glucose, 10% Neugeborenen Kälberserum, Penicillin, Streptomycin und Amphotericin B (alle Bestandteile des Mediums vom Gibco BRL, Eggenstein, Deutschland). Das Medium wurde zweitägig gewechselt, der Flüssigkeitsspiegel war knapp über den Gewebestücken. Die Inkubation erfolgte bei 37°C und 5% CO_2.

132

Die kultivierten Gewebestücke bzw. Miniorgane wurden täglich mittels inverser Phasenkontrastmikroskopie kontrolliert (Axiovert 35, Fa. Zeiss, Deutschland). Veränderungen der Oberfläche, das Vorhandensein von zilierten Zellen und der Zilienschlag wurden protokolliert. Das Volumen wurde nach folgender Formel errechnet:

$$V = 0.4 \times L \times B^2$$

wobei V = Volumen, L = längster Durchmesser und B = der zum L senkrechtstehender Durchmesser ist (TOMAYKO, 1989).

Miniorgane am 7., 14., 21., und 35. Kulturtag wurden in Formalin fixiert. PAS gefärbte, $5\mu m$ dicke histologische Schnitte wurden angefertigt.

Rasterelektronenmikroskopische Aufnahmen wurden von Miniorgane am 7., 14., und 21. Kulturtag angefertigt.

Miniorgane in der zweiten Kulturwoche wurden mit einer pH-neutralen, isotonischen, 1.5% Lösung von δ-Aminolävulinsäure (ALA) für 3h bei 37°C inkubiert. Während der Inkubation wurde die Oberfläche jede 30 min. fluoreszenzmikroskopisch untersucht. (Anregung bei 355-425 nm; Detektion über 610 nm). Die Fluoreszenzbilder wurde mittels einer CCD-Kamera (XC-77, Sony, Köln, Deutschland) aufgenommen, digitalisiert (IBAS 2000, Kontron GmbH, Eching, Deutschland), und die Grauwertintensität als Maß der Fluoreszenzintensität ausgewertet.

Ergebnisse

Phasenkontrastmikroskopisch konnten wir beobachten, daß die gesamte Oberfläche der Miniorgane innerhalb der ersten zwei Tage glatt wird. Zilien und Zilienschlag wurden in 70% der Stücke am ersten Tag, und in 90% ab dem 14. Kulturtag nachgewiesen. Die Oberfläche der Miniorgane änderte sich ständig. Die gemessenen Volumina blieben jedoch über die gesamte Kulturzeit gleich. Das Volumen am 14. Kulturtag war 1.23 ±0.66 mm^3 (Mittelwert ± Standardabweichung von 10 Miniorgane).

Die histologischen Untersuchungen zeigten, daß die Miniorgane aus einem hauptsächlich azellulären Kern bestehen, der von einem mehrreihigen, respiratorischen Epithel umgeben ist. Ein Teil der Epithelzellen besitzt Zilien. Einzelne violett angefärbte Zellen im Epithel entsprechen Becherzellen. Im Kern befinden sich einzelnen Fibroblasten und andere Zellen, deren Anteil mit der Länge der Kulturzeit abnimmt. Das Epithel ist von dem einer frischen Biopsie morphologisch nicht zu unterscheiden.

Abbildung 1 zeigt eine rasterelektronenmikroskopische Aufnahme eines Miniorgans. Das Epithel bedeckt die gesamte Oberfläche. Bei der stärkeren Vergrößerung (Abbildung 2) können die einzelnen Epithelzellen auf der Oberfläche erkannt werden. Ein Teil der Zellen besitzt Zilien (Pfeile), dazwischen befinden sich Zellen mit Mikrovillli.

Bei der Inkubation mit ALA wurde eine Zunahme der Fluoreszenz (gemessenen als Zunahme der Grauwertsintensität in den digitalisierten Bilder der Oberfläche der Miniorgane) schon 30 min. nach Inkubation festgestellt. Die maximale Fluoreszenz wurde nach 180 min. Inkubation mit ALA erreicht.

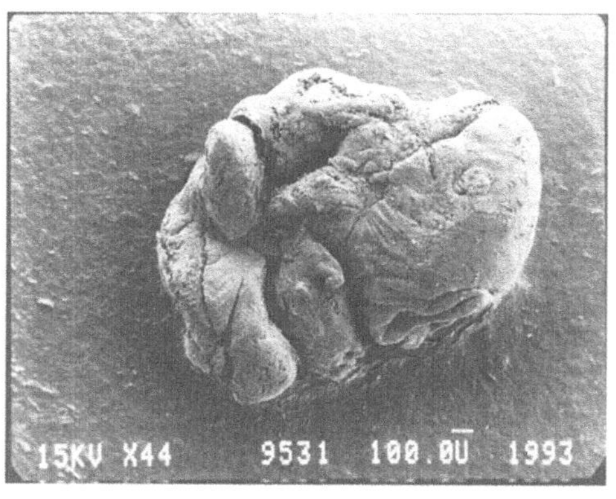

Abbildung 1 (Der Balken entspricht 100μm)

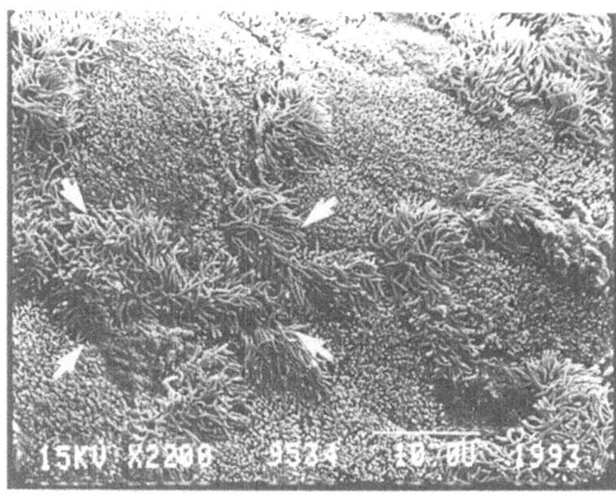

Abbildung 2 (Der Balken entspricht 10μm)

Diskussion

Es ist uns gelungen, eine dreidimensionale Kultur vom humanen Bronchialepithel zu etablieren. Die Miniorgane bestehen aus einem azellulären Kern, umgeben vom normalen, zilierten, respiratorischen Epithel. Das Epithel der Miniorgankulturen läßt sich histologisch nicht vom Epithel einer frisch entnommenen Biopsie unterscheiden. Damit entspricht dieses Modell, mindestens unter morphologischen Gesichtspunkten, den *in vivo* Bedingungen, im Gegensatz zu einer konventionellen, zweidimensionalen (monolayer) Kultur. Die Glättung der Oberfläche in den ersten Kulturtagen entspricht der vollständigen Epithelialisierung des Miniorgans.

Die Zunahme der Fluoreszenz während der Inkubation mit ALA entspricht der Aufnahme von ALA in das Epithel und Bildung von Protoporphyrin IX: eine fluoreszierende und photosensibilisierende Substanz (DIVARIS, 1990). Das Modell eignet sich also zur Untersuchung der Aufnahme von Photosensibilisatoren und der Prinzipien von PDT und PDD im Bronchialepithel. Die Aufnahme von Photosensibilisatoren in das normale Bronchialepithel kann an diesem Modell unter *in vitro* Bedingungen (d.h. kontrollierte Konzentration des Photosensibilisators, Expositionszeit, Umgebungstemperatur, usw.) untersucht werden. Gleichzeitig bleibt der Aufbau des Epithels erhalten. Gegenüber *in vivo* Modelle haben Miniorgankulturen den Vorteil der besser kontrollierten Bedingungen. Gegenüber frisch entnommenen Gewebe hat dieses Modell den Vorteil einer ausreichen lange Stabilisierungsphase (zwei Wochen) nach dem Zeitpunkt der Entnahme.

In weiteren Studien sollen andere Eigenschaften dieses Modells untersucht werden, um die Vergleichbarkeit mit dem Epithel *in vivo* besser zu charakterisieren. Außerdem soll die Kinetik der Aufnahme von δ-Aminolävulinsäure in Abhängigkeit von Konzentration und Expositionszeit festgestellt werden.

Referenzen

1. Divaris DXG, Kennedy JC, Pottier RH. Phototoxic damage to sebaceous glands and hair follicles of mice after systemic administration of 5-aminolevulinic acid correlates with localized protoporphyrin IX fluorescence. Amer J Pathol 1990;136:891-897.

2. Jocham D, Baumgartner R, Beyer W, Feyh J, Haeussinger K, Huber RM, Goetz AE. Clinical application of photodynamic therapy: german collaborative studies. In: Henderson BW, Dougherty TJ, eds. Photodynamic therapy: basic principles and applications. New York: Marcel Dekker, Inc., 1992:303-322.

3. Jorissen M, Van der Schueren B, Van den Berghe H, Cassiman JJ. Contribution of in vitro culture methods for respiratorycells to the study of the physiology of the respiratory tract. Eur Respir J 1991;4:210-217.

4. Kato H, Sakai H, Konaka C, Okunaka T, Furukawa K, Aizawa K, Saito Y, Hayata Y. Fluorescence photodiagnosis of early stage lung cancer. In: Spinelli P, Dal Fante M, Marchesini R, eds. Photodynamic therapy and biomedial lasers. Amsterdam-London-New York-Tokyo: Excerpta medica, 1992:876-882.

5. Steinsvag SK, Strand M, Berg O, Miaguchi M, Olofsson J. Human respiratory mucosa in a nonadhesive stationary organ culture system. laryngoscope 1991;101:1323-1331.

6. Tomayko MM, Reynolds CP. Determination of subcutaneous tumor size in athymic (nude) mice. Cancer Chemother Pharmacol 1989;24:148-154.

*Das Projekt wird von der Sander Stiftung gefördert.

Optical Properties of Human Prostate and Light Distributions Resulting from a Cylindrical Illumination Geometry

M. Essenpreis, M. Eddowes, G. Buonaccorsi, T. N. Mills
Department of Medical Physics and Bioengineering, University College London
11-20 Capper Street, London WC1E 6JA, U.K.

Intraluminal photocoagulation of the prostate is currently being evaluated as a promising treatment of benign prostatic hyperplasia and hypertrophy. The treatment is based on the illumination of the prostate with Nd:YAG laser light transmitted down an optical fibre and using a cylindrically distributing fibre tip at the distal end of the fibre positioned in the urethra. One favourable feature of this technique which arises from this particular illumination geometry is the cooling of the inner surface of the urethra by employing a constant flow of cooling agent during of the treatment. This could avoid the otherwise inevitable thermal destruction of the urethra and reduce patient discomfort and complications after the therapy. In order to get a good understanding of the physical processes involved in this therapeutic technique and to enable some degree of treatment planning, it is necessary to construct a physical model of the thermal interaction of the laser light with the prostatic tissue in a cylindrical geometry. This model has to include both the light and the heat transport.

This paper is concerned with the light transport part of the modelling. An important prerequisite of such a model is a good knowledge of the optical coefficients of the tissue. These are absorption coefficient μ_a, the scattering coefficient μ_s (μ_a and μ_s are the so-called transport coefficients), and the angular distribution of the single scattering event, the scattering phase function (SPF) $S(\vartheta)$. Until recently there were only few reliable data of the optical coefficients of prostate available. Absorption and scattering coefficients of canine prostate, for example, were published by Rastegar et al.[1] In this paper we will present a complete set of optical coefficients of human prostate.

Experimental setup

There are two different experimental approaches to determine the optical properties of scattering biological tissues which are classified as direct and indirect methods.[2] The measurement of the SPF is a direct method which involves the measurement of the angular intensity distribution of scattered light from an optically thin sample. A schematic of the experimental setup is shown in Figure 1(a). The system comprises a stepper motor controlled goniometric detector arrangement rotating around a glass cylinder in which the sample is placed. The sample thickness is defined by a sheet of polyester film (thickness d=25 µm) which acts as a spacer between the two halves of the glass cylinder. The light source used to illuminate the sample is a modular, fixed Q, flashlamp pumped Nd:YAG laser (Lumonics Ltd., Rugby, England) operating at a wavelength of 1064 nm. The same laser is also employed in a second experimental setup (Figure 1(b)), which is used to measure absorption and scattering coefficients on the

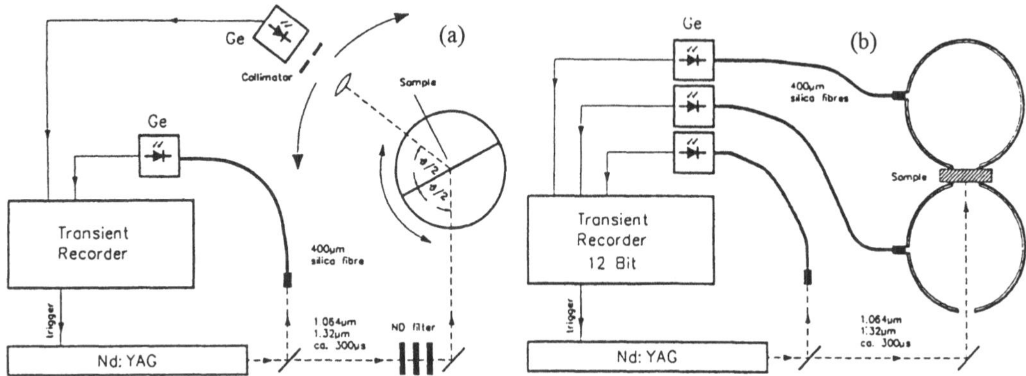

Figure 1: Experimental setup for the measurement of SPF (a) and transport coefficients (b).

basis of an indirect method. A pair of miniature integrating spheres form the basis of this experimental technique. The laser beam (approximately 2 mm in diameter) was directed through the reflection side sphere onto the ample. Care was taken that the specular reflection of the collimated laser beam was reflected back through the entrance port of the sphere and could not, therefore, contribute to the measured signal. Between the reflection side and transmission side spheres a sample holder was fitted comprising two microscope cover slides with a black polyacetal (Delrin) spacer in between. Light in each of the spheres was collected by two multimode optical fibres (400 μm core diameter) which terminated at two Germanium diodes. Details of the integrating sphere setup and the necessary theoretical considerations necessary to correct the measured intensity values for the finite size and reflectivity of the integrating spheres were described elsewhere.[3]

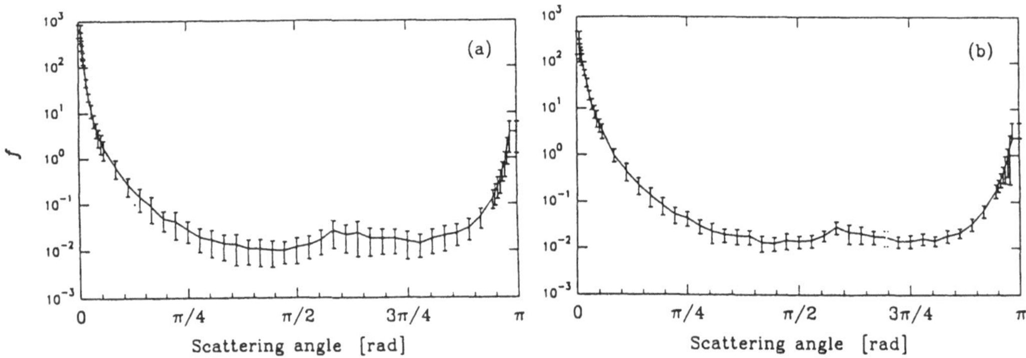

Figure 2: SPF of (a) native and (b) thermally coagulated human prostate (*post mortem*) at 1064 nm.

Data Processing and Model

An inherent feature of an indirect method for the determination of physical parameters is the need for some form of physical model to describe the measurement system.[1] In the case of our experimental setup (Figure 1(b)) this is carried out by a Monte Carlo (MC) model which describes the light transport through the finite slab of tissue in the sample holder. The great advantage of a MC model in this geometry is the possibility to take into account the finite size of the sample, the finite diameter of the illuminating laser beam, and the specular reflection of light at boundaries such as present at the interface between air/glass or tissue/glass according to the relative refractive index change. The MC model uses an experimentally measured SPF (Figure 2) and was run for an appropriate range of m absorption coefficients and n scattering coefficients. Each pair of transport coefficients resulted in a pair of reflectance and transmittance values. The final result is a matrix of size $n \times m \times 2$. With this look-up table being available, the problem reduces to finding a pair of reflectance and transmittance values in the matrix which matches the measured pair of (R_S, T_S) best. The pair of transport coefficients (μ_a, μ_s) originally used to calculate this particular pair in the matrix is the required result. Linear interpolation may improve the result further. Details of the inversion principle can be found in the work of van der Zee.[4]

Experimental results and modelled light distributions

The experimental results are shown in Figure 2 and 3. Figure 2(a) and Figure 2(b) show the SPF of native and thermally coagulated human prostate (*post mortem*). The samples were obtained from the mortuary typically 24 hours after death and were kept at 4°C until the measurement commenced. The data shown is the average of 12 samples from 2 specimens each. There is little difference in the SPF between the native and the thermally coagulated tissue. The average mean cosine of the SPF, $<g>$, both of native and thermally coagulated prostate is 0.86 (σ_g=0.05).

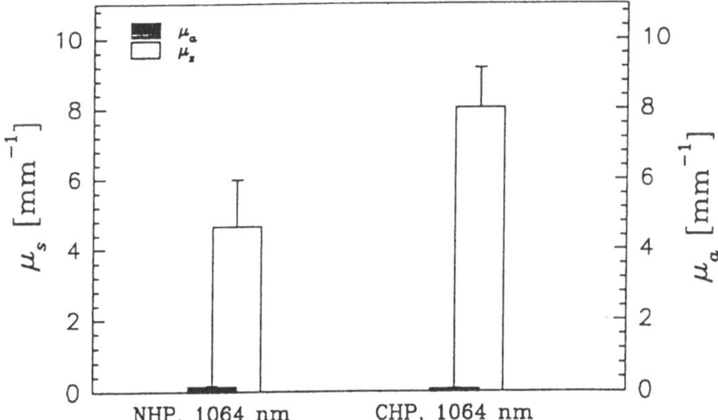

Figure 3: Transport coefficients of native (NHP) and thermally coagulated (CHP) human prostate (*post mortem*) at 1064 nm

Absorption and scattering coefficients of native (NHP) and thermally coagulated (CHP) human prostate (*post mortem*) are shown in Figure 3. The data shown is the average of a total of 7 specimens (subject age 58 to 80 years). Virtually all prostates were enlarged by more than 50%. Specimens with malignant tumours were not considered. It is obvious that the scattering coefficient is considerably higher than the absorption coefficient and that scattering increases with thermal coagulation.

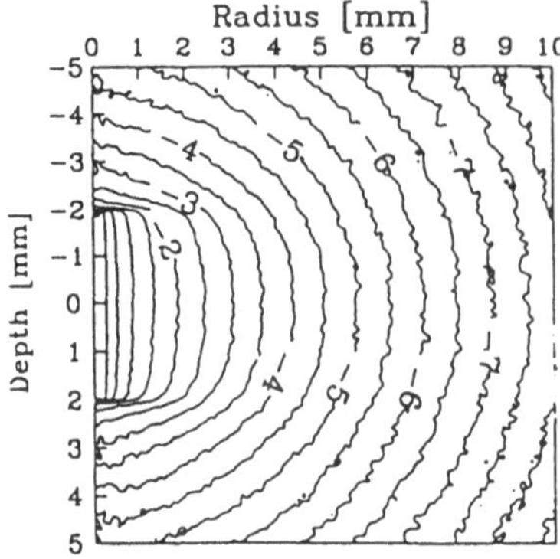

Figure 4: Topology plot of relative radiant energy fluence rate in native human prostate. A cylindrical fibre distributor of 4 mm length is interstitially illuminating the tissue.

Using the experimentally determined optical properties of human prostate, a cylindrical illumination geometry was approximated in a MC model by launching photons in radially (r=0.2 mm) along a length of 4 mm which may resemble an etched tip of an optical fibre. The results from these calculations are shown in Figure 4. A slice along the central axis of the cylindrical model geometry is shown in a topology plot of logarithmic isofluence rates which were normalized to the incident irradiation. The origin of the topology plot is along the central axis of the distributor and halfway between the distributor ends.

Discussion

The absorption coefficients of human prostate found in this study differ considerably from those obtained by Rastegar et al.[1]. The reason for this may possibly be found in the different origin of the tissue (canine prostate) compared to the human prostate presented here. However, there are certain limitations in the experimental technique applied in this study which may lead to higher than expected absorption coefficients.[3] Further improvements to the experimental method and refinements to the MC inversion model may be necessary to minimize this error.

The theoretical results demonstrate the rapid diffusion of light in a cylindrical illumination geometry. The shape of the isofluence rates (see Figure 4) approximately consists of concentric spheres around the origin of the coordinate system. Only within a distance of 2 mm from the distributor is this pattern disturbed by the proximity of the light source.

1   S. Rastegar, S. L. Jacques, M. E. Motamedi, B. Kim, "Theoretical analysis of equivalency of high-power diode laser (810 nm) and Nd:YAG laser (1064 nm) for coagulation of tissue: predictions for prostate coagulation," Proc. SPIE **1646**, 150-160 (1992).

2   B. C. Wilson, M. S. Patterson, S. T. Flock, "Indirect versus direct techniques for the measurement of the optical properties of tissues," Photochem. Photobiol. **46**, 691-698 (1987).

3   M. Essenpreis, Thermally induced changes in optical properties of biological tissues, PhD dissertation (University of London, England, 1993).

4   P. van der Zee, Measurement and modelling of the optical properties of human tissue in the near infrared, PhD dissertation (University of London, England, 1993).

PDT - Angioplastie / PDT - Angioplasty

Vergleich der in-vitro Aufnahme und Verteilung von liposomal gekoppelten Porphycenen (HEPn), acetylierten Porphycenen (ATPPn) und Hematoporphyrinderivaten (HPD) in kultiviertem humanem Plaquegewebe

P. Gonschior , M. Fleuchaus , F. Gerheuser , B. Mack, A.E. Goetz[2], B. Höfling ;
Med. Klinik I, Klinikum Großhadern, [2] Inst. f. Anaesthesie, Ludwig Maximilian Universität-München,

Die Photodynamische Therapie (PDT) mit Porphycenen könnte durch ihre antiproliferativen Effekte zur Restenose-Prophylaxe Anwendung finden. Wir untersuchten die Kinetik verschiedener Aufbereitungsformen von neuen, liposomal gekoppelten photosensibilisierenden und fluoreszierenden Substanzen. Verwendet wurden liposomal gekoppelte Porphycene (HEPn), acetylierte Porphycene (ATPPn) und Hematoporphyrinderivat (HPD). Durch Quantifizierung der Fluoreszenzintensitäten mittels Videofluoreszenzmikroskopie und digitaler Bildverarbeitung wurde bei 21 Objektträgern mit einem Monolayer aus Myofibroblasten die Aufnahme von 2ng/ml ATPPN , HEPn und HPD in kultiviertem Plaquematerial (Atherektomie- und Gewebe von Explanataionen) über einen Zeitraum von 60 Minuten dargestellt. Bereits nach 2,5 Minuten hatte die Fluoreszenzintensität 80% des maximalen Wertes bei Gabe von HEPn erreicht. 5 Minuten nach Inkubation wurde HEPn nur im Zytoplasma aufgenommen. HPD und ATPPn zeigten erst nach 60 min. eine vergleichbare Aufnahme. Für Zellen aus arteriosklerotischen Plaques ergaben die Fluoreszenzmessungen im Mittel ein Verhältnis von 2:1 gegenüber unveränderten Zellen. Histologische Färbungen der Objektträger zeigten nur bei den mit HEPn inkubierten Zellen einen zytotoxischen Effekt mit einer ausgeprägten Degeneration von Zytoskelettstrukturen.
Arteriosklerotisch verändertes Gewebe nimmt HEPn bereits nach kürzester Zeit auf. Als günstige Voraussetzung für den klinischen Einsatz der PDT kann gewertet werden, daß Plaquegewebe schneller und stärker HEPn anreichert als das umgebende Gefäßgewebe. Das liposomal gekoppelte HEPn scheint deshalb für einen Einsatz im Rahmen der PDT nach Kathetereingriffen gut geeignet zu sein und sollte in weiteren Experimenten eingehender untersucht werden.

1. Einleitung:

Interventionelle Verfahren zur Rekanalisation stenosierter Gefäße weisen eine hohe Rezidivrate auf (25-45%). Als eine wesentliche pathogenetische Ursache für die erneute Lumeneinengung wird die erhöhte Proliferation von Gefäßwandzellen im behandelten Areal angesehen.

Eine Möglichkeit, diese Zellproliferation zu hemmen, könnte die photodynamische Therapie (PDT) in direktem Anschluß an die Katheterbehandlung der Stenose darstellen. Die Methode der photodynamischen Therapie wird bereits mit gutem Erfolg bei der Behandlung von verschiedenen Tumor-Arten eingesetzt. Ziel unserer Untersuchungen war es, die Aufnahme- und Verteilungskinetik von neuen monomeren Photosensibilisatoren (liposomal gekoppelten Porphycenen;HEPn und von acetylierten Porphycenen, ATPPn) mit den in der PDT schon verwendeten Hematoporphyrinderivaten (HPD) zu vergleichen.

2. Ablauf der Untersuchungen:

Die Untersuchungen wurden sowohl an humanem, arteriosklerotisch verändertem Gewebe durchgeführt, das mit dem Simpson Atherektomiekatheter geborgen wurde, als auch an tierexperimentell gewonnenem Gewebe durch. Die Gewebeproben wurde bei 37° C und 5% CO_2 Begasung in speziellem (Chang)

Zellkulturmedium inkubiert. Nach Bildung einer monolären Zellschicht, deren Zellen immunhistologisch zum überwiegenden Teil als Myofibroblasten charakterisiert werden konnten, erfolgte dann bei insgesamt 21 Objektträgern die Zugabe von entweder 2ng/ml HEPn bzw. 2ng/ml ATPPn oder 2ng/ml HPD. Die Objektträger wurden nach einer Inkubationsdauer zwischen einer und 60 Minuten aus dem Zellkulturmedium entnommen und die Fluoreszenzintensität innerhalb der Zellen mittels eines Video-fluoreszenzmikroskops und einer damit gekoppelten digitalen Bildverarbeitungsanlage der Fa. Kontron gemessen. Die Gewebeprobe wird mit Licht einer Wellenlänge kleiner 400nm bestrahlt und damit Photosensibilisator induzierte-Fluoreszenz erzeugt. Diese Fluoreszenzerscheinung wird von einer hochempfindlichen Kamera aufgezeichnet und direkt an das Bildverarbeitungssystem weitergegeben. Unregelmäßigkeiten der Beleuchtungseinheit des Mikroskops wurden durch eine digitale Shading-korrektur ausgeglichen. Die Fluoreszenzintensität des behandelten Gewebes wurde in Relation zu einer konstant fluoreszierenden Silikonprobe gemessen. Kontrollmessungen wurden an unbehandelten Zellen durchgeführt, um die Autofluoreszenz des Gewebes zu bestimmen und gegebenenfalls zu berücksichtigen.

3. Ergebnisse

Bereits nach 2,5 Minuten nach HEPn Inkubation lassen sich relativ deutlich zelluläre Strukturen erkennen, wobei die Substanz bis zu diesem Zeitpunkt im wesentlichen in das Zytoplasma aufgenommen wird. Im Bereich des Zellkerns ist keine Fluoreszenz erkennbar.

Die Fluoreszenzintensität und damit auch die Konzentration von HEPn im Zytoplasma, beträgt zu diesem Zeitpunkt bereits 70% des Maximalwertes und nimmt nur noch wenig zu im Zeitraum bis 5 Minuten nach Inkubationsbeginn. Nach einer 5-minütigen Latenzzeit wird das Maximum der Fluoreszenz erreicht. Nun ist vereinzelt auch eine Anreicherung von HEPn im Zellkern erkennbar. Eine Untersuchung mit HEPn über einen längeren Zeitraum als 10 bis 15 Minuten war nicht durchzuführen, da die behandelten Zellen bereits nach kurzer Zeit von der Substanz angegriffen und zerstört wurden. Als Auslöser hierfür kann Rest- und Streulicht von der Mikroskopeinheit und anderen Lichtquellen, sowie eine eventuelle Zytotoxizität der Substanz selbst angesehen werden.

Im Anschluß an die Fluoreszenzmessung wurde das Gewebe histologisch ausgewertet. Die histologische Färbung von mit HEPn behandelten Zellen nach einer Latenzzeit von 1 Minuten zeigt, daß die myofibroblastäre Zellstruktur die 1 Minute nach Inkubation sehr gut darstellbar, nach 15 Minuten jedoch fast vollständig aufgelöst ist.

Versuche mit Hematoporphyrinderivaten zeigte, daß diese Substanzen eine identische Aufnahme- und Verteilungskinetik aufweisen wie acetylierte Porphycene (s.h. Abb. 1). HEPn zeigt bereits 5 Minuten nach Inkubationsbeginn eine maximale Akkumulation in den Zellen, wohingegen ATPPn oder HPD eine vergleichbare Fluoreszenz erst nach 60 Minuten erreichen.

Weitere Untersuchungen an nicht arteriosklerotisch verändertem Gewebe zeigten außerdem, daß sich alle drei Substanzen um ca. 100% stärker in arteriosklerotisch veränderten Zellen anreichern als in unveränderten Zellen.

4. Zusammenfassung:

- Arteriosklerotisch veränderte Zellen zeigen eine verstärkte Aufnahme von Porphycenen oder Hematoporphyrinderivaten im Verhältnis 2:1 verglichen mit unveränderten Zellen.

- HEPn erreicht bereits nach wenigen Minuten eine Konzentration innerhalb der Zelle, die bei den anderen, nicht liposomal gekoppelten Stoffen, erst nach einer Stunde beobachtet werden kann, d.h. die Aufnahmegeschwindigkeit der liposomal gekoppelten Porphycene ist um den Faktor 10 erhöht !

- Die zytotoxische Wirkung von HEPn läßt sich schon kurz nach Erreichen der maximalen Konzentration der Substanz in der Zelle deutlich erkennen.

Liposomal gekoppelte Porphycene scheinen sich deshalb für einen Einsatz in der photodynamischen Therapie nach Katheterbehandlung sehr gut zu eignen und sollten daher in ihren Eigenschaften noch eingehender untersucht werden.

Photodynamische Therapie (PDT) in arteriellenGefäßsegmenten zur Prophylaxe der Zellproliferation nach Gefäßverletzung

P. Gonschior[1], F. Gerheuser[1], M. Fleuchaus[1], A.E. Goetz[2], R. Sroka[3], B. Höfling[1]
[1] Medizinische Klinik I, Klinikum Großhadern [2] Institut für Anaesthesie Ludwig-Maximilians-Universität München und [3]GSF München, Laserlabor

Abstract:

Application of photosensitizers in endovascular Photodynamic therapy (PDT) might be a usefull approach to prevent restenosis by locally developing a cytotoxic effects in porcine arterial vessel segments treated by directional atherectomy (DA). Photophrin II (PF II) was used as a photosensitizer, selectively delivered by a porous catheter and activated by adequate monochromatic light irradiation. The efficacy of PDT was tested in a porcine model of restenosis with standardized media laceration. 24 arterial segments of pigs with mean average weight of 30 kg were treated by means of directional atherectomy. 16 vessel segment were removed after 7 days (group 1). 12 vessel segments underwent a selective application of 5mg PFII per treated segment with a porous balloon that allows a circumferential homogenous local application of vasoactive drugs. These 12 vessel segments were exposed to monochromatic light (630 nm) with 100 J/cm2 (group 2). Seven days after this treatment all vessels were explanted and processed for immunohistochemistry and electron microscopy.
In group 1 a intense inflammation with infiltration of polymorphonuclear leucocytes and conscsutive proliferation of smooth muscle cells was seen. In cases of media lesions a myoproliferative response led to a mean luminal narrowing of 50% in group 1. Vessels treated by PDT: After media lesions and consecutive PDT, no proliferative response occurred. A marked destruction of nuclear membranes and PF II deposits in smooth muscle cells were seen, varying dependant on the extent of lesion.
These alterations were only seen in vessel segments with laser amplification after treatment with PFII.The proliferative reaction of tissue in these areas was effectively reduced and no luminal narrowing was seen. Thus, after selective application of photosensitzers, PDT led to a marked reduction of proliferation in a porcine model of restenosis without adverse effects.

Einleitung:

Pathologische Veränungen des kardiovaskulären Systems, insbesondere die koronare Herzkrankheit gehören mit Abstand zu den häufigsten Ursachen von Krankheit und Tod im mittleren und höheren Lebensalter in den amtlichen Sterbestatistiken (1, 2).
Seit dem ersten klinischen Einsatz der Ballondilatation (3) haben die Verfahren der sogenannten Interventionellen Kardiologie zunehmend an Bedeutung gewonnen.
Allerdings limitiert zur Zeit vorwiegend die Restenosierung des Gefäßes den akuten Behandlungserfolg. Die Inzidenz der Restenosierung liegt bei 20 - 40% (4-6). Auch die Einführung neuer Kathetertechniken sowie die zur Zeit klinisch durchgeführten medikamentösen Restenoseprophylaxeansätze haben nach bisherigen Erkenntnissen die Restenosierungsraten nicht entscheidend herabsetzen können. Angesichts der Bedeutung der Herz-Kreislauferkrankungen und der Tatsache, daß die Folgen einer Restenose nur zum Teil durch eine erneute Katheterbehandlung zu beheben sind, ist die weitere Verminderung der Restenosierungsrate eines der zentralen Probleme der interventionellen Kardiologie.
Die momentan in der klinischen Angiologie und Kardiologie nach Katheterintervention durchgeführte experimentelle medikamentöse Restenoseprophylaxe ist empirisch begründet und zeigt insgesamt bisher unbefriedigende Ergebnisse. Ziel der vorliegenden Untersuchung sollte es sein experimentell in einem Restenosemodell die Wirkung der PDT zu untersuchen.

Material und Methoden:

Die Untersuchungen wurden nach Genehmigung durch die Regierung von Oberbayern an 10 gesunden, nicht vorbehandelten Hausschweinen mit einem Durchschnittsgewicht von 30 kg durchgeführt. Die Einleitung der Narkose erfolgte durch eine intramuskuläre Injektion von 0,5 mg Atropin (Atropinsulfat Braun ®, Melsungen AG, Melsungen), 10-15 mg x kg-1 Ketamin (Ketanest®, Parke Davis & Co)

* gefördert durch DFG Sachbeihilfeantrag Nr. 1076/1-2

und 0,01 mg x kg^{-1} Flunitrazepam (Rohypnol®, Hoffmann-La Roche AG, Grenzach-Whylen). Nach dem Positionieren einer 20 G-Venenverweilkanüle (Pfrimmer-Viggo GmbH & Co KG, Erlangen) wurde die Narkose durch langsame Injektion von 5,0-8,0 mg x kg^{-1} Thiopental-Natrium (Trapanal®, Byk Gulden, Konstanz) i.v. nach Wirkung vertieft. Nach orotrachealer Intubation mit einem 6,0 mm Murphy-Endotrachealtubus (ASID Bonz GmbH, Böblingen) erfolgte die kontrollierte maschinelle Beatmung (Servo Ventilator 900 B, Siemens Elema, Elema Solna, Schweden) als intermittierende positive Überdruckbeatmung mit 100% O_2. Anschließend wurde die Narkose mit Isofluran (Forene®, Deutsche Abbott, GmbH, Wiesbaden) in endexspiratorischen Konzentrationen von 0,6-1,5 Vol% bzw. Halothan (Halothan Hoechst®, Hoechst AG, Frankfurt a.M.) mit einer endexspiratorischen Konzentration von 0,8-1,5 Vol.% und einem N_2O-O_2-Gemisch unterhalten. Die fraktionelle inspiratorische Sauerstoffkonzentration (FiO$_2$) betrug dabei 0,35 und wurde ständig durch einen O_2-Monitor (Oxydig, Drägerwerk AG, Lübeck) überwacht. Die endexspiratorische CO_2-Konzentration wurde durch ständige Kontrolle mit einem Ultrarotabsorptionsspektrometer (Ultramat M-CO_2, Siemens Elema, Schweden) bei 3-4 Vol.% eingestellt. Über vier subkutane Stichelektroden wurde ein fortlaufendes Extremitäten-EKG abgeleitet (Hellige Recomed, Hellige GmbH, Freiburg). Außerdem erfolgte die kontinuierliche Temperaturüberwachung mit Hilfe einer Rektalsonde. Zur Unterstützung der Basisanalgesie erfolgte die bedarfsweise intermittierende Gabe von 0,25mg x kg^{-1} Piritramid (Dipidolor®, Janssen GmbH, Neuss) und 0,5 mg x kg^{-1} Droperidol (Dehydrobenzperidol®, Jansen GmbH, Neuss). Ebenfalls nach Bedarf wurden zur Muskelrelaxation 0,06 mg x kg^{-1} Pancuroniumbromid (Pancuronium Organon, Organon GmbH, Eppelheim) injiziert. Die Volumensubstitution erfolgte mit Elektrolyt-Grundlösung (Fresenius AG, Bad Homburg) bzw. isotoner Kochsalzlösung (Braun Melsungen AG, Melsungen). Den Tieren wurde zusätzlich prophylaktisch 0,6 Mega IE Benzathin-Benzylpenicillin (Tardomycel®, Bayer AG, Leverkusen) intramuskulär injiziert.
Daraufhin erfolgte die Präparation beider Aa. femoralis superficiales sowie der Aa. carotides communis. Für die Katheterbehandlung wählten wir bei unserem Versuchmodell den Atherektomiekatheter nach Simpson (Simpson Atherocath®, DVI Inc., Redwood City, CA, USA; Abb.1). Nach Inspektion wurde der dem Gefäßdurchmesser entsprechende Katheter der Größen 5-9 F ausgewählt und vorbereitet, der Katheter durch eine Inzision ins Lumen eingeführt und unter Sicht vorgeschoben. Es folgte die eigentliche Katheterbehandlung mit verschiedenen Inflationsdrücken von 2 bar und zweier Passagen des Schneidemessers zur Standardisierung der Läsionstiefen. In der Regel wurde eine Mediaverletzung erzeugt.
In der zweiten Gruppe wurden nach entsprechendem Vorgehen wie in Gruppe 1 eine selektive Phtofrin II®-Applikation mit einem speziell entwickelten porösen Katheter angeschlossen. Mit <2atm. wurden über 20 Sekunden 5 ml der Substanz in das Gefäßsegment eingebracht. Unmittelbar im Anschluß daran erfolgte die lokale Lichtapplikation mit einem isotropen Lichtapplikator (entwickelt und hergestellt von R. Sroka, GSF Neuherberg, Laserzentrum). Nach der Applikation von 100 Joule wurde der Katheter entfernt und die Inzision adaptiert und die Öffnung durch Einzelknopfnaht mit nichtresorbierbarem monofilem Faden 6-0 (Prolene®, Ethicon Norderstedt) verschlossen. Nach Ablauf der vorgesehenen Latenzzeit wurden die behandelten arteriellen Segmente entnommen.

Aufbereitung und Auswertung des entnommenen Gewebes:
Sofort nach Entnahme wurden die gesamten Gefäßsegmente in flüssigem N_2 fixiert und Gefrierschnitte angefertigt. Die so gewonnenen Schnitte mit einer Dicke von 3 µm wurden mit HE und Elastica van Gieson gefärbt; anhand dieser Schnitte erfolgte die quantitative Auswertung.
Bei den Schnitten wurden in der Läsionsregion vier Mikroskopblickfelder bei 68- und 120-facher Vergrößerung untersucht. Die Lage der Felder wurde so gewählt, daß jeweils zwei lumennahe und zwei darunterliegende tiefere Mediabereiche erfaßt wurden. Die Zahl der infiltrierenden Blutzellen sowie der phänotypisch alterierten glatten Muskelzellen wurde durch Auszählen bestimmt. Die Identifikation der Zellen erfolgte lichtmikroskopisch an Hand der Kernmorphologie, die Befunde wurden am elektronenmikroskopischen Bild überprüft.
Die quantitative Auswertung erfolgte standardisiert bei 68-facher Vergrößerung.
Zur ultrastrukturellen Aufarbeitung wurden sofort nach Entnahme wurden die gesamten Gefäßsegmente in Glutaraldehyd und Osmiumtetroxid fixiert. Die Einbettung erfolgte in Araldit (Feinbiochemica GmbH & Co, Heidelberg). Daraufhin wurden die Präparate an einem Ultramikrotom (Reichart-Jung-Ultracut, C.Reichart AG, Wien, Austria) geschnitten und die Präparate an einem Philipps CM 10 Transmissions-

Elektronen-Mikroskop (Philipps Eindhoven, Niederlande) analysiert. Bei etwa 1.500-facher Übersichtsvergrößerung wurde das Läsionsgebiet systematisch durchgemustert und bei steigender Vergrößerung (bis maximal x100.000) genauer untersucht. Die quantitative Auswertung erfolgte standardisiert bei 300-facher Vergrößerung..

Statistik:
Die Mittelwerte beider Gruppen nach Läsion der Lamina intima bzw. Lamina media wurden mit dem t-Test für unverbundene Stichproben auf signifikante Unterschiede hin getestet. Die Stichproben, die nicht die Voraussetzung der Normalverteilung erfüllten, wurden mit dem U-Test nach Wilcoxon, Mann und Whitney auf signifikante Unterschiede hin überprüft. Die Nullhypothese wurde bei einer Irrtumswahrscheinlichkeiten von $\leq 1\%$ ($p \leq 0,01$) verworfen, die so geprüften Daten als signifikant bezeichnet.

Ergebnisse:
16 behandelte und 8 nicht behandelte arterielle Gefäßsegmente sowie Kontrollgefäße mit einem mittleren Durchmesser von 4,2±1,5 mm und einer Länge von 25±5 mm wurden nach einer Latenzzeiten von 7 Tagen entfernt.
Kontrollgefäße:
15 Kontrollgefäße die nicht mit dem Atherektomiekatheter behandelt wurden, zeigten eine durchgehende Endothelschicht. Eine intakte Lamina elastica interna, mit dichten elastischen Fasern stellte sich in diesen Gefäßsegmenten dar. Im Bereich der Media fanden sich vorwiegend kontraktile Myozyten deren Zytoplasma überwiegend kontraktile Filamente aufwies. Der perinukleäre Bereich dieser Zellen zeigte einen gering ausgeprägten, meist an den Polen des Nukleus lokalisierten Organellenhof. Die meisten Myozyten zeigten Basalmembranen. Adhärente oder infiltrierende Blutzellen waren nicht vorhanden.
Gruppe 1: *(Zelluläre Veränderungen nach Verletzung der Media)*
Zunächst war die Adhäsion und Aggregation von Thrombozyten zu beobachten. Im Gegensatz zu den Kontrollgefäßen kam es jedoch zur ausgeprägten Infiltration mit polymorphkernigen Granulozyten in die Media. Diese Immigration erreichte ihr Maximum nach acht Stunden. Die quantitative Auszählung von infiltrierenden PMN zeige in Gruppe 2 nach acht Stunden im mittel 186±25 Zellen. In enger zeitlicher und räumlicher Verbindung zu diesen Zellinfiltrationen fanden sich bereits nach acht Stunden beginnende Veränderungen der Mediamyozyten. Neben dem Rückgang der kontraktilen Elemente waren ausgeprägte Veränderungen des Organellanteils der glatten Muskelzellen festzustellen, deren Ausmaß über das nach Intimaläsion Gefundene hinausgingen. Zunächst kamen freie Ribosomen vor, während zu späteren Zeitpunkten membrangebundene Strukturen als Zeichen eines höheren Organisationsgrades nachweisbar waren. Der Anteil der von den Alterationen betroffenen glatten Muskelzellen war signifikant höher als in Gruppe 1. Nach 7 Tagen resultierte im Mittel eine Stenosierung des Gefäßlumens von 70%.

Gruppe 2: *(Verletzung der Media und Photofrinapplikation)*
In dieser Gruppe zeigten sich keine signifikanten Unterschiede zu Gruppe 1. In der ultrastrukturellen Analyse zeigten sich auffällige dunkle Granulationen im Zytoplasma der behandelten Mediazellen.

Gruppe 3: *(Verletzung der Media und anschließende PDT)*
Die Ausprägung der Verletzung von Lamina elastika externa und Media waren mit Gruppe 1 vergleichbar. Nach PDT war das Endothel nicht mehr regelhaft ausgeprägt. Im Bereich der Gefäßverletzung zeigte sich nach PDT eine ausgeprägte Zelldestruktion und partielle eine Auflösung der Textur der extrazellulären Matrix. Eine Gewebehyperplasie mit Verlegung des Gefäßlumens trat in dieser Versuchsgruppe nicht auf.

Zusammenfassung und Schlußfolgerung: Der Vorgang der Restenosierung unmittelbar nach perkutaner Katheterintervention stellt sich nach den Erkenntnissen dieser Studie als lokale Entzündung dar; die in der Folge zum funktionellen Umbau der Mediamyozyten führt. Als therapeutische Konsequenz ist nach diesen Ergebnissen ein zurückhaltendes Vorgehen bei Kathetereingriffen im Gefäßsystem zu fordern, um eine Verletzung der Lamina elastica interna nach Möglichkeit zu vermeiden. Die beobachtete überschießende, zur Stenosierung führende Proliferationstendenz konnte durch eine antiproliferative Photodynamische Therapie, die direkt im Anschluß an die Katheterintervention lokal appliziert wurde, günstig beeinflußt werden.

Literaturverzeichnis:

1.   Statistisches Bundesamt: Ausgewählte Zahlen aus dem Gesundheitswesen. Gruppe VII D-M; Statistisches Bundesamt Wiesbaden 1991

2.   US. Dep. of Health and Human Services: Advance report of final mortality statistics, 1985. Monthly Vital Statistics Report Vol.36, No.5, Suppl. August 28; 1987

3.   Grüntzig A.R.: Transluminal dilatation of coronary-artery stenosis. The Lancet, February 4, 1978:263; 1978

4.   Bertrand M., Marco J., Cherrier F., Schmitt R., Gaspard P. Puel J., Valeix B., Borry M., Chrochet H., Geschwind H., Berland R., Machecoun J., Foucault J., Bassand J., Bourdonnec C., Quiret A., Jault F.: French percutaneous transluminal coronary angioplasty (PTCA) registry: Four years experience. J AmC oll Cardiol 7:21A (abstr.); 1986

5.   Holmes D.R., Vlietstra R.E., Smith H.C., Vetrovec G.W., Kent K.M., Cowley M.J., Faxon D.P., Gruentzig A.R., Kelsey S.F., Detre K.M., VanRaden M.J., Mock M.B.: Restenosis after percutaneous transluminal coronary angioplasty (PTCA): A report from the PTCA Registry of the National Heart, Lung and Blood Institute. Am.J.Cardiol.53:77C-81C ; 1984

Photoacoutic Response of *Post Mortem* Human Aorta to 10ns Laser Pulses

P.C.Beard, R.J.Cornforth, M.Essenpreis, T.N.Mills
Department of Medical Physics and Bioengineering, University College London,
11-20 Capper Street, London WC1E 6JA, U.K.

1.Introduction

The use of the laser in the recanalisation of arteries obstructed by atheromatous plaque is currently limited by the high risk of accidental perforation. This is largely due to the absence of information about the thickness and composition of the arterial wall. As a result, it is difficult to target the laser radiation at atheromatous sites without damaging adjacent or underlying normal tissues.
A significant advance would be the development of a diagnostic system that enables atheromatous areas to be identified before ablation takes place. A number of techniques including fluorescence spectroscopy, angioscopy and Raman spectroscopy have been evaluated for this purpose but none of these have yet been established as a practical potential diagnostic tool.

We are exploring the use of photoacoustic spectroscopy for the intraluminal detection of atheromatous plaque. In addition to determining surface composition, this technique offers the possibility of probing deep into the arterial wall, even to the adventitial layer, enabling the thicknesses of plaque and the normal arterial wall to be measured. With this application in mind, we have carried out an investigation of photoacoustic spectroscopy by studying the thermoelastic waves generated in liquids and arterial tissue by the absorption of nanosecond laser pulses.

A system proposed by us to make use of this technique is shown in Figure 1.

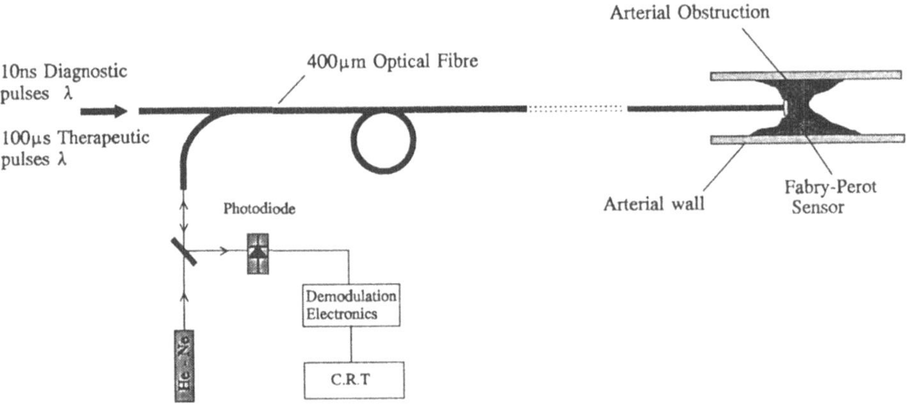

Figure 1. Schematic of proposed system.

2.Proposed System

It is proposed to introduce a single 400µm multimode optical fibre into the lumen of the artery (Figure 1). This delivers either 10ns sub-ablation pulses of diagnostic laser light or higher energy 100µs therapeutic pulses for plaque removal. The 10ns pulses, when absorbed by the target, generate ultrasonic thermoelastic waves whose amplitude and temporal characteristics are dependant upon the optical properties and hence the composition of the target. Measurement of the time of arrival of waves generated below the surface at interfaces where changes in optical coefficients occur and reflections arising from boundaries where acoustic impedance mismatches exist, enables the depth of plaque and underlying tissue thickness to be determined.

The thermoelastic waves are detected using a pressure sensor in the form of a Fabry-Perot interferometer. This consists of a plane-parallel sided dielectric slab, transparent to diagnostic and therapeutic wavelengths, mounted on the end of the fibre. The sensor itself is interrogated by light from a He-Ne laser coupled into the delivery fibre.

3. Preliminary Experiments

3.1 Thermoelastic waves generated in a liquid absorber

Using a frequency doubled Q switched Nd:YAG laser, a 25 MHz PVDF hydrophone and a 500MHz digitising oscilloscope, the thermoelastic waves generated by the absorption of 10ns,
532nm pulses in a particular ink known to be a non-scattering absorber were studied.

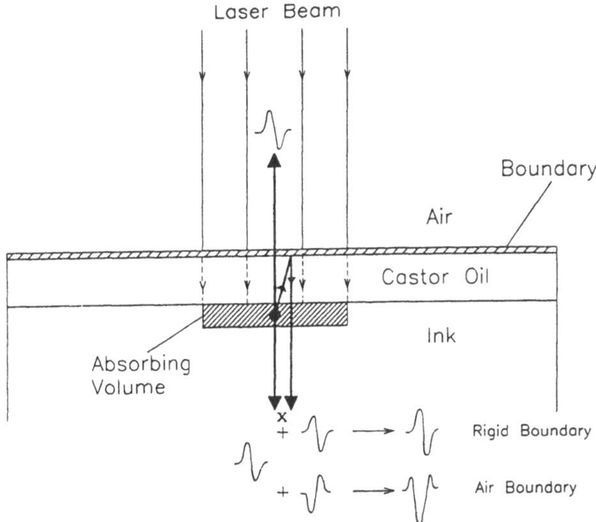

Figure 2. The effect of different boundaries on the shape of the thermoelastic wave generated in ink.

The shape of the wave, when measured at point X in figure 2, was found to be dependant upon the type of boundary in contact with the absorbing volume. Inserting a layer of castor oil, which is transparent to the laser pulses and has a very similar acoustic impedance to ink, the absorbing volume becomes acoustically "unbounded". Using this method we have demonstrated that the thermoelastic wave measured at X is the superposition of the wave travelling downwards and the reflection at the boundary of the wave travelling upwards.

The temporal characteristics of the thermoelastic wave were found to be strongly dependant upon the optical absorption coefficient of the liquid. When measured from behind the absorber the first part of the wave takes the form of an exponential compression (figure 3) in good agreement with Lambert's law of absorption. The absorption coefficient, calculated from the rise time of the compression part of the thermoelastic wave, is linear with ink concentration (figure 4).

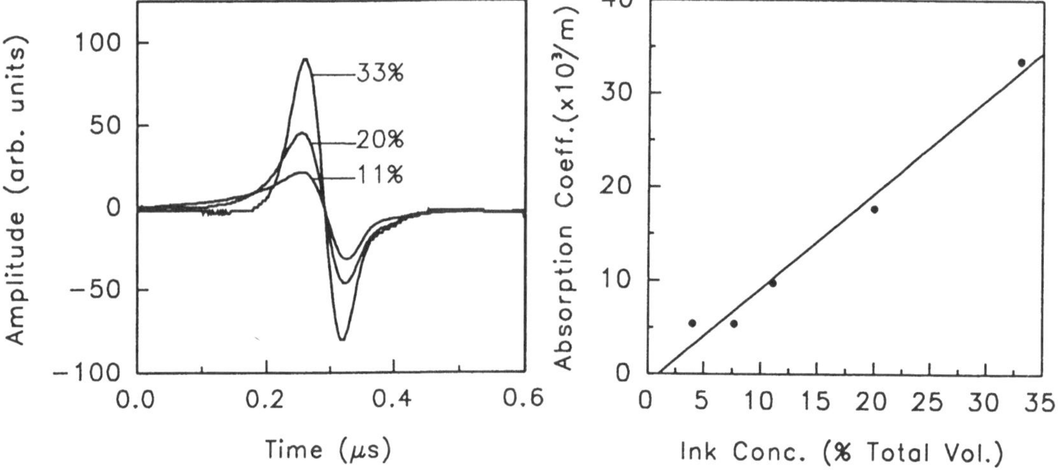

Figure 3. Photoacoustic response of
different absorber concentrations

Figure 4. Absorption coefficient calculated from
rise time of thermoelastic wave vs. ink concentration.

3.2 Thermoelastic waves generated in arterial tissue

Using the experimental arrangement shown in figure 5, thermoelastic waves were generated in samples of post mortem human aorta. A hydrogen-filled Raman cell was used to exploit the preferential absorption of light by atheromatous plaque in the band 420nm-530nm that has been reported by others [1,2].

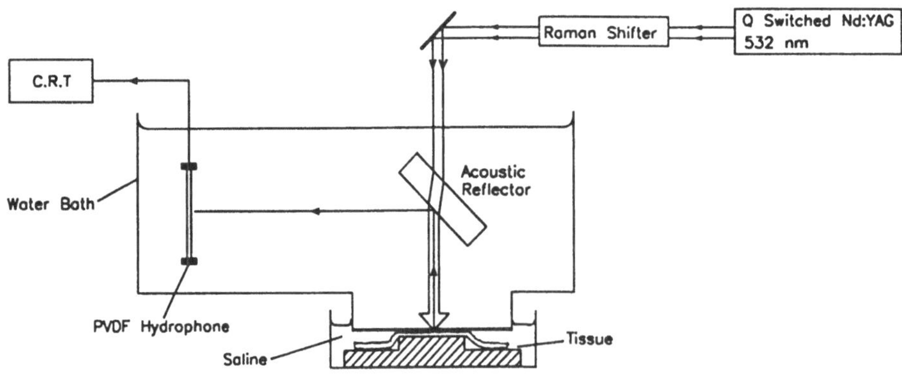

Figure 5. Measurement of thermoelastic waves in tissue.

The results of preliminary experiments (figure 6) show that thermoelastic waves generated by absorption of 461nm in certain types of atheromatous plaque differ from those generated in normal arterial tissue.

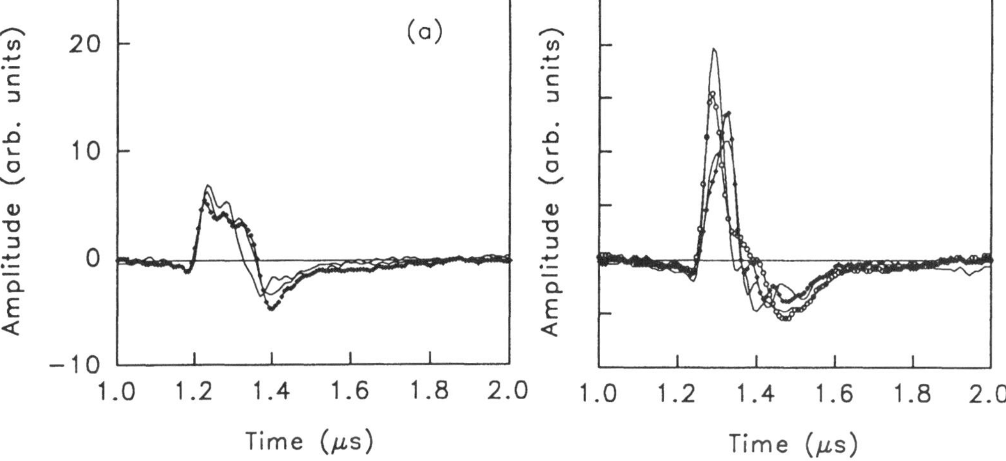

Figure 6. Thermoelastic waves generated in 4 areas of (a) normal aortic arterial tissue and (b) atheromatous plaque for λ=461nm, pulse energy=0.15mJ and beam diameter=4mm.

A difficulty encountered with this type of experiment is the wide variation in size and composition that atheromatous plaque may take. The selective absorption of light exploited in this technique is thought to be due to the constituents of the lipid-rich basal pool that is covered by a 'cap' of connective tissue making up the atherosclerotic lesion. These two components can vary between the one extreme of predominately lipids and a thin layer of connective tissue to the other where there is a small lipid content and the main bulk of the lesion is connective tissue. In both cases the clinical implications of partial or complete occlusion are the same.

An alternative or possibly complementary approach to generating thermoelastic waves within a shallow depth of the tissue is to identify a wavelength that penetrates the media to be absorbed in the adventitia where it generates a second thermoelastic wave. The time of arrival of this wave would enable the thickness of the arterial wall to be determined.

4. Conclusion

The type of photoacoustic spectroscopy described here is a potentially powerful tool for investigating biological tissue. It can provide information about the optical characteristics of the target in the temporal content of the thermoelastic wave. Measuring the time of arrival of subsurface reflections will provide information about the presence and composition of layers beneath the surface and beyond the optical penetration depth. Investigations into its role as a method of detecting atheromatous plaque continue with the aim of improving the efficacy and safety of laser angioplasty.

[1]   M.R.Prince, T.F.Deutsch, M.M.Mathews-Roth, R.Margolis, J.A.Parrish and A.S.Oseroff, "Preferential light absorption in atheroma in vitro", J.Clin.Invest., Vol 78, pp. 295-301, July 1986.

[2]   R.K.Al Dhahir, P.E.Dyer and Z.Zhu, "Photoacoustic studies and selective ablation of vascular tissue using a pulsed dye laser", Appl.Phys B51, pp. 81-85, 1990.

This work has been carried out with the support of the British Heart Foundation.

Photosensitization of Atherosclerotic Plaque

V. Vinduška, I. Dittert, V. Horáček, L. Juha, K. Koňák, J. Marek, J.
Partiš, M. Pavel, J. Stupka
Institute for Clinical and Experimental Medicine,
Vídeňská 800, P.O.Box.10, 140 00 Prague, Czech Republic

ABSTRACT

Model of arterial tissue was employed to elucidate basic principles
of photosensitization.

Tissue-like agar (TA) was found by comparing the optical properties
of atheromatous tissue with that of agar with different amounts of black
ink and talc. 1064 nm and 1300 nm light transmitted in direct and oblique
direction was measured. TA was further saturated with different amounts
of the ink and concentrations of 1, 6.25, 12.5, 25, 50 and 100% of the
ink in agar were achieved. In these samples we measured: 1. Ablation
threshold and temperatures in air and water. 2. Ablation thresholds in
the air for different fiber tip distances.

TA contained 6 g of talc and 1 ml of ink in 100 ml of agar.
Selectivity (given as TA to stained agar threshold ratio) increased with
concentration of the ink for 1064 nm. Selectivity for 1300 nm was always
lower. Temperature in adjacent tissue decreased insignificantly with
increasing concentration of the ink for 1064 nm. Ablation thresholds in
water were higher than that in the air and selectivity was higher, as
well. Inverse correlation between temperatures in adjacent tissue and
concentration was pronounced by liquid environment. Increased spot size
led to increase in ablation threshold but selectivity was similar for all
three fiber tip distances.

In conclusion: Selectivity of the laser ablation is achievable by saturation of the tissue with chromophore dyes. Higher absorption results in lower thermal damage of non-ablated tissue, especially in water. Selectivity in water is more pronounced than that in air. Selectivity was not influenced by the size of the laser spot in the investigated range.

In future, the main concern with this technique will be selective staining of the target tissue in vivo and ablation of calcified plaques.

INTRODUCTION

Exogenous chromophores have the capability to enhance atheromatous plaque ablation during laser angioplasty. Enhancement is caused by increased tissue absorption which leads to higher energy density and to exceeding of ablation threshold in larger volume (Fig. 1).

A number of dyes have been tested for their effect on the tissue absorption for lasers emitting at different wavelengths, but little is known about conditions governing this selectivity (2, 3).

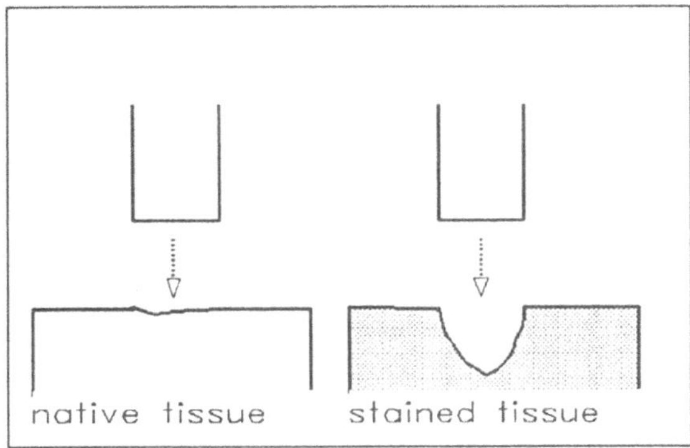

Fig. 1. Principles of fotosensitization.

This experiment was designed to elucidate some basic principles of exogenous chromophore selective laser ablation. The basic problem of the method - selective binding of the dye to the plaques - was neglected and, in order to achieve homogeneous and defined saturation of the tissue with a dye, a model of arterial tissue was employed .

METHODS

The model tissue consisted of agar, black ink and talc. Black ink had absorption at 2800 cm^{-1} and 1200 cm^{-1} for 1064 nm and 1300 nm, respectively. 2% agar solution (Oxoid) was warmed to subboiling temperatures. Then the other components were added.

Tissue-like agar (TA) was found by comparing the optical properties of atheromatous tissue with that of agar with different amounts of ink and talc. For this purpose, warm liquid agar was poured between glass plates held parallel by 0.6 mm thick spacers. The 0.6 mm thick slices of the atheromatous plaque were cut by a dermatome from cadaverous aorta and put into the same preparation. Laser light was transmitted by the 600 um core diameter silica fiber with the bare fiber tip kept perpendicularly to and in touch with the glass plate. Intensity of the light was measured behind the sample by a photodiode in forward (180°) and oblique (110°) direction

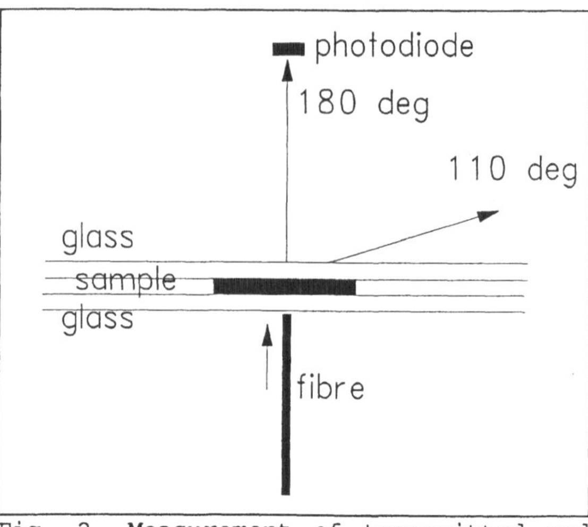

Fig. 2. Measurement of transmitted and scattered light.

(Fig. 2). Subthreshold intensities was used.

Tissue-like agar (TA) was found by comparing the optical properties of atheromatous tissue with that of agar with different amounts of ink and talc. Tissue-like agar was further saturated with ink in concentrations of 6.25, 12.5, 25, 50 and 100%.

Ablation threshold was measured with bare fiber tip (600 um core) kept vertically to the surface of agar. Ablative intensity was always found and laser power was stepwise reduced by 2 W until no melting of agar during the first 10 second of lasing was observed.

Thermal assessment included two main configurations - measurments of ablation thresholds and measurments of temperature in irradiated agar.

Temperature was measured by a thermocouple on the agar surface. The position of the thermocouple was just outside the laser beam (Fig. 3). The signal from the thermocouple was digitalized and stored by personal computer. The initiation of temperature measurement was synchronized with the start of lasing. Temperature was recorded five times in a second for 4 seconds. The preset power output was checked before and after each measurement by thermal powermeter.

We measured:

1. Ablation threshold in air with fiber tip 20 mm from the sample for 1064 and 1300 nm.

2. Temperatures in air - 1 sec pulse, 5 mm distance from tissue, 3.2 W for 1064 nm and 2 W for 1300 nm.

3. Ablation thresholds in water - fiber tip distance 5 mm, 1064 nm.

4. Temperatures in water - 1 sec, 5 mm distance, 16 W, 1064 nm.

5. Ablation threshold in the air for 1064 nm and 5, 10 and 15 mm fiber tip distances.

Selectivity was defined as TA to stained agar threshold ratio.

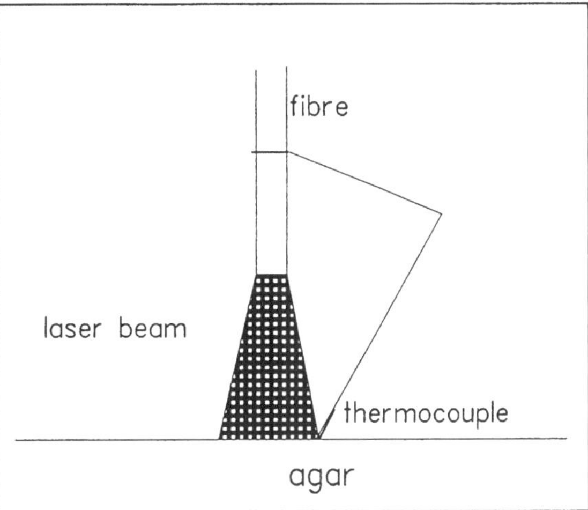

Fig. 3. Measurement of temperature. The thermocouple is placed on the surface of agar outside the laser beam.

RESULTS

Tissue-like agar consisted of 6 g of talc and 1 ml of black ink in 100 ml agar for both 1064 and 1300 nm wavelengths (Tab. 1).

Tab. 1. Transmitted (T) and scattered light (S) in plaque and agar.

1064 nm

concentration of ink [%]

		0	1	2	plaque
talc	4	97.4/68.2	93.2/64.8	85.6/62.0	88.0/72.2
[g/100 ml]	6	94.2/75.2	90.2/72.4	85.0/67.0	
	8	80.4/70.0	72.4/66.0	74.0/62.0	T/S [%/%]

1300 nm

concentration of ink [%]

		0	1	2	plaque
talc	4	45.0/16.3	32.5/7.5	21.3/5.2	23.7/11.25
[g/100 ml]	6	38.8/14.0	26.3/8.9	18.8/5.0	
	8	40.0/13.8	25.1/9.0	17.0/3.8	

Increasing concentration of ink led to ablation power threshold decrease in 1064 nm. The decrease was fast in the beginning slowing down toward larger content of ink, with no differences in high concentrations. The threshold/concentration dependence was similar for 1300 nm. The threshold for 1300 nm was lower in TA and slightly higher in saturated agar (Fig. 4).

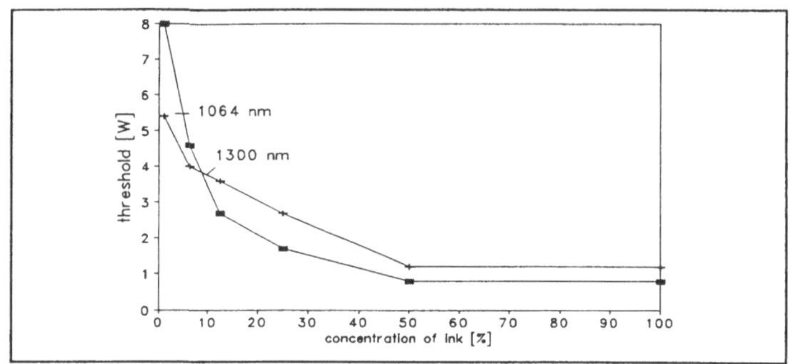

Fig. 4. Ablation thresholds in air with 20 mm fibre distance.

Selectivity was always higher for 1064 nm (Tab. 2).

Tab. 2. Selectivity in air with 20 mm fiber tip distance

		concentration of ink in TA agar [%]					
		0	6.25	12.5	25	50	100
selectivity	1064 nm	1.00	1.74	2.96	4.71	10.00	10.00
	1300 nm	1.00	1.35	1.50	2.00	4.50	4.50

TA - tissue-like agar

selectivity - TA to stained agar threshold ratio.

1 sec pulse irradiation of agar from 5 mm distance in air with 3.2 W, 1064 nm resulted in maximal temperatures reaching 28-30 °C. Increasing concentration of ink caused slightly lower temperatures (Fig. 5).

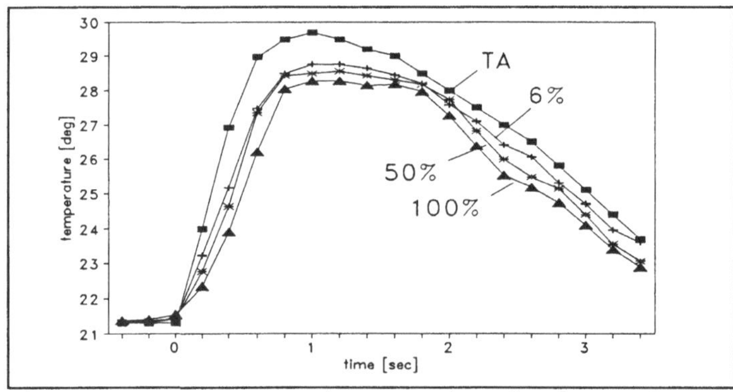

Fig. 5. Temperatures in agar in air for 1064 nm, 3.2 W, 1 sec pulse and d=5 mm. Increasing concentration of ink causes insignificantly lower temperatures.

Ablation thresholds in water decreased with increasing concentration of ink. 50 and 100% content of ink in agar resulted in coloring of water and thresholds were not measured. Power density thresholds were higher than those in air and selectivity was higher as well (Tab. 3).

Tab. 3. Impact of environment on selectivity

		ink concentration in TA [%]			
		0	6.25	12.5	25
threshold	water [W]	7	1.3	0.5	0.5
	water [W/ccm]	1.601	0.297	0.114	0.114
	air [W/ccm]	0.175	0.100	0.059	0.037
selectivity in water		1.00	5.39	14.00	14.00
selectivity in air		1.00	1.74	2.96	4.71

Lowering of temperature in surrounding agar in water with increasing concentration of ink was more evident than in air (Fig. 6).

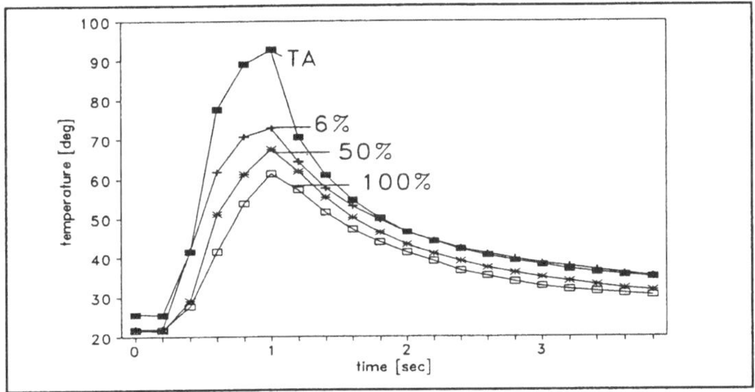

Fig. 6. Temperatures in agar in water for 1064 nm, 16 W, 1 sec pulse and d=5 mm. Temperature clearly decreases with increasing ink concentration.

Increasing spot size led to increased ablation threshold but selectivity was not influenced by the spot size in any ink concentration - Tab. 4.

Tab. 4. Impact of spot size on power threshold and selectivity.

	fiber tip [mm] distance	concentration of ink in TA [%]					
		0	6.25	12.5	25	50	100
threshold [W]	5	3.4	2	1.4	0.5	0.4	0.4
	10	5.8	4	2.6	1.2	0.6	0.6
	15	8	5	3	2.2	0.9	0.9
selectivity	5	1.0	1.7	2.4	6.8	8.5	8.5
	10	1.0	1.5	2.2	4.8	9.7	9.7
	15	1.0	1.6	2.7	3.6	8.9	8.9

DISCUSSION

Laser angioplasty has been recognized as an established treatment modality but, as short and long term results do not fully justify the high cost of laser equipment, some improvement in technique is still needed (1).

Great effort has been made to refine the laser beam aiming which helps to prevent artery wall perforation. Better aiming improves the primary success rate. In addition, more extensive debulking of arteriosclerotic lesion as result of better aiming, without the need of additional balloon stretching, might reduce restenosis rate as well. Vascular endoscopy, intra- and extravascular ultrasound and spectroscopy are investigated methods for better control of laser beam in the vessels (1).

Photosensitization is a fundamentally different method for selective plaque removal. Exogenous dye with high absorption for laser light, selectively deposited in the plaque, lowers ablation threshold and prevents the laser from ablating normal arterial wall. The problem of the method is obvious - selective plaque staining. Therefore, the hitherto existing experiments concentrated only on dyes with known affinity to the atheromatous tissue. Carotenoids are component of plaques and experiments proved that further selective saturation of plaques with betacaroten is feasible in man and results in greater efficiency of laser emitting in corresponding - 500 nm - wavelengths (2). Tetracycline absorbs ultraviolet light and, presumably because of its affinity for fat, binds selectively to atheromatous tissue. Also, tetracycline impregnation of the plaques leads to greater ablated volume in corresponding wavelengths (3). Photosensitization was proposed also for other laser applications - one of them being tissue welding (4).

This experiment was designed to elucidate photosensitization from physical point of view. Artificial tissue was chosen because it is otherwise difficult to achieve homogeneous and defined saturation of polymorphous atheromatous tissue with any dye.

TA optically matched to atheromatous tissue in both 1064 and 1300 nm.
The lower absorption of the ink did not manifest itself due to low concentration in agar. It can be expected that both scattering of atheromatous tissue and scattering caused by the talc decrease with increasing wavelengths. So can be explained the similarity of the tissue-like agar to atheromatous tissue at both investigated wavelengths.

The ablation threshold decreased with increasing concentration of ink and then plateau appeared at the low threshold. It is important that, at above a certain concentration, no additional benefit from dyeing can be expected. When compared to the ablation threshold at 1064 nm, the ablation threshold for 1300 nm was lower in low ink concentrations due to higher absorption of water in this region and higher with a high amount of ink because of lower absorption of ink at 1300 nm. We defined selectivity as TA to stained agar threshold ratio. The selectivity corresponds to the safety of laser ablation when stained tissue is ablated and the laser beam is accidentally directed on adjacent non-stained normal tissue.

Stained agar was compared with unstained atheromatous tissue. More correct for the purpose of selective ablation would be a comparison with native arterial wall but the difference between arterial wall and (especially white) plaque is not large and was neglected (5).

Selectivity for 1064 nm was higher than for 1300 nm. It is necessary, however, to take into consideration lower absorption of ink for 1300 nm. From this experiment, therefore, a conclusion in regards to better selectivity with a more penetrating wavelengths cannot be made. We can however suppose that higher penetration resulting in higher ablation threshold of native tissue will protect it better when atheromatous or other stained target tissue is ablated with subthreshold intensities.

At 1064 nm in air, an increasing concentration of ink caused lower temperatures in agar adjacent to irradiated area. This tendency was intensified by liquid environment. Power density thresholds in water were higher than those in air and selectivity was higher as well. This phenomena are caused by the different volume/surface ratio of heated tissue and good thermal conductivity of water.

Hemoglobin is transparent for 1064 nm and so the set-up with water is a good approximation for ablation in blood with 1064 nm light or for ablation with contact tip in any wavelength.

Some investigators propose, for different reason, replacement of blood with an artificial gas environment - i.e. with carbon dioxide. This replacement would be disadvantageous for selectivity.

Power density is usually stated instead of spot size and power used. Very small spot size displays, however, higher ablation threshold because of larger circumference which is more efficiently cooled and an influence of spot size on selectivity can be expected. In our experimental setting, selectivity was not influenced by the spot size in any ink concentration.

In conclusion, soft atheromatous tissue can be modelled by agar with black ink and grounded talc. Selectivity of the laser ablation is achievable by saturation of the tissue with chromophore dyes. Above certain concentrations, no additional benefit from dyeing should be expected. Laser light with higher penetration gives presumably better selectivity. Staining with absorbing dyes protect adjacent tissue from thermal damage. The transparent liquid environment intensifies selectivity and has an additive beneficial effect on thermal protection of adjacent tissue. Spot size had no effect on selectivity in the investigated range.

This conclusions do not pertain to calcified plaques having different thermal properties. Also, the main problem of the method - selective staining of the atheromatous plaque by non-toxic compound - is unsolved and remain to be of main concern in future.

ACKNOWLEDGMENT

This work was supported in part by a grant from The Schweppe Foundation. The author wishes to thank colleagues in his institution for technical assistance.

REFERENCES

1. S.S. Ahn, D. Eton, W.S. Moore , Endovascular surgery for peripheral arterial occlusive disease - a critical review., Ann Surg,Vol.216, pp.3-16, 1992.
2. M.R. Prince, G.M. LaMuraglia, E.F. Macnichol,Increased preferential absorption in human atherosclerotic plaque with oral beta carotene., Circulation, Vol.78,pp.338-344,1988.
3. D. Murphy-Chutorian, J. Kosek, W. Mok, S. Quay, W. Huestis, J. Mehigan, D. Profitt, R. Ginsburg, Selective absorption of ultraviolet laser energy by human atherosclerotic plaque treated with tetracycline.,Am.J.Cardiol., Vol.55, pp.1293-1297,1985.
4. M.C. Oz, S.K. Libutti, R.C. Ashton, J.F. Lontz, G.M. Lemole, R. Nowygrod , Comparison of laser-assisted fibrinogen-bonded and sutured canine arteriovenous anastomoses., Surgery,Vol.112,pp.76-83,1992.
5. M.J.C. vanGemert, R. Verdaasdonk, E.G. Stassen, G.S. Schets, G.H. Gijsberg, J.J. Bonnier, Optical properties of human blood vessel wall and plaque., Lasers Surg Med,Vol.5 ,pp.235-237,1985.

Lithotripsie / Lithotripsy

Fragmentation Mechanisms of Current Laser Lithotriptors

K. Rink, G. Delacrétaz and R. P. Salathé
Laboratoire d'optique appliquée
Ecole Polytechnique Fédérale de Lausanne, 1015 Lausanne, Switzerland

Introduction

Until now Q-switched Nd:YAG, flash lamp pumped dye and Alexandrite lasers have been used clinically for laser lithotripsy. Although the fragmentation of calculi is obtained for all lithotriptors by laser induced mechanical stresses, different fragment sizes and fragmentation efficiencies have been observed. In this work the effect of the pulse duration and pulse shape on the fragmentation processes is studied. Our results explain for the first time the physical basis of the observed differences in the fragmentation processes induced by current laser lithotriptors.

Material and Methods

Mechanical stresses are observed for three laser systems, a Q-switched Nd:YAG laser lithotriptor (Lasag AG) with a pulse duration of 16 ns, a self made flash lamp pumped dye laser lithotriptor with a pulse duration of 2.5 μs at a wavelength of 596 nm and a modified Q-switched Nd:YAG Laser (Lasag AG) with a pulse duration between 100 ns and 1 μs, comparable to that of the Alexandrite laser. Shock wave occurrence and strength are observed by measuring the pressure transients with a PVDF needle probe hydrophone, placed 4 to 6 mm away from the laser interaction zone. Mechanical stresses and fragmentation occurrences are detected by recording the transmission loss of target optical fibers exposed to the shock waves. Simultaneous recording of the pressure signals and the transmission losses allows a direct correlation of the mechanical stresses and pressure transients. A detailed description of the experimental set up can be found elsewhere [1, 2].

Results

In figure 1 the simultaneous recording of the pressure and the target fiber transmission is shown for the dye laser and the 100 ns pulse duration Nd:YAG laser. Both pressure recordings are characterized by a first transient simultaneous with the laser pulse, due to the plasma expansion, and a second transient launched some hundreds of microseconds later. This second transient, which is observed 620 μs and 509 ns later for the dye and the Nd:YAG respectively, is due to the collapse of the cavitation bubble following the plasma expansion. Note that the strength of the pressure transient at the collapse depends on the cavitation bubble lifetime and is larger for the dye. The third transient observed later corresponds to a further collapse of the

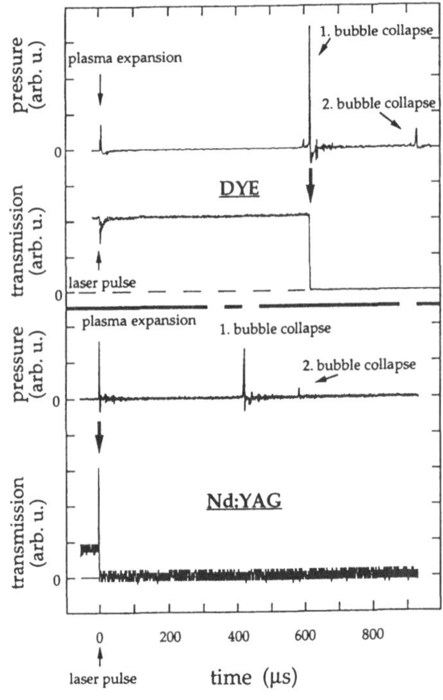

Fig. 1. Simultaneous recordings of pressure transients and target fiber transmission signal for 2.5 µs and 100 ns laser pulses. The increased transmission signal on the lower trace is an artifact due to an imperfect blocking of the Nd:YAG radiation.

oscillating cavitation bubble. The upper pressure trace is characteristic for the dye laser. It shows the strongest pressure transient at the collapse of the bubble. This is confirmed by the transmission signal, which shows a breaking of the fiber in response to the bubble collapse. For the 100 ns Nd:YAG pulse, the plasma induced transient is stronger than the corresponding one observed for the dye laser. It is followed by

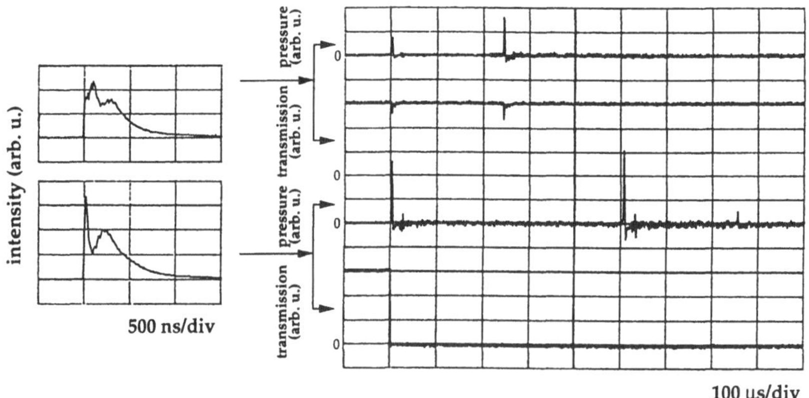

Fig. 2. Effect of the laser pulse shape on the generated pressure transients and on the target fiber transmission signal for a 390 ns Nd:YAG pulse. For a 30 mJ pulse without initial spike (upper left) the strongest transient is due to the bubble collapse (upper two traces right), although both transients are too weak to fragment the fiber. For a pulse of same energy (lower left) with an initial spike, fragmentation occurs after the first transient (lower two traces right).

a bubble collapse transient of the same amplitude. In this case the much stronger plasma expansion pressure transient broke the fiber.

The intermediate pulse duration range has been investigated with the modified Nd:YAG laser. Results for pulse duration of 390 ns and 900 ns are shown in figure 2 and 3 respectively. The two upper traces on the right of figure 2 show the pressure and transmission signals induced by a 390 ns laser pulse without a leading spike. In this case the strongest pressure transient and stress on the fiber are induced by the cavitation bubble collapse. The 30 mJ pulse energy is not sufficient to break the fiber. Further increase of the pulse duration up to 900 ns (figure 3) leads to a decrease of the strength of the plasma expansion transient. The pressure transient ratio is then comparable with the one observed for the dye laser.

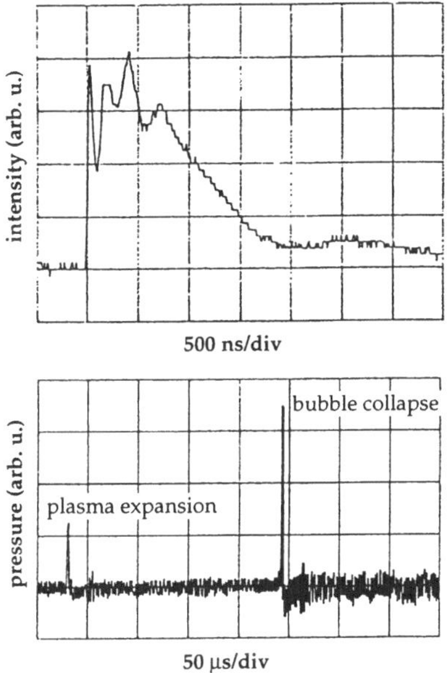

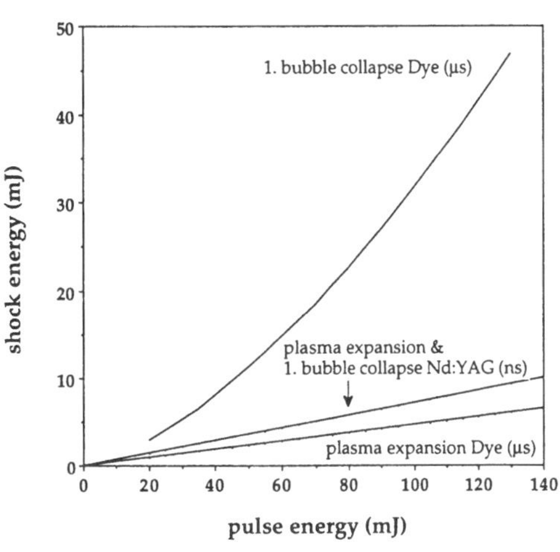

Fig. 3. Pressure transients induced by a 900 ns and 36 mJ Nd:YAG laser pulse.

Fig. 4. Shock energy dissipated by the pressure transients as a function of the laser energy for a Dye laser (2.5 µs) and a Nd:YAG laser (16 ns).

The effect of a pulse including a strong leading spike on the strength of the pressure transients is shown on the two lower traces of figure 2. At the same energy stronger transients are observed, both for the plasma expansion and the first collapse. Accordingly the fiber breaks during the plasma expansion. Also note the longer collapse time, due to a bigger cavitation bubble size with a longer lifetime (510 µs with the leading spike instead of 245 µs).

Figure 4 shows the shock wave energy E_S as a function of the laser pulse energy. The shock wave energy is determined from pressure measurements using the equation [3]:

$$E_S = k \int_0^{t_p} p(t)^2 dt$$

where k is a constant, t_p is the pressure transient duration and p is the measured pressure. The energy of the plasma expansion shock increases linearly with the pulse energy. A slightly higher slope is observed for the 100 ns-laser pulses compared to the 2.5 µs dye laser pulses in response to the shorter duration and steeper shape of the ns-laser pulse. For the 100 ns-pulse the bubble collapse shock energy has the same characteristics as that of the plasma expansion. On the contrary for the 2.5 µs dye laser pulses, the collapse shock energy grows at a much greater rate with the 3/2 power of the laser pulse energy. This much more efficient laser energy transfer into the cavitation bubble for µs pulses leads to the conversion of up to 30 % of the laser energy into shock energy at the bubble collapse for 100 mJ pulses. This has to be compared with the energy dissipated during the other transients, which represents each only 5 to 8 % of the laser energy.

Our results explain for the first time the physical basis of the observed differences in the fragmentation processes induced by current laser lithotriptors. The striking discovery is the more important impact of the laser induced cavitation bubbles on the fragmentation process for microsecond laser pulses as previously stated [4]. Our fiber experiment has shown unambiguously that microsecond laser pulses fragment stones in response to the cavitation bubble collapse. On the other hand, the plasma expansion shock has only minor effects. Thus, the very high fragmentation efficiency of flashlamp pumped dye laser lithotriptors originates from their potential to generate large cavitation bubbles [5].

Nanosecond to hundred nanoseconds laser pulses are already able to fragment targets due to the plasma expansion on the contrary. Cavitation is able to destroy further the target according to the observed comparable strength of both pressure transients. However, the available shock energy is much smaller for both transients, and leads to the smaller damage extension and the smaller fragment sizes reported for the Nd:YAG laser lithotriptors.

For intermediate pulse duration a progressive transition from plasma expansion dominated fragmentation processes to cavitation dominated fragmentation processes is observed. In this point of view, the Alexandrite laser represents an intermediate case with weaker plasma expansion shocks than the Q-switched Nd:YAG and smaller cavitation bubbles than the dye laser.

Target fiber fragmentation by the plasma expansion pressure transient as a function of the width and shape of the laser pulse demonstrates the major incidence of the slope of the laser power pulse compared to its total intensity. This leads to a lower threshold for the target fiber fragmentation at the shorter pulse duration.

Finally the higher fragmentation efficiency of microsecond duration laser pulses is due to an increased energy transfer into shock energy as compared with other regimes. This strong energy transfer seems directly related to the interaction time of the laser pulse and the induced expanding plasma (i.e. an optimal temporal and spatial overlap of the laser pulse and expanding plasma). This interpretation is supported by the measured bubble wall expanding speed.

In conclusion, flashlamp pumped dye lasers and more generally some microseconds pulse duration lasers will remain the more efficient laser lithotriptors, because of their unique ability to form large cavitation bubbles, which are most suited to fragment ureteral stones in pieces of millimeter sizes.

References
1. K. Rink, G. Delacrétaz, R.P. Salathé, Appl. Phys. Lett. **61**, 258 (1992).
2. K. Rink, G. Delacrétaz, R.P. Salathé, Appl. Phys. Lett. **61**, 2644 (1992).
3. R.H. Cole, Underwater Explosions, Princeton University Press, (1948).
4. P. Teng, N. S. Nishioka, R. R. Anderson, T. F. Deutsch, IEEE J. Quant. El. **QE 23**, 1845 (1987).
5. K. Rink, G. Delacrétaz, R.P. Salathé, Fortschritte in der Akustik, DAGA 93, 325 (1993).

Untersuchung zur Steigerung der Fragmentationseffizienz BZGL. Pulsform und Frequenzverdopplung mit dem µs-Alexandritlaser

R. Brinkmann, K. Fretwurst
Medizinisches Laserzentrum Lübeck GmbH, Peter-Monnik-Weg 4, 23562 Lübeck

Kurzfassung

Im Rahmen der Laserlithotripsie wurden mit einem in den µs-Zeitbereich pulsverlängerten Q-switch Alexandritlaser Untersuchungen zur Optimierung der zeitlichen Laserpulsform hinsichtlich Fragmentationsrate und -effizienz an natürlichen und künstlichen Steinen durchgeführt. Bei der Addition der frequenzverdoppelten Strahlung zur Grundwellenlänge wurde die Desintegration von im roten Spektralbereich nur schwach absorbierenden Steinen untersucht. Es zeigte sich, daß eine zeitlich rechteckige Pulsform sowohl hinsichtlich minimalen Faserabbrands als auch hoher Fragmentationsrate von Vorteil ist. Durch Beimischung von UV-Energie zur fundamentalen Wellenlänge konnte bei fast allen Steinen die Plasmazündschwelle gesenkt und dadurch die Fragmentationseffizienz gesteigert werden. Insbesondere bei Parotissteinen wurde durch die UV-Strahlung der optische Durchbruch initiiert und damit die Fragmentation dieser Steine erst ermöglicht.

Einleitung

In der laserinduzierten Schockwellenlithotripsie (LISL) hat sich nach heutiger Erfahrung der blitzlampengepumpte Farbstofflaser, aufgrund seiner Emissionspulslänge von 1-3 µs, weitgehend durchgesetzt. Diese Pulslänge ermöglicht den Einsatz dünner, flexibler Quarzglasfasern mit Durchmessern von 200-400 µm im direkten Faser-Steinkontakt unter Vermeidung des bei kürzeren Pulslängen auftretenden, sogenannten Faserabbrands. Dieser wurde bereits frühzeitig beim Alexandritlaser für Pulslängen von 400-500 ns beschrieben [Strunge, Tschepe], und das Eindringen von Fasersplittern in das Harnleitergewebe nachgewiesen [Strunge]. Ein weiterer Vorteil des Farbstofflasers ist die Möglichkeit einer Stein/Gewebe Detektions- und Abschaltmöglichkeit [Engelhardt 1]. Mit dem am MLL entwickelten µs-Alexandritlaser besteht die Möglichkeit, die Laserpulslänge sowie die zeitliche Form der Pulse über weite Bereiche (50ns-3µs) variieren und somit die optimale Pulsform zur Steindesintegration unter Vermeidung von Faserabbrand generieren zu können [Engelhardt 2].

Material und Methode

Anhand eines Steinmodells (Bimsstein, Bimssteinfabrik Gamberg), ausgewählt nach den Kriterien etwa vergleichbarer Fragmentationsraten wie die natürlicher Konkremente, wurden mit dem in Abb. 1 dargestellten Experimentalaufbau für drei verschiedene Pulsformen (Abb. 2) die Plasmazündschwellen, Fragmentationsraten und der Faserabbrand untersucht. Für bestimmte Parameter wurden im Anschluß natürliche Steine zur Desintegration herangezogen. Abb. 1 zeigt den Alexandritlaser mit der Möglichkeit zur Frequenzverdopplung (SHG) der Strahlung (BBO-Kristall). Ein geringer Teil der Pulsenergie wurde direkt hinter dem Laser auf Photodiode 1 ausgekoppelt. An Strahlteiler 1 wurden die beiden Wellenlängen getrennt, wobei die fundamentale Wellenlänge (750 nm) variabel abgeschwächt werden konnte. Über Strahlteiler 2 wurden beide Wellenlängen wieder vereinigt und in eine 250 μm AS-Quarzfaser (Ceram Optec) eingekoppelt. Durch den Abschwächer für die Grundwellenlänge konnte die Pulsenergie des Alexandritlasers variiert werden, wobei der Laser als solches immer mit 5 Hz Pulsfolgefrequenz und einer Pulsenergie von 100 mJ betrieben wurde. Die verwendete UV-Pulsenergie war über die Einstellung des Phasematchingwinkels des frequenzverdoppelnden Kristalls regelbar. Dieser Aufbau ermöglichte über weite Bereiche beliebige Verhältnisse der Laserpulsenergien beider Wellenlängen zueinander.

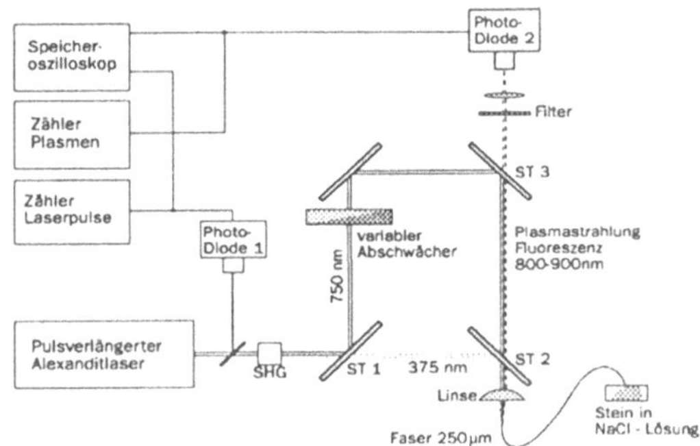

Abb.1 experimenteller Aufbau

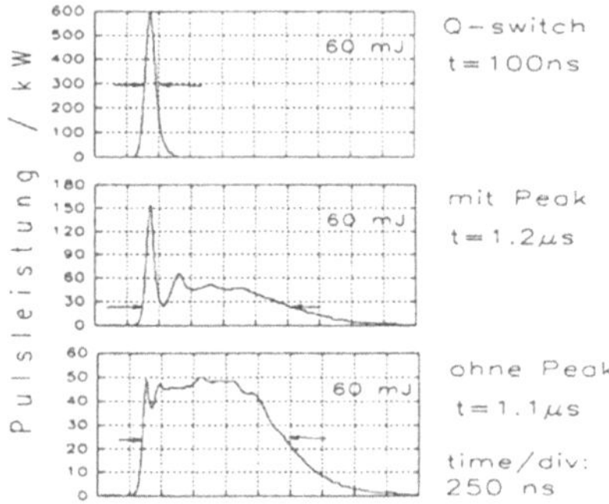

Abb.2 untersuchte Pulsformen

Die Strahlteiler 2,3 waren mit dielektrischen Schichten jeweils unter 45° hochtransmittierend für den Wellenlängenbereich größer 800 nm (zur Fluoreszenzdetektion) sowie mit einer ca. 50%-tigen Transmission zwischen 400 und 700 nm (zur Detektion der "weißen" Plasmastrahlung) versehen, über die das vom Stein bzw. Plasma durch die Faser zurückkommende Signal mit Photodiode 2 detektiert wurde. Zur weiteren Verbesserung des Signal/Rausch-Verhältnisses wurden zusätzlich verschiedene Filterkombinationen verwendet. Die Signale der Photodioden 1 und 2 (FND 100) wurden mit einem digitalen Speicheroszilloskop (Gould 4070) aufgenommen. Mit Zählern wurden jeweils die Zahl der emittierten Laserpulse sowie die Anzahl der erzielten Plasmen bei Überschreitung einer definierten Schwelleistung zur Triggerung registriert.

Das distale Ende der Quarzfaser wurde mit bestimmtem Auflagegewicht (10 g) auf den sich in einer NaCl- Lösung befindlichen, wattiert gelagerten Stein aufgesetzt. Der Modellstein wurde jeweils nach der Behandlung in definierter Weise gewogen, und aus der Differenz der Massen vor und nach der Bestrahlung die Fragmentation bestimmt. Für die Fragmentationsuntersuchungen an den natürlichen Konkrementen, wurde eine subjektive Bewertungsskala für die Desintegrationsratesrate benutzt.

Ergebnisse

Zunächst wurden für den Modellstein die Pulsenergien bzw. Bestrahlungsstärken zur Zündung eines laserinduzierten Plasmas bestimmt. Diese Schwellwerte, definiert als 50%- ige Wahrscheinlichkeit zur Erzeugung eines Plasmas, wurden jeweils ermittelt aus der Zahl der Plasmen zur Zahl der Laserpulse. Für den 100 ns Q-switch Puls liegt die ED50 Schwelle bei ca. 8 mJ Pulsenergie (16 J/cm²), für die verlängerten Pulse etwa bei dem doppelten Wert von 16 mJ (32 J/cm²). Für den reinen UV-Q-switch Puls wurde eine ED50 Schwelle von ca. 6 mJ (12 J/cm²) ermittelt. Den μs-Pulsen wurden des weiteren 4 mJ UV-Laserlicht beigemischt, wodurch die ED50 Plasmaschwelle um ca. 2 mJ auf 14 mJ (28 J/cm²) reduziert wurde.

Zur Bestimmung der Fragmentationsrate wurden nur die µs-Pulse benutzt, da die Faserfragmentation für die 100 ns Q-switch Pulse zu hoch war (vgl. Abb. 4). In Abb. 3 ist die erzielte Steinfragmentationsrate aufgetragen, wobei ersichtlich wird, daß der Steinabtrag für die Pulsform mit Anfangsüberhöhung bei gleicher Pulsenergie um ca. 30% niedriger ist als beim reinen Rechteckpuls. Die Ursachen hierfür liegen im gesteigerten Faserabbrand, induziert durch die Leistungsspitze des Pulses mit Anfangsüberhöhung, wie durch Abb. 4 verdeutlicht wird: Beim Phänomen des Faserabbrands zündet das entstehende Plasma nicht zwischen Stein und Faserende, sondern in der Glasfaser selbst. Eine erhebliche Energie wird hierbei für das Sprengen der Faserspitze benötigt, das letztlich der Steindesintegration fehlt. Für den 100 ns Q-switch Puls beträgt die Faserfragmentationsschwelle ca. 120 MW/cm², der Faserabbrand bei einer Pulsenergie von nur 18 mJ beträgt bereits 70 mm pro 500 Pulse. Für die verlängerten µs-Pulse liegt die Schwelle bei ca. 100 MW/cm² für die Pulsform mit Anfangspeak und bei ca. 75 MW/cm² für den Rechteckpuls.

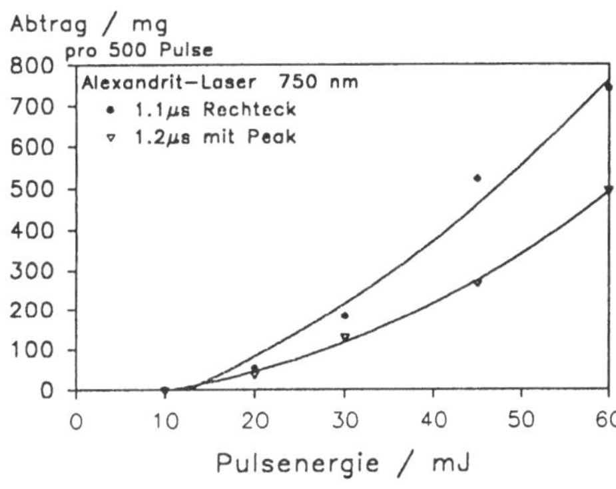

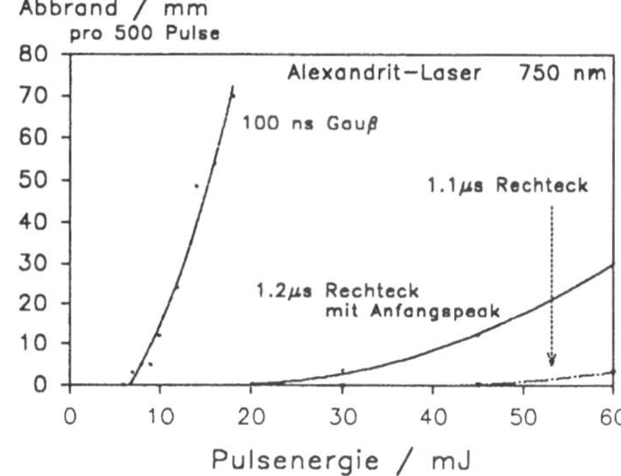

Abb.3 Fragmentationsrate, Modell: Bimsstein   Abb.4 Faserabbrand

Abbildungen 5 zeigt die in vitro Fragmentationsergebnisse von Harnleiter-, Gallen- und Parotissteinen mit dem während der Fragmentation auftretenden Faserabbrand für zwei verschiedene Energien und Pulsformen. Die Steindesintegration wurde nicht quantitativ ermittelt, da die teilweise geringe Größe der Konkremente ausgedehnte Meßreihen nicht erlaubt hat, sondern qualitativ wie folgt bewertet: "0": keine Fragmente, "5": Fragmente kleiner 1 mm und "10": schnell und gezielt fragmentierbar. Für den 100 ns Q-switch Puls von 25-40 mJ waren im Mittel alle Steinarten schwach fragmentierbar, jedoch ergab sich ein immenser Faserabbrand. Die Verwendung noch höherer Pulsenergien schloß sich aus diesem Grund aus.

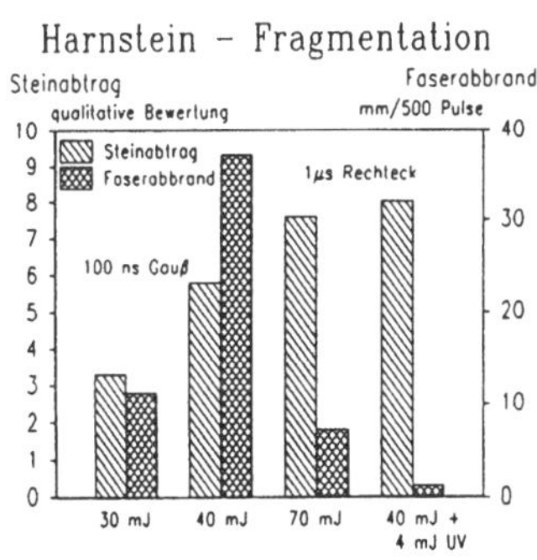

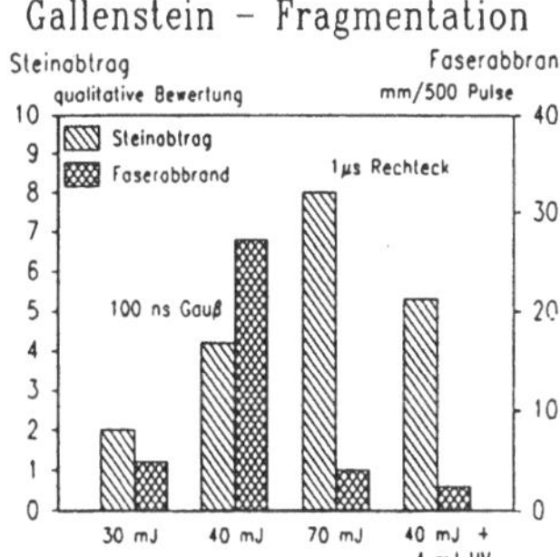

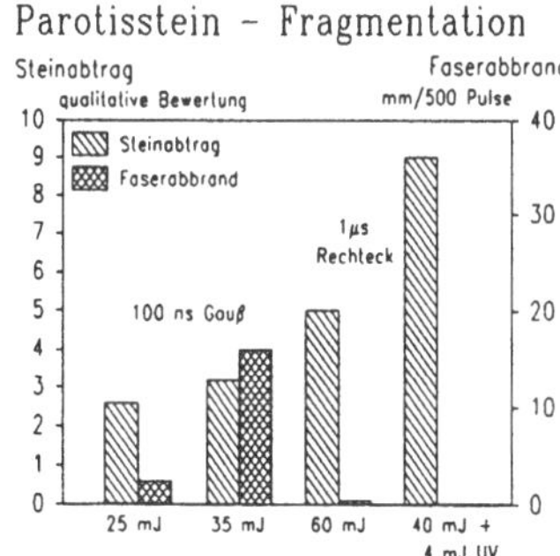

Abb. 5

Für den auf 1 μs verlängerten Rechteckpuls ergibt sich für alle Steine, aufgrund der höheren verwendeten Energie, auch eine höhere Steindesintegration bei gleichzeitig auf ein Minimum gefallenen Faserabbrands. Durch zusätzliche UV-Beimischung (4 mJ bei 375 nm), aber wieder abgesenkter Grundwellenenergie (40 mJ), konnten sämtliche Parotissteine gezielt ohne Faserabbrand fragmentiert werden. Auch bei den vermessenen Harnsteinen ergab sich eine gesteigerte Fragmentationseffizienz bei deutlicher Abnahme des Faserabbrands. Lediglich die sehr harten Gallensteine, wo hohe Pulsenergien zur Fragmentation notwendig sind, waren mit dieser Energiekombination nicht stärker desintegrierbar.

Die Intensität der laserinduzierten Fluoreszenz der Steine im Wellenlängenbereich 800-900 nm, angeregt mit 750 nm, war bei den Harn- und Gallensteinen etwa 30% größer als bei der zum Vergleich untersuchten Anregung mit 595 nm (Dye-Laser, Rhodamin 6G), lediglich bei den Parotissteinen waren die Intensitäten nahezu gleich.

Diskussion

Die Untersuchungen zur Pulsformung ergaben deutlich, daß bei gleicher Pulsenergie eine zeitliche näherungsweise rechteckige Pulsform die höchste Fragmentationseffizienz zu erzielen ist. Dieses begründet sich im wesentlichen mit der Vermeidung des Faserabbrands durch Unterdrückung hoher Pulsleistungen, da ansonsten nicht unerhebliche Energien für die Faserfragmentation abgezweigt werden. Die Messungen hierzu ergaben, daß der Faserabbrand im wesentlichen eine Funktion der Energieflußdichte ist. Für den 100 ns Puls wurde eine Schwelle von ca. 120 MW/cm² ermittelt, mit leicht fallender Tendenz zu längeren Pulsen. Für einen zeitlichen rechteckigen Pulsverlauf von 1,1 μs wurde bei einer Pulsenergie von 60 mJ nur noch 3 mm Faserabbrand auf 500 Pulse ermittelt.

Des weiteren konnte durch geringe UV-Beimischung (4 mJ) die im UV weit stärkere Absorption der Konkremente gegenüber dem sichtbaren und nahen IR-Bereich ausgenutzt werden, um die Zündschwelle zur Plasmabildung signifikant abzusenken. Hierdurch erfolgt der optische Durchbruch früher, und es steht mehr Energie zur Einkopplung ins Plasma, d.h. letztlich zur Steindesintegration, zur Verfügung. Besonders für die im nahen IR sehr schwach absorbierenden Parotissteine, wo selbst mit Pulsenergien von 60 mJ keine 100%-ige Plasmazündung zu erzielen war, konnte so erst eine wirkungsvolle Desintegration initiiert werden.

Der Einsatz eines Stein/Gewebe-Detektions- und Abschaltsystems sollte nach den vorliegenden, gemessenen Fluoreszenzintensitäten problemlos möglich sein, das Signal zu Rausch Verhältnis ist für Harn- und Gallensteine sogar deutlich größer als für die kürzerwellige Dye-Strahlung.

Mit dem μs-Alexandritlaser und den Möglichkeiten zur Pulsformung, Frequenzverdopplung sowie Stein/Gewebe-Detektion steht dem Farbstofflaser ein leistungsfähiges, teilweise überlegenes Festkörper-Laser-Lithotripsiesystem gegenüber.

Literatur

Tschepe J., Gundlach P., Hopf J., Leege N., Müller G., Scherer H., Lasermedizin (7), 162-166(1991)
Strunge C., Brinkmann R., Flemming G., Engelhardt R., Lasers in Surgery and Medicine, 11:183-187(1991)
Engelhardt E., Meyer W., Oehlert P., Thomas S., Laser und Optoelektronik 20(4),1988:36-39
Engelhardt E., Brinkmann R., Meyer W., Laser und Optoelektronik 21(6),1989:56-61

Untersuchungen zur Verbesserung der Fragmentierungseffizienz bei der Laser-Lithotripsie mit Mikrosekundenimpulsen

M. Rudhart, A. Hirth
Deutsch-Französisches Forschungsinstitut Saint-Louis ISL
5, rue du Général Cassagnou
F-68301 Saint-Louis Cedex

Die physikalischen Wirkmechanismen bei der Laser-Lithotripsie mit Mikrosekunden-impulsen von Farbstofflasern wurden bereits von IHLER /1/ untersucht. Dabei wurde folgendes Prinzip festgestellt:

- Die Laserstrahlung wird auf der Oberfläche des Steines absorbiert. Durch die rapide lokale Temperaturerhöhung zündet zwischen Faser und Stein ein Plasma.
- Die Plasmaexpansion erzeugt eine Schockwelle (Primärimpuls), die in den Stein eingekoppelt wird und dort für eine gewisse Fragmentierungswirkung verantwortlich ist.
- Durch die Temperaturerhöhung verdampft außerdem eine kleine Menge der Flüssigkeit, die den Stein umgibt. Dieser Dampf dehnt sich aus und bildet so eine sog. hemisphärische Kavitationsblase, die einen Durchmesser von bis zu 10 mm und eine Lebensdauer von etwa 800 µs erreichen kann.
- Der statische Druck der umgebenden Flüssigkeit läßt die quasi-leere Blase wieder kollabieren, wobei eine zweite Schockwelle (Sekundärimpuls) entsteht. Auch diese Schockwelle bewirkt eine weitere Fragmentierung des Steins.

Die ganzen Vorgänge sind jedoch davon abhängig, ob der Stein das Laserlicht ab-sorbieren kann. Ist dies nicht der Fall, z. B. bei Steinen mit weißer oder heller Oberfläche, so wird keine Plasmazündung initiiert, und die oben beschriebenen Vorgänge laufen nicht ab; d.h. der Stein kann nicht fragmentiert werden.
Dieses Problem lösten wir dadurch, daß wir zwischen distalem Faserende und Stein eine Absorberflüssigkeit einbrachten. Die Faser bleibt dabei praktisch in direktem Kontakt zum Stein. Wir benutzten Kaliumbichromat ($Cr_2O_7K_2$) in wäßriger Lösung (Konzentration 20 g/l bis 160 g/l). Diese Lösung hat den Vorteil, daß sie bei der von uns benutzten Laserwellenlänge von 504 nm (Coumarin 314) einen hohen Absorptionskoeffizienten besitzt und gleichzeitig im Wellenlängenbereich oberhalb 550 nm ein Transmissionsfenster offen läßt, das es uns erlaubt, die

174

Kavitationsvorgänge zu fotographieren. Kaliumbichromat ist jedoch wegen seiner Toxizität für die klinische Anwendung sicher ungeeignet.

Das Licht wird jetzt also nicht mehr auf der Steinoberfläche sondern im Volumen der Kaliumbichromatlösung absorbiert. Dies hat nicht nur den Vorteil, daß die Plasmazündung unabhängig von der Farbe des Steines stattfindet und die oben beschriebenen Vorgänge zuverlässig ablaufen, sondern auch daß sämtliche Vorgänge wesentlich reproduzierbarer und damit auch besser beobachtbar sind.

Es lassen sich jetzt sogar freie Kavitationsblasen erzeugen, d.h. sphärische Blasen, die in der Absorberlösung ohne die Anwesenheit eines Steines oder sonstigen Targets entstehen. Diese Blasen sind vergleichbar jenen, die bereits früher mittels eines fokussierten Neodym:YAG- oder Rubin-Lasers in Wasser erzeugt wurden (zuerst dokumentiert und untersucht von LAUTERBORN /2/ und später von VOGEL /3/). Die freien Kavitationsblasen und ihr Kollaps bildeten bis jetzt das Hauptobjekt unserer Untersuchungen.

Kollabiert eine Kavitationsblase in quasi-unendlich ausgedehnter Flüssigkeit, bleibt sie bis zu ihrem vollständigen Zerfall sphärisch. Diese Art des Kollapses wurde von uns beobachtet und dokumentiert. Interessanter ist jedoch der Fall, wenn der Kollaps in der Nähe einer unendlich ausgedehnten Grenzfläche stattfindet. Dann bildet sich nämlich ein sogenannter Kavitationsjet aus. Dieser Jet ist ein dünner Wasserstrahl, der in die Blase von ihrer der Grenzfläche abgewandten Seite her eindringt, die Blase durchtritt und auf der der Grenzfläche zugewandten Seite wieder austritt. Der Jet prallt dann schließlich auf der Grenzfläche auf und erzeugt dort eine punktuelle Druckwirkung. In verschiedenen Anordnungen (Höhe der Blase über der Grenzfläche) wurden von uns Jets fotographisch dokumentiert. Abbildung *1* zeigt einen sehr schön ausgeprägten Jet; die Grenzfläche befindet sich unten, und die Fotographierrichtung liegt parallel zur Grenzfläche. Etwas plastischer erscheint der Jet bei einer Fotographierrichtung schräg von oben (Abbildung *2)*.

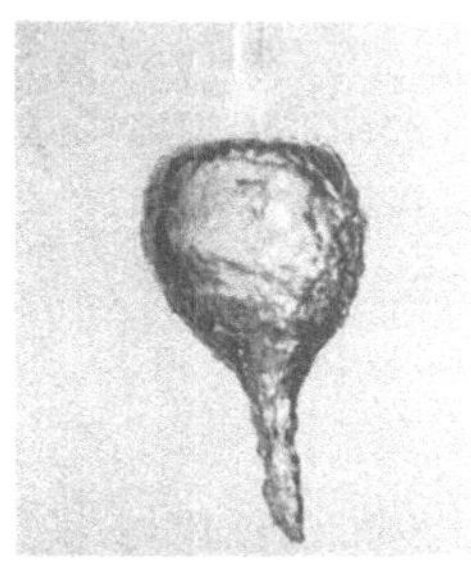

Abb. 1: Kavitationskollaps mit Jetformation;
parallele Beobachtungsrichtung

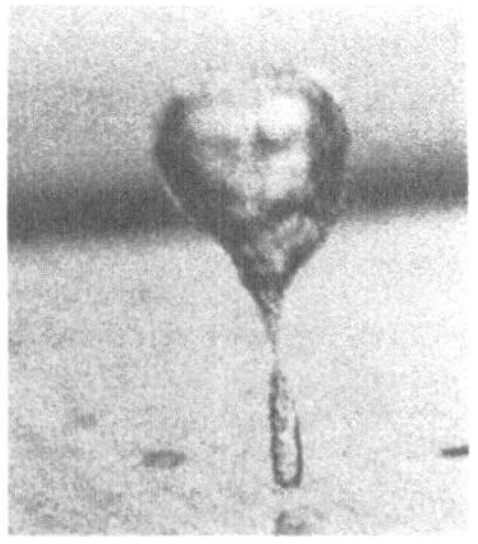

Abb. 1: Kavitationskollaps mit Jetformation;
schräg von oben beobachtet

Ob diese Beobachtungen des Jets auch Auswirkungen auf die Anwendung der Laser-Lithotripsie haben, läßt sich im Moment noch nicht beurteilen. Druckmessungen mit einem Nadelsondenhydrophon, wie von IHLER /1/ durchgeführt, sind bei einer solchen Anordnung wenig sinnvoll, da die punktuelle Druckwirkung des Jets auf den Stein so nur unzureichend gemessen werden kann.

Zukünftige Vorhaben in diesem Zusammenhang:
- Die bisher nur qualitativ festgestellte Erhöhung der Fragmentierungseffizienz bei der Verwendung einer Absorberflüssigkeit muß noch quantitativ belegt werden.
- Die Wirkung des Jets auf einen Stein soll bestimmt werden. Dazu wird an einem standardisierten Steinmodell die Fragmentierungswirkung der verschiedenen Jetkonfigurationen getestet und mit der Fragmentierungswirkung einer hemisphärischen Kavitationsblase verglichen werden.
- Der Anteil der verschiedenen Wirkmechanismen (thermische Effekte, Primärimpuls und Sekundärimpuls) soll untersucht werden.

Literatur:
/1/ Ihler, B. Laser-Lithotripsie; Untersuchung der in-vitro Fragmentierung mit Mikrosekunden-Impulsen. Dissertation Universität Karlsruhe (1992)
/2/ Lauterborn, W. Kavitation durch Laserlicht; Acustica Vol 31, No. 2 (1974) S.51-78
/3/ Vogel et al. Cavitation Bubble Dynamics and Acoustic Transient Generation in Ocular Surgery with Pulsed Neodym:YAG Lasers. OPHTALMOLOGY, Vol. 93, No. 10, October 1986

Alexandrit-Laserlithotrypsie von Gallenblasensteinen - Wirksamkeit und Gewebeverträglichkeit

M. Mazuch, R.Schumacher, C. Jakobeit, L. Greiner
Medizinische Klinik A, Klinikum Wuppertal Barmen
Heusnerstraße 40, 5600 Wuppertal 2

EINFÜHRUNG

Die nicht-operative Behandlung der Cholezystolithiasis - mittels oraler Lyse, ESWL oder lokaler Äther-Lyse - war bisher auf die Behandlung reiner Cholesterinsteine beschränkt. Sogenannte Mischsteine der Gallenblase sind diesen Verfahren nicht zugänglich. Das Bestreben verschiedener Arbeitsgruppen ist seit einiger Zeit darauf gerichtet, gepulste Lasersysteme, die bereits in der Behandlung von Nieren- und Harnleitersteinen Anwendung finden (1,2), für die Therapie der Cholelithiasis nutzbar zu machen (3,4).
Untersucht wurde von uns die Frage der Zertrümmerbarkeit von Gallensteinen mittels eines Alexandrit-Festkörperlasers,die Frage der zu erwartenden Gewebeaffektion an Gallenblasenwänden sowie die Entwicklung eines sicheren Zugangswegs zur Gallenblase.

LASERSYSTEM

Zum Einsatz kam ein gütegeschalteter blitzlampengepumpter Alexandrit-Festkörperlaser, dessen aktives Medium ein künstlicher Crysobryl-Monokristall ist. Die Impuls-Energie ist zwischen 25 und 65 mJ stufenlos wählbar. Die Energie-übertragung erfolgt über ein Glasfaserkabel von 300 nm Durchmesser, das über ein robustes System am Laser eigekoppelt wird. Mittels einer Güteschaltung werden hochenergetische Impulse zwischen 150 und 800 ns Länge bei einer Frequenz von 10 Hz abgegeben. Die hohe Energiedichte gewährleistet in Abhängigkeit von Farbe und Zusammensetzung des absorbierenden Materials die Plasmaentstehung. Die kurze Pulsdauer verhindert die Entstehung unerwünschter termischer Effekte. Die Wellenlänge von 755 nm ist für die selektive Plasmageneration an der Oberfläche anorganischer Materialien verantwortlich.

METHODE

A. In einem ersten Ansatz untersuchten wir zunächst 146 Gallensteine, die bei konventionellen und laparoskopischen Cholezystektomien gewonnen wurden. Wir ermittelten Gewicht, größten Durchmesser und chemische Zusammensetzung der Steine, die wir sodann in vitro in einem Drahtkörbchen im Wasserbad zertrümmerten. Die Maschenweite des Drahtgeflechtes von 2mm Kantenlänge galt als Maß für die Zertrümmerung zu spontan abgangsfähigen Fragmenten. Die Steine waren annähernd gleichverteilt in drei Serien, die wir bei Impulsenergien von 35, 50 und 65 mJ. zertrümmerten. Untersucht wurde die grundsätzliche Zertrümmerbarkeit von Steinen unterschiedlicher chemischer Zusammensetzung sowie die jeweils notwendigen Impulszahlen bei den verschiedenen Energiestufen.

B. In einem zweiten Versuchsansatz untersuchten wir in vitro die Gewebeaffektion an Gallenblasenwänden durch die Einwirkung des Lasers. Dazu setzten wir 1 mm² große definierte und markierte Areale makroskopisch unauffälliger Gallenblasenwände unmittelbar nach Cholezystektomie Laserimpulsen maximaler Zahl und Energie aus. Auf sichtbare Plasmaentwicklung wurde geachtet. Die markierten Areale wurden anschließend histologisch auf mögliche Veränderungen hin untersucht.

C. Zur kontrollierten Applikation einer Laserfaser im Gallenblasenlumen wurden von uns 21 mal Gallenblasen post mortem sonographisch gesteuert perkutan transhepatisch mittels Feinnadel im Leberbett der Gallenblase punktiert. Nachfolgend wurden Leber, Leberbett und Gallenblase hinsichtlich Punktionsweg und Galleaustritt histopathologisch beurteilt.

ERGEBNISSE

A. Zertrümmern ließen sich mittels Alexandrit-Laser in unseren Versuchen alle Pigment- und Mischsteine. Reine Cholesterinsteine waren der Laserwirkung nicht unmittelbar zugänglich, eine Plasmabildung war nicht zu beobachten.
Die zur Zertrümmerung von Pigment- und Mischsteinen erforderliche Impulsrate nahm mit Steigerung der Impulsenergie von 35 auf 50 mJ signifikant ab. Eine weitere Steigerung auf 65 mJ zeigte bei den Mischsteinen keine weitere wesentliche Abnahme der benötigten

Impulsrate. Bei den Pigmentsteinen kam es sogar zu einem deutlichen Anstieg der Impulsrate

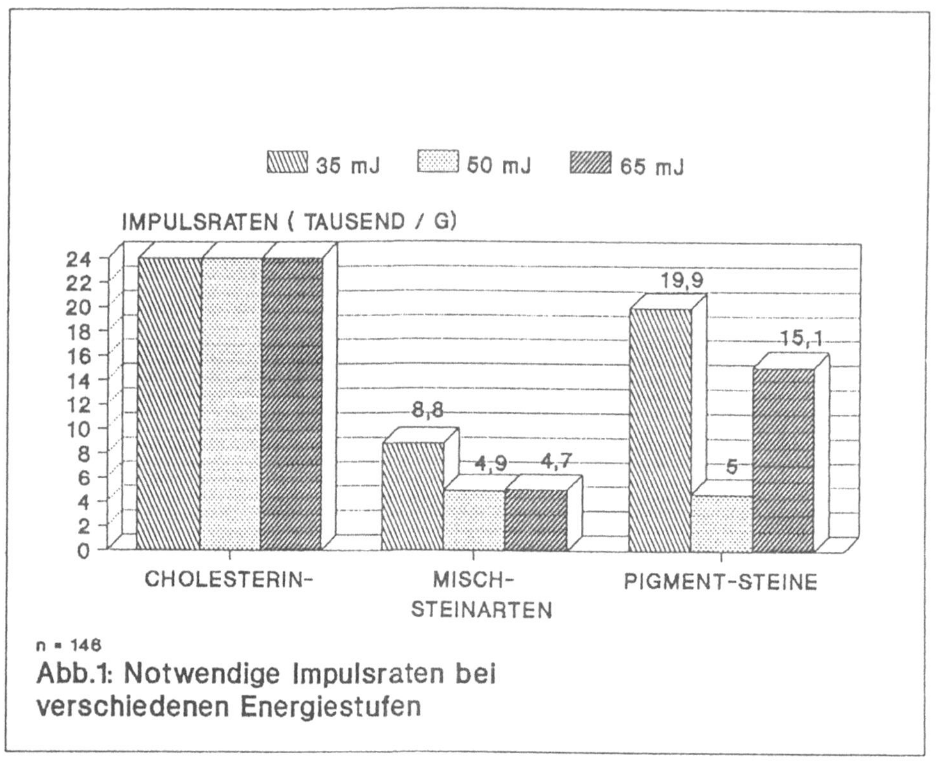

Abb.1: Notwendige Impulsraten bei verschiedenen Energiestufen

B. Die feingewebliche Untersuchung derjenigen Gewebeareale, die wir der Laserenergie ausgesetzt hatten, zeigte keinerlei spezifische Läsionen in diesen Bereichen. Bereits makroskopisch ließ sich wärend der Versuche keine Plasmaentwicklung beobachten. Im Vergleich mit nicht behandelten Arealen ließ sich eine Gewebeaffektion, die mit hinreichender Sicherheit auf die Laserwirkung zurückzuführen war, nicht beschreiben.
C. In allen Fällen der von uns präklinisch vorgenommenen Gallenblasenpunktionen wurde die Gallenblase in Rückenlage sonographisch dargestellt. Die Punktionen erfolgten im sonographisch eindeutig identifizierten Anheftungsbereich von der Medioklavikular- bzw. vorderen Axillarlinie aus. Die Beurteilung ergab bei allen 21 durchgeführten Punktionen eine eindeutige Lage im Anheftungsbereich der Gallenblase im Leberbett. Makroskopisch wurde in einem Fall bei geringer Deckung des Gallenblasenfundus durch Leberparenchym ein minimaler Austritt von Galle(<0,5 ml)aus

dem Punktionskanal beobachtet. Leberparenchymzerreißungen wurden nicht nachgewiesen.

DISKUSSION

Die von uns durchgeführten in-vitro-Versuche zeigen die herausragenden Voraussetzungen des verwendeten Alexandrit-Lasers zur intrakorporalen Laserlithotrypsie von Gallenblasensteinen. Die Plasmageneration einzig auf anorganischen Oberflächen ermöglicht den gefahrlosen Einsatz unter sonographischer Sicht. Dabei ist die Kontrolle der richtigen Position der Faser zum Stein sowohl optisch als auch akustisch möglich. Der von uns gewählte Zugangsweg zur Gallenblase perkutan-transhepatisch im Leberbett der Gallenblase mittels Feinnadel unter sonographischer Kontrolle ist sicher und mühelos reproduzierbar. Läsionen der Gallenblasenwand, die auf die Wirkung des eingesetzten Lasers zurückzuführen wären, konnten weder makroskopisch noch histomorphologisch nachgewiesen werden. Bei einem Energieoptimum von 50 mJ lassen sich unter in-vitro-Bedingungen alle Pigment- und Mischsteine der Gallenblase zu spontan abgangsfähigen Fragmenten zertrümmern. Die intrakorporale Laserinduzierte Stoßwellenlithotrypsie von Gallenblasensteinen mittels Alexandrit-Laser über die perkutan-transhepatische sonographisch gesteuerte Feinnadelpunktion der Gallenblase bietet sich als Ergänzung der nicht-operativen Behandlungsmethoden der symptomatischen Cholezystolithiasis an.

Literatur:

1: Hofmann, R. et al: Laserlithotrypsie mit dem Neodymium-YAG Laser; Urologe (1990), 29:300-303

2: Weber, H.M. et al: Experimentelle Ergebnisse und erste klinische Erfahrungen mit dem Alexandrit-Laserlithotripter; Urologe (1990), 29:304-308

3: Hochberger, J. et al: Lithotripsy of Gallstones by Means of a Quality-Switched Giant-Pulse Neodymium:Yttrium-Aluminium-Garnet Laser; Gastroenterology (1991), 101:1391-1398

4: Wenk, H. et al: Percutaneous Transhepatic Cholecysto-Lithotripsy (PTCL); Endoscopy (1989), 21:329-330

Lithotripsie von Gallengangssteinen mit ESWL und Farbstofflaser

R. Fleischmann[1], K.H. Kastner, J. Barnert, G. Richter, M. Wienbeck
[1]III. Medizinische Klinik, Zentralklinikum Augsburg
 Stenglinstr. 2, 86156 Augsburg

EINLEITUNG:
Die Laserlithotripsie von Gallengangssteinen mit dem Farbstofflaser wurde
erstmals von KOZAREK 1988 beim Menschen eingesetzt.
Es handelte sich dabei um eine Lithotripsie unter direkter Sicht
(Cholangioskopie), wie sie auch heute noch überwiegend vorgenommen wird.
Alternative Verfahren sind Lysetherapie, ESWL und EHL.

Zahlenmäßig hat sich in den letzten Jahren die ESWL gegenüber den anderen
Lithotripsiemethoden durchgesetzt, in all den Fällen, in denen die
mechnanische Lithotripsie versagte.

Grenzen der ESWL: Die ESWL von Gallengangssteinen bietet methodisch allerdings
eine Reihe von Schwierigkeiten, die ihre Grenzen erkennen
lassen. Dies sind schlechte Darstellung der Fragmentierung im Röntgenbild,
zu geringe Impedanzsprünge bei impaktierten Steinen mit Reduktion der
Lithotripsie-Effizienz und die Lageveränderungen von Steinen in aufgeweiteten
Gallengängen mit zu häufigem Nachstellen der Justierung.
Außerdem sind neben wiederholten endoskopischen Untersuchungen alternative
Lithotripsie-Methoden im Anschluß an die Stoßwellenbehandlung erforderlich.
Die Komplikationen der Methode sind allerdings gering!

Vorteile des Lasers: Als alternative Methode bietet der Farbstofflaser
einige Vorteile: 1. fehlendes Blutungsrisiko, 2. hohe Steinfreiheitsrate,
3. kurze Behandlungszeit und nicht zuletzt 4. niedrige Kosten.
Diese Vorteile gelten allerdings nicht mehr bei der Behandlung großer oder
impaktierter Steine, da dann die Laserlithotripsie heute noch unter direkter
Sicht erfolgen muß. Der personelle und zeitliche Aufwand ist in diesem Fall
viel größer, so daß die ESWL - in Zentren, in denen sie verfügbar ist -
letztlich einfacher und auch schneller zum Ziel führt.

Z I E L:

Die Effizienz beider Verfahren (ESWL u. Laser) in der Behandlung gleich
großer Gallengangssteine zu vergleichen, drängt sich auf!
Dabei war es unser Anliegen, die Laserbehandlung durch Entwicklung eines
neuen Applikationssystems möglichst rasch und im 1-Mann-Verfahren
durchzuführen.
Das ist möglich, wenn die Behandlung unter alleiniger Rö-Kontrolle
erfolgt.

ERGEBNISSE:

Die neu entwickelte Laserlithotripsie-Korbsonde hat 2 Vorteile:
1. Die Sonde ist nur 7 Fr dick und kann nach Vorsondierung mit dem
   Darstellungskatheter und eventuell 7 Fr-Sohendra-Bougierungskatheter leicht
   in den CBD ohne Papillotomie geführt werden.
2. Es gibt kein Einklemmen der 250 µ-Laserfaser in dem zentralen
   Führungskanal, der ein drahtgewickeltes Endstück besitzt (Alberanhebel!).
Nach Laserfragmentierung können die Fragmente leicht ausgespült werden, wenn
die Papille mit einem 6 mm-Ballon vorgedehnt wird.

Um das Blutungsrisiko niedrig zu halten, haben wir bei den Laserpatienten
lediglich eine EPD (Papillendilatation) oder MEPT (Mini-EPT) vorgenommen.

Insgesamt wurde die Fragmentierung von 47 Steinen durch Laser und von
35 Steinen durch ESWL vorgenommen. Die Größenverteilung der Steine in der
Lasergruppe ist nicht vollständig identisch mit der in der ESWL-Gruppe.
Ein großer Teil, knapp 50 % der Steine in der ESWL-Gruppe, lag aber in der
Größenordnung von 9-20 mm!

Die Fragmentierungszeit betrug für Steine vergleichbarer Größe
in der Lasergruppe (Serie 1) lediglich einen Bruchteil derjenigen in der
ESWL-Gruppe (Abb. 1).
Bei Steinen in der Gruppe 20-24 mm lag sie für den Laser bei 9,6 Minuten
gegenüber 43 Minuten in der ESWL-Gruppe!
Die angestrebte Fragmentgröße beim Laser war kleiner oder gleich 6 mm.

Die überwiegende Zahl der Patienten mit Laserbehandlung mußte lediglich
einmal behandelt werden, während dies bei ESWL-Patienten häufig zweimal,
aber auch mehrmals erforderlich war.

FRAGMENTIERUNGSZEIT
Steingruppen

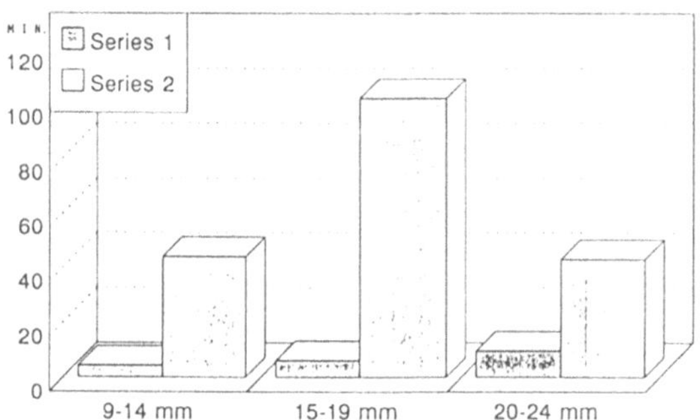

Fleischmann, ZKA, 1993

Abb. 1: Fragmentierungszeit. Serie 1 = Laser
                              Serie 2 = ESWL

Während Steinfreiheit nach Laserbehandlung im Durchschnitt nach 1,1
Tagen erreicht wurde, war bei den ESWL-Patienten erst nach 7 Tagen der
Gallengang völlig steinfrei; ein Patient mußte operiert werden, ein
weiterer erhielt einen internen Stent.

Insbesondere der Vergleich der Fragmentierungszeit in den einzelnen
Steingruppen und die Anzahl der Behandlungen bei Steingruppen gleicher
Größe führen in dieser retrospektiven Untersuchung zu dem Ergebnis, daß der
Einsatz des Farbstofflasers mit Gewebeerkennung (Lithognost, Fa. Telemit,
München) kostensparend und komplikationsarm ist.

DISKUSSION UND ZUSAMMENFASSUNG:

Die Indikation der Laserlithotripsie unter Röntgendurchleuchtung sehen wir
bei Patienten, bei denen wegen ihres jugendlichen Alters oder eines erhöhten
Blutungsrisikos (wie z.B. Leberzirrhotiker) die EPT nicht durchgeführt werden
sollte.
In Zukunft erscheint es möglich, die Indikation der LISL von
Gallengangssteinen weiter auszuweiten.
Dabei sind offene Fragen nur in prospektiven Untersuchungen zu beantworten.
Bei großen Steinen sind vor allem die ersten beiden Punkte: Faserabtrag
und Erfolgsrate -insbesondere im Hinblick auf alternative Methoden- zu klären.
Bei normal großen Steinen interessiert die Frage, ob Rezidivstenosen an der

Papille und Rezidivsteine in der Langzeitbeobachtung auftreten.
Die ESWL hat ihre gesicherte Indikation bei intraktablen Steinen.
Die aufgeführten Probleme könnten aber auch hier zu einer Verdrängung
der Methode durch bessere Verfahren, möglicherweise Laseranwendung oder EHL,
führen.

Mit unserer Untersuchung konnten wir erstmals zeigen, daß die
Laserlithotripsie von Gallengangssteinen eine nützliche, weil
komplikationsarme, und kostensparende, weil rasch durchführbare, Methode ist.

SUMMARY

It was the aim of this investigation to examine the efficiency of ESWL and
dye laser in fragmentation of bile duct stones in vivo. In a retrospective
analysis, 47 bile duct stones treated with a dye laser with an electronic
feedback stone / tissue detection system to limit adverse tissue effects
(Lithognost, TELEMIT, München) were compared with 35 calculi treated with
ESWL (Lithostar Plus, SIEMENS, Erlangen).

For laser treatment a 7 Fr laser-stone basket catheter with a central
channel for glass fiber was developed. The top of the central channel
had a wire winding which prevents squeezing of the glass fiber in case of
strong flexion of the catheter. The insertion of the laser stone basket
catheter in the common bile duct will be easily done without papillotomy (EPT).

The fragmentation time in the stone group 9 - 14 mm took 4.1/45 min, in the
group 15 - 19 mm, 6.3/116 min and in the group 20 - 24 mm, 9.6 min/43 min
(laser/ESWL). The number of treatments was 1.1 and 1.6 times respectively
(laser/ESWL). Stone clearance was reached after 1.1 days with laser fragmentation but 7 days with ESWL.

The laser treatment of bile duct stones of normal size is free of complications and much more rapid in practicability. The indication for fragmentation of bile duct stones with the dye laser under X-ray control we see in
young patients and patients with high bleeding risks (liver cirrhosis).
Nevertheless, laser induced shock-wave lithotripsy has the potential to
become a standard procedure in the endoscopic management of bile duct
stone disease.

Alexandritlaserlithotripsie von Gallensteinen - Sonographische Lichtleitersteuerung

R.Schumacher, M.Mazuch, Ch.Jakobeit, L.Greiner
Medizinische Klinik A, Kliniken der Stadt Wuppertal
Heusnerstrasse 40, D-42283 Wuppertal

<u>Einleitung:</u>

Der gepulste Alexandritfestkörperlaser eignet sich durch seine sogenannte Gewebeerkennung, d.h. fehlende Plasmazündung an organischen Geweben, gut zur Anwendung unter fehlender direkter optischer Kontrolle. Die hochflexiblen sehr dünnen Lichtleiterfasern (ø 320µm) sind intracorporal über Feinnadelkatheter (≤ 1.2mm) einsetzbar. Die sonographisch assistierte Feinnadelpunktion von Organen ist heute nahezu komplikationslos durchführbar.

Im Rahmen der Entwicklung eines möglichen neuen Verfahrens zur Behandlung der symptomatischen Cholecystolithiasis mittels Alexandritlaserlithotripsie und interventioneller Sonographie wurden Untersuchungen zur ultraschall-gesteuerten Lichtleiterführung durchgeführt.

<u>Methode:</u>

Es wurde ein Prototyp eines gepulsten Alexandritfestkörperlasers (High Medical Technologies AG,Kreuzlingen,Schweiz) verwendet. Dieser Laser arbeitet bei einer Wellenlänge von 750nm mit einer Pulsdauer von 0,4µs und ist mit 10Hz getaktet. Die Plasmaenergie ist variabel von 35-65 mJ. Die Lichtleiterfaser ist hochflexibel mit einem Aussendurchmesser von 320µm. Die Wellenlänge von 750nm gewährleistet ein Absorptionsminimum sowohl in Wasser als auch an durchbluteten Strukturen. Dadurch erfolgen keine Plasmazündungen an organischen Geweben. Durch die gleichzeitige kurze Pulsdauer werden thermische Gewebeschäden ausgeschlossen (4,5). Die Plasmageneration (=optischer Durchbruch) erfolgt in Abhängigkeit von der Zusammensetzung und Farbe des absorbierenden Materials, dabei ist ein Plasmaknall auditiv detektierbar (1,2).

Die Ultraschalluntersuchungen wurden mit einem 5 Mhz Sektorscanner (Advanced Technologies Laboratories,Solingen,Deutschland) durchgeführt. Die präklinischen Untersuchungen erfolgten in einem Wasserbad.

<u>a) Sonographische Laserfaserdarstellung und Differenzierung von Faserspitze und Feinnadelkatheterspitze:</u> Hierzu wurde zunächst eine Laserfaser alleine in ein Wasserbad mit entgastem Wasser eingebracht und mittels 5 Mhz Sektorscanner im

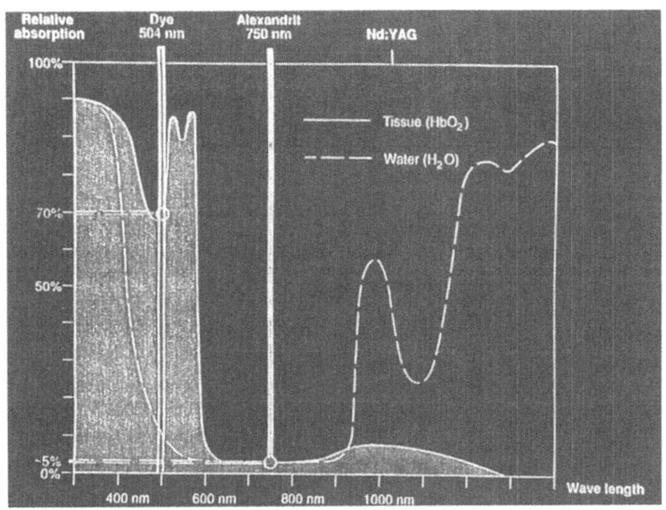

Abbildung 1: Relative Energieaabsorption von Wasser und Hämoglobin
als Funktion der Wellenlänge

Längs- und Querschnitt sonographisch abgebildet. Weiterhin wurde die Laserfaser durch das Lumen einer Feinnadel geschoben und der Austritt der Faser an der Nadelspitze sonographisch verfolgt.

<u>b) Ultraschallgesteuerte Überwachung der laserinduzierten Plasmabildungen an Modellsteinen und Gallenblasenkonkrementen in vitro:</u> Nach Einbringen eines Modellsteines in das Wasserbecken erfolgte unter sonographischer Steuerung die Heranführung des Lichtleiters an die Steinoberflächen und anschließende Plasmazündung (Abb.2a/b). Operativ gewonnene steintragende Gallenblasen wurden in ein Wasserbad mit physiologischer Kochsalzlösung gelegt und dann ultraschall-assistiert im peritoneumfreien Gallenblasenbereich mit Feinnadelkathetern (≤1.2mm) punktiert (Abb.3a), anschließend wurde die Laserfaser über den Katheter intraluminär an die Steinoberflächen gebracht mit nachfolgender Lithotripsie (35-65mJ). Die intraexperimentelle Kontrolle erfolgte real-time sonographisch und akustisch durch den Plasmaknall.

<u>Ergebnisse:</u>

<u>a) Sonographische Laserfaserabbildung:</u> Die Laserfaser mit einem Durchmesser von 320µm ist mit einem 5 Mhz Sektorscanner sowohl im Längs- als auch im Querschnitt sonographisch gut sichtbar. Die Spitze ist hierbei gut differenzierbar, jede Bewegung der Faser ist sonographisch zu detektieren (Abb.3b). Der Feinnadelkatheter erzeugt an seiner Spitze ein sogenanntes Nadelspitzenartefakt

186

(3), die endolumminär vorgeführte Laserfaserspitze ist bei ihrem Austritt an der
Katheterspitze gut abgrenzbar, sodaß eine genaue ultraschallgezielte Steuerung
möglich ist.

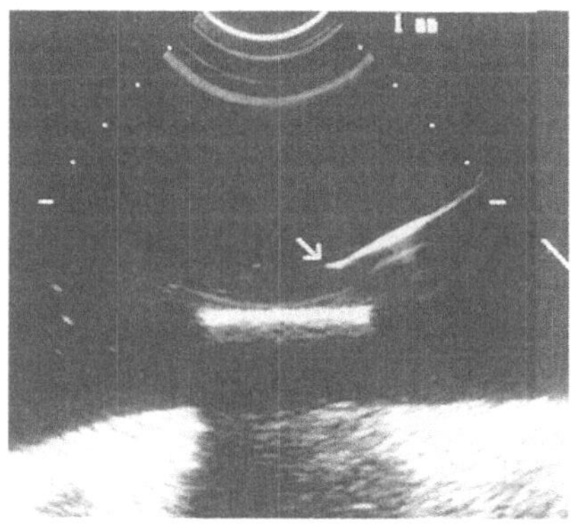

Abb.2a: Modellstein und Laserfaser

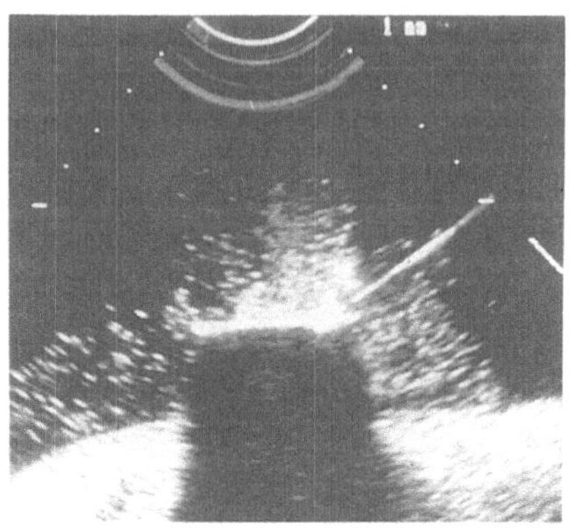

Abb.2b: Modellstein,Laserfaser und Plasma

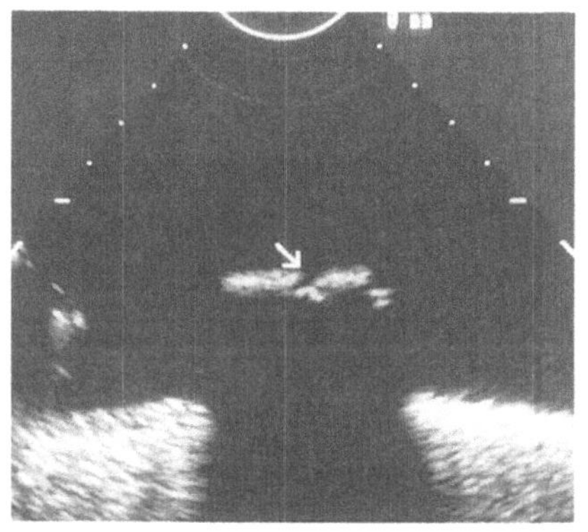

Abb.2c: Fragmentabsprengungen

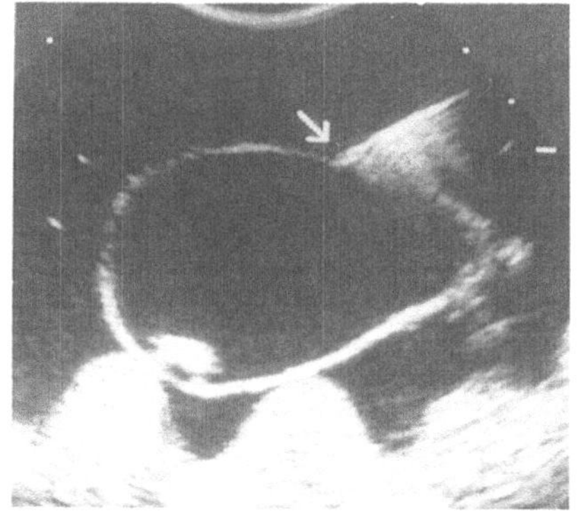

Abb.3a: Gallenblase mit Solitärkonkrement
Pfeil: Feinnadelkatheterspitze

b) Ultraschall gesteuerte Überwachung der Plasmazündung und Feinnadelpunktion:
Unter real-time Ultraschallkontrolle ist die laserinduzierte Steinfragmentierung
am Modellstein und den intraluminären Gallenblasenkonkrementen jederzeit durch
die entstehende Plasmawolke kontrollierbar (Abb.2b,3c). Minimmale
Fragmentabsprengungen konnten sonographisch nachgewiesen werden (Abb.2c). Bei
allen 'freihandgeführten' Gallenblasenfeinnadelpunktionen erfolgte eine glatte
Wandperforation, die Katheterspitze mit Spitzenartefakt und die Laserfaserspitze
waren gut verifizierbar. Die Positionierung der Laserfaser in 1-2mm Entfernung
zur Steinoberfläche war während der Lithotripsie problemlos möglich.

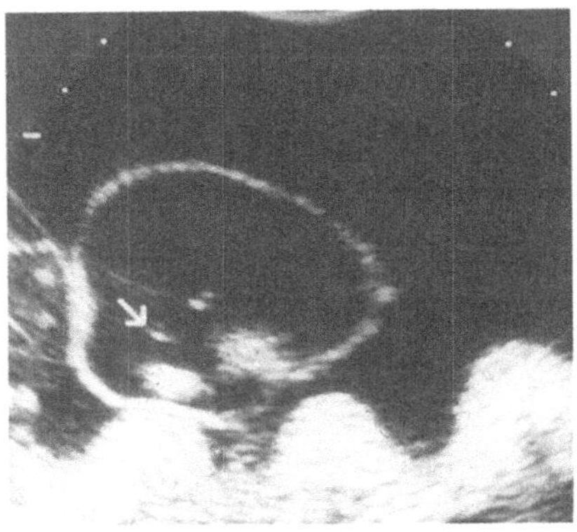

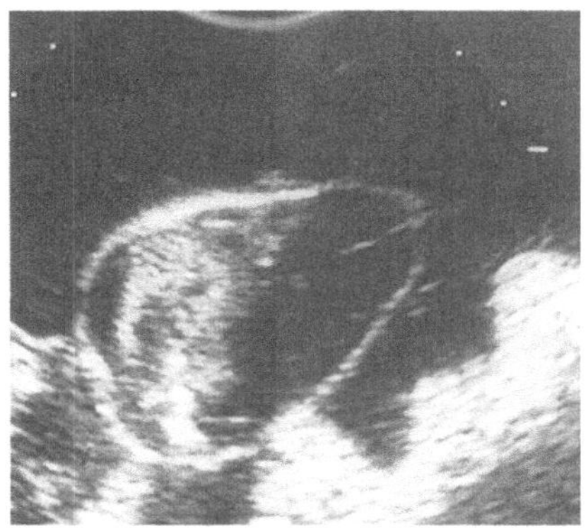

Abb.3b: Gallenblase nach Punktion
        Pfeil:Laserfaserspitze,
        darüber Nadelspitzenartefakt

Abb.3c: Plasmazündung am Konkrement

<u>Diskussion:</u>

Die beschriebenen experimentellen Ergebnisse in vitro zeigen die Möglichkeiten der laserinduzierten Stoßwellentherapie von Gallenblasensteinen. Der Alexandritfestkörperlaser ermöglicht durch seine Arbeitsweise mit kurzen Pulsdauern und der Wellenlänge von 750nm einen Einsatz ohne direkte visuelle Sicht, da es zu keiner Plasmageneration an organischen durchbluteten Geweben kommt (sog. 'Gewebeerkennung'). Die hochflexiblen dünnen Laserfasern erlauben einen intracorporalen Einsatz über Feinnadelkatheter. Die sonographisch assistierte Feinnadelpunktion von Organen wird seit Jahren in klinischer Anwendung komplikationsarm durchgeführt (3). Die sonographische Differenzierung von Feinnadelkatheter, Katheterspitze, Laserfaserspitze und Stein sowie die Sichtbarkeit des laserinduzierten Plasmas im Ultraschall stellt in der Kombination von Alexandritlaserlithotripsie und interventioneller Sonographie nach Weiterentwicklung der technischen Voraussetzungen in Zukunft eventuell eine alternative Therapieform bei der Behandlung symptomatischer Gallensteine dar.

<u>Literatur:</u>

1. Meier Th.,Steiner R.: Laserlithotripsie-Stand der Technik, Biotronic
   1989;2:31-34
2. Weber H.,Miller K.,Rüschoff J.,Gschwend J.,Hautmann R.: Experimentelle
   Ergebnisse und erste klinische Erfahrungen mit dem
   Alexandritlaserlithotripter, Urologe A 1990;29:304
3. Greiner L.: Diagnostische und therapeutische Punktionssonographie in der
   Gastroenterologie, 1985 GeorgThieme Verlag
4. Haupt G.,Schulze H.,Graff J.,Senge Th.: Einflüsse des
   Alexandritlaserlithotripters auf Blase und Nierenbecken der Ratte, Abstract
   zur Firmenbroschüre HMT High Medical Technologies
5. Schmeller N.,Kriegmair M.,Liedl B.,Hofstetter A.,Muschter R.,Thomas
   S.,Knipper A.: Laserlithotripsie mit automatischer Abschaltung bei
   Gewebekontakt, Urologe A 1990;29:309

Gynäkologie / Gynecology

Endoskopische Chirurgie mit dem Co$_2$-Laser zur Adhäsiolyse bei Unterbauchschmerzen und Sterilität

E. Siebzehnrübl, J. Hornung, J. Neuwinger, E. Paterok und N. Lang
Universitäts Frauenklinik Erlangen
Universitätsstr. 21-23, D-91054 Erlangen

Einleitung

Die Einführung endoskopischer Methoden in die Chirurgie hat zu einer schnellen Veränderung und Erweiterung des Instrumentariums geführt. Insbesondere scheuten sich die chirurgischen Kollegen nicht vor dem Einsatz von Präparations- und Koagulationsinstrumenten, die monopolaren Strom verwenden. Die deutlich bessere Qualität dieser neuen Instrumente, vor allem ihre hohe Sicherheit bei der Vermeidung von Fehlströmen, die zu Beginn dieser Technologie für schwerste Komplikationen verantwortlich waren, läßt die Verwendung von monopolarem Strom auch in der Gynäkologie möglich erscheinen. Da andererseits kürzlich auch über Komplikationen im Sinne von Adhäsionsbildung nach Elektrokauterisierung am Ovar berichtet wurde (DABI-RASHRAFI *et al.* 1991), gingen wir mit dieser Untersuchung der Frage nach, ob die Ergebnisse einer Therapie mit hochfrequenzmoduliertem Monopolarstrom mit den guten Ergebnissen vergleichbar sind, die wir durch den Einsatz eines CO$_2$-Operationslasers der Firma Sharplan erzielen konnten.

Methodik

In einer prospektiven, vergleichenden Untersuchung wurden 109 Patientinnen, die in unserer Klinik wegen chronischer Unterbauchschmerzen oder Kinderwunsches laparoskopiert wurden und bei denen eine ausgedehnte Adhäsiolyse durchgeführt werden mußte in zwei Gruppen eingeteilt, je nach Verwendung von Monopolarelektrode oder Laser. Intraoperativ wurde der Situs vor und nach dem Eingriff per Videoaufnahmen protokolliert und die Adhäsionen nach der revidierten Klassifikation der American Fertility Society eingeordnet. Selbstverständlich wurden auch Nebenbefunde, wie Endometrioseherde und Myome protokolliert, die Auswertung bezieht sich jedoch nicht auf diese Befunde.

Zur Adhäsiolyse mit dem Sharplan 1040 CO$_2$-Laser wurde eine Dauerpulsleistung von 18 bis 32 Watt und focusierter Strahl verwendet. Dabei wurde mit dem direkten Strahl, meist aber mit Applikator und modifiziertem Back-Stop gearbeitet. Dieser ermöglichte ein einfaches Unterfahren der Adhäsionen und erlaubte so eine Kombination von sicherem und atraumatischem Arbeiten, auch über empfindlichen Strukturen, wie Darm oder Tube.

Der hochfrequenzmodulierte, monopolare Strom wurde entweder mit einer Monopolarnadel oder mit einer rechtwinkeligen Hakenelektrode, die mit einer Spül- und Saugeinrichtung kombiniert war (beide Firma Ethicon Endo-Mechanik), eingesetzt. Dabei wurden Generatoren der Firma Erbe verwendet, die den Stromfluß automatisch regulieren.

Bei 64 Patientinnen konnte nach sechs Monaten eine Second-look Laparoskopie durchgeführte werden, bei der wiederum eine exakte Video-Protokollierung des Situs und erfolgte. Anschließend wurden beide Dokumentationen miteinander verglichen und ausgewertet, ob durch die endoskopische Therapie die Adhäsionen komplett entfernt werden konnten, ob es zu Rezidiven gekommen oder ob es sogar zu einer Verschlechterung des Befundes gekommen war. Selbstverständlich wurden eventuell noch vorhandene Adhäsionen im Rahmen der Second-look Laparoskopie durchtrennt. Der Erfolg dieses sekundären Eingriffs wurde im Rahmen dieser Arbeit nicht ausgewertet.

An 133 Patientinnen wurden darüberhinaus Fragebogen verschickt, die sich mit der Auswirkung des Eingriffs auf Unterbauchschmerzen beschäftigten. Die mittlere Nachbeobachtungszeit betrug dabei 18 Monate. Die Rücklaufquote war mit 71 Prozent (94 von 133) im üblichen Bereich für solche Umfragen. Die Tabelle 1 zeigt auch, daß für die dargestellten Variablen die beiden Gruppen etwa in gleichem Umfang vertreten sind. Somit scheint auch ein Vergleich der Gruppen im Hinblick auf die postoperative Besserung der Unterbauchschmerzen möglich.

Parameter	konventionell	LASER
Durchschnittsalter, Extrema	33 21 - 47	34 22 - 48
n	46	48
Vor-Laparotomien	32 (70%)	34 (71%)
Adhäsionen - Adnexe	35 (80%)	41 (85%)
Adhäsionen - Becken-wand	21 (48%)	30 (68%)
Tubenverschluß	30 (68%)	29 (60%)

Tabelle 1:   Gruppenparameter für die 94 Fragebogen, die zurückgeschickt wurden. In allen ausgewerteten Variablen sind die Gruppengrößen vergleichbar.

Ergebnisse

Da die postoperative Veränderung im AFS-Score meist nur unzureichend geeignet ist, die klinische Relevanz eines Operationserfolgs darzustellen, haben wir uns in der folgenden Tabelle 2 darauf beschränkt darzustellen, ob und in welchem Umfang bei der Second-look Laparoskopie noch Adhäsionen vorhanden waren, oder sogar neu entstanden sind.

Ebenso wurde bei der Auswertung der umfangreichen Fragebögen (Muster beim Autor erhält-
lich) nur berücksichtigt, ob die Adhäsiolyse vorher bestehende Unterbauchschmerzen positiv
beeinflussen konnte, oder diese sogar schlimmer geworden sind. Dabei wurden drei Zeiträume
abgefragt, nämlich unmittelbar nach dem Eingriff, nach etwa sechs Monaten und nach 18 bis 24
Monaten. In die Tabelle 3 wurden nur die Ergebnisse für den dritten Zeitraum, also die sogenannten Langzeiterfolge, aufgenommen.

postoperativ	konventionell	LASER
keine	15 (48%)	25 (75%)
gering	10 (32%)	3 (10%)
unverändert	5 (16%)	5 (15%)
de novo Adhäsionen	1 (3%)	0
keine Angaben	0	0
gesamt	31 (100%)	33 (100%)

Tabelle 2: Ergebnisse der konventionellen (Monopolarelektrode) und der Adhäsiolyse per
LASER (CO_2) nach Auswertung der Second-look Laparoskopie bei 64 Patientinnen. Näheres siehe Text.

postoperativ	konventionell	LASER
beschwerdefrei	16 (35%)	20 (42%)
weniger Beschwerden	10 (22%)	15 (31%)
unverändert	15 (33%)	11 (23%)
schlimmer	1 (2%)	0
keine Angaben	4 (9%)	2 (4%)
gesamt	46 (100%)	48 (100%)

Tabelle 3: Auswertung von 94 Fragebögen, die 18 bis 24 Monate nach endoskopischer
Adhäsiolyse auswertbar waren, im Hinblick auf die Veränderung einer Unter-
bauch-Schmerz-Symptomatik.

Diskussion

Die statistische Auswertung der Daten in den obigen Tabellen zeigt, daß zwar die Ergebnisse im
Rahmen der Second-look Laparoskopie nach Einsatz des Lasers besser sind, besonders, da nach

Verwendung des CO_2-Lasers in 75% gar keine Adhäsionen mehr zu finden waren. Für die subjektive Verbesserung der Schmerzsymptomatik im Langzeitergebnis konnte allerdings kein Vorteil einer Laseranwendung gezeigt werden. Die hier nicht dargestellten Daten für die Zeit unmittelbar nach dem Eingriff, bzw. für einen Zeitraum etwa sechs Monate nach der Operation bestätigen dieses Ergebnis in etwa. Diese Ergebnisse entsprechen, zumindest für den Erfolg der Schmerzbehandlung, auch kürzlich veröffentlichten Studien (BARBOT *et al.* 1987; MECKE, 1992). Im Gegensatz zum Neodym-YAG Laser ergibt sich für den Einsatz des CO_2-Lasers in unserer Untersuchung aber ein objektivierbarer Vorteil gegenüber der monopolaren Elektrode zu ergeben. Da beide Laser in ihren physikalischen Eigenschaften sehr voneinander abweichen und die spezifischen Vorteile des CO_2-Lasers, gerade bei der Adhäsiolyse, wo es auf eine möglichst kleine Nekrosezone ankommt, schon lange bekannt sind, (HERRMANN, 1988; SUTTON, 1993) ist dies einfach erklärbar.

Für Patientinnen mit Kinderwunsch, der durch vorhandene Adhäsionen nicht realisiert werden kann, ist es natürlich von Ausschlag gebender Bedeutung, daß durch den Eingriff diese Adhäsionen auch dauerhaft beseitigt werden. Für dieses Patientenkollektiv ist also dem CO_2-Laser der Vorzug zu geben.

Wird die Adhäsiolyse allerdings durchgeführt, weil die Patientin über Unterbauchschmerzen klagt, so ist die subjektive Beschwerdefreiheit entscheidend. Für diese Patientinnen scheint es vorteilhaft, die Adhäsiolyse mit der monopolaren Nadelelektrode durchzuführen, weil bei gleichem Langzeiterfolg der apparative und finanzielle Aufwand doch deutlich geringer ist, als beim Einsatz des CO_2-Lasers.

<u>Literatur</u>

BARBOT, J., PARENT, B., DUBUISSON, J. B. & AUBRIOT, F. X. (1987). A clinical study of the Co 2 laser and electrosurgery for adhesiolysis in 172 cases followed by early second-look laparoscoby. *Fertility and Sterility* **48**, 140-142.
DABIRASHRAFI, H., MOHAMAD, K., BEHJATNIA, Y. & MOGHADAMI-TABRIZI, N. (1991). Adhesion formation after ovarian electrocauterization on patients with polycystic ovarian syndrome. *Fertility and Sterility* **55**, 1200-1201.
HERRMANN, U. (1988). Complementary laser application in gynaecology. In *Laser Optoelectrics in Medicine*, eds. WAIDLICH, W. & WAIDLICH, R., pp. 285-290. Berlin, Heidelberg, New York: Springer.
MECKE, H. (1992). Pelviskopische Adhäsiolyse bei chronischen Unterbauchschmerzen -Laser versus konventionelle Techniken. *Geburtshilfe und Frauenheilkunde* **52**, 47-50.
SUTTON, C. (1993). Lasers in infertility. *Human Reproduction* **8**, 133-146.

Modernes Therapiekonzept der Endometriose

A.Maleika, D Wallwiener, D.Pollmann, B.Aydeniz, G. Bastert
Univ.-Frauenklinik Heidelberg, Voßstraße.9, D-69115 Heidelberg

Zusammenfassung
Als modernes Therapiekonzept der Endometriose wird eine
Kombinationstherapie aus laparoskopischer Sanierung von
Endometrioseherden mit dem CO2-Laser und GnRH-Analoga-Gabe
vorgestellt. Die Ergebnisse einer prospektiven Studie belegen
die Effizienz hinsichtlich einer Abnahme der Beschwerden und
einer Steigerung der Fertilität, darüberhinaus scheint sich
eine Senkung der Rezidivhäufigkeit abzuzeichnen.

Epidemiologie und Symptomatik
Obwohl seit mehr als 100 Jahren bekannt, ist die Endometriose
auch heute noch eine Geißel der weiblichen Patientin. Nach
aktuellen Inzidenzschätzungen wird davon ausgegangen, daß bei
5-10% aller Frauen Endometriose mit oder ohne Beschwerde-
symptomatik auftritt.
Leitsymptome der Endometriose sind dabei **rezidivierende und
therapieresistente Beschwerden** im Unterleib, in erster Linie
Dysmenorrhoe und Dyspareunie.
Bei **Sterilitätsuntersuchungen** wird in **50%** der **Fälle** eine
Endometriose als Ursache diagnostiziert.

Diagnostisches und therapeutisches Vorgehen
Folgende Leitsätze lassen sich herauskristallisieren:
- Bei **entsprechender Symptomatik** immer an Endometriose denken.
- Eine **gezielte Diagnostik** im Rahmen der Differentialdiagnostik
betreiben, d.h. eine **diagnostische Laparoskopie** mit
gleichzeitiger histologisch/zytologischer Diagnosesicherung.

Thermische Präparationstechniken
Im Rahmen der minimal-invasiven Therapie der Endometriose
werden **laser-assistierte oder elektrochirurgische Präpa-
rationstechniken** angewandt.
Ziel dabei ist, alle makroskopisch sichtbaren und erreichbaren
Endometrioseimplantate zu **zerstören,** wobei auch die tiefsten
Endometrioseanteile mit erfaßt werden müssen.

Als Präparationstechniken stehen die thermische Excision der Implantate mit dem CO2-Laser oder mit der Bipolarelektrode, die thermische Denaturierung mittels elektrochirurgischer Koagulation oder die Laservaporisation zur Verfügung.

Ein ausgedehnter **Ovarialbefall** wird wegen eines stummen Verlaufs in der Anfangsphase häufig spät diagnostiziert, wenn die Endometriose durch eine entsprechende Schmerzsymptomatik oder Schädigung der tubo-ovariellen Funktionseinheit symptomatisch wird.
Bei Endometriomen des Ovars wird nach Spaltung der Ovarialkapsel das Endometriom extirpiert und zur histologischen Aufarbeitung gegeben. Das Ovar wird anschließend neu formiert.
Falls eine Exstirpation nur partiell erfolgen sollte oder konnte, wird der verbliebende Zystengrund laservaporisiert.

Die bei der Endometriose häufig zu beobachtenden Adhäsionen im kleinen Becken und an der lateralen Beckenwand werden mittels fokussiertem Laser gelöst.

Die Mehrschritt-Therapie der Endometriose unter Einbeziehung der GnRH-Analoga
Im Rahmen der modernen GnRH-Analogatherapie werden sog. GnRH-Agonisten eingesetzt. Zur Kombinationstherapie der Endometriose kristallisiert sich immer mehr heraus, daß die GnRH-Analoga-Therapie die effektivste medikamentöse Therapie im Rahmen einer Mehrschritt-Therapie darstellt und immer mehr an Bedeutung gewinnt.
Das Wirkprinzip der GnRH-Analoga besteht in dieser Senkung des E_2-Spiegels in den postmenopausalen Bereich. Dadurch treten 3 Effekte ein:
1.) Die Endometriose-Läsionen bzw. Implantate schrumpfen.
2.) Es kommt zu einer Devaskularisation des endometroiden Stromas
3.) Aufgrund der antiphlogistischen Wirkung klingt die entzündliche Begleitreaktion ab.

GnRH-Analoga sollten bei peritonealen Endometriose-Implantaten nur dann eingesetzt werden, wenn ausgeprägte multiple Endometrioseherde vorliegen, oder entzündliche Begleit-reaktionen bzw. entzündliche Adhäsionen festgestellt werden.
Die Notwendigkeit der zusätzlichen operativen Sanierung ergibt

sich zum einen aus der Reversibilität des Therapieeffektes, zum anderen aufgrund der unterschiedlichen Ansprechrate von Endometriosegewebe auf die medikamentöse Therapie.

Eine operative Sanierung führen wir sowohl bei der Erst-Laparoskopie als auch bei dem Second-Look-Eingriff durch. Bei der Second-Look-Laparoskopie stehen neben der Koagulation von Rest-Endometrioseherden auch organ-rekonstruktive Verfahren wie Salpingolyse und Ovariolyse im Vordergrund.

Patientengut und Methode
Nach einer retrospektiven Studie bei Endometriose-Patientinnen in der Universitäts-Frauenklinik Heidelberg (1989-1993, n = 423) mit unterschiedlichen Therapien (alleinige operative Therapie, Kombinationstherapie mit Gestagenen, Kombinations-therapie mit Danazol, Kombinationstherapie mit GnRH-Anloga) wurden 1992 eine prospektive Studie bezüglich der Mehrschritt-Therapie unter Einbeziehung minimal invasiver Operations-techniken und Leuprorelinazetat durchgeführt.

Ergebnisse
Es zeigt sich nach Abschluß der Behandlung eine deutliche Verschiebung der Stadien III und IV zugunsten der Stadien 0, I und II.nach dem Score der American Fertility Society. Ähnliche Ergebnisse wurden auch bei den subjektiven Angaben der Endometriosesymptome festgestellt. Alle Patientinnen klagten vor der Behandlung über mittelgradige bis sehr schwere Dysmenorrhoe, die unter der Behandlung infolge der Amenorrhoe ausblieb. Auch außerhalb der Periode gaben vor Behandlungs-beginn alle Patientinnen leichte bis mittelgradige Schmerzen an, die vor allem prämenstruell auftraten. Am Ende der Therapie waren es nur noch 5 Patientinnen von 28 mit leichten Unterbauchbeschwerden. 25 Patientinnen klagten vor der Therapie über Schmerzen beim Verkehr. Nach der Behandlung gaben nur noch 8 Patientinnen eine leichte Dyspareunie an. Während vor der Therapie 18 Patientinnen über leichte bis mittelgradige Druckschmerzhaftigkeit bei der gynäkologischen Untersuchung klagten, bestand bei keiner Patientin nach der 6 monatigen Therapie eine Beckendruckempfindlichkeit.

Follow-up (12 Monate)
Von 28 Patientinnen hatten 13 mindestens seit einem Jahr Kinderwunsch. Bei einem Follow-up von 12 Monaten ist es bei 4

Patientinnen zu einer spontanen Schwangerschaft gekommen.
Bei 5 von 28 Patientinnen (18%) wurde bei diesem Follow-up ein
Rezidiv festgestellt.

Zum jetzigen Zeitpunkt scheint sich der Trend
herauszukristallisieren, daß durch eine möglichst frühe und
konsequente operative Therapie in Kombination mit GnRH-Analoga
die derzeit besten Therapieergebnisse erzielt werden.

Einfluß von Tubenpathologie und Eversionstechnik auf das postoperative Ergebnis nach endoskopischer Salpingostomie

Korell M, Strowitzki T, Hepp H

Frauenklinik im Klinikum Großhadern der Ludwig Maximilian Universität,

Marchioninistr.15, 80366 München

Endoskopische Techniken finden in fast allen operativen Fachdisziplinen große Verbreitung. In der Gynäkologie werden diese zunehmend auch zur rekonstruktiven Tubenchirurgie - insbesondere beim distalen Eileiterverschluß - eingesetzt. In unserer Studie wurde untersucht, welchen Einfluß die verwendete Eversionstechnik bei der endoskopischen Salpingostomie neben dem Ausmaß der Tubenpathologie auf das postoperative Ergebnis besitzt.

Patientinnengut und Methode:

In einer prospektiven, randomisierten Studie wurden 29 Patientinnen mit distalem Tubenverschluß einer endoskopischen Salpingostomie unterzogen. Bei den insgesamt 45 operierten Eileitern wurden die Tubenwandbeschaffenheit (dünn bzw. verdickt) und der Erhaltungsgrad der Mukosa (ca. 25%/50%/75% makroskopisch erhaltene Eileiterschleimhaut im Bereich der Ampulle) registriert.
Nach standardisierter (in allen Fällen identischer Operateur) endoskopischer endständiger Eileitereröffnung und Legen von radiären Inzisionen wurde die Eversion randomisiert entweder mit Naht (4-0 PDS) oder mit sog. "flowering" (CO2-Laser, low power, defocussiert)(1) gesichert. Bei einer second look - Laparoskopie nach 4-6 Wochen wurde das postoperative Ergebnis begutachtet. Die Qualität der Eversion wurde in 3 Gruppen eingeteilt: 1. optimale Eversion; 2. Phimose; 3. Reokklusion.

Ergebnisse:

Bislang konnte der postoperative Zustand von 39 Tuben bei 25 Patientinnen überprüft werden. 12 von 22 mit Naht versorgte Eileiter zeigten sich optimal evertiert, während 4

phimotisch und 2 reokkludiert waren. Dagegen wiesen 8 von 23 Eileiter nach "flowering" eine

optimale Eversion, 7 eine Phimose und 6 eine Reokklusion auf. (Tab.1) Bei verdickter

Tubenwand waren nur 6 von 14 Fimbrientrichtern offen, die übrigen 8 waren verschlossen.

Bei dünnen Wandverhältnissen trat in 25 Fällen keine Reokklusion auf. (Tab.2) Vergleicht

man die Qualität der Eversion in Abhängigkeit von der Mukosabeschaffenheit, zeigten sich

jeweils 3 von 14 Tuben bei 25% bzw. 50% und 2 von 11 Eileitern mit 75% Erhaltungsgrad

reokkludiert. (Tab.3)

Diskussion:

Bis zur Einführung mikrochirurgischer Techniken waren die Ergebnisse der rekonstruktiven

Tubenchirurgie allgemein enttäuschend (4,5). Erst durch Anwendung atraumatischer

Operationstechniken einschließlich der Vergrößerung durch ein Operationsmikroskop und

Verwendung feinsten Nahtmaterials ließen sich die Schwangerschaftsraten deutlich steigern

(6). Mit der Verbreitung endoskopischer Operationstechniken werden auch

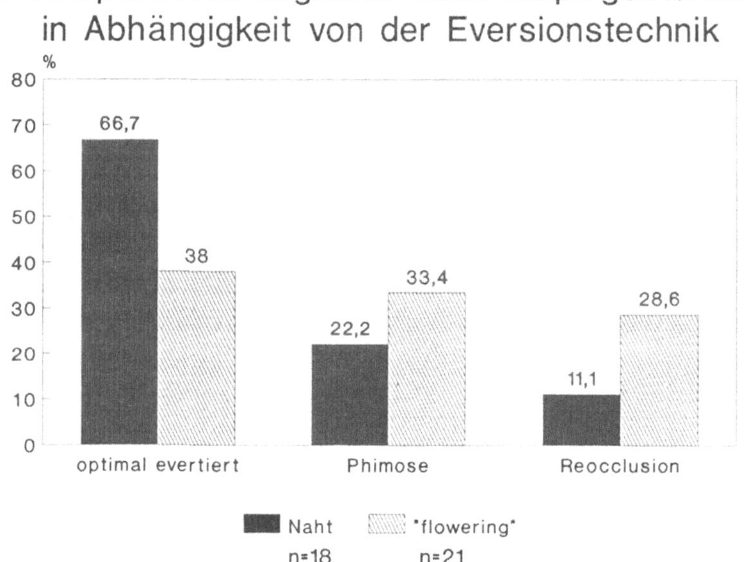

Tabelle 1

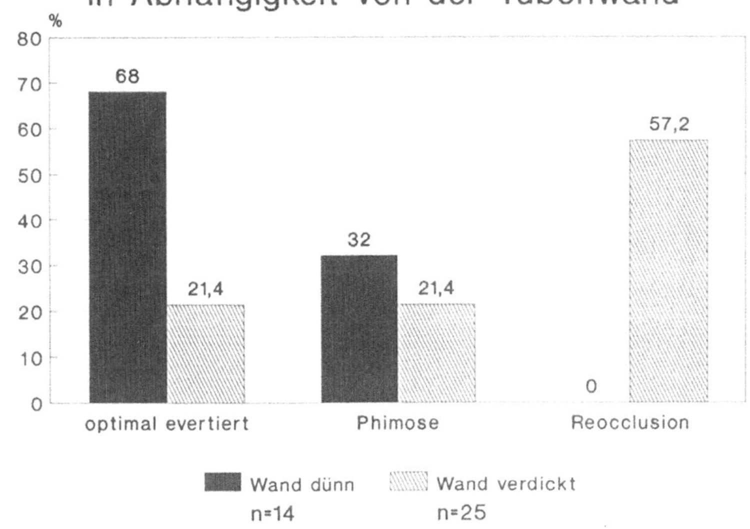

Tabelle 2

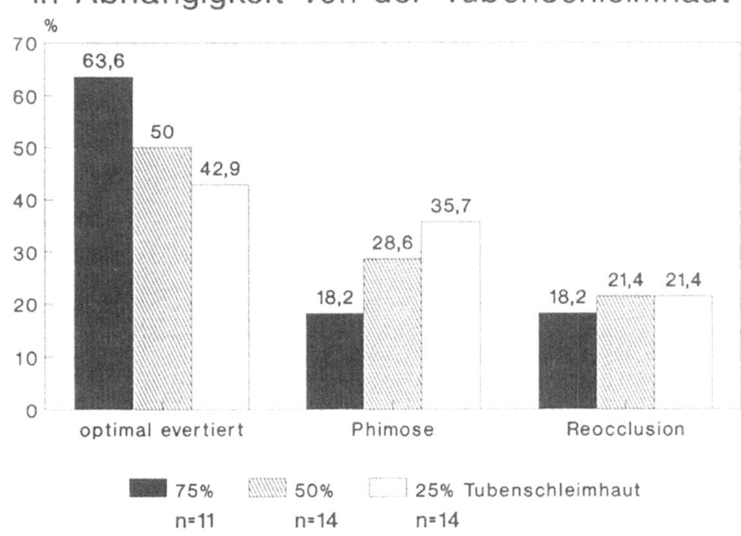

Tabelle 3

Eileiteroperationen durchgeführt. Dabei wird angenommen, daß die endoskopische Salpingostomie im Vergleich zur Mikrochirurgie per laparotomiam gleich gute Ergebnisse bietet, ohne daß dies bislang nachgewiesen werden konnte (3). Die einzige uns bekannte Studie, welche endoskopische und mikrochirurgische Salpingostomie miteinander vergleicht, kam zu einem zwar nicht statistisch signifikanten, aber in allen Stadien der Tubenpathologie nachweisbaren Vorteil für die "konventionelle" Mikrochirurgie (3).

Entscheidend für die postoperativen Schwangerschaftsraten ist bei der Salpingostomie das Ausmaß der Tubenpathologie. Diese läßt sich exakt erst nach der Eröffnung durch Salpingostomie anhand von Wand- und Schleimhautbeschaffenheit bestimmen. Bei ausgeprägter Tubenpathologie mit bekannt niedriger Schwangerschaftschance wird somit die Indikation zur Laparotomie retrospektiv relativiert. Insbesondere vor dem Hintergrund, daß mit in vitro Fertilisation und Embryotransfer (IVF/ET) eine Schwangerschaft auch unter Umgehung der Tubenpassage möglich ist, ist eine Patientenselektion notwendig. Im Fall eines gering ausgeprägten Tubenschadens ist die operative Rekonstruktion die erste Maßnahme mit guten Erfolgsaussichten. Bei massiv geschädigten Eileitern sollte primär IVF/ET empfohlen werden. Die Salpingostomie hat somit neben dem therapeutischen auch diagnostischen Wert.

Ausgehend von der Überlegung, daß - ähnlich wie bei dem Unterschied Makro-/Mikrochirurgie - bei der Salpingostomie nicht der Zugangsweg Laparotomie oder Endoskopie sondern die verwendete Technik entscheidend ist, führten wir die hier beschriebene, prospektiv randomisierte Studie durch. Dabei sollte sowohl der Einfluß der Tubenpathologie als auch der verwendeten Operationstechnik auf das postoperative Ergebnis untersucht werden. Wie die Auswertung an bislang 39 der insgesamt operierten 45 Eileitern zeigt, hat das Ausmaß der Tubenpathologie einen wesentlichen Einfluß auf das postoperative Ergebnis. Über die Hälfte (57.2 %) der dickwandigen Tuben zeigten bei der Kontrolluntersuchung eine Reokklusion. Dagegen blieben - unabhängig von der verwendeten Operationstechnik - alle dünnwandigen Eileiter nach der endoskopischen Salpingostomie offen (Tab.2). Die Beschaffenheit der postentzündlich verbliebenen Tubenmukosa zeigte jedoch keine wesentliche Auswirkung auf die postoperative Reokklusionsrate (Tab.1). Einen ganz entscheidenden Einfluß hatte die verwendete Eversionstechnik (Tab.3). Die mit Naht gesicherten Salpingostomien waren deutlich seltener postoperativ verschlossen im Vergleich zur Gruppe mit "flowering" (11.1 % versus 28.6 %). Auch bei der Rate optimal evertierter Tuben zeigten sich deutliche Vorteile für die mit Naht versorgten Eileiter (66.7 % versus 38.0 %).

Diese Untersuchung zeigt, daß nicht nur das Ausmaß der Tubenpathologie das postoperative Ergebnis nach Salpingostomie bestimmt, auch die Operationstechnik besitzt einen wesentlichen Einfluß. Dabei ist nicht der Zugangsweg - ob Laparotomie oder Endoskopie -, sondern die korrekte Tubenrekonstruktion entscheidend. Hier bietet bei der Salpingostomie die Eversion mit Naht die eindeutig besseren postoperativen Ergebnisse.

Die endoskopische Tubenchirurgie sollte also die anerkannten technischen Grundlagen der Eileiterrekonstruktion beachten. Nur so wird aus dem "Vorteil" einer geringeren Traumatisierung der Bauchdecken kein "Nachteil" durch schlechte postoperative Ergebnisse.

Literatur

1. Bruhat MA, Mage G: Use of CO2 laser in salpingoneostomy. In: Laser Surgery, Vol 3, Part 1, 271 (Eds. Kaplan I) Academic Press, Jerusalem, 1979

2. Canis M, Mage G, Pouly JL, Manhes H, Wattiez A, Bruhat MA: Laparoscopic distal tuboplasty: report of 87 cases and a 4-year experience. Fertil.Steril.56(1991)616

3. Fayez JA: An assessment of the role of operative laparoscopy in tuboplasty. Fertil.Steril. 39 (1983)476

4. Graff E von: Operative treatment of female sterility (tubal implantation) J.Iowa State med.Soc. 26 (1936)31

5. Greenhill JP: Evaluation of salpingostomy and tubal implantation for the treatment of sterility. Amer.J.Obstet.Gynec. 33 (1937)39

6. Swolin K: 50 Fertilitätsoperationen. Acta Obstet.Gynec.Scand. 46 (1967)234

Kombinierte Laser- und Alfa-2B-Interferontherapie bei Condylomata Acuminata

S.Rimbach, D.Wallwiener, A.Maleika, D.Pollmann, G.Bastert

Universitätsfrauenklinik Heidelberg (Geschäftsführender Direktor: Prof.Dr.Dr.h.c. G.Bastert), Voßstr.9, 69115 Heidelberg

Einleitung

Condylomata acuminata sind als benigne HPV-assoziierte Erkrankung von großer Bedeutung in der gynäkologischen Praxis. Insbesondere ihre Neigung zu Rezidiven und zur Ausbreitung über das gesamte äußere Genitale bis zu Anus und Rektum machen sie zum oftmals therapieresistenten Problem für Patientin und behandelnden Arzt *(1, 10, 13, 14)*.
Während die Laservaporisation gegenüber etablierten chirurgischen Methoden eindeutig Vorteile im Hinblick auf eine minimale Traumatisierung umliegenden Gewebes bietet, resultiert dennoch die alleinige operative Therapie in 40%-80% der Fälle in Rezidivbildungen *(2, 4, 11, 12)*. Unter Studienbedingungen erfolgte daher der adjuvante systemische Einsatz von rekombinantem Interferon alfa-2b im Sinne einer Mehrschritt-Therapie.

Material und Methodik

Insgesamt wurden n=58 Patientinnen mit genitalen Condylomata acuminata in die Studie einbezogen.
Einschlußkriterien waren: Alter $\geq$ 18 und $\leq$ 60 Jahre; klinisch und histologisch gesicherte Condylomata acuminata; Patienten mit Rezidiverkrankung oder Mindestbestandsdauer von drei Monaten bei Erstmanifestation; Akzeptanz der Studienkriterien einschließlich Abklärung im Hinblick auf andere STD und ggfls. Partnerbehandlung.
Ausschlußkriterien waren: immunsuppressive Therapie oder Drogenabhängigkeit; Schwangerschaft und Stillzeit; schwere internistische Erkrankungen; maligne Erkrankungen; bekannte Allergie; andere antivirale Therapie, HIV-Positivität.
Der Therapie voraus gingen neben der üblichen gynäkologischen Untersuchung auch eine Kolposkopie mit eventueller Probeexzision zur histologischen Sicherung, bei Verdacht auf intraanalen Befall eine proktologische Untersuchung sowie bei urethraler Manifestation eine Urethrozystoskopie.
Die Laservaporisation erfolgte je nach Ausdehnung des Befundes in Vollnarkose oder lokaler Infiltrationsanästhesie mit dem CO_2-Laser. Bei defocussiertem Strahl wurden Ausgangsenergien von 10-20 Watt appliziert und nach Abtragung der sichtbaren Läsionen ein Sicherheitsareal von 1-2 cm periläsional vaporisiert.
Postoperativ erhielten die Patientinnen lediglich adstringierende Sitzbäder bis zum Abschluß der Wundheilung (n1=44) oder wurden mit Interferon behandelt (n2=14). Als adjuvante Therapie kam bei den letztgenannten Patientinnen rekombinantes Interferon alfa-2b (Intron A, Essex Pharma) zur Anwendung, das subkutan nach

folgendem Schema verabreicht wurde: postoperative Woche 1, 3 und 5 an drei Tagen je 2 Mio IE.

Die Patientinnen wurden klinisch und bei präoperativ nachgewiesenem Befall der Portio kolposkopisch nach sechs Wochen, drei und sechs Monaten nachuntersucht.

Ergebnisse

Von den n=58 unter Studienbedingungen behandelten Patientinnen konnten 48 ausgewertet werden. Bei den übrigen handelt es sich um Lost-of-follow-up Patientinnen, von denen acht zur Lasergruppe, zwei zur Interferongruppe zählen.

In der Gruppe mit alleiniger Lasertherapie kam es in 15/36 Fällen (42%) zum Auftreten eines Rezidivs.

Bei postoperativer Interferon-Therapie traten in 2/12 Fällen (17%) Rezidive auf. Das entspricht einem signifikant (p<0,01) besseren Ergebnis gegenüber der Gruppe mit alleiniger chirurgischer Therapie.

Diskussion

Es handelt sich bei Condylomata acuminata um die häufigsten benignen Tumoren der Genitalregion mit steigender Inzidenz. Für die USA wird eine Verdreifachung in den letzten zehn Jahren angegeben *(13, 14)*.

Als etablierte Therapieverfahren gelten einerseits die konservative Betupfung mit Podophyllin oder 5-Fluoruracil, andererseits die operative elektro- oder kryochirurgische Abtragung der Läsionen, wobei beide Verfahren mit hohen Rezidivraten von bis zu 80% behaftet sind *(1, 3, 9, 10)*. Hinzu kommt eine nicht vernachlässigbare Traumatisierung des umliegenden Gewebes bei elektrochirurgischer Abtragung.

Der Einsatz des CO_2-Lasers zur Condylomvaporisation bietet hier nach unserer Erfahrung, die sich mit den Angaben in der Literatur deckt, durch seine geringe thermische Tiefenwirkung und die daraus resultierende minimale Traumatisierung umliegender Strukturen, wie etwa bei klitoridalem, periurethralem oder perianalem Befall, eindeutige Vorteile *(4, 11, 12)*.

Dennoch unterscheidet sich die Rezidivhäufigkeit nach laserchirurgischer Abtragung von derjenigen nach anderen chirurgischen Verfahren nur in unbefriedigendem Maß, was mit der Persistenz des ätiologischen Agens, des HPV-Virus, in der umliegenden, klinisch gesunden Haut erklärt wird *(2, 3)*. Unter der Vorstellung direkt antiviraler Therapie sind daher Interferone als Adjuvans nach laserchirurgischer Abtragung in das Behandlungskonzept eingeführt worden, wodurch die Rezidivraten auf 10-40% signifikant gesenkt werden konnten *(6, 7, 8, 9)*. Unter den sehr unterschiedlichen zur Anwendung gekommenen Therapieschemata zeichneten sich diejenigen mit intra- oder periläsionaler Gabe mit den besten Ergebnissen aus *(5, 15, 16)*. Gerade unter dem Gesichtspunkt eines kolposkopisch nachweisbaren, häufigen Mitbefalls der Portio, aber auch periklitoridaler und -urethraler Manifestationen in unserem Krankengut, erfolgte die Medikation in der vorliegenden Studie systemisch in Form subkutaner Injektionen. Dabei zeigte sich, daß auf diese Weise nicht nur eine ausgezeichnete Compliance sondern mit einer gegenüber der alleinigen operativen Therapie signifikant verminderten Rezidivrate von 17% auch sehr gute Heilungsergebnisse erzielbar sind.

Zusammenfassend muß daher die kombinierte Mehrschritt-Therapie, bestehend aus operativ-laserchirurgischer Abtragung und adjuvantem Einsatz von rekombinantem Interferon alfa-2b insbesondere bei therapieresistenten rezidivierenden Condylomata acuminata anderen als etabliert geltenden Therapieformen vorgezogen werden.

Literatur

1. *Albrecht G (1986) Condylomata acuminata. Neuere Aspekte zur Klinik, Pathogenese und Therapie. Z.Hautkr.61: 457-62*

2. *Duus BR, Philipsen T, Christensen JD, Sondergaard J (1985) Refractory condylomata acuminata: a controlled clinical trial of carbon dioxide laser versus conventional surgical treatment. Genitourin.Med. 61*

3. *Ferenczy A, Mitao M, Nagai N, Silverstein S, Crum C (1985) Latent papillomavirus and recurrent genital warts. N.Engl.J.Med.313:784-8*

4. *Ferenczy A (1984) Laser therapy of genital condylomata acuminata. Obstet.Gynecol.63:703-7*

5. *Friedman-Kien AE, Eron LJ, Conant M (1988) Natural interferon alpha for treatment of Condylomata acuminata. JAMA 259:533-8*

6. *Gall SA, Hughes CE, Trofatter K (1985) Interferon for the therapy of Condyloma acuminatum. Am.J.Obstet.Gynecol.153:157-63*

7. *Gall SA, Hughes CE, Mounts P (1986) Efficacy of human lymphoblastoid interferon in the therapy of resistant Condylomata acuminata. Obstet.Gynecol.67:643-51*

8. *Groß G (1987) Interferone zur Behandlung von Condylomata acuminata. Dtsch.Med.Wochenschr.112:571*

9. *Hohenleutner U, Landthaler M, Braun-Falco O (1990) Postoperative adjuvante Therapie mit Interferon-Alpha2b nach Laserchirurgie von Condylomata acuminata. Hautarzt 41:545-8*

10. *Jensen SL (1985) Comparison of Podophyllin application with simple surgical excision in clearance and recurrence of perianal Condylomata acuminata. Lancet II:1146-8*

11. *Kryger-Baggesen N, Larsen J, Pedersen P (1984) CO2-Laser treatment of condylomata acuminata. Acta Obstet.Gynecol.Scand. 63:341-3*

12. *Landthaler M, Haina D, Hohenleutner U, Seipp W, Waidelich W, Braun-Falco O (1988) Der CO2-Laser in der Dermatotherapie - Anwendung und Indikation. Hautarzt 39:189-204*

13. *Lynch PJ (1985) Condylomata acuminata (anogenital warts). Clin.Obstet.Gynecol.28:142-51*

14. *Margolis S (1984) Genital warts and molluscum contagiosum. Urol.Clin.North.Am.11:163-770*

15. *Reichmann RC (1986) Treatment of Condylomata acuminata with intralesionally administered interferon: aa multicenter placebo-controlled trial. Clin.Res.34:531*

16. *Tiedemann KH, Ernst TM (1988) Kombinationstherapie von rezidivierenden Condylomata acuminata mit Elektrokaustik und Alpha-2-Interferon. Aktuelle Dermatologie 14:200-4*

Erste Erfahrungen über die CO_2-Laseranwendung bei der Beandlung von Displasie-Patientinnen mit einer HIV-Infektion

V. Küppers, S. v. Eckardstein, T. Somville
Frauenklinik der Heinrich-Heine-Universität Düsseldorf
Postfach 10 10 07, 40001 Düsseldorf

EINLEITUNG

Untersuchungen der letzten Jahre haben gezeigt, daß bei
Frauen mit einer HIV-Infektion eine erhöhte Prävalenz
von Zervixdysplasien zu beobachten ist (PHILPOT et al.
1988, HENRY et al. 1989, JOHNSON et al. 1992, SMITH et
al. 1993). Besonders häufig betroffen sind Patientinnen
mit einer im peripheren Blut verminderten Zahl der T-
Lymphozyten (SCHÄFER et al. 1991). In unserer Klinik
beobachtete Krankheitsverläufe von HIV-infizierten
Patientinnen mit einer Zervixdysplasie zeigen, daß
besonders progrediente Verläufe auftreten können. Daher
stellt sich vor allem bei dieser Patientengruppe die
Frage nach einer adäquaten Behandlung. Da mit dem CO_2-
Laser bei der Behandlung der Zervixdysplasie bei nicht
HIV-infizierten Patientinnen gute Ergebnisse erzielt
werden, führen wir seit 1991 auch bei HIV-infizierten
Patientinnen mit einer Dysplasie eine Laserbehandlung
durch. In der vorliegenden Arbeit werden erste
Erfahrungen über die CO_2-Laseranwendung bei diesen
Patientinnen berichtet.

MATERIAL UND METHODIK

Von 1991-1993 wurden 10 HIV-infizierte Patientinnen mit
einer Zervixdysplasie unter kolposkopischer Sicht mit
dem CO_2-Laser operiert. Auf die Ektozervix begrenzte
Veränderungen behandelten wir durch eine Laser-

vaporisation. Dabei wurden - nach histologischer Abklärung zum Ausschluß eines invasiven Zervixkarzinoms - die dysplastischen Epithelveränderungen bis zu einer Ablationstiefe von 7 mm abgetragen. Bei dysplastischen Epithelveränderungen, die sich im ekto-endozervikalen Grenzbereich befanden oder in den Zervikalkanal hineinreichten, führten wir eine Laserkonisation mit anschließender fraktionierter Abrasio durch.

Präoperativ erfolgte bei allen Patientinnen die quantitative Bestimmung der CD_4-Zellen im peripheren Blut.

ERGEBNISSE

4 Patientinnen hatten weniger als 200 CD_4-Zellen/µl, 6 Patientinnen zwischen 200 und 500 CD_4-Zellen/µl und keine der behandelten Patientinnen mehr als 500 CD_4-Zellen/µl im peripheren Blut.

Von den 10 mit dem CO_2-Laser behandelten Patientinnen wurde bei 6 Patientinnen eine Konisation, lediglich bei 4 Patientinnen eine Vaporisation der Zervix durchgeführt. Bei sämtlichen Patientinnen wurde der Schweregrad der dysplastischen Epithelveränderungen durch histologische Untersuchungen gesichert. 1 Patientin hatte eine leichte, 4 Patientinnen eine mittelschwere und 5 Patientinnen eine schwere zervikale intraepitheliale Neoplasie. Nennenswerte intra- oder postoperativen Komplikationen, z.B. behandlungsbedürftige Blutungen, Infektionen oder Zervixstenosen traten im unmittelbaren postoperativen Beobachtungszeitraum, der zwischen 2 und 16 Monaten lag, nicht auf.

Kolposkopische und zytologische Nachsorgeuntersuchungen wurden in einem Zeitraum zwischen einem halben und zweieinhalb Jahren in regelmäßigen Abständen durchgeführt. Rezidive traten bei 2 von 4 Patientinnen nach Laservaporisation, bei 3 von 6 Patientinnen nach Laserkonisation auf.

DISKUSSION

Die Laserbehandlung der Zervixdysplasie stellt eine
gegenüber der Messerkonisation schonende Therapie dar.
Das bestätigt sich auch bei den von uns behandelten
Patientinnen mit einer HIV-Infektion. Denn selbst bei
Patientinnen mit einer manifesten AIDS-Erkrankung
traten keine schwerwiegenden intra- und postoperativen
Komplikationen auf.

Allerdings zeigt die vorliegende Untersuchung, daß bei
HIV-infizierten Patientinnen eine Laservaporisation
zugunsten einer Laserkonisation deutlich weniger häufig
durchgeführt werden kann als bei nicht HIV-infizierten
Patientinnen mit einer Zervixdysplasie (KÜPPERS et al.
1992). Welcher Methode der Vorzug gegeben wird, der
Vaporisation oder der Konisation, ist von der Lokalisation und der Ausdehnung der zervikalen Veränderungen abhängig. Keinen Einfluß auf die Auswahl der
Behandlungsmethode hat die quantitative Bestimmung der
CD_4 Zellen im peripheren Blut.

Jedoch scheint zwischen der CD_4-Zellzahl und der
Rezidivrate eine Beziehung zu bestehen. Postoperativ
durchgeführte zytologische und kolposkopische Kontrolluntersuchungen haben gezeigt, daß Rezidive nach relativ
kurzer Zeit bei der Hälfte aller Patientinnen aufgetreten sind. Dabei hatten 4 von 5 Patientinnen mit
einem Rezidiv weniger als 200 CD_4-Zellen/µl im peripheren Blut. Eine gegenüber nicht HIV-infizierten
Patientinnen deutlich erhöhte Rezidivrate wird - unabhängig von der angewendeten Behandlungsmethode - auch
von KOULOS et al. (1993) berichtet. Daher sollte bei
HIV-infizierten Patientinnen eine besonders engmaschige
und sorgfältige Nachsorge erfolgen. Auch ist zu beachten, daß bei diesen Patientinnen gehäuft multifokale
Dysplasien von Vulva, Vagina und Zervix auftreten, bei
den von uns untersuchten Patientinnen in 40% der Fälle.

LITERATUR

Henry, M.J., M.W. Stanley, S. Cruikshank, L. Carson,: Association of human immunodeficiency virus-induced immunosuppression with human papillomavirus infection and cervical intraepithelial neoplasia. Am. J. Obstet. Gynecol. 160 **(1989)** 352

Johnson, J.C., A.F. Burnett, G.D. Willet, M.A. Young, J. Doniger: High frequency of latent and clinical human papillomavirus cervical infections in immunocompromised human immunodeficiency virus-infected women. Obstet. Gynecol. 79, **(1992)** 321

Koulos, J., F. Schnoll, J. Swanbeck, T.C. Wright: Management of HIV-infected women with CIN using loop excision. 8th World Congress of Cervical Pathology and Colposcopy, Chicago **(1993)**

Küppers, V., K.W. Degen, S. Sert, T. Somville: Der Stellenwert der Lasertherapie bei der Behandlung der Zervixdysplasie. Lasermed. 8, **(1992)** 115

Philpot, C.R., C. Harcourt, J. Edwards, A. Grealis: Human immunodeficiency virus and female prostitutes, Sidney 1985. Genitourin. Med. 64 **(1988)** 193

Schäfer, A., W. Friedmann, M. Mielke, B. Schwartländer, M.A. Koch: The increased frequency of cervical dysplasia-neoplasia in women infected with the human immunodeficiency virus is related to the degree of immunosuppression. Am. J. Obstet. Gynecol. 164 **(1991)** 593

Smith, J.R., V.S. Kitchen, M. Botcherby, M. Hepburn, C. Wells, D. Gor, S.M. Forster, J.R.W. Harris, P. Steer, P. Mason: Is HIV infection associated with an increase in the prevalence of cervical neoplasia? Br. J. Obstet. Gynecol. 100, **(1993)** 149

ITT - Interstitielle-Thermo-Therapie

Eine neue Therapiemöglichkeit in der Onkologie ?

Pollmann D., Wallwiener D., Stolz W., Ebbing A., Heberling D., Kaufmann M., Bastert G.
Universitäts-Frauenklinik Heidelberg, Voßstr. 9, D-6900 Heidelberg

In der onkologischen Chirurgie, sei es im Bereich der Gynäkologie oder in anderen chirurgischen Fächern, muß sich der Operateur häufig mit einer rein palliatven Therapie zufrieden geben. Häufig ist trotz Ausschöpfung systemischer Hormon- und Chemotherapie eine weitere kurative Behandlung unmöglich.

Die Hyperthermie als Behandlungsform bei malignen Tumoren schon seit Ende des vorigen Jahrhunderts bekannt (Coley, 1893). Als Quellen dienten Heißwasser, Ultraschall, elektromagnetische Wellen im Hochfrequenz- und Mikro-wellenbereich. Doch schnell stieß man an die Grenzen einer solchen Tumortherapie aufgrund biophysikalischer probleme. So ist die Eindringtiefe bei all diesen Verfahren so gering, daß in vielen Fällen der Tumor nicht oder nur unzureichend erreicht wird bzw. zu viel gesundes Gewebe in Mitleidenschaft gezogen wird. Auch war die homogene Temperaturausdehnung sowie die Kontrollmöglich-keit nicht gewährleistet.

Nachdem der Nd:YAG-Laser in der Gynäkologie meist im Rahmen chirurgischer Eingriffe eingesetzt worden ist, eröffnet nun die Entwicklung der „Laserinduzierten Inter-stitiellen Thermo-Therapie" (im folgenden kurz: LITT) ein neues Spektrum im Einsatz des Nd:YAG-Lasers: Die palliative Therapie gynäkologischer Malignom-Rezidive.

Das Prinzip der Interstitielen Thermotherapie beruht auf der thermischen irreversiblen Denaturierung von Zellver-bänden durch die photothermische Umwandlung von Laser-energie in thermische Energie. Ziel einer solchen Therapie ist es, Tumorgewebe bei weitgehendster Schonung des umgebenden Gewebes zu zerstören. Dies basiert auf der weitgehend selektiven Empfindlichkeit von Tumorzellen auf Temperaturerhöhungen.

Die Anforderungen, die an ein Laserlicht im Rahmen der LITT gestellt werden, sind:
- relativ große Eindringtiefe in biologische Gewebe,
- homogene Streuung des Laserlichtes im Gewebe.

Ein Laserlicht, das diesen Anforderungen entspricht, ist das Licht des Nd:YAG-Lasers. Er besitzt eine Eindringtiefe von 4-7 mm, sein Licht wird im Gewebe homogen gestreut und kann Wasser durchdringen.

Das Laserlicht wird über einen Ringmodeadapter in die Lichtleitfaser eingekoppelt und tritt am distalen

Ende der Faser in Form eines Kegelmantels aus. Durch die Bestückung des distalen Endes dieser flexiblen Quarz-glasfaser (Ring-Mode-Faser) mit einem speziellen Kristall wird der Laserstrahl des Nd:YAG-Lasers homogen auf eine große Gewebeoberfläche verteilt und dann durch seine wellenlängen spezifischen Eigenschaften homogen auf ein großes Gewebevolumen gestreut. Das Kristall ist am distalen Ende zugespitzt, so daß es meist ohne große Schwierigkeiten in tumoröses Gewebe vorgeschoben werden kann. Diese zirkumferentiell abstrahlende „LITT-Faser" kann mehrmals verwendet werden, da sie, im Gegensatz zur herkömmlichen „Kontakt-Laser-Faser", bei sachgerechter Anwendung keiner Abnutzung unterliegt. Desweiteren ermöglicht das Material der Faser und des Kristalls eine direkte Verlaufskontrolle der Therapie durch Magnet-Resonanz-Tomographie.

Die pro Zeiteinheit applizierte Laserenergie muß so niedrig gewählt werden, daß die erzielte Leistungsdichte so gering ist, daß eine Karbonisation des Gewebes ausgeschlossen ist. Käme es zu einer Karbonisation, so würde sich das Absorptionsverhalten der Gewebeoberfläche" verändern. Da von dunklen Flächen nach dem Absorptionsgesetz das Laserlicht besser absorbiert wird, würde der größte Anteil der Laserenergie direkt an der Übergangsfläche „Kristall-Gewebe" in Wärme umgewandelt. Tiefer gelegene Zellschichten könnten dann nicht mehr durch das Laser-licht thermisch denaturiert werden. Der Effekt der LITT wäre somit aufgehoben.

Wird die applizierte Energie jedoch so gering gehalten, daß eine Karbonisation des Gewebes nicht erreicht wird, so kommt es lediglich zu einer Erwärmung des Gewebes bis hin zur Koagulation. Als Grenzwert wird eine Energiedichte von 2 W/cm^2 angegeben. Die Wärme breitet sich in Abhängigkeit von der spezifischen Wärmeleitfähigkeit des Gewebes und vom Durchblutungsgrad langsam in die Tiefe hin aus. Bei dem Prozeß der LITT wird dem Gewebe Wasser entzogen, was zu einer deutlichen Schrumpfung des Gewebevolumens führt.

Das koagulierte Tumorgewebe wird bei sehr kleinen Gewebevolumina bindegewebig im Rahmen der Wundheilung umgebaut, bei größeren Gewebevolumina sequestriert es sekundär.

Die Applikationszeit und die Ausgangsleistung bei der LITT sind von vielen Faktorenabhängig: Von dem lokalen Durchblutungsgrad des Gewebes, der Gewebefärbung und dem Gewebevolumen.

Im Gegensatz zur Radiotherapie, wo durch die Berechnung der Isodosenkurven eine exakte Therapieplanung durchgeführt werden kann, ist es bei der LITT nicht möglich, die Ausbreitungstiefe der Temperatur, welche nicht identisch mit der Lasereindringtiefe sein muß, im Vorfeld vorauszusagen. Die Ausdehnung der thermischen Denaturierung kann jedoch unter dem NMR beobachtet und kontrolliert werden. Dies ist ein Vorteil der LITT gegenüber der interstitiellen Radiotherapie, wo der erzielte Effekt nicht während der Applikation beurteilt werden kann. Weitere und kostengünstigere Kontrollverfahren (Ultraschall (Intraluminalscan, 3-D-Darstellung), Thermosonden) sind in Erprobung.

Bislang konnte bei einmaliger Anwendung der Faser bei einer Ausgangsleistung von 5 Watt/sec über die Dauer von 15 Minuten ein Gewebevolumen von 2,4 x 2,4 x 2,7 cm (Zylinder) thermisch denaturiert werden. Da viele Malignomrezidive ein wesentlich grösseres Gewebevolumen aufweisen, müßte die ITT-Applikation mehrmals hintereinander nach Umsetzung der Faser erfolgen. Folge davon ist eine beachtliche Verlängerung der Operationszeit. Doch gerade dies soll ja bei der ITT verhindert werden, da sich das Patientinnenkollektiv zumeist aus älteren, multipel voroperierten und internistisch risikoreichen Frauen zusammensetzt.

Ein Möglichkeit die Applikationszeit zu verkürzen, ist die gleichzeitige Applikation von mehreren Fasern. Diese Fasern könnten dann über zwei verschiedene Verfahren an den Laser gekoppelt werden:
- Die Fasern werden einzeln über nur sehr kurze Zeiten mit höheren Leistungen belastet.
- Die Fasern werden gleichzeitig mit niedrigen Leistungen belastet.
Durch ein solches Multifasersystem könnten in relativ kurzer Zeit große Gewebevolumina thermisch denaturiert werden. Doch diese Fasersysteme befinden sich z.Z. noch in der Erprobungphase.

Um Ausgangswerte für die die einzustellende Laserleistung und die Applikationszeit zu haben, wurde in der 1. Phase einer Pilotstudie die Wirkung der LITT invitro an frischen Leberpräparaten untersucht. Als Ergebnis dieser Studie stellte sich heraus, daß:
1. die Grenze der applizierten Laserenergie in Abhängigkeit von dem verwendeten Fasertyp zwischen 5 und 7 Watt liegt.
2. die maximale suffiziente Bestrahlungszeit pro Gewebeareal ca. 20 Minuten beträgt. Eine Ausdehnung über diesen Zeitraum hinaus bewirkt keine weitere Ausdehnung der Koagulations- und Denaturierungszone.

Anhand unserer Studienergebnisse haben wir begonnen, die Interstitielle Thermotherapie in wenigen ausgesuchten Fällen anzuwenden. Die bislang erzielten Ergebnisse sind sehr zufriedenstellend, eine abschließende Stellungnahme erscheint uns jedoch zu diesem Zeitpunkt aufgrund der geringen Fallzahl noch verfrüht. Weitere Anwendungsbeob-achtungen und Studien müssen zeigen, ob die LITT wirklich eine Therapiealternative bei Malignomrezidiven darstellt und ob sie auch bei intraperitonealen, ausbestrahlten und chirurgisch nicht mehr angebaren Malignomrezidiven angewendet werden kann.

Palliative Therapie des Lokalrezidives bei Mammakarzinom durch PDT mit antikörpergebundenen Phthalocyaninen

S. Spaniol[1], B. Schultes[2], S. Schmidt[3], W. Ertmer[1], H.-J. Biersack[2], D. Krebs[3]

[1]Institut für Angewandte Physik, [2]Institut für Nuklearmedizin, [3]Frauenklinik,
Universität Bonn

Zusammenfassung

Die Effektivität der photodynamischen Therapie (PDT) mit antikörpergebundenem Zn-Phthalocyanin wurde im Zellkulturexperiment nachgewiesen. Eine Farbstoffkonzentration von 10 nM führte bei Bestrahlung mit 50 J/cm^2 zu 90% Zelltod.
Im Tiermodell wurde die effiziente Anreicherung von Farbstoff am Tumor durch eine Doppelmarkierung mit ^{131}I und Zn-Phthalocyanin überprüft. Der Farbstoff-Antikörper-Komplex reicherte sich im Tumor mit dem Faktor 8 im Vergleich zum umgebenden Muskelgewebe an. Die Zahl der Farbstoffmoleküle pro Tumorzelle wurde im γ-Zähler auf ca. 10 Millionen bestimmt.
Die klinische Anwendung dieses Therapiekonzepts erfolgte an insgesamt 13 Patientinnen mit gynäkologischen Tumoren. 5 Patientinnen mit ausgedehnten Thoraxrezidiven wurden nach Ausschöpfung herkömmlicher Therapien mit diesem PDT-Konzept behandelt. 72 Stunden nach i.v. Gabe des Antikörper-Farbstoff-Komplexes wurden diese Patientinnen mit einem DCM-Farbstofflaser bzw. einem Titan-Saphirlaser bei 675 nm mit 50 J/cm^2 bestrahlt. Nach anfänglichen leichten Nekrosen traten partiell Remissionen auf. Darüberhinaus konnte eine palliative Behandlung im Sinne einer Schmerzreduktion konstatiert werden.

Einleitung

Es ist allgemein bekannt, daß die Heilungsaussichten bei metastasiertem Mammakarzinom sehr schlecht sind. Speziell nach Behandlung mit Chemotherapie bzw. Strahlentherapie ging es uns darum auszuloten, inwieweit die Photodynamische Therapie den Verlauf von Thoraxrezidiven des Mammakarzinoms als zusätzliches Hilfsmittel günstig beeinflussen kann.
Das Konzept der Zellzerstörung durch die photodynamische Lasertherpie beruht auf einer Photoreaktion. Eingestrahltes Licht wird von einem Farbstoff absorbiert, der zuvor im Zielgebiet akkumuliert wurde. Der Farbstoff wiederum ist in der Lage seine Anregungs-energie auf ein Sauerstoffmolekül zu übertragen. Dieser reaktive Sauerstoff (Singulett-Sauerstoff) oxidiert Zellbestandteile und wirkt deshalb toxisch.
Die Akkumulation des Farbstoffs im Tumorgewebe stellt ein Hauptproblem dar. Die Nachteile der klinisch eingesetzten klassischen Photosensitizer Photofrin und Photosan liegen

auf der Hand. Sie haben eine relativ schlechte Selektivität von höchstens Faktor 2 zum umgebenden Gewebe, reichern sich relativ stark in der Haut an und zeichnen sich durch eine starke Absorption fast im gesamten sichtbaren Spektralbereich aus.

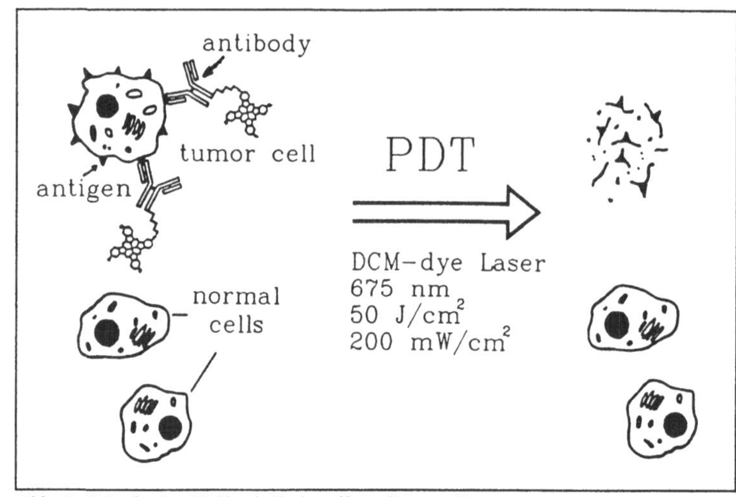

Abb. 1: Prinzip der PDT mit Farbstoff-Antikörper-Komplex

Material und Methode

Um die Nachteile der klassischen Sensitizer zu umgehen, haben wir Zn-Phthalocyanin Farbstoffmoleküle an monoklonale Antikörper gekoppelt. Diese Antikörper sind gegen tumorassoziierte Antigene der Mammakarzinomzellen gerichtet. Normale Zellen reichern den Farbstoff nicht an. Der Einsatz dieses Carriersystems führt zu einer deutlichen Erhöhung der Selektivität des Farbstoffs.

Das von uns verwendete Zn-Phthalocyanin hat ein ausgeprägtes Absorptionsmaximum bei etwa 675 nm, wie aus Abb. 3 zu ersehen ist. Nach Bestrahlung der Zellen mit einem

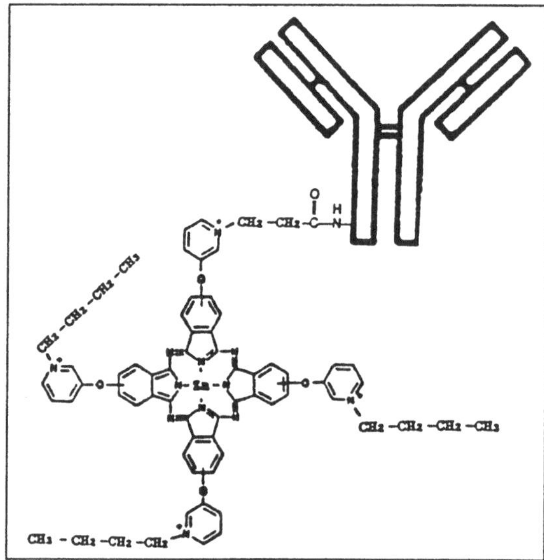

Abb. 2: Strukturformel des verwendeten Zn-Pc

DCM-Farbstofflaser bzw. einem Titan-Saphirlaser erfolgt die selektive Zerstörung der Tumorzellen. In Abb. 2 ist die Strukturformel des aktivierten, kationischen Zn-Phthalocyanins dargestellt. Die NHS-Gruppe des Farbstoff ermöglicht eine Kopplung an Aminogruppen von Antikörpern unter physiologischen Bedingungen. Im Mittel werden 5 Farbstoffmoleküle an einen Antikörper kovalent gebunden. Die Bindungsaffinität ist in Tabelle 1 dargestellt.

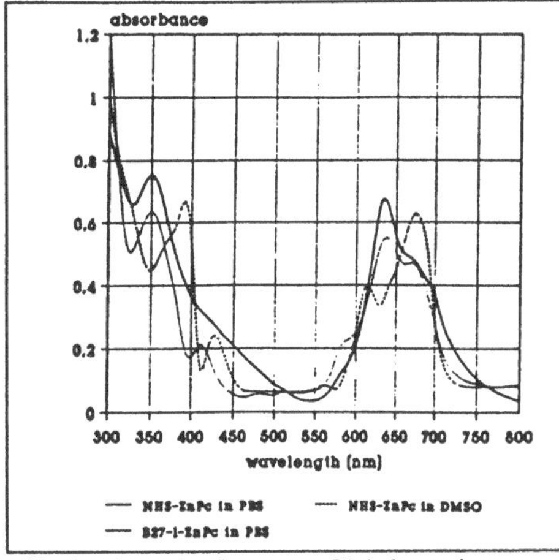

Abb. 3: Absorptionskurve von Phthalocyanin

Farbstoffmoleküle pro Antikörper	Bindungsaffinität in %
0	100 ± 4,8
1	97,6 ± 6,0
2	95,2 ± 3,2
3	91,1 ± 2,4
4	88,7 ± 4,4
5	82,3 ± 2,8
10	33,1 ± 6,0

Tabelle 1: Bindungsaffinität des Farbstoff-Antikörper-Komplexes

Dieses Therapiekonzept haben wir zunächst im Zellkulturexperiment an Ovarialkarzinomzellen (OAW 42) getestet. Die Zellen wurden über Nacht mit dem Antikörper-Farbstoffkomplex inkubiert, nach einem Waschschritt mit dem Laser bei einer Intensität von 200 mW/cm^2 und einem Energiefluß von 50 J/cm^2 bestrahlt. Der Prozentsatz der koloniebildenden Zellen wurde nach 6 Tagen im Vergleich zu Kontrollen bestimmt.

Um die Anreicherung im Tumor an einem lebenden Organismus zu testen, haben wir ein Rattenmodell benutzt. Nacktratten (RNU) wurden Ovarial-Karzinom-Zellinien in den Muskel des Hinterlaufs transplantiert, die nach ca. 4 Wochen eine Größe von 1 cm^3 hatten.
Bei dieser Tumorgröße wurde den Ratten 0,5 mg/kg Körpergewicht eines anti-Ca 125 Antikörpers (B27-1, Biomira) intravenös appliziert. Der Antikörper wurde zuvor doppelmarkiert, d.h. mit Phthalocyanin und dem radioaktivem Isotop ^{131}I. Eine optimale Anreicherung des Farbstoff-Antikörper-Komplexes ergab sich nach 3-4 Tagen.
Um diese Anreicherung qualitativ zu erfassen wurde eine γ-Scintigraphie der Ratte durchgeführt. Um auch eine quantitative Aussage über die Farbstoffkonzentration im Tumor machen zu können, wurden nach Tötung der Tiere die counts pro Gramm Gewebe organweise im γ-Zähler bestimmt.

Ergebnis und Diskussion

Abb. 4 zeigt die Zahl der Zellen nach Bestrahlung und Koloniebildung in Abhängigkeit der angewandten Farbstoffkonzentration. Die beiden oberen Kurven sind Kontrollen ohne Laserbestrahlung, die beiden unteren sind einmal Farbstoff allein sowie mit Farbstoff-Antikörper-Komplex. Daraus ist ersichtlich, daß für z.B. 90% Zellschädigung eine Konzentration von 10 nM erforderlich ist, d.h. ca. 50-100 fach weniger Farbstoff benötigt wird, wenn die Zellschädigung mit an Antikörper gekoppeltem Phthalocyanin erfolgt im Vergleich zu Farbstoff allein.

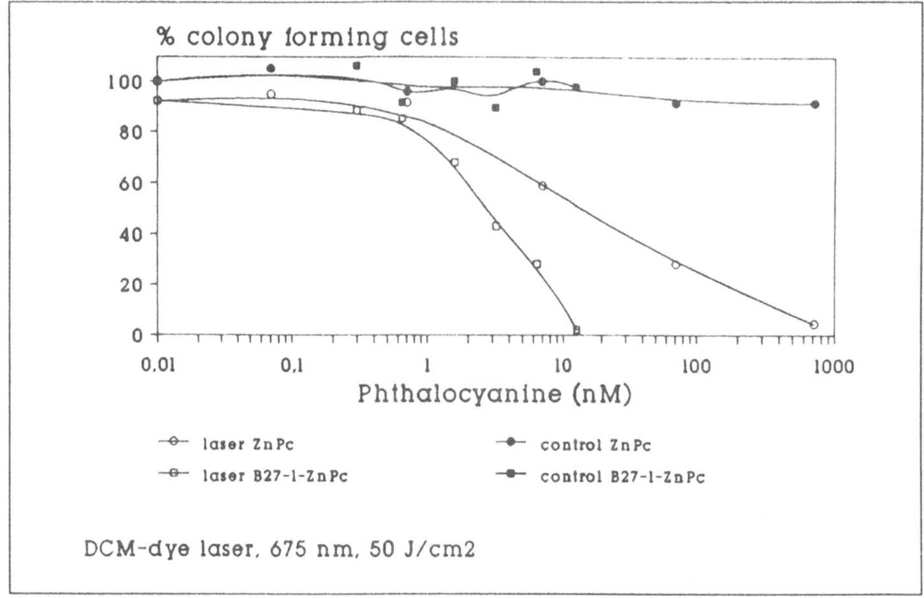

Abb. 4: Phototoxizität von NHS-methylzinkphthalocyanin und methylzinkphthalocyanin-Antikörper-Komplex

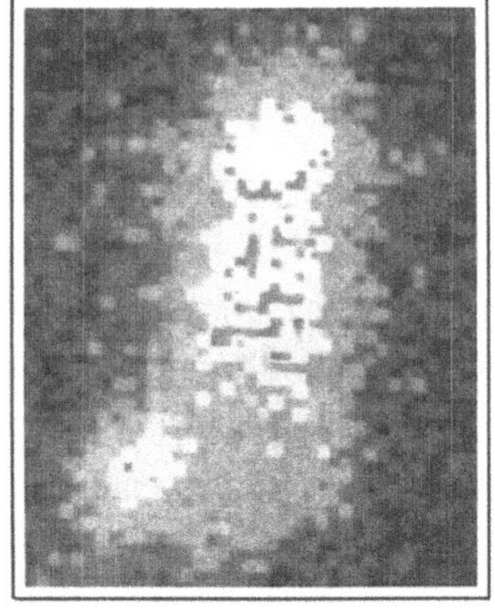

Abb. 5 zeigt eine γ-Scintigraphie einer tumortragenden Ratte, der 50 μg Antikörper i.v. injiziert wurde. Nach etwa 4 Tagen erhält man eine optimale Anreicherung im Tumor. Der Tumor ist im linken hinteren Bein zu erkennen. Nach Tötung der Tiere und Organentnahme wurden die counts pro Gramm Gewebe organweise im γ-counter bestimmt. Die Ergebnisse sind in Abb. 6 dargestellt. Die Anreicherung im Tumor im Vergleich zum umgebenden Gewebe beträgt etwa Faktor 8, zur darüberliegenden Haut etwa Faktor 2. In Lunge, Milz und Leber sieht man aufgrund des Abbaus von Antikörpern bzw. unspezifischer Anreicherung auch hohe Werte.

Abb. 5: γ-Scintigraphie einer Ratte

Aus der Zahl der counts pro Gramm Tumor läßt sich auf die Zahl der Antikörper pro Tumorzelle bzw. Farbstoffmoleküle pro Tumorzelle umrechnen. Die Zahl der Farbstoffmoleküle pro Tumorzelle bestimmt sich dadurch zu etwa 10 Millionen, da bei kovalenter Bindung der Farbstoffmoleküle ein Transport bis zu den Zellen hin erwartet werden darf. Diese Zahl entspricht etwa der Konzentration, die im Zellkulturexperiment zu 90% Zellschädigung geführt hat.

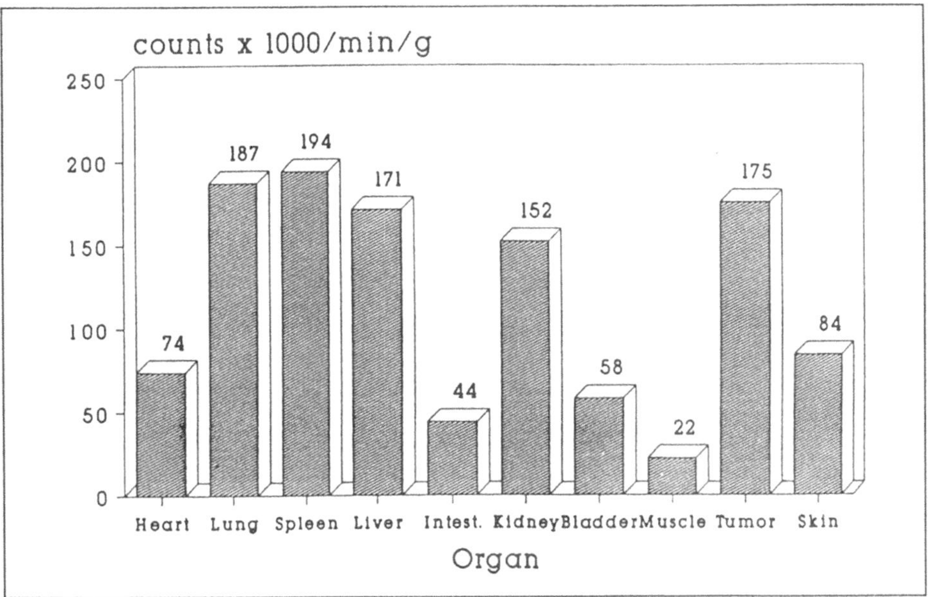

Abb. 6: Verteilung des ^{131}I-Antikörper-Farbstoff-Komplexes bei einer tumortragenden Ratte

Wir haben mit diesem Therapiekonzept u.a. 5 Patientinnen mit anti-MCA und eine Patientin mit anti-TAG 72 als Antikörper behandelt. Die Laserbestrahlung erfolgte 3-4 Tage nach i.v. Gabe des Antikörper-Farbstoff-Komplexes mit einem Titan-Saphirlaser bzw. einem DCM-Farbstofflaser. Die Bestrahlungsparameter waren: 50 J/cm^2 bei 675 nm und eine maximale Intensität von 200 mW/cm^2. Eine Patientin mit lokalrezidiv nach Ablatio und supraclaviculäre Metastasierung war vor PDT mehrfach mit Chemotherapie behandelt worden und sozusagen austherapiert. Tage nach der Bestrahlung waren leichte Nekrosen erkennbar. Aus klinischer Sicht ist eine partielle Remission festzustellen, die näßenden Stellen sind weitgehend verschwunden, die Schwellungen gingen zurück, die Schmerzen sind weniger geworden. Zusammenfassend muß gesagt werden, daß die Patientinnen nicht geheilt wurden, was auch nicht zu erwarten war. Als palliativen Ansatz sehen wir die Therapie bei rezidivem Mammakarzinom jedoch positiv, da sie den Patientinnen hilft. Es bedeutet Schmerzreduktion und ist mitunter aus ästetischen Gründen für die Patientinnen wichtig.

Literatur

Oseroff A.R., Ara G., Ohuoha D., Aprille J., et al. Photochem. Photobiol. 1987:46, 83-96

Schmidt S., et al.in Photodynamic Therapy and Biomedical Lasers: eds. Spinelli, Dal Fante, Marchesini: 1992, 327-32

Schultes B.C., Spaniol S. et al. in Photodynamic Therapy and Biomedical Lasers: eds. Spinelli, Dal Fante, Marchesini: 1992, 333-37

Wöhrle D., Iskander G., Graschew G., et al. Photochem. Photobiol. 1990:51, 351-356

Dermatologie / Dermatology

Einfluss des Strahldurchmessers bei der Argonlasertherapie von Feuermalen

U. Hohenleutner, U. Wlotzke, W. Bäumler, M. Landthaler
Klinik und Poliklinik für Dermatologie, Klinikum der Universität Regensburg
Franz-Josef-Strauss-Allee 11, 93042 Regensburg

Physikalische Berechnungen zur Verteilung der Energie des Laserlichts in der Haut führten unter Berücksichtigung von Absorption, Transmission und Streuung von Epidermis und Dermis zu der Vorhersage, daß, je größer der Strahldurchmesser wird, bei gleichbleibender eingestrahlter Energiedichte die Eindringtiefe zunimmt und zudem die Epidermis relativ weniger belastet wird (KEIJZER ET AL.).

Ziel unserer Untersuchungen war es herauszufinden, ob mit einem Argonlaser (488/514 nm) mit großen Strahldurchmessern (3 - 5 mm) die Therapie von Nävi flammei zu verbessern ist.

Mit einem leistungsstarken Argonlaser (20 W auf der Haut) wurden insgesamt 92 Probebehandlungen mit verschiedenen Energiedichten an 23 Patienten mit Feuermalen durchgeführt, die Therapieparameter zeigt Tab.1.

An 5 Patienten wurden zusätzlich insgesamt 13 Biopsien unmittelbar nach Therapie entnommen und mit der Nitroblautetrazoliumchloridmethode, einer Vitalfärbung zur exakten Definition der Koagulationstiefe (NEUMANN ET AL.), gefärbt. Hierbei konnten wir zeigen, daß bei gleichbleibender Energiedichte die Koagulationstiefe klar mit dem Strahldurchmesser zunimmt (Abb. 1).

Die klinischen Ergebnisse sind in Tab. 2 zusammengefaßt; dabei ist zu berücksichtigen, daß es sich ausschließlich um Probebehandlungen handelt, das heißt, das Endergebnis nach vollflächiger und/oder mehrmaliger Behandlung ist sicher, wie auch beim konventionellen Argonlaser, noch deutlich besser.

	3 mm	4 mm	5 mm
6 J/cm²	21	38	59
10 J/cm²	35	63	98
15 J/cm²	53	94	147
20 J/cm²	71	126	196

Tab. 1: Pulszeiten in Millisekunden

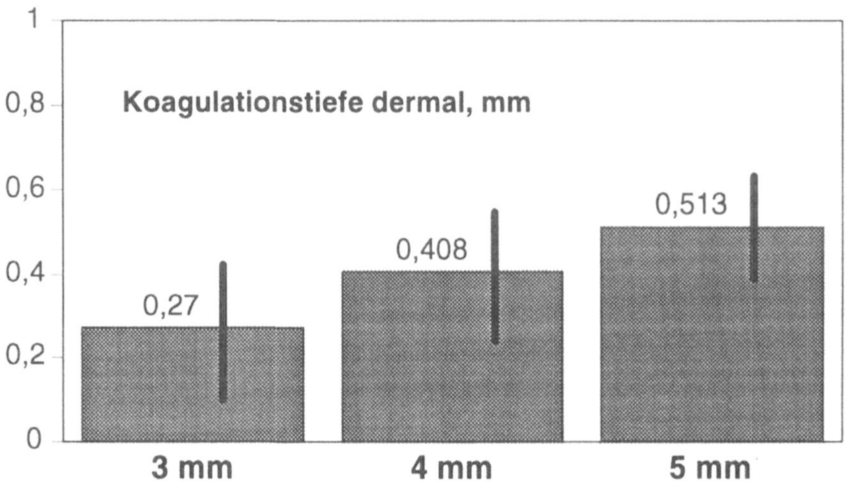

Abb. 1: Zunehmende Koagulationstiefe mit steigendem Strahldurchmesser (Balken: doppelte Standardabweichung)

	3 mm (n=19)	4 mm (n=44)	5 mm (n=29)
sehr gut/gut	56	55	43
mäßig	21	37	47
schlecht	23	8	10

Tab. 2: Behandlungsergebnisse in Prozent

Der im Vergleich zu 3 und 4 mm Durchmesser geringere Anteil guter Ergebnisse bei 5 mm liegt an der hier erhöhten Nebenwirkungsrate: mit 5 mm beobachteten wir in 27 % atrophische Närbchen im Gegensatz zu 7 % und 13 % bei 3 und 4 mm. Diese Nebenwirkungen traten jedoch insbesondere bei höheren Energiedichten (15 und 20 J/cm^2) auf, praktisch nie bei 6 und 10 J/cm^2.

Wie für den Argonlaser bekannt, zeigte sich auch ein deutlicher Einfluß der Farbe der Läsion: für dunkle, livide und dicke Nävi flammei waren die Ergebnisse besonders gut (Abb. 2).

Zusammenfassend läßt sich sagen, daß die Behandlung mit großen Strahldurchmessern insbesondere bei dunklen Nävi flammei im Vergleich zu konventionellen Therapieparametern (1 - 2 mm, 300 - 500 msec, 2 - 5 W) Vorteile bietet: sie ermöglicht eine raschere, effiziente Therapie größerer Läsionen und ist durch die kürzere Pulsdauer (Tab. 1) außerdem weniger schmerzhaft. Bei dicken, tuberösen Feuermalen ist der "Schrumpfeffekt" der atrophischen Närbcgenbildung bei 5 mm und höheren Energiedichten unter Umständen erwünscht, wogegen bei makulösen Veränderungen nur niedrigere Energiedichten eingesetzt werden sollten. Für helle Nävi flammei und bei Kindern ist der Einsatz des blitzlampengepumpten Farbstofflasers sinnvoller (GARDEN ET AL., TAN ET AL.).

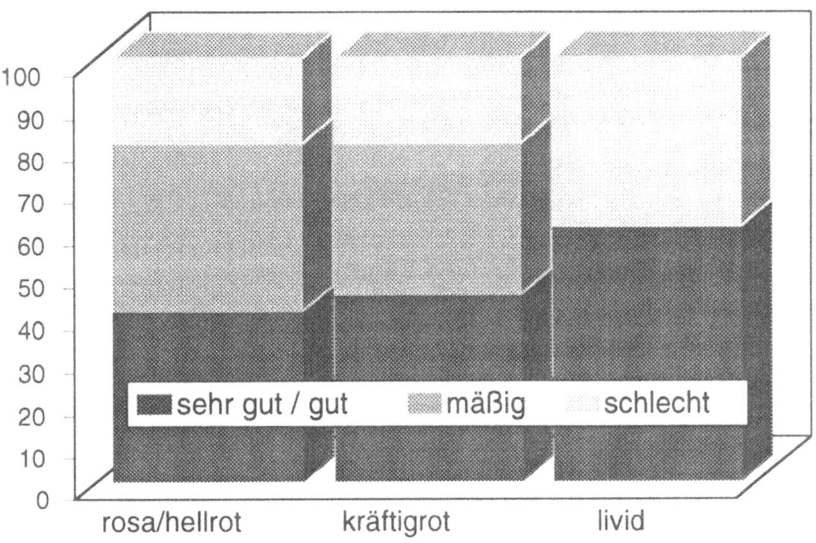

Abb. 2: Klinische Ergebnisse in Prozent in Abhängigkeit von der Farbe

Literatur:

Garden JM, Polla LL, Tan OT (1988) The treatment of port-wine stains by the pulsed dye laser. Arch Dermatol 124: 889-896
Keijzer M, Pickering JW, van Gemert MJC (1991) Laser Beam Diameter for Port Wine Stain Treatment. Lasers Surg Med 11: 601-605
Neumann RA, Leonhartsberger H, Pieczkowski F, Knobler RM, Gebhart W (1992) Accurate Histochemical Definition of Argon-Laser Induced Tissue Necrosis. Dermatology 184: 202-204
Tan OT, Sherwood K, Gilchrest BA (1989) Treatment of children port-wine stains using the flashlamp-pulsed tunable dye laser. N Engl J Med 320:416-421

Pemphigus Chronicus Benignus Familiaris: CO_2-Lasertherapie + Swiftlaser

M. Drosner[1], G.F. Lutz[2]
[1] Laserzentrum für Dermatologie München
Karlsplatz 4, D-80335 München
[2] Dermatologische Klinik der Technischen Universität München
Biedersteinerstr. 29, D-80802 München

Zusammenfassung

Der Pemphigus chronicus benignus familiaris (Morbus Hailey-Hailey) kann durch Dermabrasio der gesamten akantholytischen Epidermis unter Schonung der Hautadnexe zur Abheilung gebracht werden. Durch die Verwendung eines CO_2-Lasers mit speziellem Scanner (SwiftLase[R]), der den fokussierten Laserstrahl über zwei bewegte Spiegel kontinuierlich in Form einer Lisajous'schen Figur ablenkt, kann eine definierte Schichtdicke von 50 bis 70 μm mit nur minimaler Koagulationsnekrose (<50 μm) abgetragen werden. Dieses Behandlungsverfahren wurde bisher bei drei Patienten mit Morbus Hailey-Hailey mit sehr gutem Resultat durchgeführt. Wie frühere Behandlungen dieser Erkrankung mittels CO_2-Laser zeigten, kann von einer Rezidivfreiheit nach dieser Therapie ausgegangen werden.

Der Pemphigus chronicus benignus familiaris (PCBF) ist eine autosomal dominante, vererbliche Hauterkrankung mit unterschiedlicher Genpenetranz, die möglicherweise auf einen Glykokalix-Defekt der Keratinozyten beruht (ABELL). Die meist erst nach der Pubertät auftretende Hauterkrankung ist klinisch gekennzeichnet durch Erytheme mit feinen Bläschen und nässende Exkoriationen in den intertriginösen Arealen. Mit der Verwendung eines CO_2-Lasers zur Dermabrasion ließen sich erstmals anhaltend gute Therapieresultate erzielen (McELROY, KARTAMAA). Im Folgenden berichten wir über die Verwendung eines speziellen Scanners (SwiftLase[R]) in Verbindung mit einem CO_2-Laser zur Behandlung des PCBF bei 3 Patienten.

Fallbeschreibungen

R.M., 37jährige Patientin; erste Hautveränderungen axillär vor 11 Jahren; seitdem rezidivierender Verlauf mit Bläschen, nässenden Exkoriationen und Krusten auf geröteter Haut an beiden Axillae, Armbeugen, Leistenbeugen und am Nacken; trotz topischer Kortikosteroide, systemischer Antibiotika- (Tetracyclin 100 mg/d) und Etretinat-Therapie (0,5 mg/kg KG) bzw. Röntgen-Weichstrahltherapie (150 cGy) keine wesentliche Befundbesserung; ähnliche Hauterscheinungen zeigten Mutter und Großvater mütterlicherseits; die drei Kinder der Patientin waren bisher erscheinungsfrei.

A.F., 30jähriger Patient, seit 10 Jahren rezidivierender Befall der Axillae, des Nackens und der Rima ani mit scharf begrenzten Erythemen, Bläschen, Exkoriationen, Fissuren und Krusten; diverse Therapieansätze mit externen Kortikosteroiden bzw. antiseptisch und antibakteriell wirkenden Lokaltherapeutika ohne langanhaltenden Erfolg.

B.K., 42jährige Patientin, seit 8 Jahren wechselnde Ausbreitung des Morbus Hailey-Hailey auf Axillae und Genitalbereich, zuletzt Brennen und wiederholt nässende Erosionen an den Labia majora; Lokaltherapeutika wie beim zuvor beschriebenen Fall ohne bleibende Besserung des Krankheitsbildes.

Histologie
In allen drei Fällen deutliche Akantholyse der gesamten Epidermis, aufwärts gerichtetes Wachstum der Papillen, in den lateralen Abschnitten weniger stark ausgeprägte Akantholyse ("aufgelockerten Ziegelmauer"), rundzelliges Entzündungsinfiltrat im oberen Corium.

Laborbefunde
Abgrenzung vom intertriginösen Pemphigus durch negative direkte und indirekte Immunfluoreszenz.

Methode
Abtragung der Epidermis und des obersten Korium (Stratum papillare) der befallenen Hautareale in zwei Arbeitsgängen mit einem CO_2-Laser mit Scanner (Sharplan[R] 1020 und SwiftLase[R], 125 mm Fokussierhandstück, 10 W, cw, Einzelpulse à 0,1 Sek.) in Lokalanästhesie, postoperative feuchte, später trockene nicht adhäsive Verbände bis zur Reepitheli-

sierung. Durch den Scanner wird mit zwei rotierenden Spiegeln der Laserstrahl vor dem Handstück aus der zentralen Achse in elipsoiden Bahnen über die Hautoberfläche geführt (Lisajous'sche Figur). In einer Umlaufzeit von 0,1 Sek. wird durch den fokussierten Laserstrahl ein Areal von 3 mm Durchmesser bis zu einer Tiefe von 40 bis 70 μm vaporisiert. Aufgrund der engen Radien im Zentrum der Lisajous'schen Figur wird dort eine tiefere Dermabrasion erreicht als in den Randbezirken.

Ergebnisse

Die histologische Kontrolle bei einer Patientin unmittelbar nach Abtragung der gesamten Epidermis (2 Schichten, insgesamt ca. 120 μm) zeigte im Korium eine Nekrose des Stratum papillare, das darunterliegende Stratum reticulare inklusive Adnexe war unverändert.
Die mit CO_2-Laser und SwiftLase[R] behandelten Hautbezirke zeigten nach 1/2 Jahr kein Rezidiv und waren mit einer Ausnahme narbenfrei reepithelisiert mit geringer Hypopigmentierung. Die zur Kontrolle unbehandelten kontralateralen Areale waren bei einer Patientin ebenfalls unauffällig (zu diesem Zeitpunkt war die Patientin am gesamten Integument erscheinungsfrei); bei einem Patienten zeigte die kontralaterale Seite erneut Entzündungszeichen; bei der Patientin mit isoliertem Befall der Labia majora waren diese bei der Kontrolle nach 1/2 Jahr erscheinungsfrei und die Patientin beschwerdefrei. Eine weitere Kontrolle der Befunde ist vorallem während der Sommermonate vorgesehen.

Diskussion

Die eigentlich harmlose Erkrankung des PCBF gewinnt durch ihren chronisch rezidivierenden Verlauf eine besondere psychische und sozialmedizinische Bedeutung für die Patienten. Durch zahlreiche Provokationsfaktoren wie mechanische Irritation (Friktion), Wärme (Schwitzen), UV-Bestrahlung sowie mikrobielle Besiedelung (Intertrigo) können die nässenden Ekzemreaktionen ständig reaktiviert werden und befinden sich zudem an besonders ungünstigen Lokalisationen. Zusätzlich klagen die Patienten häufig über starkes Brennen. Neben dem kosmetischen Aspekt ist die Rezidivfreiheit daher bei der Therapie von zentraler Bedeutung. Wie die drei Behandlungsfälle zeigen, spielen die intakt gebliebenen Hautanhangsgebilde eine wichtige Rolle bei der Reepithelisierung der behandelten Region.
Der genetische Defekt beim PCBF scheint auf die Keratinozyten der Epidermis beschränkt zu sein, sodaß bei einer Reepithelisierung aus den Adnexen von einer Rezidivfreiheit ausgegangen werden kann (DON). Eine

subtile Abtrennung der erkrankten Epidermis ohne Traumatisierung ist somit das therapeutische Ziel, daß mittels CO_2-Laser erreicht und durch die Verwendung eines zusätzlichen Scanners beim CO_2-Laser optimiert werden kann. Durch die Fokussierung des Laserstrahls können mit dem Scanner höhere Energiedichten an der Hautoberfläche erreicht werden. Bei beispielsweise 10 W Ausgangsleistung können mit Scanner 160 W/mm² an der Hautoberfläche erreicht werden. Damit wird zum einen durch optimale Vaporisation eine Abtragungsschichtdicke von nur 40 bis 70 μm eingehalten, zum anderen liegt das Ausmaß der thermischen Schädigung im verbleibenden Gewebe unter 50 μm. Vom thermischen Gesichtspunkt erweist sich auch das Pulsintervall von 0,1 Sek. (Umlaufzeit) als nützlich, weitere Schäden durch Wärmeleitung zu vermindern. Die Narbenbildung bei einer Patientin hängt möglicherweise mit der größeren Eindringtiefe des fokussierten Laserstrahls in den zentralen Bereichen der Lisajous'schen Figur zusammen. Dieses Risiko sollte bei der Anwendung beachtet werden.

Der Halbseitenvergleich ist bei den beschriebenen Fällen noch nicht abgeschlossen, da erst bei erneutem Rezidiv (z.B. in den Sommermonaten) die These der erbdefektfreien Reepithelisierung überprüft werden kann. Zumindest bei zwei der Patienten zeichnet sich die Restitutio ad integrum aber bereits ab.

Literatur

Abell E. Immunopathological investigation of glycocalix material in Darier's and Hailey-Hailey disease. J Invest Dermatol 1983; 80: 355.

Don PC, Carney PS, Lynch WS, Zaim MT, Hassan O. Carboxin dioxide laserabrasion: a new approach to management of familial benign chronic pemphigus (Hailey-Hailey disease). J Dermatol Surg Oncol 1987; 13: 1187.

Kartamaa M. Reitamo S. Familial benign chronic pemphigus (Hailey-Hailey disease). Arch Dermatol 1992; 128: 646.

McElroy JA, Mehregan DA, Roenigk RK. Carboxin dioxide laser vaporization of recalcitrant symptomatic plaques of Hailey-Hailey disease and Darier's disease. J Am Acad Dermatol 1990; 23: 893.

Plastische Chirurgie / Plastic Surgery

Periorbital Aestetic Surgery with KTP-Laser

Dr. med. Gertrud Ginsbach
Abt. für. Plastische-und Wiederherstellungschirurgie
St. Franziskuskrankenhaus, 5100 Aachen, Germany

Eyes are regarded to be the "window to the soul". Many expressions of our mood may be derived from the looking of the eyes like mad, sad, bad, criminal, sweet, friendly, mystic. Also love and flirt, selfconscience, pride, modesty, anger, youth, age will be shown in the expression of our eyes.
So the eyes and the periorbital region challenge our surgical skill to improve the patients overall well being to be looked at each day in the mirror.
The KTP-Laser in many indications helps us to fullfill the patients expectation, concerning pain, oozing, bruizing, swelling, outpatient surgery and early taking up work and normal social activities.
With the cutting fiber device an accurate removal of skin and fat or even tumors in this region is possible with practically no side effects. The frontal lift, eyebrowlift direct or through coronal incision as well as the temporal lifting are easily accessible and carried out by this device. Glabellar frowns may also be removed endoscopically (KELLER).
The potassium titanyl phosphate laser (KTP) is a solid-state laser. To obtain the visible green light at 532 nm, the laser energy from a Nd: YAG laser is passed through a KTP crystal. This halves the wavelength from 1064 to 532 nm (frequency doubling).
The KTP laser energy is similar to that of argon laser energy in terms of its tissue penetration and tissue scatter. Hemoglobin readily absorbs KTP laser light, and it also may be used to treat facial vascular lesions. Like the other visible wavelength lasers, the

energy is delivered by a fiberoptic system. The end delivery mechanism may be a microscope with micromanipulator, handpiece, Hexascan, free fiber, or contact extruded quartz tip fiber. In a noncontact mode at lower energy densities, the KTP laser has been used to treat port-wine stains, hemangiomas, and telangiectasia. With an extruded quartz tip in a contact mode, the KTP laser can be used as an effective cutting instrument that provides excellent hemostasis and minimizes postoperative ecchymosis and edema.

METHODS AND MATERIAL KTP LASER

After a blepharoplasty the principal residual defects are ptotic eyebrows, principally in the central and lateral thirds, with persistent skin looseness in the upper lids; and "crow's-feet", which begin in the central and lateral regions of the lids, extending to the zygomatic and/or cheek regions.
In both these cases, complementary surgery is needed. the most commonly used are lifts of the forehead, eyebrows and temporal regions, and chemical peeling. Other less frequent procedures are division and suspension of the orbicularis oculi muscle and liposuction of the cheek region near the nasojugal sulcus.

After selection of patients and informed consent the procedure is carried out in an outpatient setting in our OR-Facility in the office under sedation with Valium^R. I personally incise the skin after injection of local anaesthesia 1 % Scandicain with POR8 with a Fig. 17. blade scalpel. Than I elevate the flap in the superficial area by means of KTP-YAG bar fiber. We use a 600 micron fiber tapered to 100 microns attached to KTP laser at a power of 4 to 8 watts continuous wave. Retraction of skin by myself and the assistant is very important to have the focus exactly at the tissue we want to cut. The laser beam is aimed downward toward

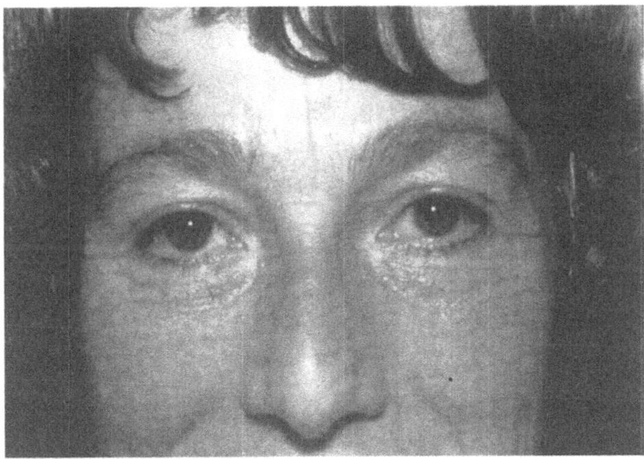

A. Preoperative view showing looseness of the eyelids, with a drop of the lateral and central thirds of the eyebrows, plus accentuated crow's-feet

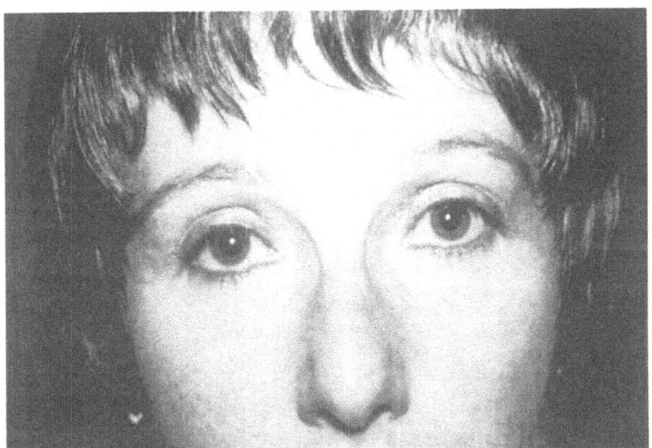

B. Postoperative view . Correction solely by a blepharoplasty was not possible, and it was necessary to complement it with a face lift to elevate the lateral thirds of the upper lids and to soften the crow's-feet.

the subcutaneous tissue not too close to the skin upward. We also use fingerdissection and then continue with the laser not to cause bleeding and not to insure the facial nerve. The trimming of the edges and excisions are all done with the scalpel. The wound is closed in the normal way with Vicryl 5.0 interupted sutures in the temporal fascia and 3.0 Prolene running sutures for the skin. Draping with wet gauzes for only one day very loosely. Washing of the hair after taking off the bandage, removing of the sutures at the 10th day after surgery. But the patient may go to work already two days after surgery.

RESULTS

Patients who have undergone these facial procedures utilizing the KTP laser are able to return to work and resume normal activities sooner than patients undergoing standard procedures because the postoperative edema and bruising is reduced. They have no pain postoperatively and do not complain of discomfort as after normal scalpel procedures.

REFERENCES

GREGORY S., KELLER M. D.: Laboratory exercises by Keller, Copyright 1992

CO$_2$-Laser contra Skalpell in der kosmetischen Chirurgie

D. Katalinic
Privatklinik Dr. Katalinic
Am Plärrer 35, D-8500 Nürnberg

ABSTRAKT

Lasersysteme werden heute nicht als Skalpelleinsatz in der kosmetischen Chirurgie angewendet, obwohl es unumstritten ist, daß es möglich ist, mit dem Laser zu operieren. Die Vorteile des konventionellen Skalpells als Schneideinstrument sind noch immer dem Laser-Schneidesystem überlegen. Vergleiche zeigen, daß u.a. die mit Lichtgeschwindigkeit erzeugte Gewebereaktion eine ungerade Schnittführung als Folge hat und als solche für die Kosmetik nicht akzeptabel ist. So liegt die Bereicherung der kosmetischen Chirurgie in sichtbaren, exzellenten Resultaten, die die Lasersysteme bei der Entfernung der oberflächlichen Läsionen nachweisen und welche die wahren Laserindikationen für die Kosmetik sind. Der Erfolg der Laseranwendung in der kosmetischen Chirurgie liegt in der richtigen Indikationsstellung und richtigen Anwendung des richtig gewählten Lasersystems.

EINFÜHRUNG

In der letzten Zeit wurde berichtet und an verschiedenen Kongressen darüber gesprochen, daß der CO2 Laser im Vergleich zum Skalpell die ideale oder bessere Lösung für die Gestaltung der kosmetischen Chirurgie ist (1, 2). Jedoch widersprachen erfahrende Laserspezialisten, die gleichzeitig kosmetische Chirurgen sind, dieser Behauptung mit Nachdruck (3).

MATERIAL UND METHODE

Vor etwa 17 Jahren haben wir erstmals angefangen, die Möglichkeiten der Anwendung des CO2 Lasers in der kosmetischen Chirurgie zu testen (Abb. 1).

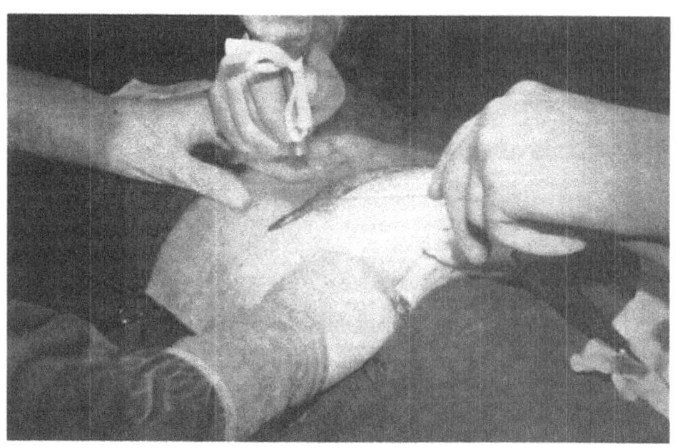

Abb. 1: 1978 erste kosmetische Operation

Unsere Erfahrungen sowie die Erfahrungen anderer Kliniken zeigten, daß der CO_2 Laser als Schneidemaschine keine signifikanten Vorteile gegenüber dem Skalpell aufweist. Diese Überzeugung führte dazu, daß weit und breit keiner der erfahrenen und renomierten kosmetischen Chirurgen den Laser als Skalpelersatz benützt hat und ihn auch bis heute zu diesen Zwecken nicht verwendet. Da wir diese Überzeugung auf Grund langjähriger Erfahrung im Umgang mit verschiedensten Lasern (Argon, CO_2, Dye-Laser, Nd-Yag) auf dem kosmetischen Indikationsgebiet auch teilten, haben wir uns entschlossen, unsere Einstellung gegenüber dem CO_2 Laser als Skalpellersatz zu überprüfen. Wir operierten im letzten Jahr ganz oder teilweise 33 Patienten mit dem CO_2 Laser und haben dabei den modernsten, supergepulsten CO_2 Laser mit 40 bis 60 Watt benützt. Das Krankengut umfaßte folgende Eingriffe: Blepharoplastik (12 x), Facelift (3 x), kosmetische Brustchirurgie (8 x), Abdominoplastik (4 x) sowie andere kosmetische Eingriffe (6x). Teilweise wurden diese operativen Eingriffe zur Hälfte mit dem Skalpell und kontralateral mit dem CO_2 Laser durchgeführt. Auf eine statistische Auswertung haben wir verzichtet, da die subjektiven Angaben statistisch nicht zu verwerten sind und nur zur Verzerrung des Eigentlichen beitragen.

RESULTATE UND DISKUSSION

Wir haben unsere alten und neuen Erfahrungen zusammengefaßt und in zwei Tabellen als Vorteile und Nachteile der CO_2 Laseranwendung in der kosmetischen Chirurgie dargestellt (Tabelle 1 und 2).

DER CO 2 LASER ALS SCHNEIDEGERÄT IN DER KOSMETISCHEN CHIRURGIE

TABELLE 1	TABELLE 2
VORTEILE DES LASERSKALPELLS	NACHTEILE DES LASERSKALPELLS:
Kontaktfreie Technik*	Schwierigere Handhabung*
Wesentlich geringere Blutung	Schwierige Sterilität der
Geräte*	
Leichte postoperative	Längere Operationszeit
Schwellung*	Ungenaue Schnittlinie
Geringere postoperative	Narben (kosmetisch)*
Schmerzen	Gefahr der Hautperforation
Große lokale Sterilität*	Verlängerte Wundheilung
	Mehr Assistenz
	Entwicklung von Rauch
	Augenschutz
	Hohe Kosten

Der eindeutige Vorteil des Lasers, wenn er als Skalpell angewandt wird, liegt im Blutstillungseffekt. Dieser altbekannte Vorteil des CO_2 Lasers ist nur bis zu gewissen Grenzen in der kosmetischen Chirurgie zu würdigen. Die modernen Methoden setzen peinlichste und vollkommene Blutstillung im Operationsgebiet voraus, was ohne Schwierigkeiten in konventioneller Weise erreicht wird. Dementsprechend gestaltet sich die Durchführung einiger Standardoperationen, wie z.B. Blepharoplastik, im höchsten Grade blutungslos unter Beachtung der einfachsten Regeln der chirurgischen Kunst, so daß die Blutstillungsfähigkeit des Lasers nicht gefragt ist. Diese hochwertige Qualität des CO_2 Lasers – der Blutstillungseffekt – wird hier an unnötiger und falscher Stelle eingesetzt. Dieser Eindruck zog sich wie ein Faden durch alle unsere Testoperationen, die wir mit dem Laser durchgeführt haben. Die Angaben von Trelles (2), der behauptet, daß das retrobulbäre Hämatom und eventuelle Blindheit als Konsequenz mangelnder Blutstillung bei der Blepharoplastik unter Laseranwendung nicht entsteht sondern eine Folge der Chirurgie mit dem Skalpell (und ohne CO_2 Laser) ist, ist nicht begründet. Erstens ist bekannt, daß das retrobulbäre Hämatom meistens durch unsachgemäße Durchführung der Lokalanästhesie (zu tief und zu grob) entsteht. Die Lokalanästhesie braucht man auch, wenn man mit dem Laser operiert. Zweitens steht diese schwere Komplikation in Relation zur millionenfach mit dem Skalpell

durchgeführten Blepharoplastik. Die mit Laser durchgeführten
Eingriffe sind zahlenmäßig zu klein und die angegebenen Zahlen
auch nicht nachvollziehbar, da der CO2 Laser als Skalpellersatz
nur von einer äußerst kleinen Gruppe von Ärzten in der Welt in der
kosmetischen Chirurgie benützt wird.

Das CO2 Laser-Schneidegerät zeigt unüberwindliche Nachteile für
die kosmetische Chirurgie in der Hautoberfläche (4). Diese Nachteile stehen im direkten Zusammenhang mit zwei Parametra des Laserstrahles: Lichtgeschwindigkeit des Strahles und hohe Temperatur
des Strahles. Der Hautlaserschnitt ist immer ungerade und zeigt
Ecken und Einziehungen, da jede kleinste Bewegung der Hand sofort
den Hautschnitt dreidimensional deformiert, da die Lichtgeschwindigkeit des Laserstrahles nicht unter Kontrolle der menschlichen
Hand stehen kann. Im Gegensatz dazu ist der Skalpellschnitt glatt
und der Hand des Operateurs und der menschlichen Reaktionsfähig-
keit bestens angepaßt. Der CO2 Laserstrahl ist einige tausend Grad
Celsius warm und erzeugt 2 - 3 mm breite Schnittschneisen mit lokalen und tief vom Schnitt entfernten thermischen Nekrosen. Diese
sind äußerst demonstrativ im Elektronenmikroskop nachweisbar
(Universität Münster, Prof. Lehmann). Verzögerte Wundheilung und
gröbere postoperative Narben sind die direkten Folgen beim CO2
Laserschnitt (Abb. 2).

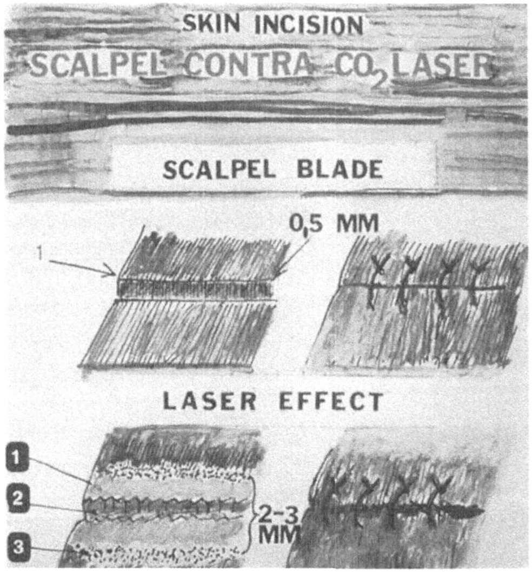

Abb. 2: CO 2 Laser in der
Hautoberfläche

Das sind die Gründe, daß einige kosmetische Laserchirurgen auf das Schneiden der Haut mit dem Laser verzichten, sondern dies mit dem Skalpell tun.

Die von uns angeführten Vor- und Nachteile (Tabelle 1 und 2) sind mit einem kleinen Stern versehen, um anzuzeigen, daß diese gekennzeichneten Angaben nicht eindeutig zuzuordnen sind und unter verschiedenen Aspekten diskutiert werden können. Die beschriebene kürzere Operationszeit, wenn der Laser benützt wird (2), ist unsererseits nicht zu bestätigen. Im Grunde ist es unseriös, einer Methode Vorteile zuzuschreiben, weil sie 2 oder 3 Minuten weniger lang dauert (4). Unsere Beobachtungen bestärken unser Wissen: Fast jeder chirurgische Eingriff ist mit dem CO2 Laser machbar. Die Tatsache der Machbarkeit berechtigt jedoch nicht zu der Behauptung, daß es sich schon dadurch um eine vorteilhaftere Methode handelt. Unsere vergleichenden Abbildungen (Abb. 3, 4 und 5, 6 sowie 7, 8) belegen, daß durch die CO2 Laseranwendung das Endresultat nicht verbessert wird.

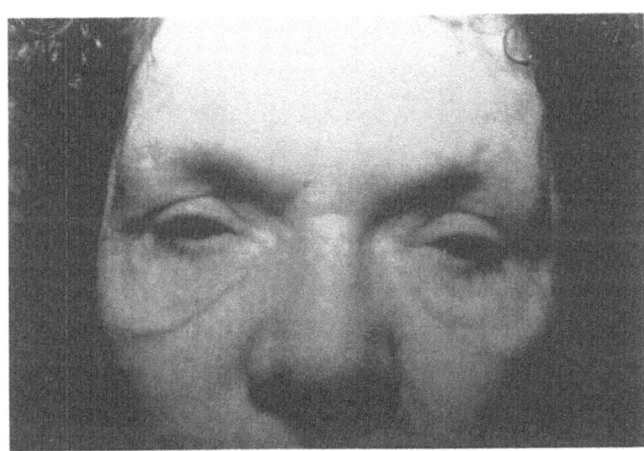

Abb. 3:
Schwere Blepharoptosis

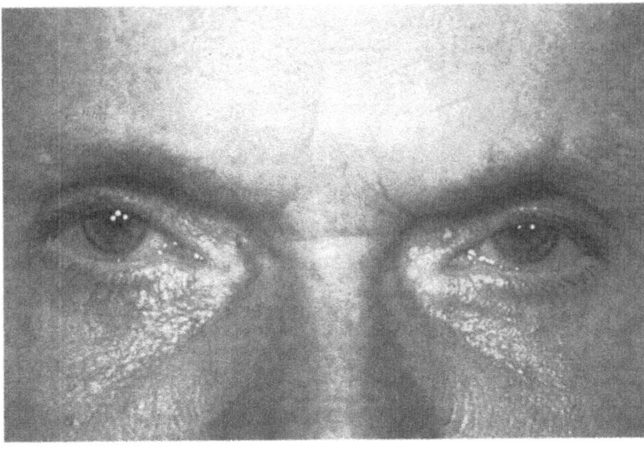

Abb. 4: Nach der
Blepharoplastik
- Skalpell -

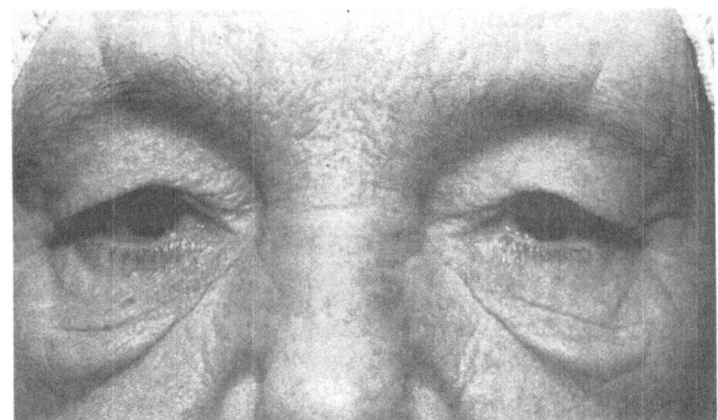

Abb. 5:
Schwere Blepharoptosis

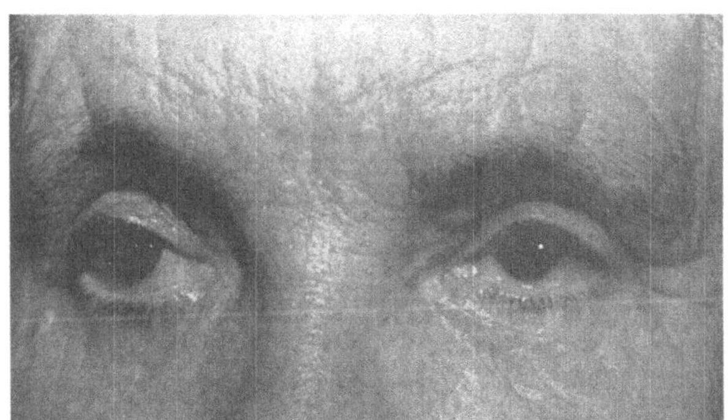

Abb. 6: Nach der
Blepharoplastik.
C02 Laser - exzellent
aber keine Besserung
gegenüber Skalpell

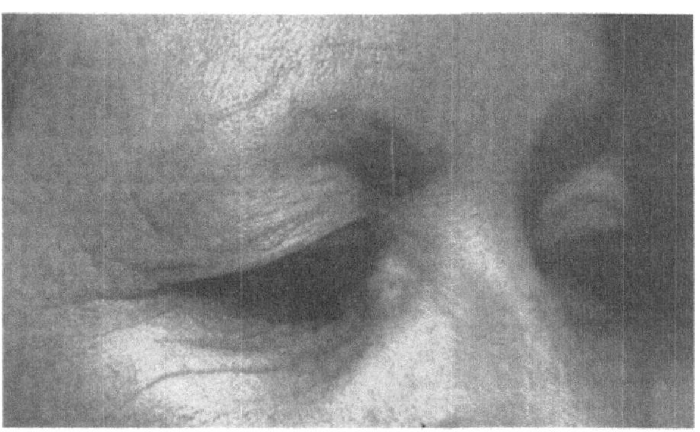

Abb. 7:
Blepharochalasis
vor der Operation

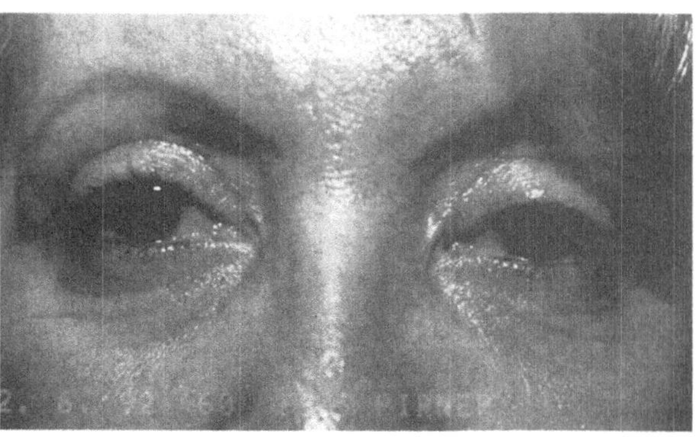

Abb. 8: Nach der
Operation:
links Laser
rechts Skalpell

Auch die kosmetische Chirurgie ist mit dem CO2 Laser machbar, aber die Vorteile, die sich daraus ergeben sind gleich null. Im Gegenteil, es gibt eine Menge Gefahren und Nachteile, die sich nach dem Operieren mit dem "Laserskalpell" ergeben können, die dem Patienten nicht, wenn auch als Alternative, zugemutet werden dürfen. Gefahren, die nach einer Operation mit dem CO2 Laserskalpell im Gesicht in Betracht kommen, sind äußerst ernst zu nehmen: Direkte thermische Hautschäden, Hautperforationen (beim Präparieren, vor allem beim Facelift), ungewollte und zufällige Nerven- und Gefäßverletzungen (Lichtgeschwindigkeit!) müssen als möglich in Betracht gezogen werden. Schon aus diesen Gründen (da unnötig) muß bei Patienten, die ihr Aussehen verschönern möchten, diese Methode als Mangel an Sensibilität und Verantwortung betrachtet werden. Abgesehen von der verpflichtenden Aufklärung in die Geheimnisse des Horrors der Komplikationen, die entstehen können, wenn der CO2 Laser benützt wird (Augenschutz!).

Die Anwendung des CO2 Lasers in der kosmetischen Chirurgie stößt auf ein moralisch fragliches Niveau: hier sind die fähigen, zeitgemäßen kosmetischen Chirurgen, die dieses magische Gerät
- den Laser - für ihre Operationen benützen und da sind die anderen, die das nicht tun und mit einfachem Skalpell operieren. Auf diesem niedrigen Niveau soll der eigene Nutzen blühen und die medizinische Wahrheit auf der Strecke bleiben.

Abschließend muß daran erinnert werden, daß der Einsatz des Lasers in der kosmetischen Chirurgie eine gewaltige Bereicherung auf diesem Fachgebiet ist. Die Voraussetzung dafür ist die richtige Indikation, das richtige Lasersystem und das fachbezogene Wissen. Bei der Anwendung des CO2 Lasers in der kosmetischen Chirurgie finden wir in unserer Analyse keine von den dreien.

ZUSAMMENFASSUNG

Die im letzten Jahr mit dem CO2 Laser durchgeführten kosmetischen Operationen haben uns davon überzeugt, daß unsere vor mehr als einer Dezenie gebildete Meinung noch immer zutrifft. Das heißt, daß der supergepulste CO2 Laser kein Ersatz für das Skalpell ist.

Die Nachteile, die sich aus dem Einsatz des Lasers in der kosmetischen Chirurgie ergeben sind größer als die durch den Laser gewonnenen Vorteile. Dies ist auch der Grund, weshalb der supergepulste CO2 Laser bei seriösen Kliniken, die sich mit der kosmetischen Chirurgie beschäftigen, keinen Eingang gefunden hat.

Eins ist sicher: Die kosmetische Chirurgie ist auch mit dem supergepulsten CO2 Laser machbar, die Vorteile für den Patienten sind jedoch gleich Null.

<u>LITERATUR</u>

1.   D.M. MORROW: La blépharoplastie au laser CO2 par rapport à la blépharoplastie au bistouri traditionnel, Revue de la Sociéte Francaise de Chirurgie Esthétique et due Syndicat National des Chirurgiens de Chirurgie Esthétique, No. 63, Juin 1991, pp. 43-49
2.   M.A. TRELLES, J. SANCHEZ, P. SALA; L. DAVID; P. AGERGEL: Removal of Lower Eyelid Fatbags, Using Carbon Dioxide Laser, Lasermedizin Vol. 7,No. 3, Dec. 1991, pp. 146-150
3.   H: MITTELMAN, DB APFELBERG: Carbon Dioxide Laser Blepharoplasty - Advantage and disadvantages. Ann Plast Surg 24: 1-6, 1990
4.   D. KATALINIC: Indications, Limitations and Success of Laser Systems in Cosmetic Surgery: Communication at The International Workshop Advanced Technology in Plastic Surgery, Varese, Italy, June 11-13, 1992
5.   D. KATALINIC: Communication at the Winter Meeting European Academy of Facial Surgery, Laax, Switzerland, March 7 - 13, 1993

Neurochirurgie / Neurosurgery

State of the Art
Lasers in Neurosurgery - A. Way to Minimally Neurosurgery

P.W.Ascher
Universitätsklinik für Neurochirurgie, Karl-Franzens-Univ.Graz,
A - 8010 - Graz

History: Early attempt to introduce laser have been made in the sixties. The use of the ruby laser in experimental studies done on mice has been desasterous. Also later attempts by Stankey Stellar, At this time Takizawa in Tokyo (CO_2), Leheta in Munich (Nd:YAG) and Ascher in Graz (CO_2) started their clinical approach to the laser.

CO_2- Laser: This laser has been proven to be the best cutting instrument especially useful under the microscope. It became an additional microsurgical instrument which allows to operate successfully on and in the brainstem and spinal cord, by vaporizing pathological tissue contact free.

Nd:YAG - Laser: This laser has been originally a well proved coagulation tool. Soon we found the possibility to use this laser endoscopically for minimal invasive neurosurgery. In Graz we have developed the nucleus (Nd:YAG 1,06 with frostes tip, Nd:YAG 1,32 and KTP Laser with pure fibers).
A second operation is the ILTT under real time magnetc resonance control,

Klinische Ergebnisse der laser-induzierten Thermotherapie von Hirntumoren

Autor: M. Bettag

Einleitung

Minimal invasive Behandlungsverfahren gewinnen einen immer größeren Stellenwert in den chirurgischen Fachbereichen der Medizin. Gemeinsames Ziel dieser Behandlungsmaßnahmen ist es, ein möglichst geringes intraoperatives Trauma bei zumindest gleicher Effizienz im Vergleich zu konventionellen Verfahren zu verursachen, so daß die perioperative Morbidität und Mortalität gesenkt werden kann. So können die Patienten frühzeitig wieder sozial integriert werden. Auch tragen diese Verfahren durch die verkürzten stationären Behandlungszeiten der Patienten wesentlich zur Kostendämpfung im Gesundheitswesen bei. Gerade in der Neurochirurgie kommt es nach Hirntumoroperationen immer wieder zu langen stationären Aufenthalten der Patienten, häufig müssen besondere Heilverfahren angeschlossen werden.

Besonders die operative Behandlung in der Tiefe gelegener Hirntumore ist trotz der Fortschritte in der Mikroneurochirurgie nach wie vor mit einem hohen Risiko für die Patienten verbunden, da "offenes" Operieren immer traumatisierend ist und mit Umgebungsreaktionen einhergeht.

Bei weit unter dem Hirnmantel gelegenen Tumoren kann es selbst für einen erfahrenen Operateur schwierig sein, die dreidimensionale Orientierung zu behalten. Bei räumlicher Fehleinschätzung können postoperativ schwere neurologische Ausfälle auftreten. Aber auch Gewebsdurchtrennungen mit Mikrodissektoren oder Mikrosaugern, und seien sie noch so schonend, sind traumatisierend und in funktionell wichtigen Arealen mit Ausfallserscheinungen verbunden. Darüberhinaus ist es auch unter dem Mikroskop nicht immer möglich, zwischen tumorösem Gewebe, Hirnödem und angrenzendem, gesunden Gewebe zu unterscheiden.

Die Weiterentwicklung moderner bildgebender Verfahren, und hier vor allem der Kernspintomographie, ermöglicht es, Ausdehnung und Struktur von Hirntumoren exakt darzustellen. Auch werden mit dieser Untersuchung Hirntumore immer häufiger im Frühstadium entdeckt. Sind sie tief intraaxial lokalisiert, so besteht ein erhebliches Operationsrisiko oder gar Inoperabilität. So entwickelte sich ein zunehmendes Interesse an der Einbindung moderner bildgebender Verfahren in chirurgische Operationsmethoden. Dies stellt die Grundlage der Methode der laser-induzierten interstitiellen Thermotherapie unter online-Monitoring im Kernspintomographen dar.

Patientengut

Insgesamt wurde bei 8 Patienten mit intrazerebralen Tumoren eine stereotaktisch geführte, laser-induzierte interstitielle Thermotherapie unter online-Überwachung im Kernspintomographen durchgeführt. Die Auswahl der Patienten wurde nach folgenden Einschluß- und Ausschlußkriterien vorgenommen:

Einschlußkriterien

1. Lokalisation der Hirntumoren supratentoriell sowie im Hirnstammbereich oberhalb des ponto-medullären Übergangs.
2. Fokale Abgrenzung der Tumoren.
3. Annähernd sphärische Konfiguration der Tumoren.
4. Maximale Tumordurchmesser im Kernspintomogramm < 35 mm.
5. Histologische Sicherung der Hirntumoren durch vorherige serielle stereotaktische Biopsie.

Ausschlußkriterien

1. Lokalisation der Hirntumoren im Bereich der hinteren Schädelgrube.
2. Diffuse, unscharf begrenzte Tumoren.
3. Intratumorale Blutungen.
4. Maximale Tumordurchmesser im Kernspintomogramm > 35 mm.

Tumoren im Bereich der hinteren Schädelgrube wurden ausgeschlossen, da diese Lokalisation eine Lasertherapie in Bauchlage des Patienten erforderlich gemacht hätte, was im Kernspintomographen nicht möglich war. Die Konfiguration der Laserläsion sollte annähernd der Tumorkonfiguration entsprechen, so daß diffus wachsende Tumoren nicht behandelt wurden. Tumoren mit Einblutungen wurden wegen der angewandten Wellenlänge im nahen infraroten Bereich (1064 nm) ausgeschlossen, da es hierbei zu Verklebungen und Karbonisation an der Lichtleiterspitze kommen kann. Der Tumordurchmesser wurde wegen der limitierten maximalen Laserläsionsgröße auf < 35 mm begrenzt. Altersbeschränkungen bestanden nicht.

Die Altersstruktur der Patienten lag zwischen 29 und 74 Jahren mit einem Mittelwert von 52,9 Jahren. Es handelte sich um 5 Männer und 3 Frauen.

Die Histologie der Tumoren war heterogen. 6 Patienten hatten hirneigene Tumoren. Davon waren 3 Astrozytome WHO II, 1 Astrozytom WHO II-III, 1 anaplastisches Gliom WHO III und 1 anaplastisches Gliom WHO III-IV. 1 Patient hatte eine Solitärmetastase eines Adenocarcinoms und 1 Patient ein malignes Lymphom. Alle Diagnosen wurden durch eine stereotaktische Hirnbiopsie gesichert, bei 2 Patienten lag zusätzlich ein histologischer Befund nach früheren Operationen vor.

Die Lokalisation der Tumoren war ebenfalls unterschiedlich. 6 Tumoren waren hemisphärisch lokalisiert, davon 2 frontal, 2 parietal, 1 temporo-parietal und 1 temporal. 1 Tumor lag im Thalamus, 1 im vorderen Balken. 2 Tumoren waren linksseitig lokalisiert, 5 rechtsseitig und 1 in der Mittellinie.

Die maximale Ausdehnung des Tumors (Mittelwert der maximalen Durchmesser in coronaler, sagittaler und axialer Ebene anhand kernspintomographischer Bilder) betrug 14-29 mm mit einem Mittelwert von 22,6 mm.

Ergebnisse und Diskussion

8 Patienten mit histologisch heterogenen Hirntumoren wurden in wachem Zustand therapiert. Bis auf einen Fall kam es während der Therapie zu keinen Komplikationen. Alle Patienten konnten anschließend wieder auf die Normalstation verlegt werden.

Bei allen Patienten kam es nicht unmittelbar, sondern 4-7 Tage postoperativ zu einem latenten, laser-induzierten Hirnödem, das nur in einem Fall klinisch relevant war. Für die Entwicklung und Ausprägung des Ödems haben die Tumorgewebseigenschaften, besonders die Tumorvaskularisation, einen wesentlichen Einfluß.

Der klinische Verlauf war insgesamt sehr unterschiedlich. Ermutigende Ergebnisse zeigten sich bei den behandelten Patienten mit niedriggradigen Gliomen. Hier konnte eine wesentliche Tumorreduktion und eine Verbesserung des klinisch-funktionellen Zustandsbildes erreicht werden. Ob es sich bei den Befundbesserungen vorbestehender epileptischer Anfallsleiden jedoch um reine Thermotherapieeffekte handelt, ist abschließend noch nicht geklärt. Bei den Patienten mit malignen Tumoren waren die Verläufe wesentlich ungünstiger. Hier kann die laser-induzierte interstitielle Thermotherapie einen sinnvollen Platz nur im Rahmen eines multimodalen Behandlungskonzeptes in Kombiantion mit Strahlen- und/oder Chemotherapie einnehmen.

Die geringe Anzahl und der sicherlich noch zu kurze Beobachtungszeitraum der bisher behandelten Patienten sowie die Heterogenität der behandelten Tumoren lassen zum jetzigen Zeitpunkt keinen Vergleich mit konventionellen Therapieverfahren von Hirntumoren zu.

Die Kernspintomographie hat sich als ein ideales Verfahren zur intraoperativen Therapiekontrolle laser-induzierter Gewebsveränderungen bewährt. Mit einer speziellen Anregungssequenz in T_1-Wichtung ließen sich sämtliche Tumorläsionen in ihrer Struktur und Dimension einwandfrei darstellen. Es zeigte sich hierbei eine charakteristische zonale Architektur mit zentral signalreicher und peripher signalarmer Zone. Eine direkte Messung der Temperaturverteilung im Gewebe ist kernspintomographisch noch nicht möglich.

Analog zu experimentellen Ergebnissen ließ sich auch bei den kernspintomographischen Verlaufsuntersuchungen zunächst eine geringe Zunahme und im Verlauf eine progrediente Schrumpfung der Laserläsion nachweisen.

Traten Tumorrezidive auf, so gingen sie grundsätzlich von der Randzone der Laserläsion aus. Diese Beobachtung steht in Übereinstimmung mit experimentellen Untersuchungen an implantierten Hirntumoren und läßt die Annahme zu, daß es im Tumorrandbereich nur zu einer subletalen Schädigung der Tumorzellen gekommen ist.

Positronenemissionstomographische Verlaufsuntersuchungen zur Bestimmung des regionalen Glukosemetabolismus zeigten korrespondierend zu den kernspintomographischen Ergebnissen eine erhebliche Stoffwechselreduktion oder gar -auslöschung im Bereich der zentralen Laserläsion. Durch dieses Untersuchungsverfahren lassen sich zusätzliche Informationen zur Differenzierung irreversibel oder reversibel geschädigten Tumorgewebes gewinnen.

Gastroenterologie / Gastroenterology

State of the Art
Endoskopische Nd:YAG-Laserapplikation im Gastrointestinaltrakt. Ein 17-jähriger, kritischer Erfahrungsbericht

P. Kiefhaber, K. Kiefhaber
Kreiskrankenhaus Traunstein, Akademisches Lehrkrankenhaus der Ludwig-Maximilians-Universität München, D-83278 Traunstein

Der klinische Einsatz des Nd:YAG Lasers mit der Wellenlänge von 1,06 μm im continuous wave Verfahren, hat sich seit 1975, von der Gastroenterologie der Medizinischen Universitätsklinik Innenstadt München ausgehend, auch in der Urologie, der Neurochirurgie, der Pulmonologie, der Hals-Nasen-Ohren- und Zahnheilkunde bewährt. Er gehört zu den ersten mikrochirurgisch-endoskopischen Therapieverfahren. Es wäre daher wünschenswert, wenn der Nd:YAG Laser in der gastroenterologischen Endoskopie eine größere Verbreitung fände, vor allem deshalb, weil er bei vielen gastrointestinalen Notfällen, wie der akuten Blutung oder den obstrurierenden Tumoren des oberen und unteren GI-Traktes eine, im Vergleich zu konventionellen oder alternativen Verfahren, wirksamere sowie zeit- und kostensparende Behandlung ermöglicht.

<u>Technik und Indikationen:</u>

Die geringe Akzeptanz liegt weniger im hohen Anschaffungspreis der Lasergeräte, auch nicht in Unkenntnis seiner klinischen Indikationen, als vielmehr in den technischen Mängeln, vor allem der Lichtleiter und der Endoskope, die eine Handhabung als zu schwierig erscheinen lassen. So hat der gegenwärtig verfügbare Lichtleiter, die CO_2-Gas-assistierte Schiebefaser, eine zu große Divergenz des austretenden Laserstrahles, die ein präzises Arbeiten von der genauen Abstandshaltung abhängig macht, und trotz kontinuierlicher coaxialer CO_2-Gasinsufflation die sichtbehindernde Rauchentwicklung nicht verhindert. Diese Nachteile hatte das ursprüngliche System der trikonischen Quarzfaser von Dr. Nath, kombiniert mit einem speziellen dreikanaligen Laserendoskop, nicht (3,6).

Die gegenwärtigen Indikationen für die berührungslose endoskopische Nd:YAG Laserapplikation im Gastrointestinaltrakt sollen im folgenden kurz dargestellt werden:

Die akute Blutung und die potentielllen Blutungsquellen,

die kurative Abtragung sessiler benigner, aber neoplastischer Polypen,

die palliative Abtragung maligner inoperabler Tumoren,

die Rekanalisation obstruierender Karzinome und Narbenstenosen des oberen und unteren Gastrointestinaltraktes.

<u>Die akute gastrointestinale Blutung und die potentiellen Blutungsquellen</u>

Die Hauptgefahr der akuten gastrointestinalen Blutung ist das in den ersten Minuten einsetzende Schockgeschen, das mit elektronenoptisch nachweisbaren Endosthel- und Perfusionsschäden in den sog. Schockorganen einhergeht und zum schrittweisen Organversagen führt. In Abhängigkeit von der Schockdauer macht sich das Organversagen als erstes im Magendarmtrakt und in der Leber, dann in den Lungen und zuletzt in den Nieren bemerkbar. Da 90% des Retikulohistiozytären Abwehrsystems in der Leber lokalisiert sind, besteht vor allem im protrahierten haemorrhagischen Schock die Gefahr des Übergangs in den septischen Schock. Eine möglichst schnelle und effektive Blutstillung ist daher aus prognostischen Gründen geboten.

Gegenüber den alternativen Techniken der Blutstillung, wie der mono- oder bipolaren Elektrokoagulation, der `heater probe´ oder den verschiedenen Injektionsverfahren (Adrenalin-, Aethoxysklerol-,Fibrinkleber-) oder auch den Laserkontaktverfahren, hat die berührungslose Laserapplikation die Vorteile des schnellen und genauen Zielens, der kalkulierbaren Eindringtiefe der Koagulationsnekrose und der Versiegelung der blutenden Gefässtümpfe mit einer leimartigen Eiweißkoagulationsschicht, die bei Temperaturen von 160° C entsteht, so daß beispielsweise arterielle Gefässtümpfe nach 3 Tagen auch ohne Säurereduktion verschlossen bleiben. Eine medikamentöse absolute Säurereduktion mit Omeprazol ist jedoch empfehlenswert, da sie zusätzlich eine Thrombozytendesintegration verhindert (2).

In den letzten 17 Jahren, von 1975-1989 wurden 1338 von 1420 (= 94%) und von 1991-4/1993 231 von 235 (= 98%) der akuten Blutungen primär verschlossen, wobei nicht einstellbare Blutungen oder wegen technischer Defekte nicht vollständig stillbare Blutungen als Versager registriert wurden. Der Wandel im Vorgehen und die erzielten Ergebnisse seien am Beispiel der akuten Ösophagusvarizen- und der akuten Ulkusblutung dargestellt.

Die Klinikletalität der akuten Ösophagusvarizenblutung bei alleiniger, auch wiederholter Laserblutstillung betrug insgesamt 66%, im Stadium Child C (der komatösen und nicht mehr therapierbaren Patienten) 100%, bei Kombination mit paravasaler Sklerosierung (nach Wodak, Denck und Paquet) 28%, bei zusätzlicher Anwendung der Fibrinklebung in besonderen Fällen und konsequenter peroraler Golitely-Spülung zur Reduktion der Endotoxine im Darm 15,4% (Tab.1). In einer

Letalität bei Varizenblutung

	Laser 1975 - 1982	L.+/-ÖVS 1983 - 1990	L.+/-ÖVS+/-Fibr. 1991 - 4/93
Child A	6/28=21%	0/32= 0%	0/13= 0%
Child B	16/34=47%	1/35=2,9%	0/10= 0%
Child C	56/56=100%	29/39=74%	6/14=43%
Gesamt	78/118=66%	30/106=28%	6/39=15,4%

Tab. 1

Übersichtsarbeit von TRIGER (7) wird berichtet, daß durch endoskopische Sklerosierung die Klinikletalität bei 30% liegt und selbst in spezialisierten Zentren die 20%-Marke nicht unterschritten wird. Mit Sklerosierung oder Fibrinkleber nicht stillbare Blutungen oder Blutungen aus Stichkanälen werden nach wie vor mit dem Laser verschlossen, um Ballonsonden zu vermeiden.

Bei der Letalitätsanalyse der akut blutenden Ulzera ist es von Bedeutung, ob ein akutes oder chronisches Ulkus blutet. Anfangs (1975-1979) wurden mit ausschließlicher Laserkoagulation bereits bessere Resultate erzielt als mit Notoperationen (Tab.2). Rezidivblutungen waren in der Mehrzahl - so mußten wir erkennen - durch Verabreichen von nicht steroidalen Antirheumatika (NSAR) wie beispielsweise Aspirin sowie Antibiotika und Hydroxyaethylstärke, Dextrane und Antikoagulantien, z.B. auch Heparin in der sog. `low dose´, verursacht.

Durch Vermeidung dieser Medikamente sowie durch eine konsequente Reduktion der Säuresekretion mit Omeprazol ließ sich die Sterblichkeit bei akut blutenden Patienten mit

Letalität bei Ulkusblutung

	Op.allein	Laser(+/Op)	Laser(+/Op)	Laser(+/Op) +/-Fibrinkleb.
	1967-1977	1975-1979	1980-1990	1991-4/93
Ak.Ulk.	76/131=58%	66/195=34%	47/239=20%	5/72=6,9%
Chr.Ulk.	38/100=21%	2/ 58 =3,4%	0/49 = 0%	0/12= 0%

Tab. 2

akuten Ulzera auf 6,9% und bei den akut blutenden Patienten mit chronischen Ulzera (dem Ulkusleiden) auf Null reduzieren (Tab.2). Bei den Todesfällen wurden auch Patienten mit nicht therapierbaren Grunderkrankungen, wie Karzinomleiden, Aortenrupturen, Hirnmassenblutungen, Sepsitiden, Polytraumata, haemorrhagisch-nekrotisierende Pankreatitiden, Leberinsuffizienzen u.a., mitgezählt.

Insgesamt lag die Letalität bei blutenden Ulzera in der letzten Zeit (1991-4/93) bei 6% (5/84) unter Einschluß einer notwendigen Operation (2/72 ak. Ulz., 1/12 chr. Ulk./im Intervall). Eine retrospektive Analyse kontrollierter Studien über akute Blutungen der letzten Jahre (Varizenblutungen ausgeschlossen) von COOK und MITARBEITERN (1) zeigte, daß die Nd:YAG Laserkoagulation, im Vergleich mit `bicap´, `heater probe´, Polidocanol- und Alkoholinjektionen, die besten Ergebnisse erbrachte.

<u>Potentielle Blutungsquellen</u>, wie Osler-Haemangiome im Magen oder Angiodysplasien im Kolon können mit dem Laser zuverlässig verschlossen werden, somit sind die sonst wiederholt erforderlichen Bluttransfusionen oder auch Operationen zu vermeiden.

<u>Abtragung und Rekanalisationen von Neoplasien</u>

Die Abtragung von Tumorgewebe gelingt mit 90-100 W und 0,5 - 1 sec Laserpulsen. Diese bewirkt eine Vaporisation der Tumoroberfläche und darunter das Entstehen der verschiedenen Schichten der Eiweißkoagulation (Abb.1). Dabei werden gleichzeitig die potentiell blutenden Tumorgefäße mitverschlossen. Zusätzlich führt das in der Tiefe entstehende Wärmeödem sicher zu einer Destabilisierung der Tumorzellmembranen und zum Freiwerden von intrazellulären Onkogenen, die nach Einzelbeobachtun-

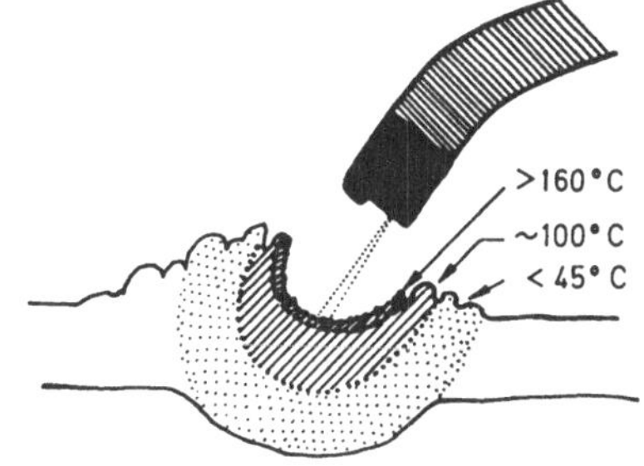

Abb. 1

gen zu schließen, möglicherweise eine Stimulation der immunologischen Tumorabwehr bewirken.

<u>Breitbasige, sessile Polypen</u> können, im Gegensatz zu gestielten Polypen, mit der elektrischen Schlinge meist nicht in toto abgetragen werden, so daß Rezidive entstehen. Nach Abtragung der Polypenhauptmasse mit der Schlinge, die zur histologischen Beurteilung ohnehin notwendig ist, können dann die Polypenreste an der Basis mit dem Laser koaguliert werden. Auch große Defekte heilen mit normaler Mucosa ab (6).

Im Falle eines fokalen, infiltrierenden Karzinoms, das man auch mit einer sorgfältig durchgeführten, vorherigen Endosonographie nicht immer ausschließen kann, sondern ausschließlich durch die Histologie, sollte die Resektion angeschlossen werden. In unserem Krankengut lag immerhin in 26,5% (31/117) ein fokales Karzinom vor.

<u>Die palliative Abtragung von Karzinomen</u> mit dem Laser ist nur als präoperative Maßnahme oder bei inoperablen Patienten erlaubt, um Blutungsquellen zu verschließen und drohende Stenosen zu verhindern. Auffallend war das subjektive Wohlbefinden der Patienten nach Versiegelung der Tumoroberfläche mit dem Laser. Mit dieser Maßnahme wurde offenbar der Eiweiß- und Elektrolytverlust aus der Tumoroberfläche vermindert.

Auch die <u>Laserabtragung von Frühkarzinomen</u> ist eigentlich nur palliativ. Ausschließlich bei Typ I, nach der japanischen Nomenklatur, seien weniger als 1%, beim Typ II und III hingegen 15-25% Lymphknotenmetastasen vorhanden, so daß eine korrekte Therapie nur durch die chirurgische Resektion erfolgen kann. Die Laserabtragung ist daher nur bei inoperablen Patienten erlaubt.

<u>Stenosierende Tumoren des Ösophagus, der Kardia und des Magens</u>, die eine Dys- oder Apahgie hervorgerufen haben, können im allgemeinen in ein bis zwei Sitzungen mit dem Laser so weit eröffnet werden, daß die Patienten wieder normal essen und schlucken können (Tab.3). Es ist ratsam, nach Bougierung über den endoskopisch gelegten Führungsdraht, den Tumor von unten nach oben mit dem Laser zu vaporisieren. Kann der Führungsdraht nicht gelegt werden und eine vorherige Bougierung nicht erfolgen, so sollte der Tumor mit größter Vorsicht von oben nach unten rekanalisiert werden. Dazu sind gelegentlich 2-3 Sitzungen notwendig (4,6).

Laser-Rekanalisation bei obstruktiven
Karzinomen des oberen GI-Traktes

1976 - 1993	
Ösophagus	46
Kardia	35
Korpus + Antrum	27
Papilla Vateri	8
Ösophagojejunostomie	12
B I, B II - Anastomose	8
Patienten	136

Rekanalisationen pro Patient bis zu 30 mal
maximale Länge der Stenose: 15 cm
maximale Überlebenszeit: 47 Monate (0,2 - 47 M.)

Tab. 3

Die Laserrekanalisierung ist, im Vergleich zu den konkurrierenden Verfahren, die schnellste und wirksamste Methode zur Beseitigung der Dysphagie. Im Anschluß an die Laserrekanalisierung kann, je nach Sitz und Ausbreitung des Tumors, die chirurgische

Resektion, eine Radio-Chemo- oder Iridium-afterloading-Therapie angeschlossen werden. Im Falle von Ösophaguskarzinomen, die bereits die Trachea oder den Bronchialbaum infiltriert haben, ist eine kombinierte Radio-Chemotherapie, unmittelbar im Anschluß an die Laserrekanalisation, nicht zu empfehlen, da häufig Ösophago-tracheo-bronchiale Fisteln auftreten. Fisteln stellen in jedem Fall eine Indikation für den Einsatz von Tuben dar.

<u>Obstruierende Karzinome des Kolons</u>, die einen <u>Ileus oder Subileus</u> hervorrufen, gehen vor allem bei mehrzeitiger operativer Therapie, mit einer hohen Morbidität von 20-40% einher. Die Letalität beträgt bis zu 50 %, vor allem im höheren Lebensalter über 70 Jahre. Durch die präoperative Laserrekanalisation ist die Möglichkeit der präoperativen Kolonlavage sowie der totalen Koloskopie gegeben, um synchrone Zweitkarzinome, die in 5-6% auftreten, zu diagnostizieren bzw. präkanzeröse tubulo-villöse Adenome zu entfernen, die in 25-30% zu finden sind (5).

Die endoskopischen <u>Ergebnisse</u> beinhalten eine Rekanalisationsmöglichkeit in 93,5% (87/93) (Tab.4). Die Letalität bei den mit linksseitiger Hemikolektomie oder anteriore Resektion versorgten Patienten, betrug 2,9% (1/34). Die Klinikletalität (mit und ohne chirurgische Versorgung, auch mit Einschluß der Patienten mit fortgeschrittenem Tumorleiden) betrug 10% (9/87) (Tab.5).

1980 - 4/1993

Nd:YagLaser-Rekanalisation obstruierter Kolonkarzinome 87 / 93 = 93,5 %

Linksseitiges Kolon		
Rektum	45 / 45	
Rektosigmoid	18 / 19	
Sigma	6 / 10	= 77 / 84
Kolon deszendens	6 / 7	
Flexura Lienalis	2 / 3	
Rechtsseitiges Kolon		
Kolon transversum	3 / 3	
Flexura hepatika	2 / 2	= 9 / 9
Kolon aszendens	4 / 4	
Zäkum	- / -	
Perforationen	5 / 93 = 5,4 %	

Tab. 4

Vorgehen nach Nd:Yaglaser-Rekanalisation bei obstruktiven Kolontumoren

1980 - 4/1993

Linksseitige Hemikolektomie (anteriore Resektion)	34	
Rektumamputation	4	
Rechtsseitige Hemikolektomie	8	87
Subtotale Kolektomie	2	
nur Kolostomie	6	
keine Operation	33	
Letalität nach linksseitiger Hemikolektomie	1 / 34 = 2,9 %	
Gesamt-Letalität	9 / 87 = 10 %	

Tab. 5

Die Vorteile der Laserrekanalisation sind folgende: Schnelle endoskopische Beseitigung des Ileus oder Subileus, präoperative orthograde Kolonlavage, totale Koloskopie, keine verlängerte OP-Zeit durch intraoperative Kolonlavage, Zeitgewinn für `grading´und `staging´, elektive Operation anstelle von Noteingriff und die Möglichkeit der intra-operativen Bestrahlung bei geplanter Operation.

Auch <u>Narben</u>- und <u>Anastomosenstenosen</u> im oberen und unteren GI-Trakt können durch Laserinzision an 2 gegenüberliegenden Stellen eröffnet werden.

So gelingt es, mit endoskopischem Einsatz des Lasers, in Kooperation mit aufgeschlossenen Chirurgen, eine große Zahl von Operationen, vor allem Notoperationen, zu vermeiden und manche Patienten in bedrohlicher Situation durch Lasereinsatz einer elektiven Operation zuzuführen.

Die Verbesserung des Lasersystems mit Lichtleitern und speziellen Endoskopen ist jedoch, nach wie vor, dringend geboten, nicht um den industriellen Umsatz zu steigern, sondern, um die Handhabung zu erleichtern und damit den Patienten besser helfen zu können.

Literatur
1. Cook DJ, GH Gyatt, BJ Salena, LA Laine. Gastroenterology 1992, 102: 139-48
2. Green FW, MM Kaplan, LE Curtius, PH Levine. Gastroenterology 1978, 74: 38-43
3. Kiefhaber P, G Nath, K Moritz. Progr Surg 1977, 15: 140-155
4. Kiefhaber P. Proceedings of the Third Asian-Pacific Congress of Digestive Endoscopy, Rep. of China, 1980, 7-12
5. Kiefhaber P, K Kiefhaber, F Huber, G Nath. Endoscopy 1986, 18 (suppl 2): 46-51
6. Kiefhaber P. Scand J Gastroent 1987, 22 (suppl 139): 53-63
7. Triger DR. GUT 1992, 33: 1009-1010

Photodynamische Therapie: Erfolgreiche Destruktion humaner Kolonkarzinome mit neuen Photosensibilisatoren - Ein quantitativer Vergleich

L. Gossner, J. Borrmann, H. Ernst, R. Sroka, E. G. Hahn, C. Ell.
Medizinische Universitätsklinik I mit Poliklinik der Universität Erlangen-Nürnberg,
Krankenhausstr. 12, 91054 Erlangen, BRD.

Die photodynamische Therapie (PDT) ist ein neues lokales, endoskopisch kontrolliertes Behandlungsverfahren für Karzinome. Es beruht auf der intravenösen Applikation eines sich vornehmlich in Tumorgewebe anreichernden Photosensibilisators und der nachfolgenden Aktivierung dieser Substanz mit Licht einer spezifischen Wellenlänge. Die bisher am häufigsten angewandten Photosensibilisatoren sind das Hämatoporphyrin-Derivat (HpD) und Dihämatoporphyrin-Ether/Ester (DHE). Die Substanzgruppe der Hämatoporphyrine erfüllt jedoch bei weitem nicht die Anforderungen an einen idealen Photosensibilisator: Es besteht nur eine *relative* Selektivität aufgrund des geringen Konzentrationsgradienten zwischen Tumor- und Normalgewebe (1). Ein sehr langsames Abklingen der Hämatoporphyrine aus der Haut nach systemischer Applikation bewirkt eine *gesteigerte Lichtempfindlichkeit* der Haut, die einzige wirklich nennenswerte Nebenwirkung der PDT. Wegen der *geringen Absorption* der Hämatoporphyrine von Laserlicht längerer Wellenlänge (>600 nm) limitiert sich die Penetrationstiefe der PDT derzeit auf ca. einen Zentimeter (2). Neue Photosensibilisatoren der zweiten und dritten Generation mit verbesserter Tumorselektivität und erhöhter Gewebepenetration scheinen dem Anspruch an einen idealen Photosensibilisator eher gerecht zu werden. Ziel dieser Studie war es deshalb, unter standartisierten Versuchsbedingungen erstmalig die Effektivität von meso- Tetra- (Hydroxyphenyl) - Chlorin (mTHPC) und Delta- Aminolävulinsäure (δ- ALA) mit DHE in einem in-vivo-Tumormodell zu vergleichen.

MATERIAL UND METHODEN

Tumormodell

Endoskopisch-bioptisch bzw. aus frischem Operationsresektat gewonnenes Kolontumorgewebe (tubulo-papilläres Adenokarzinom, Malignitätagrad II - III) wurde in Standardtechnik (3) unter die Rückenhaut thymusaplastischer Nacktmäuse vom NMRI-Stamm transplantiert.

Nach Überführung in Serienpassage mit reproduzierbarem Wachstum erfolgte die PDT bei einer lichtapplikationsbedingten Tumorgrundfläche mit Radius < 10 mm.

Photosensibilisatoren

mTHPC, ein Photosensibilisator der zweiten Generation, ist im Gegensatz zu Dihämatoporphyrinester eine Reinsubstanz (Fa. Scotia Pharmaceuticals Ltd., Guildford, UK). Es ist der Substanzklasse der Chlorine zuzuordnen, die bereits von BONNETT und BERENBAUM (4,5) tierexperimentell erprobt wurden.

Als zweite Substanz wurde die Delta-Aminolävulinsäure getestet, sie ist jedoch kein Photosensibilisator im eigentlichen Sinne. Durch exogene Zufuhr von ALA wird im Rahmen der intrazellulären Häm-Biosynthese Protoporphyrin IX gebildet, ein potenter Photosensibilisator. MALIK und LUGACI konnten zeigen, daß durch die exogene Zufuhr von ALA intrazellulär Protoporphyrin IX in ausreichender Menge für einen photodynamischen Effekt produziert werden kann (6).

Als dritter Photosensibilisator wurde Dihämatoporphyrinether/Esther (Fa. Cyanamid Lederle, Wolfratshausen, BRD) als Referenzsubstanz untersucht.

Photodynamische Therapie

In einer ersten Therapiegruppe erfolgte 24 Stunden nach intraperitonealer Applikation von DHE in einer Konzentration von 9 mg/kg KG die Bestrahlung der Tumoren mit einem Argonionen gepumpten Farbstofflaser (Modell 171 und 375 b, Spectraphysics Inc., USA) mit einer Wellenlänge von 630 nm bei Energiedichten von 25 - 300 J/cm^2 und konstanter Leistungsdichte von 400 mW/cm^2 . Eine zweite Therapiegruppe erhielt mTHPC (0,3 mg/kg KG) und wurde mit Lichtdosen von 5 - 100 J/cm^2 bei einer Wellenlänge von 652 nm 72 Stunden nach Photosensibilisatorgabe bestrahlt. Schließlich wurde eine dritte Therapiegruppe mit δ-ALA (25-500 mg/kg KG) mit 100 J/cm^2 3 - 4 Stunden nach intravenöser Applikation behandelt. Die Bestrahlungsanordnung ist in **Abbildung 1** schematisch dargestellt. Alle Tiere erhielten für die Zeit der photodynamischen Behandlung eine Inhalationsnarkose mit Enfluran (Ethrane Abbot GmbH, BRD) über eine speziell konstruierte Atemmaske.

Für unsere Versuche wurden die Tiere der drei unterschiedlichen Behandlungskollektive in je vier Gruppen unterteilt:

In der Gruppe A wurde die Energiedichte bzw. die Substanzdosisabhängigkeit der Tumordestruktion des entsprechenden Photosensibilisators untersucht, mit Hilfe der Kontrollgruppe B konnte die reine Lichtwirkung auf das humane Kolonkarzinom bestimmt werden. Die Kontrollgruppe C erfaßt die Wirkung des jeweiligen Photosensibilisators ohne Lichtapplikation, während die Gruppe D zur Bestimmung der Spontannekrotisierung des Tumors diente.

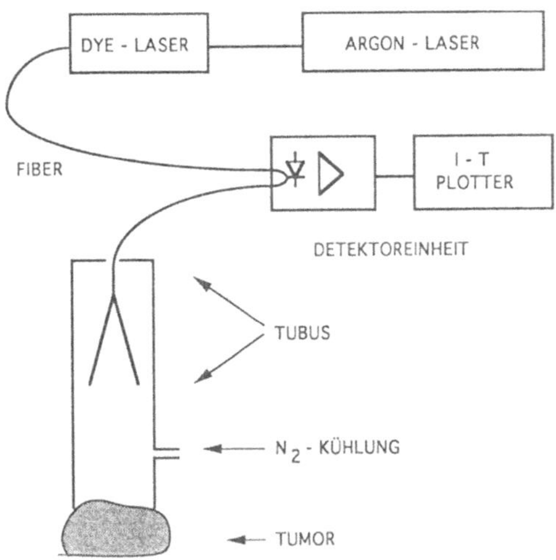

Abbildung 1: Bestrahlungsaufbau für die PDT humaner Kolonkarzinome

Auswertung

120 Stunden nach Behandlung erfolgte die Tumorektomie. Nach Fixation, Anfertigung von Serienschnitten paralell zur Bestrahlungsrichtung und Färbung mit Hämatoxilin wurde die Tumornekroseausdehnung lichtmikroskopisch semiquantitativ erfaßt und die verschiedenen Therapiekollektive miteinander verglichen.

ERGEBNISSE

Die prozentualen Nekroseanteile der Kontrollgruppe B und C entsprechen denjenigen der Spontannekrotisierung der Gruppe D bei allen Photosensibilisatoren. Diese Anteile sind in den **Abbildungen 2 - 3** bei 0 J/cm^2 applizierter Energiedichte bzw. bei 0 mg/kg KG injizierter Substanzdosis dargestellt. Der Photosensitizer allein bzw. die reine Lichtapplikation haben keinen Einfluß auf die Tumornekrotisierung.

Die Referenzsubstanz DHE induzierte eine Tumornekrose zwischen 38 und 95 %. Es fand sich eine signifikante Dosis- Wirkbeziehung zwischen verabreichter Energiedichte und erzielter Tumornekrose. Niedrige Energiedichten führten zu einer geringen bis partiellen Tumordestruktion, nur für applizierte Energiedichten > 75 - 100 J/cm^2 ist mit einer Tumornekroserate von mehr als 90 % zu rechnen. Durch eine Erhöhung der Energiedichte auf 300 J/cm^2 konnte jedoch keine weitere Steigerung der Tumornekrose erreicht werden. Im Gegensatz hierzu bewirkten bei Gabe von mTHPC bereits Energiedosen von 20 J/cm^2, eine Tumordestruktion von $\geq$ 95 %. Erneut konnte eine klare Korrelation zwischen applizierter

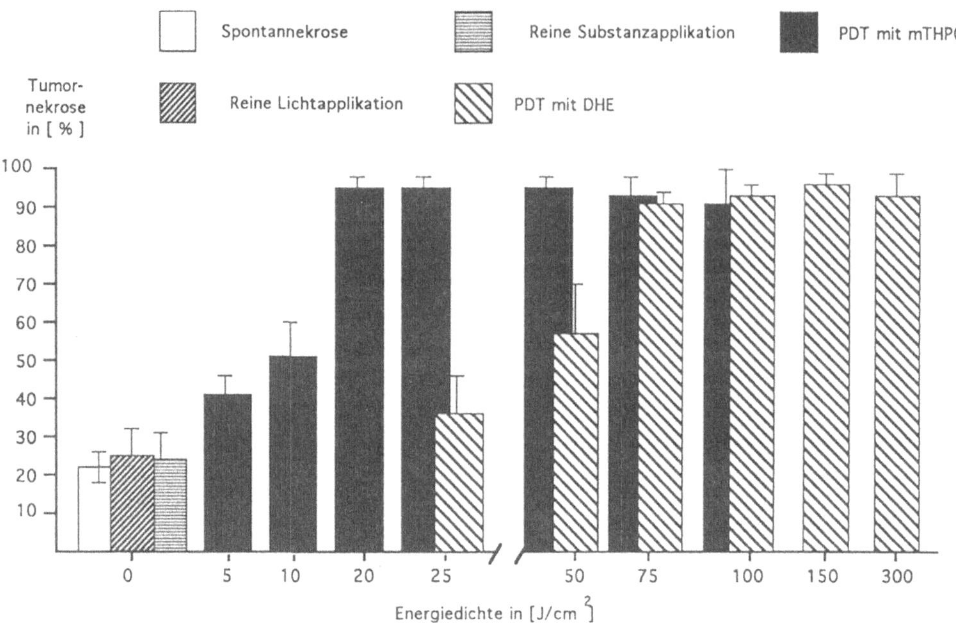

Abbildung 2: Vergleich der photodynamischen Effizienz von DHE (9 mg /kg KG) und mTHPC (0,3 mg /kg KG)

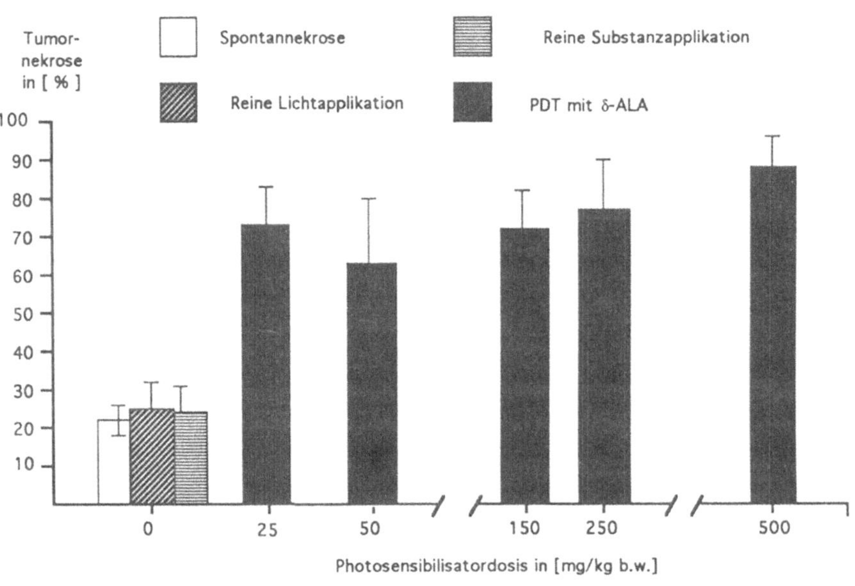

Abbildung 3: Korrelation von applizierter Substanzdosis und erzielter Tumornekrose bei δ-ALA

Energiedichte und induzierter Tumornekroserate erzielt werden. Im Vergleich mit DHE benötigte mTHPC jedoch nur ein Fünftel der Lichtdosis und ein Dreißigstel der Photosensibilisatordosis zur Induktion der gleichen Tumornekroserate **(Abbildung 2)**.

Die intravenöse Applikation von Delta-Aminolävulinsäure bewirkte ebenfalls im Vergleich zu den Kontrollgruppen einen signifikanten photodynamischen Effekt. Die erzielte Tumornekroserate lag zwischen 63 und 88 %. δ-ALA zeigte jedoch keine Korrelation zwischen applizierter Substanzdosis und erziehlter Tumornekrose. Trotz einer Erhöhung der initialen Substanzdosis von 25 mg/kg KG um das 20-fache auf 500 mg/kg KG blieb die Tumornekrose relativ konstant **(Abbildung 3)**.

DISKUSSION

Primäres Ziel dieser Untersuchungen an einem humanen Kolonkarzinom war es, im standartisierten Experiment zu prüfen, ob humane Kolontumore nach vorausgegangener Photosensibilisierung mit neuen Photosensitizern durch die Applikation von Licht geeigneter Wellenlänge erfolgreich zerstört werden können und welche Bedeutung bei den neuen Photosensibilisatoren mTHPC und δ-ALA der verabreichten Energiedichte oder der Substanzdosis zukommt.

Unsere Untersuchungen belegen, daß mTHPC einen effektiven Photosensibilisator für die photodynamische Behandlung von humanen Kolonkarzinomen darstellt. mTHPC erwies sich in seiner phototoxischen Effektivität dem konventionellen Photosensitizer Dihämatoporphyrinether als deutlich überlegen. Auch wenn diese Untersuchungen nicht ohne weiteres auf die klinische Anwendung übertragen werden können, scheinen sie darauf hinzuweisen, daß eine wirkungsvolle Tumordestruktion bei mTHPC mit äußerst geringen Energiedichten zu erreichen ist. In Übereinstimmung mit unseren Ergebnissen an humanen Kolonkarzinomen ist eine hohe photodynamische Wirksamkeit von mTHPC auch für Pleuramesotheliome dokumentiert (7). Für den klinischen Einsatz scheint diese hohe photodynamische Effizienz von großer Bedeutung zu sein, da sie eine signifikante Reduktion der Bestrahlungszeit sowie den Einsatz von wesentlich billigeren Laserdioden oder konventionellen Lichtquellen ermöglicht.

Erstmalig konnte an humanen Kolonkarzinomen gezeigt werden, daß nach intravenöser Applikation von δ-ALA und nachfolgender Lichtexposition eine nahezu komplette Tumordestruktion erreicht werden kann. δ-ALA induzierte jedoch diese Zerstörung der Kolontumoren völlig dosisunabhängig, ein Ergebnis, das im klaren Gegensatz zur energiedichte- und substanzdosisabhängigen Tumordestruktion von DHE steht (8,9). Eine Erklärung für die fehlende Dosis- Wirkbeziehung von δ-ALA bei der Tumordestruktion scheint in seiner intrazellulären Konversion zu Protoporphyrin IX zu liegen. Da jede Zelle nur eine limitierte Kapazität zum Umbau von δ-ALA zu Protoporphyrin IX besitzt, wird bereits nach Zufuhr von kleinen Mengen δ-ALA eine intrazelluläre Sättigung erreicht. Eine weitere Steigerung der exogenen Zufuhr von δ-ALA führt somit nicht mehr zu einer Zunahme der intrazellulären Protoporphyrin IX Menge und damit zu keiner weiteren Erhöhung der phototoxischen Effizienz (10). Trotz des Fehlens einer verbesserten therapeutischen Wirksamkeit bietet δ-ALA jedoch andere Vorteile gegenüber den bisher als Photosensibilisatoren eingesetzten Hämato-porphyrinen: δ-ALA reichert sich in geringerer Konzentration in der Haut an und weist eine schnellere Abklingkinetik auf, sodaß phototoxische Nebenwirkungen nach 24 Stunden relativ unwahrscheinlich sind (11). Darüber hinaus belegen erste Studien an Kolontumoren in Ratten, daß in Tumorzellen erheblich mehr Protoporphyrin IX gebildet wird als im umliegen-den Normalgewebe (12). Eine wesentlich verbesserte Selektivität scheint somit erreichbar zu sein.

Auch wenn diese vorläufigen Ergebnisse an weiteren Tumoren validiert werden müssen, bieten die neuen Photosensibilisatoren vielversprechende Lösungsansätze in Bezug auf eine gesteigerte photodynamische Effizienz, eine erhöhte Selektivität sowie die Möglichkeit einer deutlichen Reduktion der phototoxischen Nebenwirkungen der photodynamischen Therapie. Ob sich die photodynamische Therapie als alternatives Behandlungskonzept für Karzinome des Gastrointestinaltraktes auch klinisch durchsetzen kann wird letzlich entscheidend von der Weiterentwicklung neuer tumorselekiverer Photosensibilisatoren der zweiten und dritten Generation abhängen.

Danksagung

Die Autoren danken der Wilhelm-Sander-Stiftung, Neustadt an der Donau, für die finanzielle Unterstützung (Förderungsnummer 85.001.3).

LITERATUR

1.	Barr H., Bown S.G., Krasner N., Boulos P.B.: Photodynamic therapy for colorectal disease. Int. J. Colorect. Dis. 1989;4:15.

2.	Gossner L., Ell C.: Aktueller Stand der Photodynamischen Therapie in der Gastroen-terologie. Endoskopie heute 1992;3:210.

3.	Sroka R., Giedl J., Gossner L., Nowak G., Oswald A., Stocker S., Unsöld E., Ell C.: Photodynamic therapy of human gastrointestinal carcinomas: An in vivo study on the relationship between energy density applied and tumor destruction in a nude mouse model. Laser Med. Surg. 1989;5:110.

4.	Bonnett R., White R.D., Winfield U.J. et al.: Hydroporphyrins of the tetra (hydroxyphenyl)-porphyrin series as tumor photosensitizers. Biochem. J. 1989;261:277.

5.	Berenbaum M.C.; Akante S.L.; Bonnett R. et al.: Meso-(tetrahydroxyphenyl) porphyrins, a new class of potent tumor photosensitizers with favourable selectivity. Br. J. Cancer 1986;54:717.

6.	Malik Z., und Lugaci H.: Destruction of erythroleucaemic cells by photoactivation of endogenous porphyrins. Br. J. Cancer 1987;56:589.

7.	Ris H.B., Altermatt H.J., Inderbitzi R., Hess R., et al.: Photodynamic therapy with chlorins for diffuse malignant mesothelioma: Initial clinical results. Br. J. Cancer 1991;64:1116.

8.	Gossner L., Warzecha A., Wittke H., et al.: Photodynamik therapy of human gastointestinal carcinomas in thymusaplastic nude mice: An in vivo study on the correlation between energy density, sensitizer dose and tumor destruction. Gastroenterology 1991;100:366(A).

9.	Fingar V.H., Henderson B.W.: Drug and light dose dependence of photodynamic therapy: A study of tumor and normal tissue response. Photochem. Photobiol. 1987;49:241.

10.	Berlin N.I., Neuberger A., Scott J.J.: The metabolism of delta-aminolaevulic acid. 1. Normal pathways, studied with the aid of ^{15}N. Biochem J. 1956;64:80.

11.	Divaris X.G., Kennedy J.C., Pottier R.H.: Phototoxic damage to sebaceous glands and hair follicles of mice after systemic administration of 5-aminolevulinic acid correlates with localized protoporphyrin IX fluorescence. Am. J. Pathol. 1990;136:891

12.	Bedwell J., MacRobert A.J., Phillips D., Bown S.G.: Fluorescence distribution and photodynamic effect af ALA-induced PPIX in the DMH rat colonic tumor model. Br. J. Cancer 1992;65:818.

Long Survival-Rate in Patients with Esophagus Cancer Treated with PDT

L.Corti, S.Belfontali, M.Schaffer°, F.Cardin*, C.Boso,
F.Calzavara, A.Peracchia**, E.Dühmke°°

Dept. of Radiotherapy, General Hospital, PADUA/I
° Dept. of Radiotherapy, University of Göttingen/D
*Dept. of Gastroenterology, General Hospital, PADUA/I
**Dept. of Surgery, University of Padua/I
°° Dept. of Radiotherapy München/D

INTRODUCTION

Surgery is still now the treatment of choice for esophageal and
cardial cancers. However, these tumors, frequently, have been detected
late, when a curative operation is no more possible, or in many cases
patients are unsuitable for operation because of the advanced age, poor
general conditions or concomitant diseases. In such cases other modalities
of treatment must be performed.

Photodynamic therapy (PDT) (1-2) is a relatively new form of treatment
for inoperable patients with cancer of the esophagus.

PDT consists, sooner, in the intravenous injection of a photosensitive
drug, witch tends to be selectively retained by tumor tissue, and, later,
in tumor illumination with 630 nm wavelenght laser light.

We report our experience with PDTalone and associated with Radiotherapy
in 66 cases of esophageal cancer unfit for surgery.

MATERIALS AND METHODS

Between 1984 and 1992, in the Department of Radiotherapy of Padua,
66 patients affect with inoperable cancer of the esophagus and cardia
have been treated with PDT.

In these patients surgery was contraindicated because of the concomitance
of liver cirrhosis, cardio-pulmonary failure or patient's poor general
conditions.

There were 57 male and 9 female. Their age ranged between 35 and 86 years.
There were 42 superficial cancers (ca in situ - Stage I), 14 Stage II and
10 advanced stage (Stage III - Stage IV - recurrence).

Tumor stage was assessed by means of : chest X-ray, barium swallow X-ray, endoscopy, CT scan and/or MR imaging of the chest and upper abdomen, endoscopic ultrasonography, echography of the neck, tracheo-broncoscopy and ENT visit.

Light irradiation of the lesions with Argon-Dye Laser (630 nm) (MEDITEC) was performed 24-48 hours after i.v. injecton of Hematoporphyrine Derivative (HP5) (5 mg/kg) or Di-Hematoporphyrin Ether (PHOTOFIN and PHOTOSAN) (2 mg/kg and 2.5 mg/kg).

A cylindrical diffuser tipped fiber was used in most cases; in few cases we used microlens tip provided with the spot at 0.785 cm.

The power density ranged between 30 to 800 mW/cmq, and the laser light dose was between 60 and 300 J/cmq (actually 200 J/cmq).

The response to photodynamic therapy was assessed a month after the treatment by means of endoscopy, vital staining and biopsy.

The response was rated as follows: complete responce (CR) when both the endoscopic gross appearence and histology showed complete disappearence of cancer; partial response (PR) when 50% or more regression was evident endoscopically, or when the histology was positive for viable cancer cells despite a negative gross appearence; no response (NR) in all the other cases.

In the presence of partial and no response after the first PDT treatment, the patients underwent a subsequent antineoplastic treatment: a second course of PDT, nd:Yag laser therapy, radiation therapy and/or chemotherapy, when it was possible.

RESULTS

As previously described, patients were endoscopically controlled one month after the treatment.

Of the 42 superficial cancers, 19 had complete response, 16 partial response and 7 no chance.

Twenty eight of these 42 patients are alive and it has to be underlined that 10 of the 15 patients disease-free had PDT alone.

Five patients died of recurrence, three of cancer progression and 4 because of other diseases.

Of the 14 Stage II cancers, 3 had CR, 8 had PR and 3 NC. Six patients
are alive and four are disease-free.
Of the 6 Stage III and IV cancers, 1 had CR, 2 PR and 3 NC. All these
patients died between 2 and 29 months (mean 8).
Of the 4 patients with anastomotic recurrence after gastric pull-up,
1 had CR, 2 PR and 1 NC. All these patients died between 7 and 21 months
(mean 8)

When a partial response or no chance is seen after PDT, our experience
suggests that a complete response can be induced by a second PDT treatment and that radiation therapy may be more affective.
In fact, the patients (14) with early and stage I cancer underwent combined PDT and radiation therapy had a survival-rate between 7 and 67
months (mean 33.8) ; the patients (11) with Stage II cancer treated with
PDT and RT had survival-rate between 4 and 108 months (mean 41.7).

DISCUSSION

Photodynamic therapy has been showed to be safe and effective in the
treatment of several malignancies of the esophagus,the cardia,the bron-
chial tree and skin. (3-4-5)
Safe because the treatment-related mortality was nil; no esophageal
perforations nor stricture were recorded; no other major complications
related to PDT was recorded.
Effective in terms of complete response , more in the early and first
stages and , on the whole, in terms of survival-rate.(6-7-8)
We obtained a CR in 33.3% of the ca in situ treated and in 41.6% of
the Stage I tumors but only in 21% of Stage II tumors.
Important results we have seen with the PDT and RT association.(9)
In early Stage and Stage I survival-rates have been of 92.8% at one
year, of 64.3% at two years, of 42.8% at three years and of 14.3% at
five years.
Earlam- Chnha- Melo reported that survival-rates after radiotherapy
alone was of 18% at one year, of 8% at two years and 6% at five years.
They described, also, strictures in more than 50% of the cases and
fistulas and/or hemorrhage in other 10-20% of the cases.(10)

Since 1984 we have been using PDT with the intent of defining and optimizing
the criteria for the selection of patients and lesions to treat,the tipe
of photosensitizing drug, the tipe of the fiber and the dosimetry of the
laser light. Many of these data, still now, are not complity defined,
however, we are sure that PDT rapresents a very good alternative chance
for inoperable patients with an early stage or stage I tumor.

CONCLUSIONS

In conclusion, PDT must be considered a promising therapeutic alternative
in the treatment of patients with superficial cancer of the esophagus and
cardia, who are at high surgical risk because of the gereral conditions.
Better results to be PDT and RT association, when it is possible, especially for the stage II, where it is impossible to exclude the presence of
undetected lymph node metastases by means of pre-treatment workup.
In more advanced stages the response rate is discouranging, especially considering that PDT was almost always associated with other types of treatment. However, it has to be underlined that in these patients the average
survival was 8 months, which is significantly better than the survival
obtained with other traditional types of palliation.

REFERENCES

1. Monnier P,Savary M,Fontolliet C, et al: Photodetecton and photodynamic
   therapy of early squamous cell carcinomas of the pharynx,oesophagus
and tracheo-bronchial tree. Lasers Med Sci 1990;5:149-69
2. Manyak BM,Russo A,Smith PD et al : Photodynamic therapy. J Clin Oncol
   1988;6:380-91
3. McCaughan JS: Photodynamic therapy of skin and esophageal cancers.
   Cancer Investigation 1990;8:407-16
4. Abulafi AM,Williams N :Photodynamic therapy for cancer. Still awaiting
   rigorous evaluation. B M J 1992;304:589-60
5. Okunaka T,Kato H,Conaka C et al: Photodynamic therapy of esophageal
   carcinoma. Surg Endosc 1990;4:150-3
6. Kato H,Watanabe H,Iizuka et al: Laser therapy for esophageal carcinoma.
   In: Diseases of the esophagus, Siewert JR, Holscher AH (eds), Berlin,
Springer,1988:725-8
7. Okushima N,Yoshida M,Fukui et al: Endoscopic photodynamic therapy for
   esophageal cancer. In: Diseases of the esophagus, Siewert JR,Holscher
AH (eds), Berlin, Springer,1988:729-32
8. Patrice T,Foultier MT,Yactayo et al: Endoscopic photodynamic therapy
   with haematoporphyrin derivative in gastroenterology. J Photochem Photobiol B Biol 1990;6:157-65
9. Calzavara F,Tomio L,Corti L et al: Oesophageal cancer treated by photodynamic therapy alone or followed by radiation therapy. J PHOTOCHEM
PHOTOBIOL B Biol 1990;6:167-74
10.Perez CA,Brady LW: Principles and practice of Radiation oncology.
   1991;40:853-70

Palliative endoskopische Therapie des Ösophagus-Karzinoms (Nd:YAG Laser)

K. Dittrich, F. Hoffer, K. Dinstl

1. Chirurgische Abteilung und Ludwig-Boltzmann-Institut für Laserchirurgie (Vorstand: Univ.Prof.Dr.K.Dinstl), Krankenanstalt Rudolfstiftung Wien, Juchgasse 25, A-1030 Wien

Einleitung:

In der Behandlung einer Anzahl benigner und maligner Erkrankungen des Gastrointestinaltraktes ist der Einsatz des Nd:YAG Lasers ein bereits etabliertes Verfahren (1,2,3,5). Die vorliegende retrospektive Analyse zeigt die Einsatzmöglichkeiten des Nd:YAG Lasers der Wellenlänge von 1064 nm bei der Rekanalisierung maligner Stenosen im Ösophagus. Der Nd:YAG Laser dieser Wellenlänge erscheint dabei am besten geeignet (4).

Die Zielsetzung der Lasertherapie ist die Aufrechterhaltung bzw. Wiederherstellung der Ösophaguspassage durch Tumorreduktion (2,3,5). Erreicht werden soll das bei gleichzeitiger Minimierung des Eingriffes und Reduktion des Operationsrisikos. Eine schnelle Rekonvaleszenz mit kurzer Hospitalisierung wird dabei angestrebt.

Indikationen:

Bei malignen Stenosen im Ösophagus ergaben sich folgende Indikationen zur Nd:YAG Lasertherapie:
1. lokale Inoperabilität durch Tumorinfiltration in die Umgebung
2. Fernmetastasierung
3. kardiopulmonale Begleiterkrankungen, die resezierende Eingriffe ausschließen
4. Ablehnung anderer Eingriffe durch den Patienten.

Patienten und Methode:

An der 1. chirurgischen Abteilung der Krankenanstalt Rudolfstiftung wurden seit Juni 1985 40 Patienten wegen maligner Ösophagusstenosen mit dem Nd:YAG Laser behandelt: 12 Frauen zwischen 43 und 94 Jahren (im Durchschnitt 77 Jahre) und 28 Männer zwischen 48 und 90 Jahren (im Durchschnitt 71 Jahre).
Die Diagnosestellung und das Tumorstaging erfolgten durch folgende Untersuchungen: Endoskopie mit Biopsie, Ösophagusröntgen, Computertomographie und Sonographie. Die Tumorstadieneinteilung ist in der Tabelle zusammengefaßt.

Tumorstadien

T2	N0	M0	2
T3	N0	M0	3
T3	N1	M0	6
T3	N1	M1	8
T4	N1	M0	10
T4	N1	M1	11
			40

Tabelle: Stadieneinteilung der Ösophaguskarzinome

Die Eingriffe erfolgten in Allgemeinnarkose, die Eingriffsdauer lag zwischen 10 und 25 Minuten (im Durchschnitt 16 Minuten), die Dauer der Narkose zwischen 15 und 35 Minuten (im Durchschnitt 25 Minuten).
Insgesamt wurden bei 40 Patienten 111 Eingriffe vorgenommen (Abbildung 1).
Primär konnte die Passage bei 17 Patienten in einer Sitzung, bei 15 in zwei, und bei 8 Patienten mit langstreckigen Stenosen in drei Sitzungen erreicht werden.

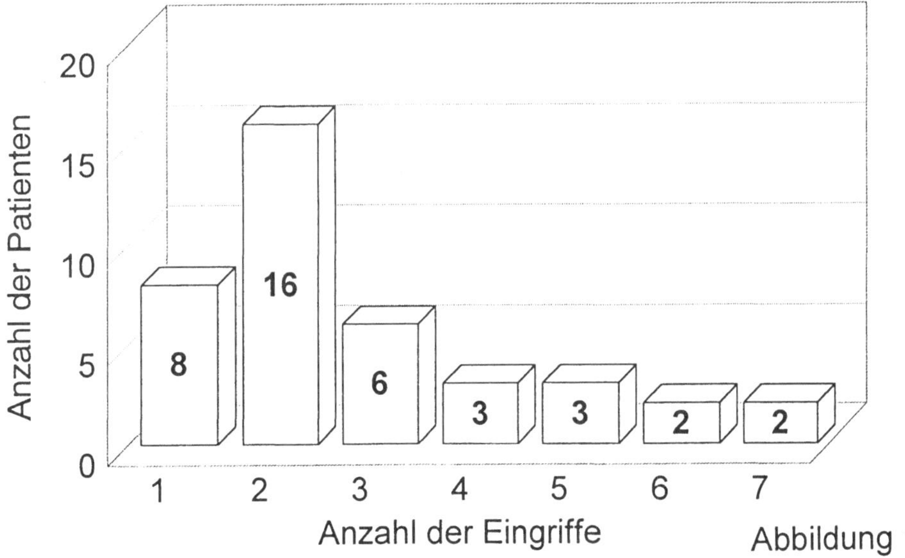

Technik:

In der Zeit von 1985 bis 1990 wurde der MBB Medilas 2 Nd:YAG Laser (1064 nm, 10 bis 100 Watt) im Non-Kontaktverfahren eingesetzt, seither sind der Lasermatic Kombinationslaser 5050 CO_2-Nd:YAG (CO_2 10600 nm, 2 bis 50 Watt; Nd:YAG 1064 nm , 2 bis 75 Watt) und der Dornier Medilas Fibertom 4100 (1064 nm, 2 bis 100 Watt) im Kontaktverfahren (bare-fiber) in Verwendung. Das Gastroskop ist ein flexibles Gerät Olympus HF.

Ergebnisse:

An Komplikationen traten eine radiologisch verifizierte, aber klinisch stumme Perforation auf. Die Therapie erfolgte konservativ. Ein postoperativ aufgetretenes Hautemphysem wurde ebenfalls konservativ behandelt. Im Rahmen der Lasertherapie verloren wir keinen Patienten.

Das subjektive Empfinden der Patienten wurde eine Woche nach erfolgter Behandlung ermittelt. 65 % der Patienten gaben an, daß sich die Schluckfähigkeit wesentlich verbessert hätte, 30 % bemerkten keine Verbesserung und 5 % hatten den Eindruck einer Verschlechterung (Abbildung 2).
Ähnliche Ergebnisse ergaben sich hinsichtlich der Lebensqualität: in 50 % deutlich verbessert, in 40 % kein wesentlicher Unterschied und in 10 % verschlechtert (Abbildung 2).

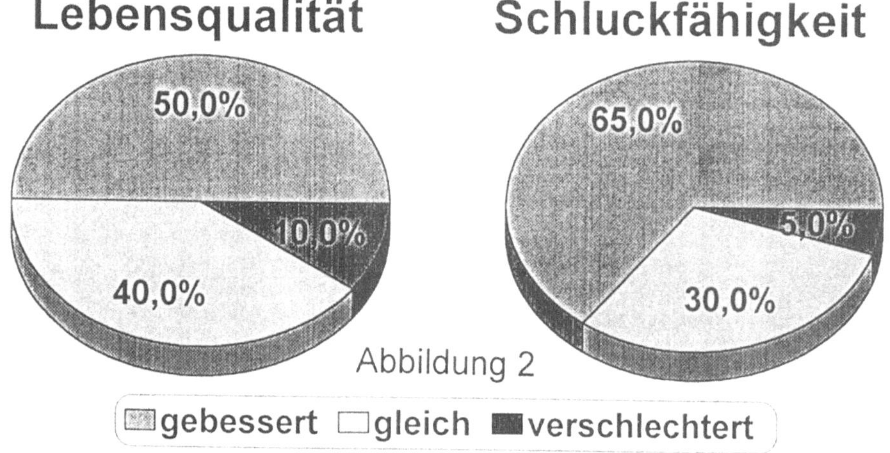

Klinisch relevante Restenosierungen, die weitere Eingriffe nach sich zogen, traten im Mittel nach 1-4 Monaten auf.
Im Nachuntersuchungzeitraum lag die Überlebenszeit der Patienten zwischen 3 und 26 Monaten, im Durchschnitt bei 7,2 Monaten.

Schlußfolgerung:

In der palliativen Behandlung maligner Ösophagusstenosen hat sich der Nd:YAG Laser seit Jahren bewährt. Geringe Belastung des Patienten durch den Eingriff ermöglicht eine rasche Rekonvaleszenz. Die Hospitalisierung kann dadurch entscheidend verkürzt werden, eventuelle ambulante Folgeeingriffe sind durch den Einsatz des Nd:YAG Lasers möglich (2,5). Durch Beseitigung der Dysphagie ist eine deutliche Steigerung der Lebensqualität möglich.
Die Problematik der Rekanalisierung langstreckiger Stenosen konnte allerdings bis jetzt nicht befriedigend gelöst werden (1,5), ebenso ist im Non-Kontaktverfahren die Eindringtiefe des Lasers schlecht kontrollierbar.

Literatur:

1) CARTER, R. et al.: Oesophageal Carcinoma: A Comparative Study
   of Laser Recanalization versus Intubation in the Palliation
   of Gastro-oesophageal Carcinoma.
   Las. Med. Scien., Vol. 1: 245-251 (1986)
2) DITTRICH, K. et al.: Indikationen zur Anwendung des Nd:YAG
   Lasers bei Karzinomen des Oesophagus, Kolon, Rektum und Anal-
   kanal.
   Verh. Ber. Dtsch. Ges. f. Lasermedizin e.V. 1988, EBM,
   227-230 (1989)
3) FLEISCHER, D. et al.: Endoscopic Nd:YAG Laser Therapy for
   Carcinoma of the Esophagus: A New Palliative Approach.
   Am. J. Surg. 143: 280-283 (1982)
4) SANDER, R. et al.: Nd:YAG Laser in der Gastroenterologie -
   Erste Ergebnisse experimenteller und klinischer Studien mit
   der 1320 um Wellenlänge.
   Laser in medicine and surgery 2, Vol. 4: 167-171 (1986)
5) WEBER, L. et al.: Laser und Afterloading, zwei einander
   ergänzende Therapien in der Behandlung inoperabler Oesophagus-
   karzinome.
   Verh. Ber. Dtsch. Ges. f. Lasermedizin e.V. 1988, EBM, 231-233
   (1989)

Chirurgie / Surgery

Vergleich CO$_2$-Laser gegenüber der konventionellen Technik bei der Operation des Mammakarzinoms - Ergebnisse einer kontrollierten Studie

Ph. Beckerhinn*, St. Kriwanek*, Ch. Armbruster*,
W. Blauensteiner*, K. Dinstl*, M. Schemper**

* I. Chirurgische Abteilung und Ludwig Boltzmann Institut für
  Laserchirurgie (Vorstand: Univ.Prof.Dr.K.Dinstl),
  Krankenanstalt Rudolfstiftung, Juchgasse 25, A-1030 Wien
** Abteilung für Biometrie der I. Chirurgischen Universitäts-
  klinik Wien

Einleitung:

Eine kontrollierte prospektive Studie, die Langzeitergebnisse der
Laseroperation mit konventioneller Technik beim Mammakarzinom
vergleicht, ist uns aus der Literatur nicht bekannt.

Aus diesem Grunde wurde an unserer Abteilung, wie bereits mehrfach
berichtet, im Jahre 1981 eine prospektiv randomisierte Studie
Laser versus konventionelle Technik beim Mammakarzinom begonnen
(1,2).

Patienten und Methode:

Aufnahmekriterien für die Studie:

1) Alter der Patientinnen unter 70 Jahre,

2) Klinisches Tumorstadium 1 (T1-2, N0 M0) oder
   2 (T1-3 N1-2 M0).

Die Zuordnung der Patientinnen zu den beiden Therapiegruppen
erfolgte durch computergestützte Randomisation, wobei folgende
Kriterien berücksichtigt wurden:

1) Alter

2) klinisches Tumorstadium 1 (T1-2 N0 M0) oder 2 (T1-3 N1-2 M0),

3 prä- oder postmenopausaler Status.

In allen Fällen wurde eine radikale Mastektomie mit Entfernung
der Pectoralismuskulatur und axillärer Lymphknotendissektion
durchgeführt. Für die Laseroperation wurde ein CO2-Sharplan-Laser
791 (max. 50 Watt) verwendet.

Die Hautinzision sowie die axilläre Dissektion erfolgten immer
mit konventioneller Technik.

Alle Patientinnen mit Stadium 2 erhielten eine adjuvante Chemotherapie, alle Patientinnen bei denen positive Hormonrezeptoren
gefunden wurden erhielten eine adjuvante Therapie mit Tamoxifen.

Im Zeitraum 1981 - 1988 wurden 139 Frauen in die Studie
aufgenommen. Das mediane Alter der Frauen war 55,3 (34-69) Jahre.
76 wurden mit dem Laser, 63 mit konventioneller Technik operiert.
Die postoperative Aufarbeitung der Präparate zeigte in beiden
Gruppen eine ähnliche Verteilung der histologischen Tumorstadien,
die mit dem präoperativ festgestellten klinischen Tumorstadium
meist korrelierte.

Ergebnisse:

Alle Patientinnen überlebten die Operation. Folgende operations-
assoziierte Faktoren wurden untersucht:
1. intraoperativer Blutverlust (Anzahl der intraoperativ und
postoperativ verabreichten Blutkonserven), 2. Menge der
postoperativen Sekretion (Saugdrainage), 3. Operationszeit, 4.
Aufenthaltsdauer. Es gab keine signifikanten Unterschiede
zwischen den Therapiegruppen. Die histologische Untersuchung
ergab bei 129 (93%) ein duktales Karzinom, bei 10 Patientinnen
(7%) ein lobuläres Karzinom. Eine Klassifikation des
histologischen Tumorstadiums war in 135 Fällen möglich (4
fehlende Fälle).
Acht Patientinnen entwickelten ein Lokalrezidiv (vier in der
Axilla, vier im Bereich der Narbe) nach durchschnittlich 25,1
Monaten (4-54 Monate). Es gab keinen Unterschied zwischen beiden
Gruppen (vier nach Laseroperation, vier nach konventioneller
Technik). Fünf Patientinnen entwickelten Fernmetastasen nach dem
Auftreten von Lokalrezidiven und starben nach einem
durchschnittlichen Zeitraum von 17 Monaten (5 - 36 Monate).

54 von 139 Patientinnen verstarben aufgrund der Tumorprogression
(25 in der konventionellen und 29 in der Lasergruppe).

Ergebnisse der Nachuntersuchung:

Bei der letzten Einberufung konnten wir eine Nachuntersuchungsrate
von 79 % erreichen. Der durchschnittliche Nachuntersuchungs-
zeitraum betrug 7,9 Jahre (5 - 12,5).
Zum letzten Nachuntersuchungszeitpunkt lebten 85 Patientinnen,
davon 40 (von insgesamt 63) die konventionell operiert wurden und
45 (von insgesamt 76) die mit Laser operiert wurden.

58 Patientinnen hatten ein Tumorstadium 1 und 27 Patientinnen
hatten ein Tumorstadium 2.

Die Berechnung der Überlebenswahrscheinlichkeit nach der KAPLAN-
MEIER-Schätzung ergab folgende Ergebnisse:
Für die zwei klinischen Tumorstadien fand sich, wie zu erwarten
war, ein signifikanter Unterschied im Überleben ($p < 0,001$ MANTEL-
COX).

Die Überlebenskurve in Abhängigkeit von der Therapieform zeigte für die beiden Gruppen Laser versus konventionelle Technik keinen signifikanten Unterschied.

Während das klinische und das histologische Tumorstadium klar das Überleben bestimmten, hatte die Art der Therapie keinen Effekt.

Allerdings konnte gezeigt werden, daß der Laser bei größeren Tumoren bessere Ergebnisse zeigte, als die konventionelle Technik.

<u>Schlußfolgerung</u>:

Nach unserer Studie gab es keinen signifikanten Unterschied zwischen der Anwendung des CO2-Lasers und der konventionellen Technik beim Mammakarzinom in Bezug auf operationsabhängige Faktoren (Blutverlust, postoperative Drainage, Operationszeit, Spitalsaufenthalt), postoperative Komplikationen und Langzeit- ergebnisse (Lokalrezidive, Überleben) (1,2). Langzeitergebnisse müssen als vorrangig angesehen werden. Aber es fand sich ein unterschiedlicher Effekt der Laser-Therapie in Bezug auf die Tumorgröße (2). Ob allerdings die Anwendung des Lasers Vorteile in Bezug auf die brusterhaltende Chirurgie bringen kann, bleibt einer weiteren Untersuchung vorbehalten.

<u>Literatur</u>:

1) KRIWANEK, St. et al.: Ergebnisse einer kontrollierten Studie CO2-Laser versus konventioneller Technik beim Mammakarzinom. Verh. Ber. Dtsch. Ges. f. Lasermedizin e.V., 1988, EBM, 163-165 (1989)

2) KRIWANEK, St. et al.: Ergebnisse einer kontrollierten Studie CO2-Laser versus konventioneller Technik beim Mammakarzinom. Laser Med. Surg., 6:181-183 (1990)

Dynamics of Skin Blood Flow Obtained from Patients with Peripheral Arterial Occlusive Disease and Type-I Diabetes - Non Contact Determination Using the Laser Speckle Method

B. Ruth, J. Schmand[*], D. Abendroth[**]

GSF - Research Centre for Environment and Health, 85758 Neuherberg, F.R.G.
* Chirurgische Klinik und Poliklinik, Klinikum Großhadern, 8000 München
** Abt. für Gefäß-, Thorax- und Herzchirurgie, Universitätsklinik Ulm, 7900 Ulm

Introduction

The determination of skin blood flow provides essential information in diseases with impaired blood flow. Since the skin of these patients is very sensitive and may easily be injured, a real non contact method to measure blood flow is advantageous. Light of the wavelength 632.8 nm (He-Ne-laser) has a mean penetration depth of 0.4 mm in human skin and it can therefore be scattered by the red blood cells in the micro-vessels near the skin surface. Several attempts have been made to utilize laser light for skin blood flow determination. Most of these devices use optical fibres for laser light illumination and the detection of the scattered light. As these fibres must be attached to the skin by a special probe, no real non contact measurement is possible (laser Doppler method, [1]). Especially the detachment of the probe from the skin bears the risk of injuring the sensitive skin.

Material and Method

The laser speckle method, however, allows the determination of blood flow in skin and other tissue without any contact. Laser light is guided by an optical fibre and focussed onto the skin from a distance of 5 cm. There it forms a laser spot of a diameter of 1 mm. The laser light is scattered by the tissue and the moving red blood cells and it forms a time dependent speckle pattern. Because of this time dependence, the light intensity $I(t)$ behind a pinhole of adequate diameter becomes also time dependent. A higher velocity induces higher frequencies in $I(t)$ and a high concentration of blood cells in the skin increases the mean intensity I' of the scattered light. An electronic circuit processes $I(t)$ and I' and it generates the 'blood flow parameter' B as a measure of the skin blood flow. Some difficulties arise from the fact that the signal depends also on the moving surrounding tissue. This must be considered for the formation of B. Besides the steady-state value of the blood flow additional and important information can be obtained from the time dependence of the blood flow measured by B during ischemia and induced reactive hyperemia [2]. In order to monitor the measurements simultaneously with a conventional device, a probe for the determination of the transcutaneous oxygen

tension was attached to the skin of the forefoot area next to
the laser spot of the speckle device. It took about 15-20 min
until the $tcpO_2$-value achieved its steady state value. Then
the measurements of the blood flow parameter B began. During
the first 2 min, the blood flow was not affected and the
initial values of B (B_i) and p (p_i) were determined.

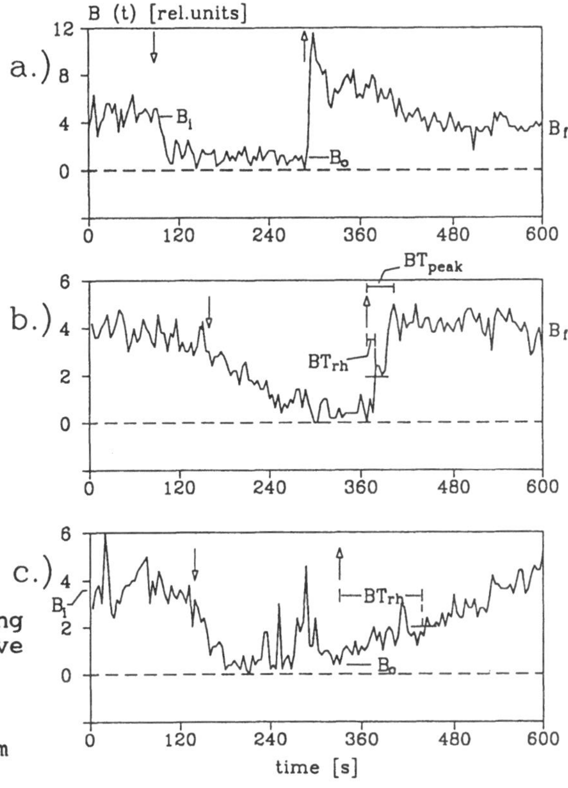

Fig. 1: Blood flow
parameter B(t) during
ischemia and reactive
hyperemia. a.) is
obtained from a
healthy subject and
b.) and c.) are from
PAOD-patients

Then the blood flow was stopped by inflating a cuff which was
previously placed around the ankle. B and p declined to the
minimum values B_o and p_o which were used as basic values.
After 3 min, the cuff was released and B and p increased with
the half times BT_{rh} and pT_{rh} until they obtained their
maximum values at the times BT_{peak} and pT_{peak}. For healthy
subjects, the values declined to the final steady state
values B_f and p_f. The standard measuring interval for the
determination of the blood flow parameter was 10 min, whereas
the time necessary for the $tcpO_2$-measurement was 30 min and
more because the steady state values were achieved more
slowly.
Four groups of subjects of either sex were measured:
(1) healthy subjects (n = 52, control group),
(2) patients with peripheral arterial occlusive disease of
stage II in Fontaine's classification (n = 29, group PAODII),
(3) patients with PAOD stage III (n = 8, group PAODIII), and
(4) patients with type-I diabetes (n = 40).

Results and Discussion

Typical tracings of the blood flow parameter B during
ischemia and reactive hyperemia are shown in Fig. 1. The
arrows indicate the moments of inflating (downwards arrow)
and releasing the cuff (upwards arrow). Fig 1a shows the
tracing of a healthy subject. Immediately after the release
of the cuff, B(t) increases rapidly and achieves the maximum
value. For this reason, the characteristic times BT_{rh} and
BT_{peak} amount only to a few seconds. Figures 1b and 1c show
the tracings of two patients with peripheral arterial
occlusive disease, stage II and III. The two times BT_{rh} and
BT_{peak} are clearly prolonged. Furthermore, no clear peak can
be observed during ischemia for these patients.

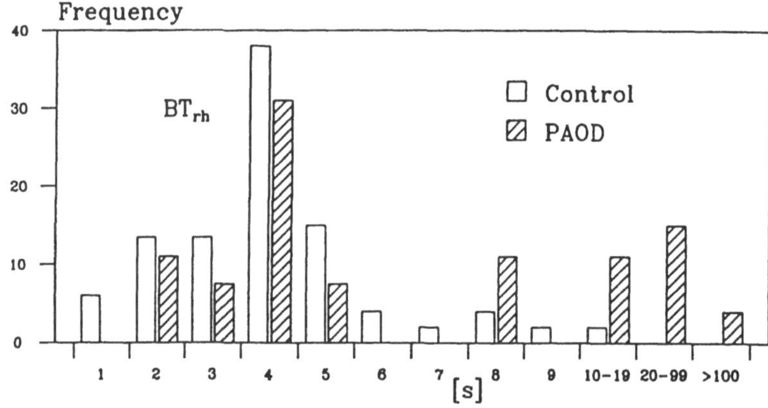

Fig. 2:   Frequency distribution of the half time BT_{rh}.

The comparison between Figures 1b and 1c demonstrates that
there is a wide range of possible values BT_{rh} obtained from
patients with peripheral arterial occlusive disease. In order
to verify this impression, Fig. 2 shows the frequency
distribution of BT_{rh} obtained from the control and from
patients with PAOD. Control subjects have a clear maximum at
4 s and only few persons exhibit values up to 19 s. Some of
the patients have also values in the 'healthy range' but
there is a fraction with half times BT_{rh} of much more than 20
s up to several hundred seconds.
Table I shows the mean values and standard deviations for
different characteristic values obtained from PAOD patients
of different stage and from type-I diabetics.
The data of the characteristic times (BT_{rh}, BT_{peak}, pT_{rh},
pT_{peak}) demonstrate the delay of the $tcpO_2$-value with respect
to the blood flow parameter. This is depending on the
diffusion of oxygen through skin, contact gel, membrane of
the $tcpO_2$ probe and the electrolyte.
A comparison between the control and the three groups of
patients shows for the blood flow parameter an increase of
the characteristic times for all patients. This can be
interpreted as a reduced ability to increase the blood flow
after occlusion. The characteristic times for $tcpO_2$ show a
small decrease or also a significant increase. It seems that

Table I Characteristic values (mean ± standard deviation) of the blood flow paramter B and the transcutaneous oxygen tension p.

Characteristic value	Control	PAODII	PAODIII	Type-I diabetics
B_i	5.95 ±2.55	4.07 ±1.69	5.25 ±2.60	3.81 ±1.51
B_f	6.10 ±3.23	5.26 ±2.51	3.50 ±1.20	3.27 ±1.82
BT_{rh}	4.10 ±2.06	17.6 ±32.7	21.0 ±28.5	5.31 ±3.55
BT_{peak}	17.9 ± 8.0	68.6 ±51.6	63.9 ±62.9	25.4 ±21.7
p_i	62.1 ±7.2	36.1 ±19.5	22.4 ±16.0	54.3 ±13.4
p_f	63.6 ±7.8	37.4 ±17.6	28.2 ±16.8	56.6 ±13.4
pT_{rh}	72.0 ±18.4	132 ±79	210 ±79	63.3 ±28.6
pT_{peak}	319 ±85	262 ±194	472 ±182	263 ±104

the characteristic times of B are more sensitive to indicate an impaired blood flow than those of p.
The steady-state values (B_i, B_f, p_i, and p_f) are decreased in all cases indicating a reduced steady-state flow for the patients. For more details see Ref.[3]

References

[1] A.P. Shepherd, P.A. Öberg (Edts), Laser Doppler blood flowmetry, Kluwer Academic Publishers, Dordrecht, 1990.
[2] B. Ruth, Blood flow determination by the laser speckle method. Int.J.Microcirc: Clin Exp 9: 21-45 (1990).
[3] B. Ruth, J. Schmand, D. Abendroth. Noncontact determination of skin blood flow using the laser speckle method: Application to patients with peripheral arterial occlusive disease (PAOD) and to type-I diabetics. Lasers in Surgery and Medicine 13:179-188 (1993).

Indikation und Ergebnisse der endobronchialen Lasertherapie beim Bronchialkarzinom mit dem Nd-YAG Laser

J.Thies, R. Elfeldt, D. Schröder, F. Fändrich, O. Rennekampff
Klinik für Allgemeine Chirurgie und Thoraxchirurgie der CAU
Kiel, Arnold-Heller-Straße 7, 2300 Kiel

EINLEITUNG

In der westlichen Welt ist das Bronchialkarzinom bei steigender
Inzidenz die häufigste Krebstodesursache. Nur ca. 30% der
Patienten können einer potentiell kurativen Operation zugeführt
werden (SUNDER-PLASSMANN 1989). Somit kommt bei überwiegenden
Anzahl der Patienten lediglich eine palliative Therapie in
Betracht. Hier hat die endobronchiale Lasertherapie mit dem
Neodym-YAG Laser mittlerweile einen festen Platz eingenommen.
1978 wurde von TOTY in Paris der Laser zur Rekanalisierung
tracheobronchialer Tumoren erstmalig eingesetzt. Der
therapeutische Effekt beruht auf zwei leistungsabhängigen
Wirkungen: der Koagulation bei 20-40 W und der Verdampfung bei
60-80 W. Obwohl die endobronchiale Lasertherapie eine deutliche
Bereicherung der therapeutischen Möglichkeiten darstellt, so
profitieren doch nicht alle Patienten von der Laserung. Dies ist
der Grund, warum an allen Patienten bestimmte präoperative
Voruntersuchungen durchgeführt werden sollten, um die
Indikationsstellung zu verbessern.

MATERIAL UND METHODE

Seit 1982 wurden an unserer Klinik an insgesamt 62 Patienten 94
endobronchiale Laserungen durchgeführt. Das Alter der Patienten
lag im Median bei 65 Jahren. Der überwiegende Anteil der Patien-
ten litt an einen Plattenepithelkarzinom (Abb.1). Die Lokalisa-
tion betraf im überwiegenden Anteil die Trachea und die
Hauptbronchen (Abb.2).
Als Indikation zur endobronchialen Lasertherapie wurden
Atelektasen, postobstruktive Pneumonien, Blutungen und subtotale
Stenosen bei drohender kompletter Obstruktion angesehen. Hierbei
kann das Patientengut in 2 Gruppen unterteilt werden: die erste
Gruppe bestand aus Notfalleingriffen bedingt durch
Tumorblutungen und zentralen Obstruktionen mit schwerster
Dyspnoe. Die zweite Gruppe setzte sich aus Elektiveingriffen
zusammen.

Histologische Verteilung   Endobronchiale Lokalisation

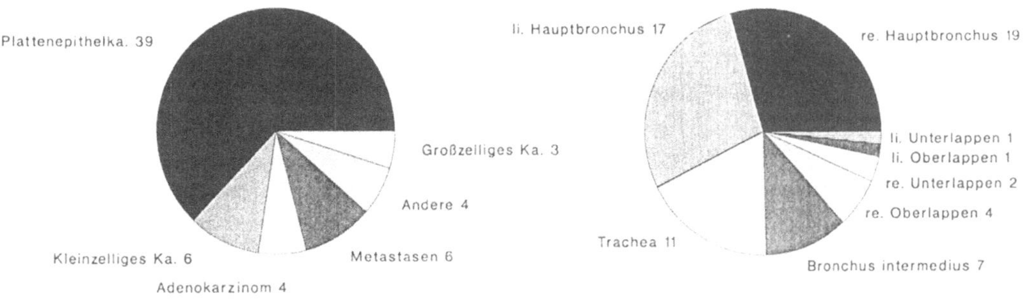

Abb.1   Abb.2

An Voruntersuchungen wurden eine Röntgenthoraxaufnahme, eine
Bronchoskopie, ein CT und ein Perfusionsscan gefordert. Die
Behandlung erfolgte in 1 bis 5 Sitzungen. Während in den ersten
Jahren die Lasertherapie ausschließlich über ein starres
Bronchoskop erfolgte, wurde in den letzten Jahren überwiegend
über ein flexibles Endoskop gelasert. Die Indikation für ein
starres Bronchoskop ergibt sich weiterhin bei der Notwendigkeit,
größere Gewebsbrocken mit einer großen Faßzange zu entfernen.
Sämtliche Laserungen wurden in Allgemeinnarkose durchgeführt.
Die Auswertung der klinischen Ergebnisse erfolgte nach der von
UNGER 1985 beschriebenen Klassifikation. Hierbei kennzeichnet
ein exzellentes Ergebnis eine mindestens 80 %ige Wiedereröffnung
des Lumens in Verbindung mit deutlicher Verbesserung der
objektiven Parameter und des klinischen Allgemeinzustandes. Ein
gutes Ergebnis liegt bei einer ca. 50 %igen Wiedereröffnung des
Lumens mit geringfügiger Verbesserung objektiver Parameter vor.
Bei fehlender Rekanalisierung und nur temporärer Blutstillung
handelt es sich um ein schlechtes Ergebnis.

ERGEBNISSE

Unser Hauptinteresse galt den Patienten mit einer kompletten
Stenose eines Hauptbronchus, bei denen erwartet wurde das sie am
meisten von der Laserung profitieren würden. Ein kompletter
Verschluß wurde bei 22 Patienten beobachtet. Eine
Röntgenthoraxaufnahme wurde bei allen Patienten präoperativ
sowie in verschieden Abständen postoperativ durchgeführt. 15

Patienten hatten eine Total- und 7 Patienten eine Teilatelektase vor der Therapie. Ein CT und Perfusionsscan wurden in der Hälfte der Fälle durchgeführt.

Bezüglich des klinischen Ergebnisses kann das Patientengut durch die CT Untersuchung in 2 Gruppen unterteilt werden: Patienten mit einem Tumordurchmesser kleiner als 5 cm profitieren klinisch eher von der Laserung als Patienten mit einem Tumordurchmesser größer als 5 cm.

Im Perfusionsscan lies sich bei allen Patienten mit einer kompletten zentralen Stenose eine Verminderung der Perfusion entweder im Bereich der ganzen Lunge oder auf Lappenebene nachweisen. Es konnte jedoch keine Korrelation zwischen klinischem Ergebnis und Verminderung der Durchblutung gefunden werden.

Bei den 22 Patienten mit totaler Stenose eines Hauptbronchus wurde 6 mal ein exzellentes, 13 mal ein befriedigendes und 3 mal ein schlechtes Ergebnis erzielt. Bei erfolgreicher Lasertherapie begann die Wiederbelüftung der Lungenareale direkt postoperativ. Eine weitergehende Verbesserung der pulmonalen Funktion wurde in einigen Fällen im Verlauf der nächsten Tage bis Wochen beobachtet.

40 Patienten wurden aufgrund partieller Stenosen bei zentralen Tumoren behandelt. Die Indikation war in 16 Fällen eine Atelektase und in 9 Fällen eine Blutung aus dem Tumor. In 15 Fällen wurde bei drohendem Totalverschluß prophylaktisch gelasert. Die Tumorblutungen konnten alle erfolgreich gestillt werden. Bei den restlichen Patienten war der klinische Effekt nicht so gravierend wie bei den Patienten mit kompletter Stenose. Inwieweit der protektive Effekt bei drohendem Verschluß zum Tragen kommt, kann nicht beurteilt werden.

Als Komplikationen wurden 5 Blutungen beobachtet. Diese Blutungen konnten durch eine erneute Laserung beherrscht werden.

ZUSAMMENFASSUNG

Die endoskopische Behandlung mit dem Nd-YAG Laser stellt bei richtiger Indikationsstellung eine sehr effektive Form der palliativen Therapie inoperabler Bronchialkarzinome dar. Durch die sofortige Wiedereröffnung vollständig okkludierter Lumina im Bereich der Trachea oder der Hauptbronchen können beeindruckende Ergebnisse erzielt werden. Die meisten Patienten verspüren eine sofortige Besserung ihrer pulmonalen Funktion, wenn auch die postopertiv durchgeführten Röntgenthoraxaufnahmen nicht immer gleich mit dem klinischen Bild korrelieren. Oft dauert es Tage oder Wochen bis die Lungenareale wieder komplett belüftet sind. Neben der Bronchoskopie liefert das CT wichtige Hinweise über die Lokalisation und Ausdehnung des Tumors. Eine endobronchiale Tumorausdehnung über 4-5 cm bereitet technische Probleme und, die klinischen Ergebnisse sind hier meist schlecht.

Das Ausmaß der präoperativen Lungenperfusion scheint keinen Einfluß auf das Ergebnis der Lasertherapie zu haben. Alle Patienten mit einer kompletten zentralen Obstruktion, bei denen ein Perfusionsscan durchgeführt wurde, wiesen eine mehr oder weniger verminderte Perfusion der betroffenen Seite auf. Bei den meisten dieser Patienten konnte eine Besserung durch die Laserung erzielt werden.

Tumoren, die in den Lappenbronchien oder weiter distal lokalisiert sind, stellen in der Regel keine Indikation zur Laserung dar, da meist eine suffiziente Wiederöffnung des Bronchus nicht mehr gelingt. Deshalb betrachten wir den Bronchus intermedius als die distalste Lokalisation, wo der Tumor erfolgreich behandelt werden kann.

REFERENZEN

Sunder-Plassmann L., Gabka C., Dienemann H.: Stadiengerechte Resektionsbehandlung beim Bronchialkarzinom: Indikation und Langzeitergebnisse. In: Hartel W., Weidringer J.W. (Hrsg.): Bronchialkarzinom - Interdisziplinäre Aspekte zu Diagnose und Therapie. Demeter Verlag (1989).

Toty L., Personne C., Colchen A., Vourch G.: Bronchoscopic management of tracheal lesions using Nd-YAG laser. Thorax 36: 175-178 (1981).

Unger M.: Nd-YAG laser therapy for malignant and benign endobronchial obstructions. Clinics in chest medicine 6:277-290 (1985).

Der Fibertom-Laser: Ein Fortschritt in der endobronchialen Lasertherapie?

Wittmann M., Emslander H.P.
I. Medizinische Klinik, Technische Universität München, D
Klinikum rechts der Isar, Direktor Prof. Dr. A. Schömig

Einleitung

Da nur etwa ein Fünftel der Patienten mit Bronchialkarzinom mit kurativem Ansatz operiert werden kann, kommt den palliativen Therapieverfahren eine große Bedeutung zu. Seit Beginn der 80er Jahre nimmt die endobronchiale Lasertherapie zur Rekanalisierung stenosierter Bronchien hier einen festen Platz ein (1,5). Der Nd:YAG-Laser hat sich - bisher mit dem berührungslosen Vorgehen - wegen seiner relativ breiten Koagulationszone und des damit verbundenen guten blutstillenden Effekts bei dieser Indikationsstellung bewährt. 1992 wurde das Kontaktverfahren eingeführt in der Hoffnung, die therapeutischen Möglichkeiten erweitern zu können (8).

Die konventionelle berührungsfreie Lasertherapie

Dieses bisherige kontaktfreie Verfahren haben wir an unserer Klinik von Oktober 1981 bis Dezember 1991 bei 360 Patienten in über 800 Sitzungen angewandt, traditionsgemäß weit überwiegend in Lokalanästhesie mit dem Fiberbronchoskop (2,3). Die Erfolgsquote der Lasertherapie hängt eng mit dem Stenosegrad des Ausgangsbefundes zusammen: während in den letzten Jahren die Mißerfolgsquote bei Teilstenosierungen an unserer Klinik nur noch 4% betrug, konnten bei kompletten Verschlüssen weiterhin 33 % nicht wiedereröffnet werden (7). Gerade die Patienten mit Verschlüssen, zumeist im Haupt- oder Zwischenbronchus gelegen, sollten aber am meisten von einer Rekanalisierung profitieren. Ursachen für die Mißerfolge waren überwiegend anatomische Gründe; diese Verschlüsse waren sämtlich auch mit einem dünnen Bronchoskop mit 3,5 mm Außendurchmesser nicht mehr passierbar, so daß keine Orientierung über die Lage der Carinen, über die Verziehungen durch die Atelektasenbildung oder über Impressionen von außen möglich war. Probleme entstehen sicher aber auch durch die Methode der kontaktfreien Bestrahlung: wegen der Streustrahlung, die die gesunde Umgebung schädigt, ist man gezwungen, in gebührendem Abstand von der anatomischen Leitstruktur - die geschont werden muß - vorzugehen. Unter der starken Karbonisierung leidet sehr die anatomische Übersichtlichkeit, aber auch die Abgrenzung der Tumorregion vom gesundem Gewebe.

Das Kontaktverfahren mit dem Fibertom Laser - Methode
Eine Verbesserung dieser Situation versprachen wir uns von einem neuen Nd:YAG Laser (MediLas fibertom 40 N, Fa. Dornier Medizintechnik), der uns außer dem konventionellen Verfahren auch das Kontakt-Verfahren ermöglicht. Man verwendet dazu eine blanke Fiberglasfaser (bare fiber): durch direkten Kontakt mit dem Tumor brennt sich ein Kohlenstoffbelag an der Sondenspitze ein. Dadurch wird ein Großteil der Laserenergie an der Sondenspitze absorbiert und es resultiert eine Schneidecharakteristik mit einem Koagulationssaum. Damit die Sonde nicht durch Überhitzung zerstört wird, reguliert der fibertom Laser die Energie über eine Rückkopplung 2000x in der Sekunde und reduziert sie entsprechend. Die Sondenspitze wird dabei je nach Voreinstellung etwa 600-800 Grad heiß. Die maximal verfügbare Leistung kann zwischen 10 und 40 Watt ebenfalls vorgewählt werden. Wegen der Schärfe der Fiberspitze wird die Sonde in einem Teflon-Hüllkatheter geführt, der nach Vorschieben durch das Bronchoskop zunächst noch etwas umständlich zurückgezogen werden muß.

Der Tumor kann wie beim konventionellen Vorgehen aus der Distanz koaguliert werden, um die Blutungsneigung zu reduzieren, wobei der Fibertom-Modus des Lasers hier bereits eingeschaltet wird; die erreichten Leistungen sind bei weitem ausreichend und es ist dabei ein Schutz vor Sondendestruktion gegeben. Meist wird aber der Tumor sofort mit der bare fiber direkt angegangen, wobei sich hier neue Möglichkeiten eröffnen:
- polypös wachsende Tumorteile oder Tumorzapfen können abgeschnitten werden, das abgetrennte Tumorstück wird dann mit der Zange entfernt. Die großflächige Vaporisation des Tumors mit entsprechend starker Rauchentwicklung entfällt, die benachbarte gesunde Wand wird maximal geschont
- die bare fiber kann kurzstreckig zwischen Tumor und der gesunden Wand entlang vorgeschoben werden, der anliegende Tumor wird unter Abwinkelung des Fiberbronchoskops angehoben und die bare fiber kann unter Energieabgabe in den Tumor eindringen, ihn dabei koagulieren und zerstückeln, wobei häufig Kolliquationsnekrosen auftreten. Aufgrund der minimalen Streustrahlung wird die gesunde Wand geschont, die Orientierung bleibt optimal erhalten.

Ergebnisse:

Wir haben von Januar 1992 bis April 1993 28 Bronchial-Stenosen bzw. Verschlüsse bei 26 Patienten in insgesamt 46 Sitzungen behandelt. Bei den Stenosen waren durchschnittlich 1,25 (1 - 3) Behandlungen erforderlich, bei den Verschlüssen 1,75 (1 - 5). Das Durchschnittsalter der Patienten betrug 62 (24 - 82) Jahre. Bei fünf Patienten bestanden Notfallsituationen mit schwerster Atemnot, meist Befunde mit Beteiligung beider Hauptbronchien. Histologisch handelte es sich um 11 primäre Bronchialkarzinome, 10 endo-bronchiale Metastasen, sowie zwei Karzinoide, ein Lymphom, ein Granulom und ein Lipom.

Von den 12 Verschlüssen gelang es 10 wiederzueröffnen, so auch einen Verschluß des anterioren Oberlappensegments links durch ein Lipom in Höhe der Subsegmentcarina, das zu zweimaliger Retentionspneumonie ge-führt hatte. Selbst in dieser peripheren Lage war mit einem dünneren Bronchoskop noch eine erfolgreiche Laserabtragung mit Wiedereröffnung beider Subsegmente möglich. Zu den beiden Fehlschlägen: eine versuchte Wiedereröffnung mißlang wegen der peripheren Lage des Tumors, einer Metastase im medialen Mittellappen-Segment. Die Behandlung einer weite-ren Patientin mit einem OL-Verschluß links haben wir nach der ersten Sitzung abgebrochen, nachdem die histologische Diagnose eines kleinzelligen Bronchialkarzinoms vorlag und zunächst eine Chemotherapie durchgeführt.

An Komplikationen sahen wir zweimal eine Restenosierung durch fibrinöse Membranen, was bei ausgedehnten Tumorstenosen immer wieder zu beob-achten ist. Mit der Zange kann dieses Material problemlos wieder entfernt werden. Einmal entstand bei einer starren Bronchoskopie ein Sondenbrand; durch sofortiges Zurückziehen der Sonde entstand weder dem Patienten noch dem Gerät ein Schaden. Offenbar war durch die Beatmungsschläuche die O2-Konzentration noch nicht genügend abgefallen und wir hatten in die-sem Fall keinen Stickstoff über den Teflon-Hüllkatheter gegeben.

Diskussion

Neben der Koagulation und Vaporisation des endobronchialen Tumors bie-tet das Kontaktverfahren zusätzlich einen Schneideeffekt, der zum präzisen Abtrennen von Tumoranteilen genutzt werden kann und zur Reduktion der Rauchentwicklung führt.

Vor allem mit Hilfe des Fiberbronchoskops wird ein feines Präparieren ent-lang gesunder Bronchialwandabschnitte ermöglicht, was bei schwierigen anatomischen Lokalisationen essentiell ist. Durch die geringe Streustrahlung wird die gesunde Wand dabei maximal geschont, die Übersichtlichkeit bleibt erhalten.

Die Koagulationszone um die Sonde erscheint zur Blutstillung ausreichend, wie wir am Beispiel des Karzinoids zeigen konnten. Die bei dieser Methode zunächst befürchteten schweren Blutungen sind bisher nicht aufgetreten; im Gegenteil, wir sind bei leichten Blutungen jetzt sogar in der Lage, unter der oberflächlichen Blutschicht die Blutungsquelle weiter koagulieren zu können; bisher konnte man in diesen Fällen nur die Blutoberfläche karbonisieren, was wenig zur Blutstillung beigetragen hat.

Das neue Verfahren halten wir für technisch anspruchsvoller, weil man mit der Sondenspitze noch präziser arbeiten muß und vor allem das Moment der Bewegung der Sonde hinzukommt; auch scheint es durchschnittlich mehr Zeitaufwand zu erfordern. Ein Nachteil ist, daß bei erhöhtem Sauerstoffpartialdruck die Sondenbrandgefahr sicherlich gegenüber den kontaktfreien Sonden erhöht ist. Aufgrund der Methode mit der spitzen blanken Faser möchten wir auch ein erhöhtes Perforationsrisiko nicht ausschließen, wenngleich wir bisher mit dieser Methode keine schwerwiegenden Komplikationen erlebt haben.

Zusammenfassend halten wir das endobronchiale Kontaktverfahren für eine Therapie, die bei einem Teil der Patienten mit Bronchialverschlüssen neue Perspektiven eröffnet und einen Schritt in Richtung "minimal invasive Lasertherapie" darstellt.

Literatur:
1. Dierkesmann R.: Indication and Results of Endobronchial Laser Therapy. Lung (1990) Suppl: 1095-1102
2. Emslander, H.P., H. Schlehe, M. Wittmann, S. Daum, B. Ultsch: Palliative intrabronchiale Laserbehandlung maligner Bronchusstenosen mit dem Fiberbronchoskop. Fortschritte d. Medizin 101: 1084-1090 (1983)
3. Emslander H.P., H.J. Präuer, J. Munteanu, K.W. Heinl, K. Hinke, H. Sebening, S. Daum: Palliative endobronchiale Tumorverkleinerung durch Laserbehandlung: Behandlungsmodus - Soforttergebnisse - Langzeitergebnisse. Laser 1: 28-34 (1985)
4. Häußinger K., F. Cujnik, E. Held, W. Heldwein, E. Zeiner: Bronchoskopische Laserkoagulation zur Therapie des zentralen Bronchusverschlusses. Prax. Klin. Pneumol. 35: 471 (1982)
5. Macha H.N., K.Becker, H.P. Kemmer: Endobronchial laserresection and brachytherapy in lungcancer. Its influence on pattern of failure and survival.   7th   World Congress for Bronchology, Sept.28-Oct.2, 1992, Rochester, Book of Abstracts: 59.
6. Toty L.; C.Personne, A. Colchen, G. Vourc`h: Bronchoscopic management of tracheal lesions using the neodymium yttrium aluminium garnet laser. Thorax 36: 175-178 (1981)
7. Wittmann, M.; K.W. Heinl; H.P. Emslander: Die endobronchiale Lasertherapie: Kritische Indikationsstellung und Komplikationsbewertung. Laser in der Medizin. Waidelich, W., Waidelich R., Hofstetter A. (Hrsg.), Springer-Verlag, 43-46 (1992)
8. Wittmann, M.; K.W. Heinl; H.P. Emslander: Die endobronchiale Lasertherapie im Kontaktverfahren. Lasermedizin 9: 12-16 (1993)

Laserforschung in der Unfallchirurgie /
Laser Research Accident Surgery

Direction of Lasers Development Fitting the Medical Requirements in Accident Surgery

R. Jahn*, K.H. Jungbluth*, G. Delling*, W. Lierse*, W. Neu**
* Universitäts-Krankenhaus Eppendorf, Hamburg/D
** Laser-Laboratorium Göttingen/D

Laser medicine has a long history for more than 30 years.

Applications in several fields are wellknown e.g.gynecology, urology, ophthalmology. These are fields with operations of soft biology tissue and the thermal laser effect of coagulation is desired.

The development of a proper laser equipment for accident surgery, however, is lacking in all this years.

Reason: Hard biological tissue is in accident surgery mainly to operate :
bone and cartilage (meniscus).
High energy is necessary to cut this tissue. As a result of that, large zones of carbonization and heat damage were obtained.

These results are not useful for operations in accident surgery.
Bone carbonization causes excessive healing delay.
Heat damage of cartilage, e.g.meniscus, causes necrotic and shrinking tissue.

The targets in accident surgery are intra-articular operations, as meniscus resections, which take place in an excessive confined area, filling with a liquid medium during the operation.

Another application is the ablation of bone or callus in critical areas after fractures.
A postfracture state of collar-bone with dystope callus is shown as an example irritating the vascular and nerve tree.
Operation situs after NEIL RUSHTON shows the difficulties of removing the callus with common mechanical instruments as hammer and chisel.

Contactless laser operation methods using minimized flexible light guide fibers would be a desired progress, but special properties of lasers follow from that, mentioned above:

1. The laser has to be able to ablate biological tissue in a liquid medium.

2. The laser penetration must be calculable to the finest distances and ablate in an atraumatical way.

3. The laser must ablate soft tissue as well as hard tissue, especially also for bone tumor operations.

Technological Design of an Accident Laser Surgery

W. Neu[1], G. Hillrichs[1], R. Jahn[2], K.H. Jungbluth[2], B. Tschirner[1]

[1] Laser-Laboratory Göttingen e.V., Göttingen, F.R.G
[2] University Clinic Hamburg-Eppendorf, Hamburg, F.R.G.

Cutting and drilling of hard biological tissue, e.g. bone or cartilage, by means of conventionally employed mechanical instruments in trauma surgery is heavily traumaticising itself. The demands for a replacement by laser surgical tools will be given in brief.

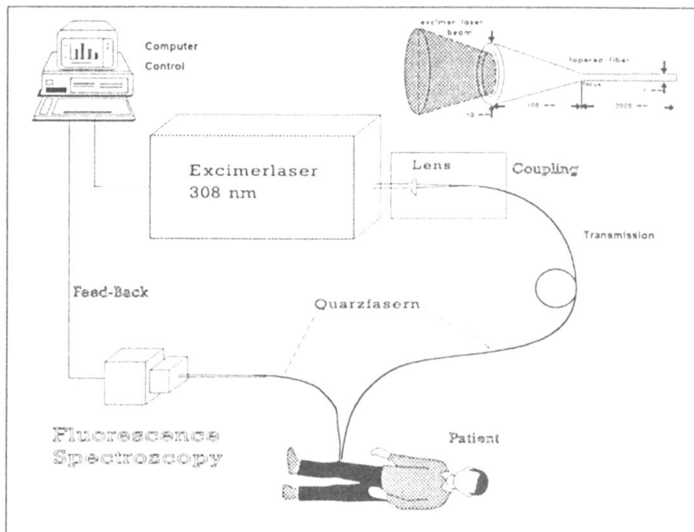

Beside the laser system itself, which needs to work for different applications, also an efficient, reliable and flexibel beam delivery by optical fibers must be included. This together with endoscopic techniques sets up a minimal-invasive atraumatic laser surgery. The XeCl excimer laser in combination with a tapered fiber has been proven to allow a precise surgery with minimal thermal side effects [1,2]. Using a distinct parameter set even the coagulation of small vessels is possible.

However, to ensure safe and controlled laser ablation especially in difficult accessible and critical operation fields, e.g. in the vicinity of nerve-cords, the spectroscopical analysis of emitted fluorescence light during ablation can be used as a feed-back signal for surgical laser systems. An optical multichannnel analyzer can be employed to guide the surgical laser system.

Making use of our systematical work on laser ablation of biological tissues, optical fiber transmission [3], and spectroscopy of laser induced fluorescence during ablation we propose the above sketched technological concept for an accident laser surgery.

References:
[1] R. Jahn, M. Dressel, H. Fabian, H. Gerhardt, J. Kesper, K.F. Klein, H.U. Langendorff, W. Neu, U. Sowada, K.H. Jungbluth: Excimer laser and tapered fibers - A break-through in fiber assisted cartilage and bone ablation. Laser Med. Surg. 6(2), 77 (1990)
[2] R. Jahn, W. Lierse, W. Neu, K.H. Jungbluth: Macroscopic and microscopic results using excimer laser on various tissue. Lasermedizin 8, 38 (1992)
[3] K.F. Klein, G. Hillrichs, W. Neu, H. Fabian, U. Grzesik: UV-Laserlichtübertragung mit Quarzglasfasern - Stand der Technik. In: Laser. Technologie und Anwendungen. Jahrbuch 1993. Hrsg. H. Kohler. Essen: Vulkan-Verlag 1993 (im Druck)

Optical Fibers for Medical Application of 308 NM Excimer Lasers

G. Hillrichs, W. Neu
Laser-Laboratorium Göttingen e.V.
Hans-Adolf-Krebs-Weg 1, 37077 Göttingen, FRG

Abstract

For medical applications of XeCl excimer lasers the performance of the fiber optical beam delivery system is of great importance. Especially for an efficient ablation of hard tissue in laser surgery high energy densities at the distal fiber end are necessary. The upper limit for the pulse energy, which can be guided through the fused silica fiber is limited by the surface damage threshold. However, even at lower pulse energies photodegradation effects which change the transmission properties have to be taken into account. Transmission losses increase with laser pulse energy, laser repetition rate and fiber length and decrease with laser pulse duration. During irradiation interruptions the fiber transmission recovers at least partly.

XeCl Excimer Lasers and UV Fiber Optics in Medicine : Some General Remarks

The XeCl excimer laser working at 308 nm wavelength has become an established tool for several medical applications, for example in laser angioplasty [1]. Based on favourable ablation and cutting properties with small thermal side effects [2] there is also a great potential for this type of laser in minimal invasive surgery. Necessary for many applications is the possibility to guide the laser through optical fibers. Most suitable are quartz fibers with a core of fused silica and a fluorine doped fused silica cladding. Limiting factor for transmission of high power laser pulses is the surface damage threshold of the fused silica. This threshold depends on the laser pulse duration and lies between 15 J/cm^2 and 20 J/cm^2 for 30 ns pulses, so that a pulse energy of about 42 mJ (4.5 mJ) can be transported through a 600 μm (200μm) core diameter fiber. For ablation of many relevant materials the achievable energy density at the distal fiber end is sufficiently high.

Ablation rates and therefore cutting and drilling velocity can be increased at higher laser energy density [2]. So for certain applications tapered optical fibers have been developed for guiding of maximal pulse energies. Tapered fibers have a conical endpiece which smoothly changes into a normal cylindrical fiber. The enlarged fiber endface allows launching of the laser beam to the fiber with a reduced energy density at the interface between air and quartz. Because the damage threshold of bulk fused silica is higher than that of the surface the maximum pulse energy can be increased by about 50 % if the distal fiber end is put into liquid (i.e. saline).

300

For fiber lenghts of a few meters which are typical for medical applications the basic attenuation of state of the art fused silica fibers is low enough (about 0.15 dB/m) to allow an efficient laser use [3,4]. However, the interaction of high intensity UV laser light with the fiber material causes the formation of color centers. The result is a laser induced transmission loss already at much lower coupling energy densities. These photodegradation effects can strongly reduce the energy at the distal fiber end. Photodegradation depends on several laser and fiber parameters. The knowledge of these dependencies is necessary for optimal use of the 308 nm laser and will be discussed in the following.

XeCl Excimer Laser Induced Fiber Transmission Losses

We studied the dependence of the transmission behaviour of quartz fibers on several laser and fiber parameters [3,5]. In Fig.1 typical transmission curves are shown. They were taken at 4 m long fiber samples with fiber core diameters of 200 μm, a laser repetition rate of 30 Hz and a laser pulse duration of 30 ns. The coupling energy density was varied for the different curves shown. The data have been normalized to the initial transmission, which is about 80 % under these conditions. We see a drop of the fiber transmission during the first few thousand laser pulses. Steepness and degree of initial transmission drop depend strongly on the coupling energy density. For higher numbers of laser pulses the transmission

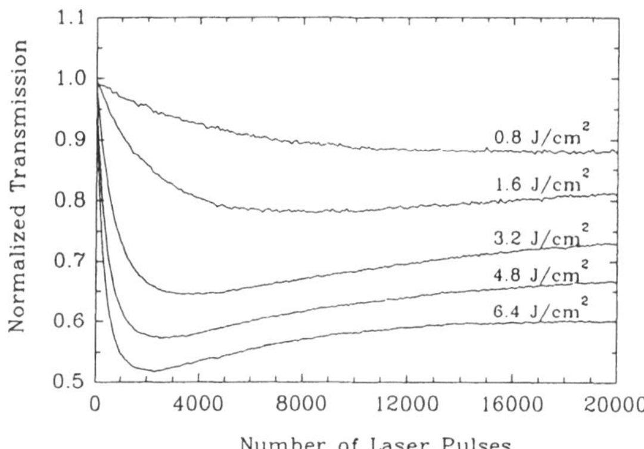

Fig. 1 : Transmission curves of optical quartz fiber samples. The measurements were performed at different coupling energy densities. Data are normalized to the intial transmission.

reaches a nearly constant level. At higher energies a local minimum of fiber transmission is observed after about 2000 laser pulses. Qualitatively, the behaviour demonstrated here was found to be typical for many different fused silica fibers [3]. Only the appearance of the local minimum in the transmission curve depends on the individual fiber sample. By recent progresses in UV fiber optic production technology photodegradation effects could be reduced significantly [5,6]. However, as can be seen in Fig. 1 for higher pulse energies these effects are still important.

Taking the plateau transmission after 20,000 laser pulses we found following relation between *photodegradation dT in dezibel* and *laser energy density F*:

$$dT \sim F \tag{1}$$

From transmission measurements performed with different *laser repetition rates f* we obtained that degradation effects increase with f . The behaviour can be described by an exponential law :

$$dT \sim (1 - \exp(-\alpha * f)) \tag{2}$$

where α is a material specific parameter. A further important parameter is the *laser dulse duration* τ. Normally this parameter is fixed for a given excimer laser system. However, for commercially available lasers τ variies between about 20 ns and 250 ns. To check the influence on photodegradation we used a special setup with one excimer laser. The beam was divided into several partial beams which were guided over different optical delay paths and then combined again. So pulse durations between about 30 ns and 240 ns could be realized. With this setup we found that the relation between dT and τ is given approximately by

$$dT \sim \tau^{-1} \tag{3}$$

From the view of fiber optics long laser pulses should be used because of smaller photodegradation effects and increased damage threshold. In experiments with bones we found that cutting and drilling speed is independent on the pulse duration [7]. The photodegradation depends also on the *fiber length* l: We found the proportionality

$$dT \sim (1-\exp(\beta*l)) \tag{4}$$

where again β is a material specific parameter. In further experiments it was shown that photodegradation depends not on the coupling aperture of the laser beam, however coupling of laser radiation into the fiber cladding increases transmission losses. If possible, only the fiber core should be illuminated when the laser is launched into the fiber.

During irradiaton interruptions fiber transmission recovers on a time scale of a few minutes nearly back to the initial level. This is demonstrated in Fig.2 where the laser has been stopped for the given time intervalls. The UV induced effects responsible for increased fiber absorption at the laser wavelength are at least partly of non permanent nature. However, after starting the laser again a new transmission drop down to the previous level is observed. In view of the special application it can be useful to interrupt the laser activity as often as possible. If, however, a constant level of pulse energy at the

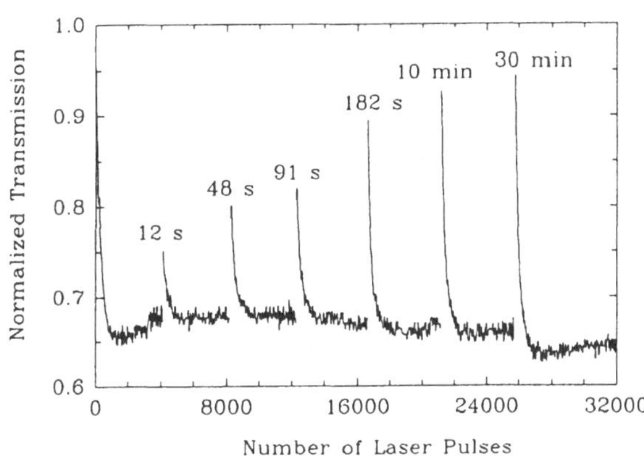

Fig. 2 : Fiber transmission during laser transmission interrupted by time intervalls of indicated lengths. Data are normalized to the initial transmission.

distal end of the fiber is desired, the application should start after transmission of about 2000 laser pulses and then go on work without interruption.

Acknowledgement

Parts of this work have been done together with H. Fabian and U. Grzesik from Heraeus Quarzglas GmbH, Hanau. We thank them for their cooperation.

References

1. K.R. Karsch, K.K. Haase, W. Voelker, A. Baumbach, M. Meiser, L.Seipel : Circulation 81, 1849 (1990)

2. R. Jahn, W. Lierse, W. Neu, K.H. Jungbluth: Journ. of clinical laser medicine and surgery 10, 283 (1992)

3. G. Hillrichs, M. Dressel, H. Hack, R. Kunstmann, W. Neu: Appl. Phys. B 54, 208 (1992)

4. K.F. Klein, G. Hillrichs, W. Neu, H. Fabian, U. Grzesik: to be published in "Jahrbuch Laser", Vulkan-Verlag, Essen 1993

5. H. Fabian, U. Grzesik, G. Hillrichs, W. Neu: SPIE Vol. 1983, paper 1983-03 (1993)

6. U. Grzesik, H. Fabian, W. Neu, G. Hillrichs: SPIE Vol. 1649, 80 (1992)

7. W. Neu, G. Hillrichs, R. Jahn, K.H. Jungbluth, B. Tschirner : to be published in the proceedings of LASER MED 93, "Laser in der Medizin", Munich 1993, Springer Verlag

Ablation of Hard Biological Tissue: Dependence on XeCl Excimer Laser Parameters

W. Neu[1], G. Hillrichs[1], R. Jahn[2], K.H. Jungbluth[2], B. Tschirner[1]

[1] Laser-Laboratory Göttingen e.V., Göttingen, F.R.G
[2] University Clinic Hamburg-Eppendorf, Hamburg, F.R.G.

Abstract: We have investigated systematically the dependence of ablation efficency on laser pulse duration, pulse energy, number of applied pulses, and fluence using freshly slaugthered rib bone samples immersed in water. The 308 nm radiation was guided by a tapered quartz fiber. The conically shaped front part reduces the laser fluence and avoids surface damage in the launching section of the optical fiber. Laser lesions were examined by scanning laser and scanning electron microscopy. No carbonisation was observed; the temperature increase of the tissue was below 40°C in the surroundings of the laser spot. Laser pulse duration was increased in steps of 30 ns up to 220 ns. The ablation rate increased linearly with applied pulse energy, but did not depend on the pulse duration.

1. Introduction

The possibility for effective ablation and precise etching of hard biological tissue with minimal thermal damage together with the development of efficient optical fibers brought XeCl excimer lasers (wavelength $\lambda = 308$ nm) into the field of surgical applications (see e.g. [1] and refs. therein). For optical fibers the available fluence at the distal end of the beam delivery system is limited by the attenuation (0.15 dB/m) and by optical damage of fused silica. The damage threshold of optical fibers (20 J/cm² at $\lambda = 308$ nm and pulse width $\Delta\tau = 28$ ns [2]) predominantly restricts the transmitable pulse energy. The surface damage threshold increases with the square root of the pulse duration, which leads to a preferable use of longer pulse durations. Since the pulse width is a fixed parameter of the XeCl excimer laser, we used a pulse extender in order to continue our systematic investigations of the dependence of energy, power, and fluence on ablation rates.

2. Materials and methods

The experimental setup is sketched in Fig. 1. The energy of the XeCl excimer laser can be set continuously by means of a stepper motor driven attenuator. We used a pulse extender to vary the pulse width by splitting the laser beam in up to seven separate beams, which are overlapped again after passing suitable optical delay lines. This enables us to tune the pulse duration from 30 ns to 220 ns in single steps of 30 ns. The temporal profile is monitored by a fast vacuum photodiode in combination with a digital storing oscilloscope. The excimer laser beam was focussed into the tapered part of the fiber (core diameter 400 μm) by a spherical lens of f=400 mm focal length. In the front part of the fused silica fiber the cross section is gradually enlarged up to a diameter of 5 mm within a length of less than 100 mm at an overall length of approximately 2 m. Those tapered fibers were used for delivering peak powers of 230 MW/cm² [3,4]. The energy at the distal fiber end was measured by a pyroelectric detector.

304

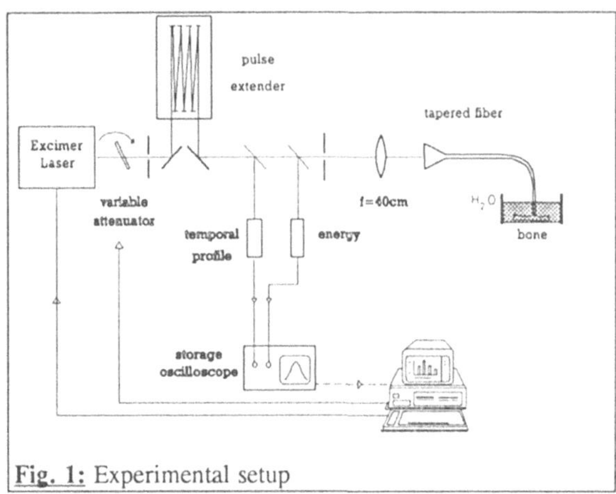

Fig. 1: Experimental setup

The studies were done on rib bone samples immersed in water. Before each hole drilling the fiber tip was set to 200 μm distance in respect to the sample's surface. The etch depth has been measured using a laser scanning microscope.

During excimer laser treatment the temperature rise of the adjacent tissue was measured with a miniaturized thermocouple (copper/constantan, 0.2mm diameter). The thermocouple was placed inside the bone or cartilage in a known distance from the site of ablation. A thermal compound was used to ensure a good thermal contact

3.1. Results

The etch depth of holes in bone tissue is plotted in Fig. 2 in dependence on the pulse duration. The applied energy density via the 400 μm tapered fiber was set to 13 mJ corresponding to 10.3 J/cm². A repetition rate of 30 Hz and 100 pulses have been used for hole drilling. In the range investigated there is no dependence of the ablation rate on the pulse width. The broken line indicates the mean etch depth obtained.

Etch depths were also measured for energy densities in the range from 8 J/cm² up to 20 J/cm². Fig. 3 shows the results after application of 100 laser pulses at 30 Hz repetition rate. The straight line fit demonstrates the linear dependence of the ablation rate on the applied fluence. This means, that more

Fig. 2: Etch depth versus pulse duration

than 6 μm/pulse ablation depth at 20 J/cm² were possible.

Thermal effects during excimer laser ablation of tissue have also been a scope of this study. The experiments were carried out under fresh water of 20°C with 60 ns pulse width. Temperature was measured in a distance of 1 mm from the laser spot. Using medium parameters for the energy and especially for the repetition rate the achieved temperature difference is less than 40°C. The temperature is proportional to the inverse distance and the gradient is about 0.3 mm^{-1}. In a distance of 2 or 3 mm the temperature raised only 5°C. The necrotic zone is less than 50 μm, as shown by the histological studies. For high energy and high repetition rate more than

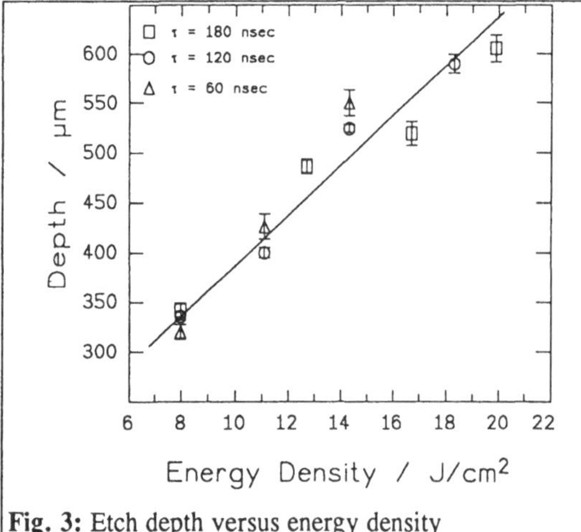

Fig. 3: Etch depth versus energy density

200°C were measured at the tip of the fiber, but decreasing rapidly in the surroundings. Bores drilled in air showed carbonized surroundings depending on the applied energy and repetition rate. Therefore it should be noted, that excimer laser surgery has to be carried out under water or saline solution.

Conclusion

It can be concluded from our investigation, that for surgical applications of 308 nm excimer laser radiation the pulse duration does not affect the ablation efficiency: In the studied range the ablation depth is a function of the pulse energy and not of the pulse power. Therefore long pulses should be used to increase the applicable pulse energy at the distal fiber end. Moreover, the long term performance of the fiber optical beam delivery system is substantially improved by longer pulse durations [5]. The temperature studies have shown, that surgical excimer laser application have to be performed in water or saline to avoid strong thermal side effects.

References

[1]   R. Jahn, W. Lierse, W. Neu, K.H. Jungbluth: Macroscopic and microscopic results using excimer laser on various tissue. Lasermedizin **8**, 38 (1992)

[2]   M. Dressel, W. Neu, H. Gerhardt: Fused silica fibers for transmitting high power excimer laser pulses. Laser und Optoelektronik **22**(5), 76 (1990)

[3]   K.O. Greulich, H. Hitzler, N. Leclerc, J. Wolfrum, K.F. Klein:Transport of high-power UV-pulses through fibers with variable cross section (taper).
Laser und Optoelektronik **20**(4), 58 (1988).

[4]   R. Jahn, M. Dressel, H. Fabian, H. Gerhardt, J. Kesper, K.F. Klein, H.U. Langendorff, W. Neu, U. Sowada, K.H. Jungbluth: Excimer laser and tapered fibers - A break-through in fiber assisted cartilage and bone ablation. Laser Med. Surg. **6**(2), 77 (1990)

[5]   K.F. Klein, G. Hillrichs, W. Neu, H. Fabian, U. Grzesik: UV-Laserlichtübertragung mit Quarzglasfasern - Stand der Technik. In: Laser. Technologie und Anwendungen. Jahrbuch 1993. Hrsg. H. Kohler. Essen: Vulkan-Verlag 1993 (im Druck)

Mechanical and Acoustic Effects Induced by Laser Ablation of Biological Tissue

R.O. ESENALIEV[1], R. JAHN[2], V.S. LETOKHOV[1], W. NEU[3], R. NYGA[3], B. TSCHIRNER[3]

[1] Institut for Spectroscopy, Troitsk, Moskow, Russia
[2] University Clinic Hamburg-Eppendorf, Hamburg,
[3] Laser-Laboratory Göttingen e.V., Göttingen, F.R.G

Laser irradiation of biological tissue with short UV-pulses (pulse width $\Delta\tau$ = 30 ns, wavelength λ = 308 nm) generates acoustical transients, which propagate as well into the surrounding medium as through the tissue. A fiber guided XeCl excimer laser has been used to perform ablation of different tissue samples at fluences below and above ablation threshold. Tissue samples have been immersed in water or saline solution. The amplitude and profiles of the resulting acoustical and shock waves have been recorded as a function of laser fluence using a pressure transducer in combination with a digital storing oscilloscope (cf. Figure). The temporal evolution of the ablation process has been visualized by menas of ultrafast imaging [1]. Both the shock wave travelling at supersonic velocity and the emerging particles can be correlated with the acoustical

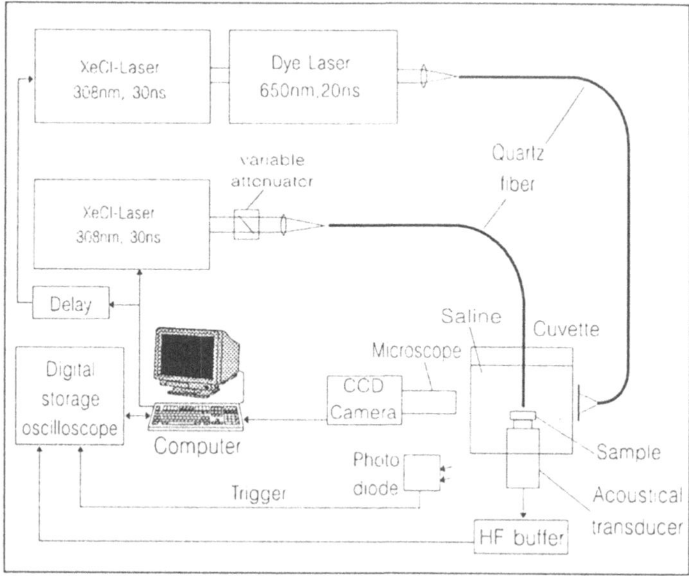

transducer signal.
Peak values of several hundred bars in liquid media have been observed during the primary ablation process followed by secondary pressure pulses due to oscillating cavitational bubble collapse. The explosive ejection of ablation products leads to a pressure transient propagating into the tissue, which has been measured by the transducer in acoustical contact with the biotissue. This mechanical effect must be taken into consideration in order to estimate mechnical stress induced by ablation.
Moreover, a dramatic decrease of tissue ablation has been observed in the case, the distal fiber end has not been flushed during laser application.

<u>References:</u>
[1] M.B. Preisack, W. Neu, R. Nyga, M. Wehrmann, K.K. Haase, K.R. Karsch: Ultrafast imaging of tissue ablation by a XeCl excimer laser in saline. Lasers Surg. Med. **12**, 520 (1992)

Fluorescence Guidance of Surgical Excimer Laser Systems

B. Tschirner[1], W. Neu[1], R. Jahn[2], K.H. Jungbluth[2]

[1] Laser-Laboratorium Göttingen e.V., Im Hassel 21, D-2000 Göttingen, Germany
[2] University of Hamburg, Department of Accident Surgery Medical Clinic,
   Martinistr.52, D-2000 Hamburg 20, Germany

Abstract

An elegant approach to guide surgical laser systems makes use of laser induced fluorescence (LIF) emission during the ablation process. The possibility of a controlled laser ablation by means of LIF spectra as feedback signal has been investigated. A XeCl excimer laser pulse (wavelength λ = 308 nm, pulse width $\Delta\tau$ = 30 ns), transmitted through an optical fiber, is used to perform an efficient ablation of different tissue types. The same laser delivery fiber also probes the fluorescence radiation, which is then recorded by an intensified optical multi-channel analyzer (OMA). Samples of bone, cartilage, meniscus, and soft tissues have been under investigation to evaluate fluorescence characteristics. In general the fluorescence light from the ablation plume is dominated by broad-band emission spectra, typical for complex organic molecules. The influence of surrounding media on the LIF spectra, e.g. air, blood or saline solution, has also been investigated.

Introduction

Laser ablation using a XeCl excimer laser pulse at λ = 308 nm ($\Delta\tau$ = 30 ns - 150 ns) can be used to cut both soft and hard tissue with negligible thermal damage to the surrounding tissue [1,ad ref. therein]. It is a mandatory requirement for minimal invasive surgery (MIC), using an endoscopic technique, that laser radiation be guided by optical fibers. Among all other excimer lasers like ArF (λ=193 nm), KrF (λ=248 nm) and XeF (λ=351 nm), the 308 nm radiation is the best compromise regarding ablation efficency, side effects and fiber technology [1,2]. To enhance a safe laser treatment it is important to recognize the nature of ablated tissue. Especially in cases where visual control of the ablation process by endoscopic techniques is difficult, laser induced fluorescence (LIF) spectroscopy is a promising diagnostic tool to differentiate between different tissue types. The diagnosis of ablated tissue is to be on-line to ensure that surgery is interrupted in time to avoid damaging nerves or other sensible structures through ablation.
The present study focusses on the investigation of LIF during ablation of soft and hard tissue immersed in saline solution and in blood to develop a spectroscopic guiding system for clinical use during XeCl excimer laser surgery.

Experimental setup and samples

An outline of the experimental setup used for LIF spectroscopy during laser ablation is given in Fig.1. The XeCl excimer laser pulse (pulsewidth $\Delta\tau$ = 30 ns λ = 308 nm) is used to ablate different tissue samples. The 308 nm radiation is transmitted through a bare quartz fiber with core diameter 600 µm. The fiber tip is kept in contact to the samples' surface. The fluence at the distal end of the fiber is set to 4-5 J/cm² by means of a variable attenuator. This fluence is well above the ablation threshold of both soft and hard tissue [3]. Part of the fluorescence light emitted simultaneously when ablation occurs, is guided backwards via the 600 µm ablation fiber, transmitted by the dielectric high reflector (HR 308 nm) in the fiber launching part of the ablation beam and is coupled into a second 600 µm fiber delivering the LIF to the detector. An intensified optical multi-channel analyzer (OMA) system especially designed for medical purposes at LLG, is used to record the broad-band fluorescence light of the ablation plume. Measurements have been performed exposing the samples either to saline solution (0.9 % NaCl) or to blood. Tissue samples were taken from freshly slaughtered swine. Femoral compacta and vertebral spongiosa were used, plus meniscus, cartilage and ligament of the knee. Spinal nerve and spinal cord were also under investigation. Muscle samples from leg and back were examined in the direction of the tissue fibers and perpendicular to them.

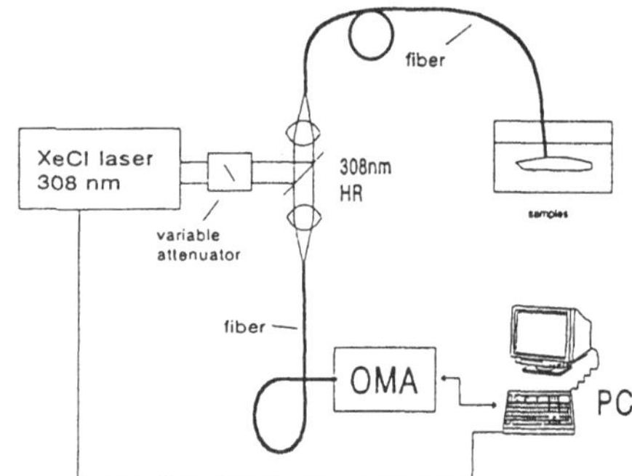

Figure 1: Experimental setup for LIF spectroscopy. OMA: optical multichannel analyser, HR: high reflecting dielectric mirror.

Results and discussion

All spectra were taken on-line from a single ablating laser pulse and were normalized to the maximum intensity. The sharp line to be distinguished in the spectra yielding especially from nerve and muscle at λmax = 365 nm is due to the Raman shift of the laser radiation (Δd = 57 nm) in water. Figure 2 shows typical fluorescence spectra of bone (compacta), cartilage and spinal nerve obtained with tissue samples in saline solution. The spectra unmistakably differ in the wavelength range between λmax = 350 nm and λmax = 550 nm. One broad emission band at λmax = 430 nm with full width at half maximum (FWHM) of about 200 nm results from ablating compacta of bones (Fig. 2a). The cartilage fluorescence spectrum (Fig. 2b) shows one broad emission band at λmax = 390 nm and about 80 nm FWHM. Major components of connective tissue are proteins like collagen and elastin. Both substances have a strong fluorescence at λmax = 390 nm giving rise to the experimentally observed spectra [4]. Therefore it is not surprising that ablation of cartilage and other connective tissue samples like meniscus, intervertebral disk, tendon and ligament that also consist mainly of either collagen or both collagen and elastin, results in absolutely comparable fluorescence spectra. Fig. 2c shows the fluorescence spectrum of a complete spinal nerve with its broad emission at λmax = 370 nm and the Raman shift of water. Nerve fibers and also spinal cord are embedded in loose and fatty connective tissue. Spectroscopy of complete nerves and spinal cord leads to the detection of fluorescence spectra that can also be obtained from body fat and spongiosa of bone. The fluorescence emission of lipid seems to be the most intense one, compared to other components of nerve tissue. Therefore only the fluorescence spectrum of lipid is observed.

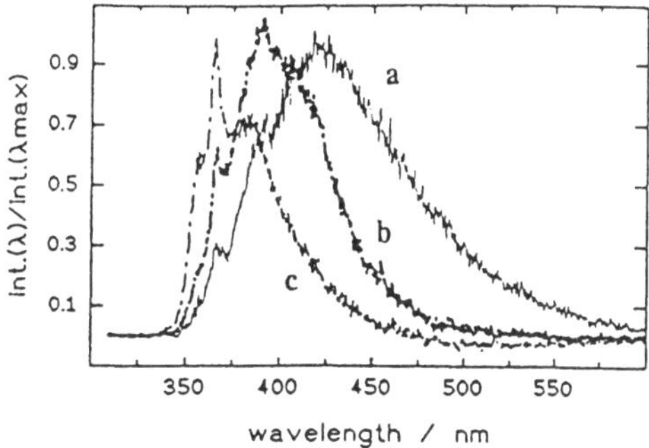

Figure 2:   Fluorescence spectra recorded during XeCl excimer laser ablation in saline solution
a) bone, b) cartilage, c) nerve

During the treatment of muscle tissue, the shape of the fluorescence spectra changes within the first pulses. Further studies are required to explain this behavior. Figure 3a shows a fluorescence spectrum of muscle detected simultaneously with the second laser pulse; one broad emission arises at λmax = 360 nm. The steep flank is due to the cut off filter used to suppress laser radiation, i.e. the sharp emission at λmax = 365 nm due to the Raman shift. The eighth laser pulse yielded the fluorescence spectrum shown in Fig. 3b. The total fluorescence intensity at λmax = 360 nm decreases while a fall of wing in the wavelength range from λ max = 400 nm to λmax = 550 nm appears. This shape does not change any more during the ablation and can hardly be distinguished from the fluorescence spectrum of spinal nerve.

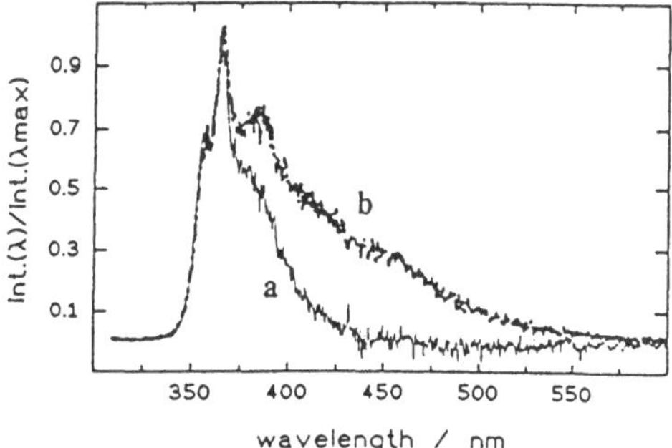

Figure 3 :   Fluorescence spectra recorded during XeCl excimer laser ablation in saline solution
a) muscle (second laser pulse), b) muscle (eighth laser pulse)

Comparable results were taken from the same tissue samples in blood. They are shown in Figure 4. The shape of the fluorescence spectra of cartilage (Fig. 4b), nerve (Fig. 4c) and muscle (Fig. 5a, 5b), remains the same even in saline solution and in blood environment. Only the fluorescence spectrum of compacta of bone appears to be different to that obtained in saline solution (cf. Fig. 2a, Fig. 4a). Two broad emission

310

bands at λmax = 400 nm and λmax = 470 nm are to be observed. The latter has a FWHM of about 80 nm and triple intensity of the 400 nm emission.

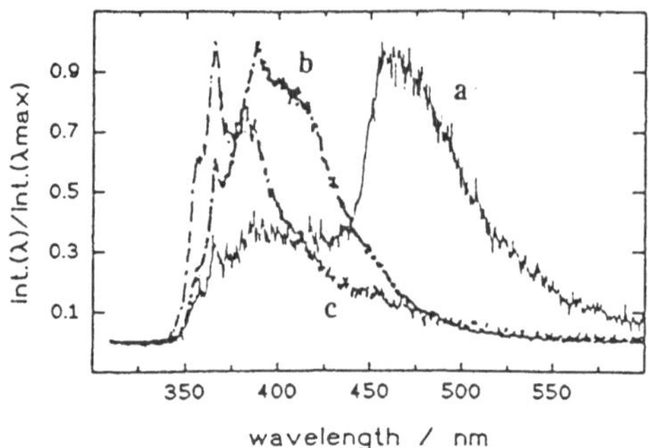

Figure 4: Fluorescence spectra recorded during XeCl excimer laser ablation in blood environment
          a) bone, b) cartilage, c) nerve

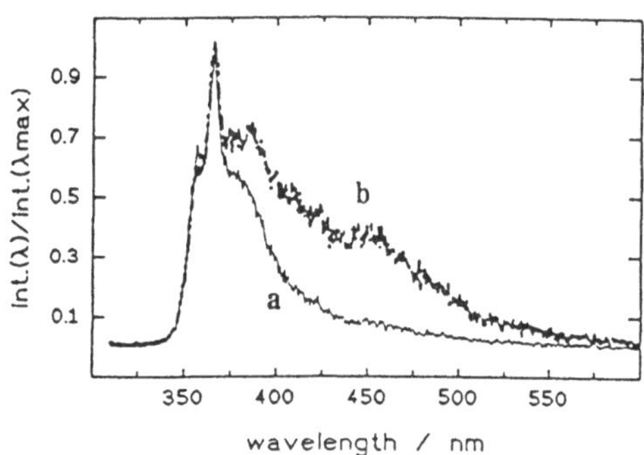

Figure 5 : Fluorescence spectra recorded during XeCl excimer laser ablation in blood environment
          a) muscle (second laser pulse), b) muscle (eighth laser puls)

Conclusion

Laser induced fluorescence can be detected and recorded on-line during the ablation of tissue even in blood. The fluorescence from muscle and nerve turned out to be similar. For that reason a treatment of soft tissue requiring the differentiation of muscle and nerve cannot be controlled by that method. Tissue of different chemical composition like bone, cartilage and nerve shows well distinguishable fluorescence spectra. Therefore it is well possible to control the ablation process during laser surgery in joints.

References

[1]   M.Dressel, R.Jahn, W.Neu, K.H.Jungbluth; Laser in Surgery and Medicine, (11), 569-579, 1991

[2]   R.Jahn, M.Dressel, H.Fabian, H.Gerhardt. J.Kesper, K.F.Klein, H.U.Langendorff, W.Neu, U.Sowada, K.H. Jungbluth; Laser in Medicine and surgery; (6), 77-80; 1990

[3]   Izatt J.A., Ablagil D., Itzkan I., Feld M.S.; Proceedings of SPIE, Biomedical Optics, (1202), 133-140, 1990

[4]   J.J.Baraga. R.P.Rava. P.Taroni. C.Kittrell. M.Fitzmaurice, M.S.Feld; Lasers in Surgery and Medicine. (10), 245-261, 1990

Zytogenetische Wirkung des 308 NM-Excimerlaser-Lichts auf Zellen des chinesischen Hamsters

P. Virsik-Peuckert[1], E. Detzler, G.Hillrichs[2], R.Jahn[3], W.Neu[2]
[1]Institut für Medizinische Physik und Biophysik der Universität Göttingen, Gosslerstr. 10f, 3400 Göttingen
[2]Laser-Laboratorium Göttingen e.V., Im Hassel 21, 3400 Göttingen
[3]Abt. für Unfall- und Wiederherstellungschirurgie, Universitätskrankenhaus Hamburg-Eppendorf, Martinistr. 52, 2000 Hamburg 20

Die Entwicklung minimal-invasiver Techniken bildet ein wichtiges Ziel der Chirurgie. Kleine Operationszugänge und minimale Eingriffe werden durch zunehmenden Einsatz endoskopischer Methoden unter Anwendung der Lasertechnik möglich. Nachdem sich das Ablationsverfahren mit Hilfe des gepulsten UV-Lasers in der Industrie bewährt hat, konnte gezeigt werden, daß sich der gepulste UV-Excimerlaser auch in der Hartgewebschirurgie erfolgreich einsetzen läßt.

Da bekannterweise das UV-Licht mutagen und kanzerogen wirken kann, muß auch den möglichen biologischen Nebenwirkungen große Sorgfalt gewidmet werden. Bei gepulster UV-Strahlung hoher Pulsirradianz (Laser) besteht zudem die Möglichkeit der Ionisationswirkung durch Multiphotonenprozesse am gleichen Molekül. Die Folge sind dann die für ionisierende Strahlungen typischen Wirkungen. Biophysikalische und histologische Untersuchungen sind notwendig, um diese Nebenwirkungsmöglichkeiten in dem nicht abgetragenen Gewebe zu quantifizieren.

Als Modellsystem haben wir zuerst adherent wachsende diploide Zellen des Chinesischen Hamsters gewählt. In Versuchen mit 308 nm- bzw. 248 nm- UV-Excimerlaser und mit kontinuierlichem 254 nm -UV-Licht haben wir die Wildtypzellinie CHO-K1, Klon M3-1 und die hybride (Hamster-Mensch) A_L-Zellinie, die außer den Hamsterchromosomen noch das menschliche Chromosom Nr.11 enthält, verwendet. Die Versuche wurden mit asynchronen und mit in G_1- oder G_2-Phase synchronisierten Zellen durchgeführt. Die Induktion von strukturellen Chromosomenaberrationen wurde in Abhängigkeit von der Zellzyklusphase untersucht.

In asynchronen Wildtypzellen haben wir nach Bestrahlung mit 308 nm Laserlicht verschiedene Typen von strukturellen Chromosomen- und Chromatidtypaberrationen beobachtet. Die Ausbeute an Chromosomenaberrationen, speziell an dizentrischen Chromosomen, blieb im Irradianzbereich von $5x10^6$ bis $3x10^9$ W/m^2 sowie im Dosisbereich von 1 bis 8 kJ/m^2 konstant und sehr niedrig, jedoch signifikant höher als die spontane Rate in den unbestrahlten Kontrollzellen. Die Rate an Chromatidaustauschfiguren blieb bis zu einer Irradianz von ca. $4x10^8$ W/m^2 konstant, stieg bei höheren Irradianzen dann an. Bei höheren Dosen (ab 2 kJ/m^2) erreichte sie eine Plateau (VIRSIK-PEUCKERT et al. 1992). In vergleichenden Versuchen mit der A_L-Zellinie konnten diese Ergebnisse bestätigt werden. Wie Abb.1 zeigt, wurde auch in diesem Zelltyp eine zwar niedrige, aber über dem Kontrollwert (y_{dic}=0.02) erhöhte Ausbeute an dizentrischen Chromosomen beobachtet. Auch die Ausbeute an Chromatidaustauschfiguren stimmt mit dem im Wildtyp beobachteten Wert überein.

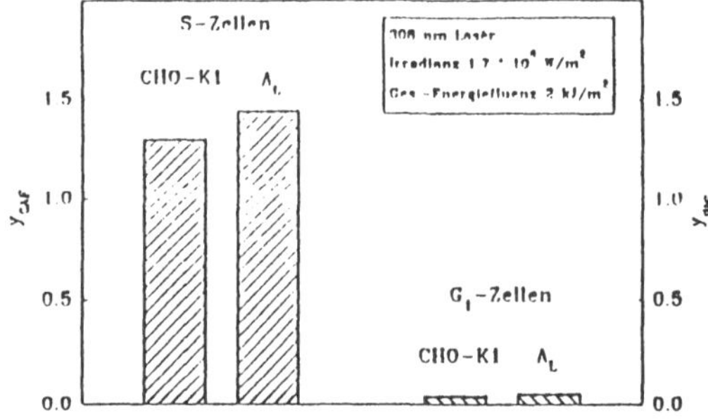

Abb. 1 Chromosomenaberrationen in CHO-K1 und A_L-Zellen, die mit 308 nm Excimerlaser bestrahlt worden sind. In der G_1-Phase wurden dizentrische Chromosomen, in der S-Phase wurden Chromatidaustauschfiguren induziert.

Durchflußzytometrische Messungen an asynchronen Zellen haben gezeigt, daß sich in dieser Population (unter unseren Kulturbedingungen) 30 % S-Phase Zellen befinden. Dieser Anteil stimmt mit dem Anteil der Zellen, die im Sättigungsbereich der Dosisabhängigkeit (ab 1 kJ/m²) Chromatidaustauschfiguren aufweisen, überein. Man kann also annehmen, daß diese Aberrationen nur in S-Phase-Zellen induziert werden. Dies haben auch Versuche mit synchronisierten G_1-Zellen bestätigt. In diesen Versuchen wurden praktisch keine Chromatidaustauschfiguren beobachtet (Abb.1). Die in S-Phase-Zellen bestimmte Ausbeute an Chromatidaustauschfiguren ist in Abb.2 in Abhängigkeit von der Pulsirradianz dargestellt. Der bei ca. 10^9 W/m² beginnende Anstieg, bei sonst einer konstanten Dosis, deutet auf das Auftreten von Multiphotonen-Absorption hin. Für die Induktion von dizentrischen Chromosomen in G_1-Zellen wurde dieser Effekt nicht beobachtet.

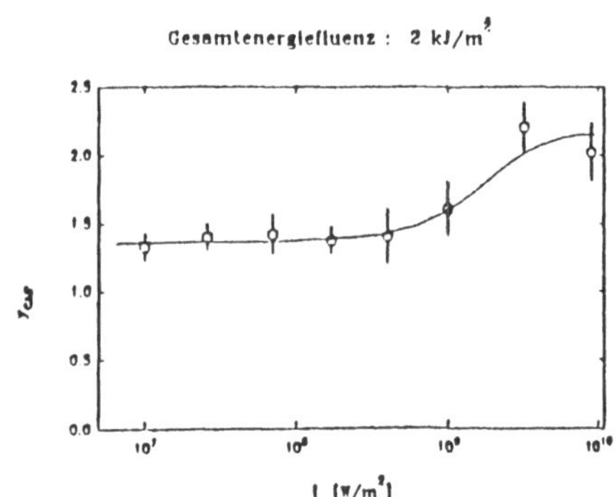

Abb. 2 Chromatidaustauschfiguren in CHO-K1 Zellen in Abhängigkeit von der Pulsirradianz des 308 nm Laserlichts. Die konstante Dosis betrug 2 kJ/m².

In weiteren Versuchen haben wir die Induktion von Aberrationen durch 308 nm und 248 nm gepulstes Laserlicht mit kontinuierlichem 254 nm - Licht in synchronisierten G_1-Zellen und S-Zellen verglichen. Die repräsentativen Ergebnisse sind in Abb.3 dargestellt. Bei den verwendeten

Pulsirradianzen wurde kein Unterschied zwischen dem kontinuierlichen UV-Licht und dem 248 nm-Laserlicht in S-Zellen beobachtet. In G_1-Zellen wurden mehr dizentrische Chromosomen mit Laserlicht induziert. Dieses Ergebnis bedarf weiterer Klärung durch Untersuchungen bei höheren Pulsirradianzen. Die Wirksamkeit von 308 nm - Laserlicht ist bezüglich der Dosis im Vergleich mit 254 nm kontinuierlichem Licht bzw. mit 248 nm Laserlicht ca. 30 mal kleiner.

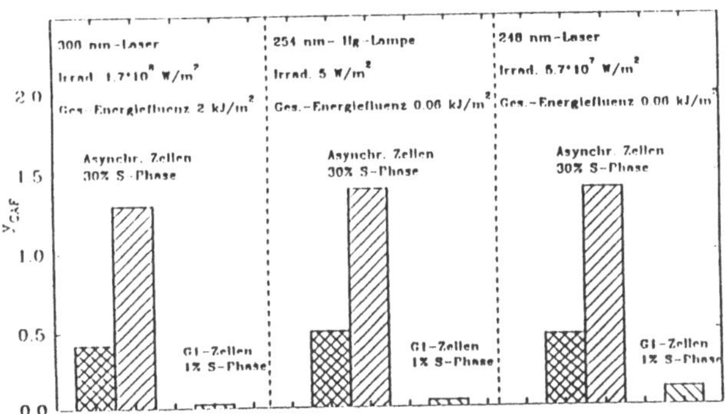

Abb. 3

In G_1- und S-Phase induzierte Aberrationen in CHO-K1 Zellen, die mit 308 nm bzw. 248 nm Laserlicht und mit 254 nm kontinuierlichem Licht bestrahlt worden sind. Die Ausbeute an Chromatidaustauschfiguren ist bezogen auf die Gesamtzahl der ausgewerteten asynchronen Zellen (linke Balken) oder auf die Zahl der S-Phase Zellen (rechte Balken).

Vergleichende Untersuchungen mit G_2-Zellen haben die stark verminderte Wirksamkeit des 308 nm - Laserlichts bei Aberrationsinduktion bestätigt. Wie aus Abb.4 ersichtlich, induziert sowohl das kontinuierliche UV-Licht als auch das gepulste Laserlicht (bei den verwendeten Pulsirradianzen) in G_2-Zellen vor allem nur Chromatidbrüche. Die Wirksamkeit des 308 nm - Laserlichts ist vermindert. Die Chromatidaustauschfiguren, die durch ionisierende Strahlung auch in G_2-Zellen sehr häufig induziert werden (Abb.4 links), treten bei kontinuierlichem UV-Licht und bei 308 nm - Laserlicht nur mit den spontanen Kontrollhäufigkeiten auf. Mit 248 nm - Laserlicht wurde eine leichte Erhöhung über dem Kontrollwert beobachtet.

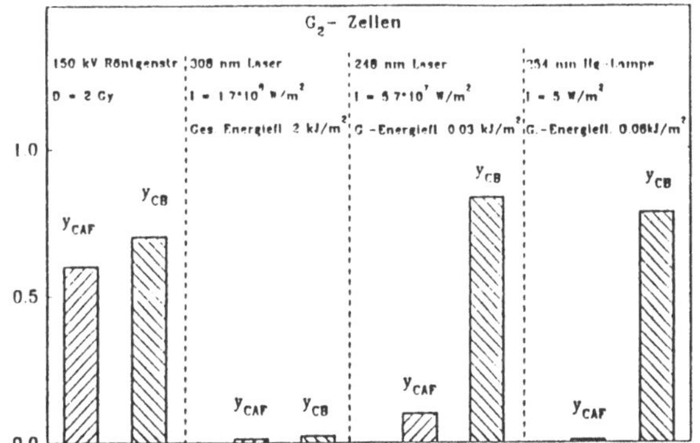

Abb. 4

Chromosomenaberrationen in CHO-K1 Zellen in der G_2-Phase, die mit 150 kV-Röntgenstrahlung und mit 308 nm bzw. 248 nm Laserlicht sowie mit kontinuierlichem 254 nm Licht bestrahlt worden sind.

Die für Aberrationsinduktion in verschiedenen Zellzyklusphasen beobachtete verminderte Wirksamkeit des 308 nm - Laserlichts in dem von uns untersuchten Pulsirradianzbereich ist qualitativ konsistent mit den veröffentlichten Aktionsspektren. Der Unterschied ist allerdings nicht so groß wie zwischen kontinuierlichem 254 nm - und 308 nm - Licht. Die sehr kleine Rate an induzierten dizentrischen Chromosomen deutet darauf hin, daß im Vergleich mit ionisierender Strahlung die mit Verwendung des 308 nm - Excimerlasers verbundenen Risiken sehr viel kleiner sind.

Das Auftreten der dizentrischen Chromosomen und der Chromatidaustauschfiguren ist für die sich teilende Zelle fast immer lethal. Allerdings erwartet man in den bestrahlten Zellen auch gleich so viele oder sogar doppelt so viele (z.B. Schmid et al., 1992) reziproke Translokationen wie dizentrische Chromosomen. Die reziproken Translokationen könnten im Prinzip zu einer malignen Zelltransformation führen. Laufende Untersuchungen an der hybriden A_L-Zellinie und spätere Versuche an adherent wachsenden menschlichen Zellen sollen zu weiterer Klärung beitragen und zu genauerer Schätzung des zu erwartenden Risikos für vitale Zellen, die sich im unmittelbaren Ablationssaum befinden, führen.

Virsik-Peuckert, R.P., Hillrichs, G., Jahn, R., Jungbluth, K.H., Neu, W.: Art und Häufigkeit von Chromosomenschädigungen nach Zellbestrahlung mit einem 308 nm-Excimerlaser. Lasermedizin 8, 182-187 (1992).

Schmid, E., Zitzelsberger, H., Braselmann, H., Gray, J.W., Bauchinger, M.: Radiation-induced chromosome aberrations analysed by fluorescence in situ hybridization with a triple combination of composite whole chromosome-specific DNA probes. Int.J.Radiat.Biol. 62, 673-678 (1992).

Comparative Measurements of Erbium-, Holmium-, and Thulium-Lasers in Meniscus and Bone Tissue

B. Struve, E.W. Duczynski
LTI Lasertec International GMBH, Lademannbogen 51, D-22339 Hamburg
R. Jahn, K.H. Jungbluth
University Medical Clinic, Martinistr. 52, D-20251 Hamburg

1. Abstract

Near-infrared lasers at 2µm (Thulium, Holmium) and 3µm (Erbium) have much smaller penetration depths in tissue than the well-known Nd-YAG laser at 1.06µm. Therefore they are suitable for cutting hard tissue as, e.g., meniscus and bone. We compare cutting efficiencies in air and water and analyze the effects of laser radiation on tissue macroscopically, by light and scanning electron microscopy. Highest ablation rates are obtained with the Erbium-YAG laser: 90µm/pulse in bone and 630µm/pulse in meniscus, at the same time it causes the smallest necrotic zones of 30µm. Minimum necrotic zones require ablation in water for all lasers investigated. SEM pictures also prove superiour properties of the Erbium-YAG laser with its minimum penetration depth compared to Thulium- and Holmium-lasers.

2. Materials and Methods

For the three different lasers /HUBER et al., STRUVE et al./ Tm(Thulium)-YAG at 2.01µm, Ho(Holmium)-YAG at 2.12µm, and Er(Erbium)-YAG at 2.94µm we used an identical set-up. To change the laser wavelength only laser rod and mirrors were exchanged. The pulse length was 400µs, the repetition rate in general 2 Hz and the maximum pulse energie 1 J. The laser beam was focussed onto the sample by a lens with a focal length of 100mm. Pulse energy densities were calculated from the spot diameters (10% points of the energy) measured by translating a knife edge through the focus.

All experiments were carried out in air and, to simulate operating conditions, under rinsing the focus point on the sample with water.

To measure ablation rates samples of known thickness were irradiated until perforation was obtained and the number of pulses was recorded. At least five samples were perforated for each pulse energy value.

Macroscopic photographs were taken, and histological samples (standard HE- and Mallory-coloration/ROMEIS/) allowed the determination of zones of necrosis. Tissue surfaces were examined by scanning electron microscopy for cracks, fissures, melting or other effects.

Tissue samples were obtained from freshly slaughtered bovines and sheep. Meniscii and rib bone were prepared and fixed to special holders.

3. Results

The Tm-YAG laser ablates meniscus in air quite efficiently ($60\mu m$/pulse at $90J/cm^2$), causes a heat affected zone (HAZ) of up to 0.5mm and a slightly brown coloration. Under water the ablation rate is drastically reduced to less than $7\mu m$/pulse at $260J/cm^2$, but the HAZ still is about 0.3mm. The surface shows cracks.

Ablation of bone under water is inefficient (less than $5\mu m$/pulse at $260J/cm^2$) and causes a HAZ of 0.4mm. Again, ablation is much larger in air ($90\mu m$/pulse at $260J/cm^2$), but carbonization, cracks, and irregular surface edges are observed.

Results of experiments with the Ho-laser are similar to the Tm-laser: inefficient ablation of bone under water and drastic heat effects in air. We observed ablation rates in meniscus of $20\mu m$/pulse ($158J/cm^2$) under water and a HAZ of 0.3mm in air.

The Er-YAG laser ablates meniscus under water extremely efficient: $630\mu m$/pulse ($275J/cm^2$) with a HAZ of only $30\mu m$ and causes no coloration.

Surface edges are sharp and only slight melting is observed. Similar rates are obtained in air, however, brown coloration is observed.

Bone is also ablated very efficiently under water (90μm/pulse at 275J/cm²). The edges are sharp and the surface is smooth. The HAZ amounts to 50μm. In air carbonization occurs and the tissue is dehydrated.

4.Discussion

The results of our experiments are clearly correlated to the different penetration depths of laser radiation at 2μm (Tm,Ho) and 3μm (Er): in water 0.1-0.2mm and a few μm, resp. /STRUVE et al./.
The small volume absorbing Er-laser radiation at 3μm is vaporized instantenously by the absorption of the radiation, whereas the radiation at 2μm heats a much larger volume and the same amount of absorbed energy is only sufficient for vaporization of a relatively small part of the total heated volume. Thus a much larger heat affected zone, combined with a smaller ablation rate is observed.

But even for the Er-YAG laser some tissue is not ablated, but only heated up , therefore water cooling of the irradiated volume is necessary. In the case of Tm- and Ho-YAG lasers the much larger heat effects observed in our experiments prove that for all operations with 2μm-lasers highly efficient cooling of the operating field is of utmost importance to minimize heat damage of the underlying tissue.

As a conclusion, our experiments show that the Er-YAG laser possesses a great potential to introduce minimal-invasive techniques into surgery, provided that practically useful fibers that are under development today will be available.

5.References

G. Huber, E.W. Duczynski, K. Petermann:
 Laser pumping of Ho-, Tm-, Er-doped garnet lasers at room-temperature, IEEE Journal of Quant. Electr. Vol. 24 No. 6, 1988, pp 920-923

B. Romeis:
 Mikroskopische Technik, Urban und Schwarzenberg, München, 1989, pp 500-501

B. Struve, H.-J. v.d. Heide, P. Mitzscherlich, E.W. Duczynski:
Festkörperlaser im nahen IR, Laser und Optoelektronik 23(3), 1991, pp 122-125

Orthopädie / Ortopedy

Die perkutane Laserdiskusdekompression -
Theoretische Grundlagen und klinische Anwendungsergebnisse

W.E. Siebert, B.T.Berendsen, B.A. Schlangmann, S. Schmolke

Im Mittelpunkt, der von uns durchgeführten in-vitro Untersuchungen, stand das Ziel, möglichst viel Nucleus pulposus Gewebe mit minimalem Risiko einer thermischer Schädigung des umgebenen Gewebes, durch Laserbestrahlung zu entfernen.

Durch die Laserstrahlung gefährdet sind in erster Linie die neurovaskulären Strukturen, hier v.a. die Nervenwurzeln, und die Grund- und Deckplatten der Wirbelkörper. Um eine Schädigung der Nervenwurzel sicher vermeiden zu können ist zum einen die korrekte Lage der Laserfaser in der Bandscheibe, zum anderen auch die richtige Punktionsrichtung des Zwischenwirbelraumes von Bedeutung.

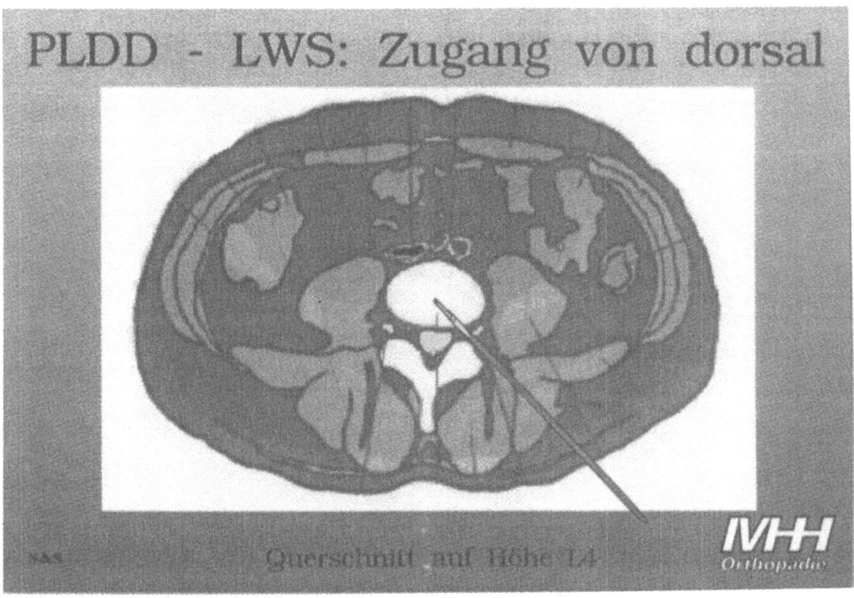

Abb.1: Punktionrichtung über den posterolateralen Zugang und Lage der Laserfaser in der Bandscheibeauf der Höhe L4

Da wir zur Zeit noch nicht die langfristigen Auswirkungen einer thermischen Schädigung von Grund- bzw. Deckplatten kennen, sollte auch hier jede Gefährdung vermieden werden. Bei richtiger Lage der Laserfaser mittig in der Bandscheibe, konnten wir an der Deckplatte eine maximale Temperatur von 40 °C messen.

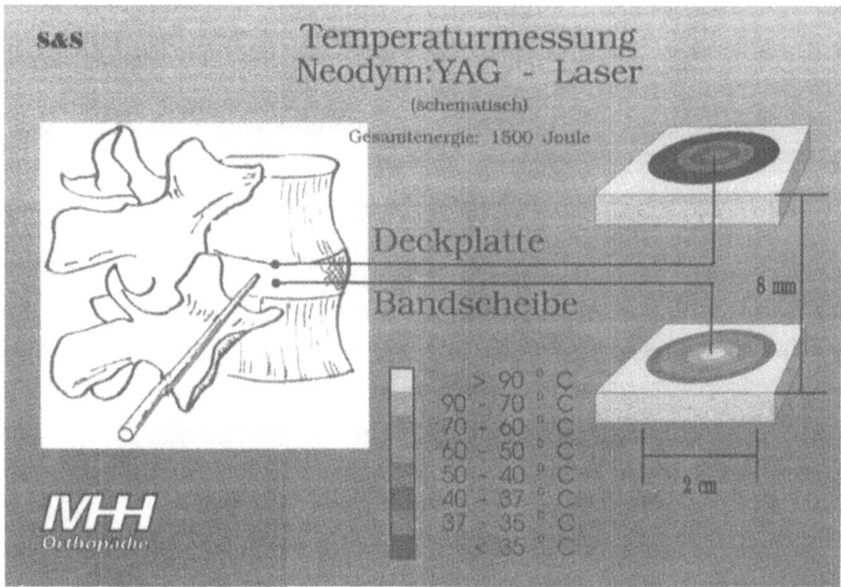

Abb. 2: Temperaturverteilung an der Deckplatte

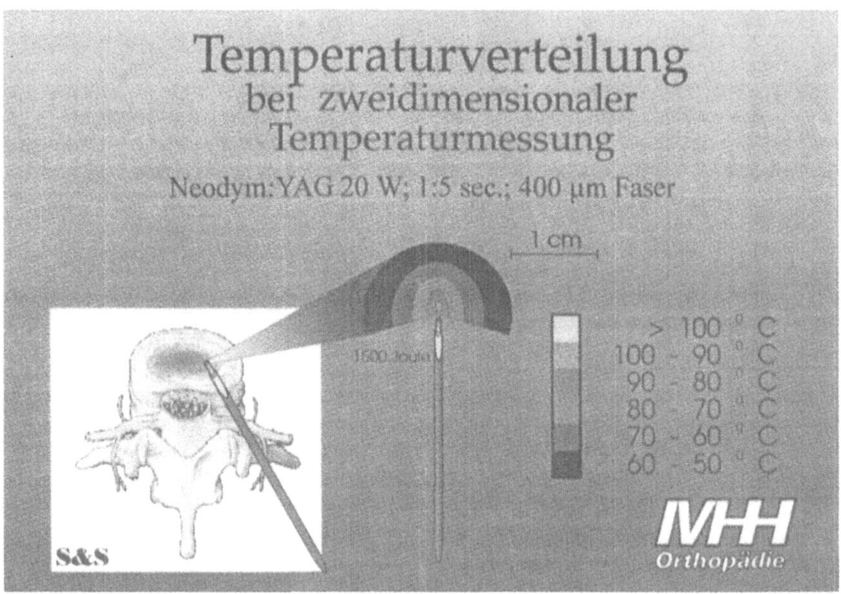

Abb. 3: Temperaturverteilung vor der Laserfaser

Invivo wird die Situation eher günstiger ausfallen, da es dort zu einem Wärmeabtransport durch das, in der Wirbelkörperspongiosa zirkulierende Blut kommt. Wir haben uns bei der Wahl des Untersuchungsmaterials möglichst nah an der in-vivo Situation orientiert. Die Temperaturmessungen erfolgten alle an Bewegungssegmenten humaner Wirbelsäulen, bei denen die Abgeschlossenheit des Nucleus pulposus durch Grund- und Deckplatte einerseits, und eine intakten Anulus fibrosus andererseits gegeben war. Auch die Gefahr einer ventralen Perforation des Bandscheibenraumes war ein Thema dieser Untersuchungen. Wir konnten feststellen, daß die Temperaturentwicklung in der Bandscheibe schon in 10 mm Entfernung von der Strahlungsquelle einen radiären Verlauf zeigt. In dieser Entfernung ist dann keine wesentliche Temperaturerhöhung mehr feststellbar.

Bei unseren Messungen zur Optimierung der Gewebeablation stellte sich sehr rasch die Notwendigkeit einer permanenten Absaugung heraus. Unter Benutzung einer normalen OP-Absaugung, die über eine zweite Kanüle angeschlossen wird, kann die Abtragerate um ca. das Sechfache gesteigert werden, wobei die Anordnung der Absaugung, also im 90° Winkel zur Laserkanüle oder parallel zu ihr, eine untergeordnete Rolle spielt.

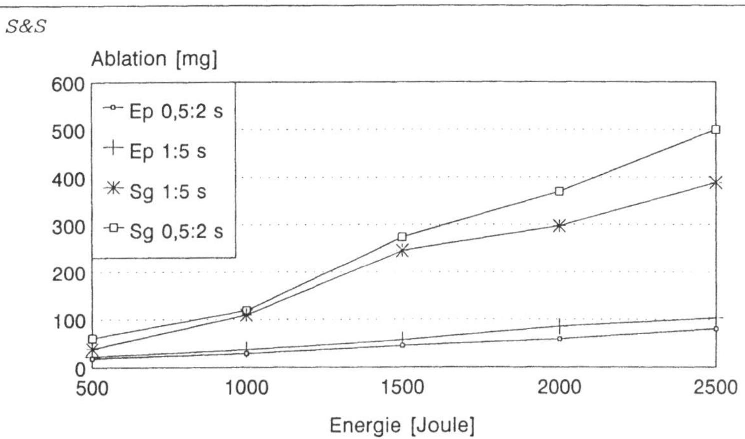

Ep = Eppendorf-Gefäße (ohne Absaugung)
Sg = mit Absaugung

Abb. 4: Gewebeablation

Durch die Verwendung des Holmium:YAG Lasers konnte diese Ablationsmenge gegenüber dem Neodym:YAG nochmals signifikant gesteigert werden. Weitere Variationen, wie z.B. die Verwendung eines größeren Kanülendurchmessers, brachten dagegen nicht die erhoffte Steigerung.

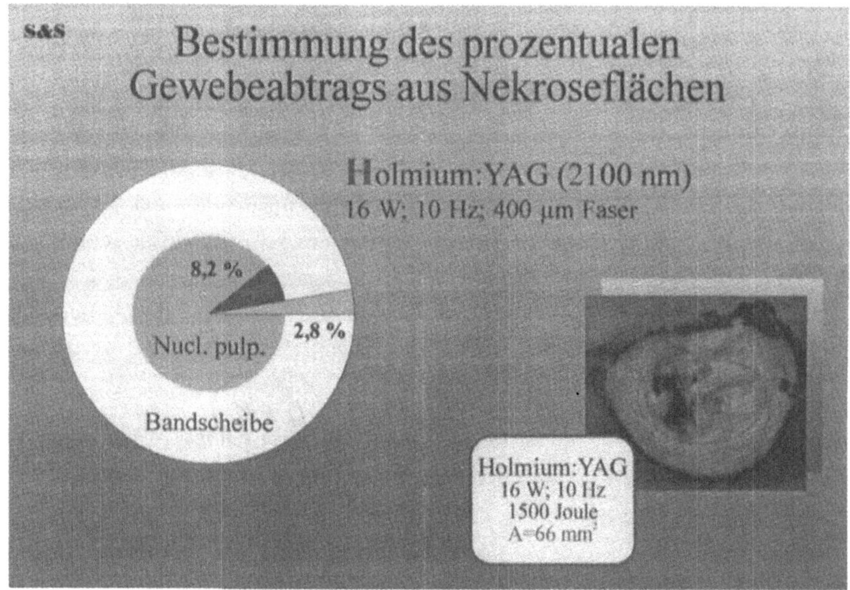

Abb. 5: Prozentuale Gewebeablation

In diesem Zusammenhang bleibt festzustellen, daß maximal *fünf bis zehn Prozent* des Nucleus pulposus durch Laserbestrahlung entfernt werden können; die entspricht ca. *zwei bis vier Prozent* des gesamten Bandscheibenvolumens.

Verglichen mit den ca 70 Prozent des Nucleus pulposus Gewebes, die mit einem Rongeur entfernt werden können, erscheint dieser Wert auf den ersten Blick recht klein. Im Hinblick auf die z.Z. vorliegenden mittelfristigen postoperativen Ergebnisse und die unbestrittenen Vorteile, die ein minimal invasives Verfahren, wie die PLDD bietet, gewinnt diese Zahl jedoch eine andere Wertigkeit.

Unsere Untersuchungen in Zusammenarbeit mit der Universität Bochum, zur mechanischen Stabilität von Bewegungssegmenten nach Laserbehandlung zeigten, im Vergleich zur offenen Nucleotomie, eine deutlich geringere Instabilität. Die Höhe des Zwischenwirbelraumes verringerte sich nach Laserbestrahlung nicht und die Dislokalisation aus dem Rotationszentrum der Bandscheibe war deutlich geringer. Im Hinblick auf ein Postdiskektomiesyndrom sind dies Argumente für die PLDD.

Für den Erfolg der klinischen Anwendung ist eine sorgfältige Indikationsstellung von großer Bedeutung.

Bestehen oder verschlechtern sich nach einer dreimonatigen intensiven konservativen ambulanten Therapie und zweiwöchiger stationärer Therapie, die u.a. ein Programm zur Rückenschulung beinhalten, die bestehenden Beschwerden weiter, so sehen wir die Indikation zur Durchführung der PLDD bei nicht sequestrierten Bandscheibenvorfällen gegeben. Voraussetzung sind eine gründliche neurologische Untersuchung sowie eine präzise Lokalisation des Bandscheibenvorfalls mit CT bzw. MRI. Darüberhinaus muß eine Korelation zwischen den bildgebenden Verfahren und den klinischen Befunden unbedingt vorhanden sein.

Kontraindikationen sind unter anderem sequestrierte Bandscheibenanteile, vorherige Operationen auf der selben Höhe und eine akute Kaudasymptomatik.

Die PLDD wir in der Regel mit einem Neodym bzw. Holmium:YAG Laser durchgeführt. Die technischen Parameter sind im folgenden aufgeführt:

Hol:YAG	Nd:YAG
8 Watt; 8 Hz	20 Watt cw
L5/S1 1200 Joule	L5/S1 1200 Joule
L1-L5 1600 Joule	L1-L5 1600 Joule
Th 800 Joule	Th 800 Joule

Von 1989 bis 1993 fanden an unserer Klinik 154 PLDDs mit dem Neodym:YAG statt, wobei ein Großteil der Operationen mit insgesamt 84 Fällen auf die Höhe L5/S1 entfielen. In dem postoperativen Beobachtungszeitraum von maximal 52 Monaten lag die Erfolgsquote bei 78 Prozent.
Die Auswertung erfolgte dabei auf der Grundlage des *Roland-Morris-Scores*. Zusätzlich ging auch eine Schmerzskala (Schmerzthermometer) in die Bewertung mit ein.
Seit 1992 wurde an unsere Klinik auch ein Holmium:YAG Laser für die PLDD eingesetzt. Für die bisher mit dem Ho:YAG behandelten Patienten liegen aufgrund der kurzen Nachbeobachtungszeit noch keine abschließenden Ergebnisse vor. Der erste Eindruck läßt auf mindestens ebenso gute Resultate wie beim Neodym:YAG schließen.

Simultane Lasernukleotomie bei zervikalen und lumbalen Bandscheibenvorfälien

J. HELLINGER,

Chirurgische Privatklinik Bogenhausen

Denningerstr. 44, 81679 München

Die guten Erfahrungen mit der perkutanen Lasernukleotomie bei lumbalen Bandscheibenvorfällen und -vorwölbungen mit vertebragenen Schmerzsyndromen
(ASCHER et.al.1988, CHOY et al.1987, HELLINGER 1991, SIEBERT 1991), sowie
die Erweiterung der Indikationen im eigenen Krankengut auf Postnukleotomiesyndrome (HELLINGER 1991), ließen nach der topologischen Einbeziehung der
Halswirbelsäule (HELLINGER 1991) die Entscheidung zum Eingriff bei gleichzeitigem lumbalen und zervikalen Befall treffen. Bei insgesamt von IX/89
bis V/93 1305 operierten Patienten mit perkutaner Lasernukleotomie, davon
116 zervikale und 6 thorakale, wurden 35 Patienten mit gleichzeitigem Befall von zervikalen und lumbalen diskogenen Schmerzsyndromen mit Bandscheibenvorwölbungen und -vorfällen kombiniert operiert. Dabei wurde bei 20 Patienten zweizeitig und bei 15 Patienten zuletzt einzeitig vorgegangen.
Die außerordentlich niedrige Komplikationsrate und geringe Belastung für den
Patienten ließ nach der anfänglichen nonsimultanen, im Abstand von ein bis
zwei Tagen ausgeführten lumbalen und zervikalen perkutanen Lasernukleotomie die Entscheidung für das einzeitige Vorgehen zu (Tab. I).

Tab. I: Zeitliche Sequenz der Eingriffe

lumbal	23.11.89
zervikal	02.10.90
nonsimultan lumbal u. zervikal	24.10.90
thorakal	28.06.91
simultan lumbal u. zervikal	28.02.92

Die Indikation zum Eingriff wurde wie bei unisegmentalem Wirbelsäulenbefall
gestellt. Es handelt sich um konservativ therapieresistente vertebragene
Schmerzsyndrome diskogenen Ursprungs bei Bandscheibenvorwölbungen und -vor-
fällen. Die nosologische Zuordnung erfolgt nach der Klassifikation in lokale,
lokale, radikuläre, pseudoradikuläre, medulläre und vegetative (Tab.II).
Tab.II).

Tab. II: Simultane perkutane zervikale und lumbale Lasernukleotomie

- Nosologische Zuordnung-

		zervikal		lumbal
Lokale	–			–
Pseudoradikuläre	1	7		3
zervikokranial			5	
zervikobrachial			1	
kombiniert			1	
Radikuläre	5			
kombiniert radikuläre/ pseudoradikuläre	5			
Medulläre	–			
kombiniert medulläre/ radikuläre	1			
Vegetative	1			
kombiniert vegetative/ radikuläre	3			

Grundsätzlich wurde die Diagnose durch CT und/oder MRI gesichert.
Das operative Vorgehen unterschied sich nicht vom isolierten Prozedere
lumbal und zervikal. In einem Fall mußte eine transspondylophytäre
Laserosteotomie (HELLINGER 1992) für den Zugang L5/S1 zur Anwendung
kommen.

Resultate:

Das Ziel der Vermeidung einer sonst notwendigen offenen Operation wurde
in allen Fällen erreicht. Zwei lumbale Re-Lasernukleotomien wurden zur
Beschwerdefreiheit notwendig. Drei Patienten mit Fußheber- und Fußsenkerlähmungen (2,1) wurden erfolgreich operiert. Drei zervikale (2 dorsale,
1 ventrale Voroperation) und vier lumbale Postnukleotomiesyndrome konnten
ebenso erfolgreich behandelt werden.

Nicht beeinflußt wurden selbstverständlich residuelle zervikale und lumbale Restbeschwerden, die nicht diskogenen Ursprungs waren. Mit diesen
konnten die Patienten jedoch gut leben.

Kasuistik:
____

Anamnese:
60-jährige Patientin. Seit 1987 Kreuzschmerzen mit Ausstrahlung in das
linke Bein. Diagnose eines Bandscheibenvorfalls (NPP), zunächst konservative Behandlung. 5/1988 wegen Therapieresistenz erste Operation. Keinerlei Besserung der Beschwerden, dagegen Zunahme heftigster Kreuzschmerzen und Ausstrahlung ins linke Bein, unverändert bestanden Lähmungser-
scheinungen mit nicht möglichem Fersen- und Zehenstand links weiter. Deshalb IX/1988 zweite offene Operation mit Hemilaminektomie. Danach wieder
keine Veränderung der Schmerzsymptome, jedoch leichte Besserung der Läh-
mungserscheinungen am Fuß für 3 Monate nach insgesamt 15 Wochen stationärer Klinik- und Anschlußheilbehandlung. Danach noch Verstärkung der
Schmerzzustände und zusätzlich seit 1989 Schmerzen im Nacken mit Ausstrahlung in den linken Arm, verbunden mit Ohrgeräuschen links. Deshalb
zunächst Herzbehandlung und psychosedidative Therapie. Seit Mitte 1991
Intensivierung der konservativen Behandlung, da offene Reoperation vom
letzten Operateur abgelehnt wurde.
Zuletzt Verstärkung der Schmerzen im linken Arm mit Ausstrahlung in die
vier Langfinger, Verstärkung der Schmerzen im linken Bein mit rascher
Progredienz der Fußheber- und Fußsenkerlähmung links.
Klinischer Befund: Reizlose lumbale Narbe. Paravertebrale Muskulatur
zervikal und lumbal Verspannung IV. Grades. Fixation von HWS und LWS
in allen Bewegungsrichtungen. Lasègue'sches Zeichen bei 40 Grad links
positiv. Fußheberschwäche Janda II und Fußsenkerschwäche Janda II links.
Hacken- und Zehenstand links nicht möglich. Hypästhesie in den Dermatomen
L5, S1 links und C8 links. ASR links nicht auslösbar.
EMG: zeigt ausgeprägten neurogenen Umbau in der Segmentmuskulatur L5 und
S1 links. Leicht neurogener Umbau im Segment C8.
Zervikales CT: In Höhe C7/Th1 linkslaterale Protrusion der Bandscheibe bei
Spondylophyten (Abb. 1).
Lumbales CT: Hemilaminektomiedefekt links bei L4/5. Deformierung des links-
seitigen Spinalkanals bei L4/5 mit Aufbrauch des periduralen Fettgewebes
durch Narbengewebe. Zirkuläre Bandscheibenprotrusion. Ossäre Foramenstenose
bei L5/S1, insbesondere linksseitig, mit mediolateraler Diskusprotrusion
rechts (Abb.2).
Wegen rascher Progredienz der Fußheber- und Fußsenkerlähmung erfolgte die
Aufnahme und die perkutane Lasernukleotomie am 28.02.92 in Regionalanaesthesie L4/5 und L5/S1 mit schlagartiger Besserung des Lasègue'schen Zeichens
auf negativ und die Kräftigung der Muskulatur der Fußheber- und Fußsenker
von Janda II auf Janda IV. Zervikal wurde nach Umlagern die perkutane Lasernukleotomie C7/Th1 mit sofortigem Verschwinden des radikulären Schmerzes,
der Pelzigkeit in den Fingern und des tutenden Ohrgeräusches. Nach 6 Wochen
lumbaler und zervikaler Orthesen-Behandlung war die Patientin, die am 4. postoperativen Tag entlassen wurde, subjektiv beschwerdefrei. Die 1-Jahreskon-
trolle ergab den gleichen Befund.

Diskussion:

Im beschriebenen Fall der ersten simultanen perkutanen Lasernukleotomie

mit dem Neodym-YAG-Laser 1064 nm bei zervikalen und lumbalen Bandschei-

benvorwölbungen und -vorfällen wäre im Lumbalbereich nach zweimalig er-

folgloser Intervention ein Dritteingriff mit erhöhter Komplikationsge-

fahr (FRITSCH und HEISEL 1992) notwendig gewesen. Deshalb war die per-

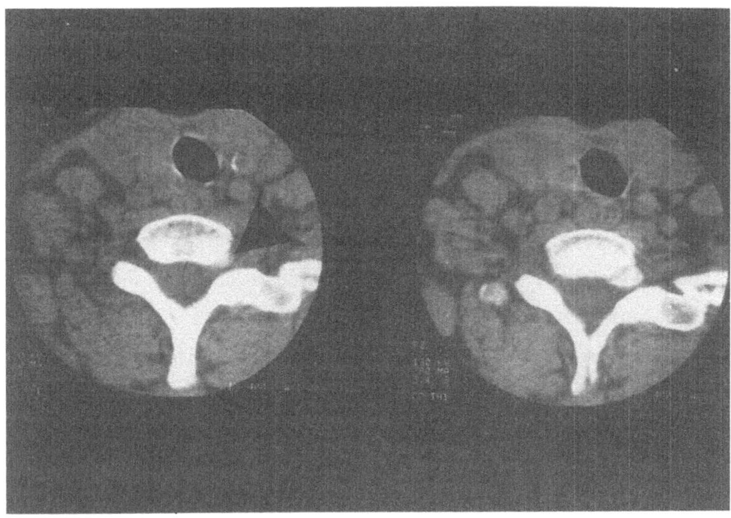

Abb. 1
Der Pfeil markiert die laterale Bandscheibenprotrusion.
Rechts ist die spondylophytäre Begleitreaktion erkennbar.

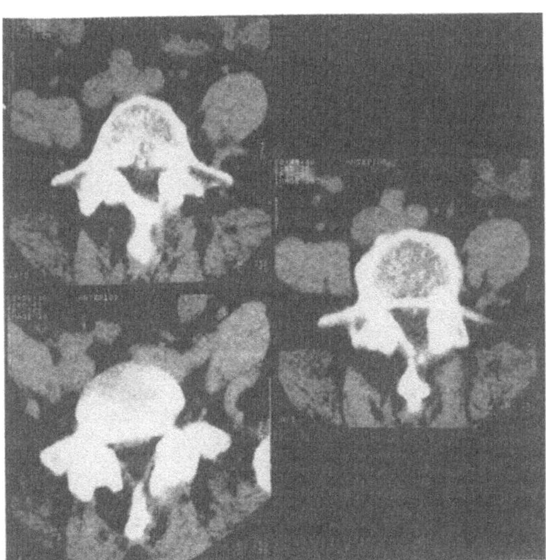

Abb.2
Zusätzlich zu den beschriebenen Veränderungen ist die vorhandene
sekundäre Spinalstenose.in Folge Spondylarthrose leicht erkennbar.

kutane Lasernukleotomie mit dem beschriebenen Vorgehen die Methode der

Wahl. Da auch bei Postnukleotomiesyndromen bisher sehr erfolgreich die

Lasernukleotomie in den Fällen vorwiegend diskogener Ursache angewandt

wurde, ist dies ein weiterer Grund für das Vorgehen gewesen. Aus der ersten Serie von 499 lumbalen Lasernukleotomien wurden 106 Patienten mit Postnukleotomiesyndromen operiert. Dabei mußten nur drei Patienten offen nachoperiert werden (HELLINGER 1991). Auch der zweietagige Befall zwang zu diesem Vorgehen. Es war sowohl die Wurzel L5 als auch die Wurzel S1 durch die bisegmentale Bandscheibenvorwölbung bei den bestehenden Fußheber- und Fußsenkerlähmungen befallen. Das mehretagige Vorgehen ist inzwischen zur Beseitigung polyradikulärer Schmerzursachen und der Nozizeption im dorsalen Faserring, dem Epiduralraum und der Dura von mir eingeführt worden. Bei der ersten Serie von 499 Patienten mußten 866 Segmentnukleotomien in ein bis vier Etagen ausgeführt werden. Im vorliegenden Krankengut wurden in einem Fall sogar vier zervikale und sechs lumbale Segmente in einer Sitzung operiert. Die Patientin wurde von ihren Beschwerden im Wesentlichen nach einer Re-Lasernukleotomie L4/5 nach einer jahrelangen Odysse durch viele Kliniken befreit (Tab. II).

Tab.II: Lumbale und zervikale simultane perkutane Lasernukleotomie

-Segmenthäufigkeit-
n=15

Segmente	zervikal	lumbal
1	4	6
2	5	4
3	4	3
4	2	–
5	–	1
6	–	1
	15	15

Lähmungssituationen zwingen bei akuter Verschlechterung zum raschen Vorgehen. Dies lag bei der damaligen simultan operierten Patientin vor, s.d. auch hier die Indikation zwingend war. Die schlagartige Druckentlastung durch die perkutane Lasernukleotomie mit Vaporisation im Diskusbereich und dem wahrscheinlich entsprechenden Shrinking-Effekt (HELLINGER 1991, GRÖNEMEYER 1991, MAYER 1991) bringt eine sofortige Besserung der Durchblutungssituation an der druckgeschädigten Wurzel. Dies war auch in dem demonstrierten Fall eindrucksvoll zu beobachten. Unmittelbar postoperativ besserte sich die Muskelkraft bis zur fast völligen Normalisierung. Der Zehen- und Hackenstand war wieder möglich. Dies entspricht den Ergebnissen aus der Pilotserie, in der wegen 27 peripheren Muskellähmungen nur einmal offen nachoperiert werden mußte.

Die zervikale Bandscheibenprotrusion C7/Th1 mit dem Radikulärsyn-
drom C8 und einem zerviko-enzephalen Syndrom mit otogener Symptomatik ergab die Indikation bei der langen Anamnese zum operativen
Vorgehen. Auch bei diesen Krankheitsbildern ist die perkutane Lasernukleotomie vom ventralen Zugang aus vor der offenen Operation
einzuschalten. In der ersten Pilotserie von 31 Patienten (HELLINGER
1991) konnten 27 nachhaltig gebessert werden. Nur in einem Fall war
eine offene Nukleotomie notwendig.

Anhand der erfolgreichen Behandlung des geschilderten Falles
und der nachfolgenden 14 weiteren operierten Patienten ist bei dem in
Regionalanaesthesie mit stand-by des Anaesthesiologen ausgeführten
Vorgehen die Belastung für den Patienten sehr gering. Aus diesem
Grund ist auch das Vorgehen in einer Sitzung bei lumbalen und gleich-
zeit zervikalen Bandscheibenvorwölbungen und -vorfällen mit vertebragenen Schmerzsyndromen mit der gleichen Indikationsstellung wie bei
unisegmentalem Befall indiziert.

Literatur:

Ascher, P.W. et al: Nucleus-pulposus-Denaturierung bei Bandscheibenpro-
                      trusionen. Laser in der Orthopädie, Thieme, Stuttgart
                      1991, 169-172
Choy, D.S.J. et al: Percutaneous Laserablation of lumbar disc.
                      33 rd. Ann. Meeting Orthop. Research Soc.: 1978, 1, 19
Fritsch, E.
Heisel, U.J.:   Ursachen für Fehlschläge nach lumbalen Bandscheiben-
                      operationen. Orthop. Praxis: 1992, 28, 96-104
Grönemeyer, D.H.W.:   CT-Guided, lumbar Laser Nucleotomy (PLNT)
                      New Developments in Knee and Spine Surgery,
                      München, 21.-23.11.91
Hellinger, J.:   - Erfahrungen mit der perkutanen Laserkoagulation des Diskus
                        intervertebralis. Orthop. Mitteilungen 1991: 21,3,157
                      - Die perkutane Neodym-YAG-Lasernukleotomie bei zervikalen
                        Diskushernien. Laser in der Orthop., Hannover, 19/20.09.91
                      - Ein neuer Weg der Bandscheiben-Chirurgie. Ärztl.Praxis
                        1992, 44, 20, 21 und 22.
                      - Die Laserosteotomie als Zugangsmöglichkeit zur lumbalen
                        und zervikalen perkutanen Nukleotomie, Lasermedizin: 1992
                        8, 105
Mayer, H.M.:   Percutaneous endoscopic laser discectomy (PELD)
                      New Developments in Knee and Spine Surgery, München
                      21.-23.11.91
Siebert, W. et al.:   Biomechanische und klinische Ergebnisse der perkutanen
                      Laser-Diskus-Dekompression (PLDD).
                      Orthop. Mitteilungen 1991: 21, 3, 156

Der Shrinking-Effekt bei der Neodym-YAG (1064 NM) - Nukleotomie in vitro

J. HELLINGER

Chirurgische Privatklinik Bogenhausen

Denningerstr. 44, 81679 München

Die meist schlagartig bei der perkutanen Lasernukleotomie mit dem Neodym-YAG-Laser (1064 nm) eintretende Schmerzbesserung bei diskogenen Schmerzsyndromen und das Verschwinden von Lähmungen konnte nicht allein durch die Vaporisation des Discus intervertebralis erklärt werden. Eigene orientierende Untersuchungen an Meniskusresektaten mit verschiedenen Lasertypen erbrachten beim Beschuß mit dem Neodym-YAG-Laser (1064 nm) das Phänomen des Shrinkings. Beim Auftreffen des Laserstrahles in der Mitte des Meniskusresektates kam es zu einer geringen Vaporisation, dagegen zu einer heftigen semizirkulären Schrumpfung des Meniskus. Dieses Shrinking-Phänomen konnte GRÖNEMEYER (1991) bei CT-Kontrollen während lumbalen Lasernukleotomien ebenso beobachten, wie auch die endoskopischen Videoaufnahmen bei lumbalen Lasernukleotomien von MAYER (1991) als eigentlich wichtigste Aussage bei diesem Vorgehen diese Erscheinung erkennen lassen. Da keine experimentellen Untersuchungen vorlagen, war es naheliegend, das Prinzip in vitro zu testen. Orientierend wurde an einer Wirbelsäule eines Cervus elephasus eine Nadelmarkierung mit parallelem Verlauf von zwei Stück eingebracht. Nach perkutaner Lasernukleotomie bei zentraler Lage der Fiberspitze konnte nach 100 Impulsen zu 15 Watt und 1 Sekunde eine deutliche Veränderung hinsichtlich der Nadellage registriert werden. Es kam zu einer Verwindung in der Bandscheibe mit jetzt nicht mehr parallelem Nadelverlauf (Abb.1 und 2).

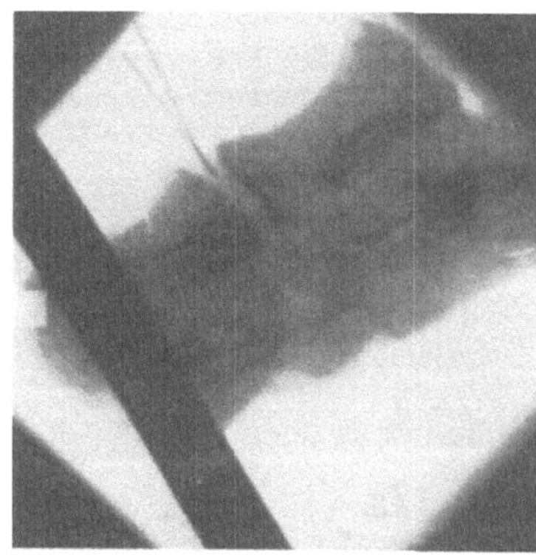

Abb 1: paralleler Kanülenverlauf vor Lasernukleotomie bei liegender Punktionskanüle

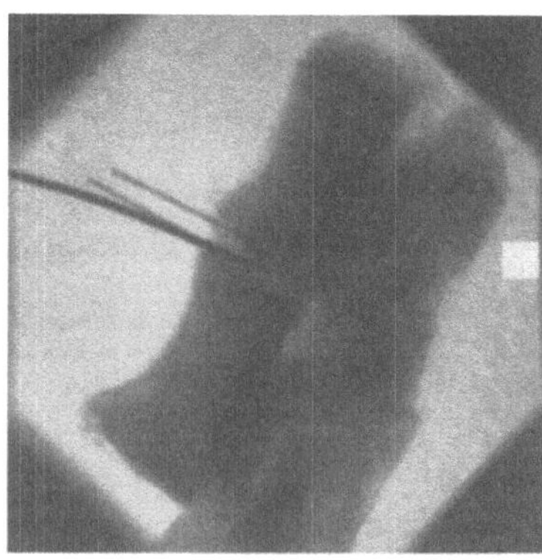

Abb.2: deutliche Abwinklung der
der beiden Kanülen gegeneinander

Um metrisch zu bestimmen, wie weit dieses Shrinkingphänomen tatsächlich wirksam ist, waren Diskusexplantate notwendig. Dazu wurde die Entscheidung für bovine Präparate getroffen.

Material und Methode

Verwendet werden 10 bovine Diszi aus lumbalen und zervikalen Wirbelsäulenabschnitten bei differentem Alter, differenter Größe und unterschiedlicher Segmenthöhe. Die gewonnenen Diskusresektate wurden zwischen einer Schublehre ausgebreitet. Von ventrolateral ist die Punktionsnadel in den dorsalen diagonal entgegengesetzten Quadranten eingeführt worden. Unter Pilotlichtkontrolle wurde die Laserspitze am Beginn des Überganges von Nucleus pulposus zum Anulus fibrosus plaziert. Die Laserfiber von 600 Durchmesser mit freiem Ende überragt die Kanülenspitze wie in der Praxis um einen Millimeter. Verwendet wurde ein Neodym-YAG-Laser 1064 nm. Die Impulse betrugen 15 Watt und 1 Sekunde bei unterschiedlichen Unterbrechungszeiten der Impulsserie. Insgesamt wurden 100 Impulse verabfolgt. Gemessen wurde der größte Querdurchmesser nach Pilotlicht, 10, 30, 50, 75 und 100 Impulsen.

Resultate

In allen Fällen kam es zu einer Schrumpfung der Bandscheibe. Die prozentuale Schrumpfung des Bandscheibendurchmessers betrug minimal 0,1 und maximal 14 %. Die Einzelwerte schwankten zwischen 0,4 bis 5,0 mm nach 100 Impulsen. Die Messungen erfolgten in unterschiedlichen Zeitabständen, wobei die Schrumpfung mit der Zahl der Impulse zunahm (Tab.I). Neben dem zirkulären Shrinking (Abb. 3a und b) wurde noch ein lokales und intradiskales Shrinking in unmittelbarer Nähe des Vaporisationsdefektes registriert. Mit Zunahme der Impulszahl war eine nicht quantifizierbare Verwerfung durch unterschiedliche Retraktion der zirkulären Faserstrukturen zu erkennen.

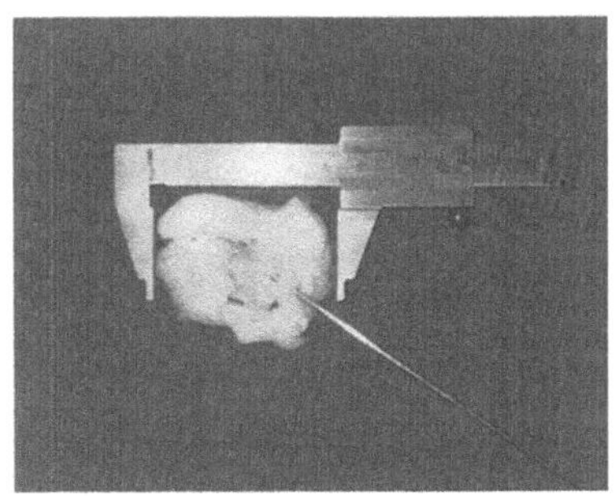

a: Pilotlicht

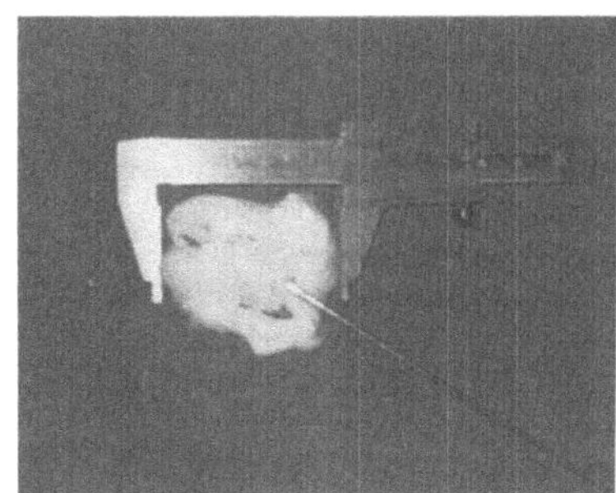

b: Impulse

Abb. 3a und b:

Deutlich sichtbar sind das zirkuläre Shrinking am reduzierten Querdurchmesser und das lokale in der linken oberen Ecke mit der Diskuskonturänderung.
Auch ein intradiskales Shrinking wird erkennbar, wenn der Riß im unteren
rechten Quadranten verglichen wird.

Tab. I.: Shrinkingeffekt auf den Diskusdurchmesser

Rate of impulses	10	30	50	75	100
Average of shrinking (mm)	0,31	1,32	1,64	2,36	2,56
	(0,0-0,1)	(0,25-3,0)	(0,25-3,0)	(0,35-5,0)	(0,4- 5,0)
					2,55
Schlußfolgerung					n=10

Die perkutane Neodym-YAG 1064 nm - Lasernukleotomie beruht mit ihrer
hohen Erfolgsrate einmal auf dem Vaporisationsdefekt und nach meiner
Auffassung ganz besonders auf dem zirkulären, lokalen und intradis-
kalen Shrinking - Mechanismus. Durch dieses Shrinking ist die schlagartige Verbesserung sowohl der Schmerz- als auch der Lähmungssituation
erklärbar. Dadurch kommt es zu einer Entlastung der radikulären und
nozizeptiven Strukturen des hinteren Faserringes, des Epiduralraumes
und der Dura noch während des Eingriffes.
Für die weitere Optimierung der Behandlung sind dringend in vitro
Untersuchungen zur Dosis-Wirkungs-Beziehung hinsichtlich Joulezahl
pro Einzelschuß, Pulsfrequenz, Impulsunterbrechungszeiten, Einfluß
von Absaugen oder Nichtabsaugung auf den Shrinking-Vorgang notwendig.
Weiterhin sind Untersuchungen zur Klärung des Zusammenhangs von Shrinking-Vorgang und thermischen Wirkungen im Gewebe erforderlich. Auch die
Einwirkung des lokalen Shrinkings mit Anwendung abgewinkelter Applikatoren im rückenmarkskanalnahen Diskusbereich müssen untersucht werden.

Literatur
GRÖNEMEYER,D.H.W.:   CT-Guidea lumbar Laser Nucleotomy (PLNT)
                     New Developments in Knee and Spine Surgery,
                     München, 21.-23.11.91
HELLINGER, J.:   - Erfahrungen mit der perkutanen Laserkoagulation des Discus
                       intervertebralis. Orthop. Mitteilungen 1991, 21,3,157
                     - Die perkutane Neodym-YAG-Lasernukleotomie bei zervikalen
                       Diskushernien, Laser in der Orthop., Hannover, 19/20.9.91
                     - Die Laserosteotomie als Zugangsmöglichkeit zur lumbalen
                       und zervikalen perkutanen Nukleotomie, Lasermediz. 1992,8,105
MAYER, H.M.:   Percutaneous endoscopic laser Discectomy (PELD)
                     New Developments in Knee and Spine Surgery, München,
                     21.-23.11.91

Laserchondroplastie bei Stadium III Chondromalacie der Patella in Kombination mit einer Laser-Retinaculotomie unter Einsatz des Holmium-YAG-Lasers. 1-Jahres-Ergebnisse

Dr. med. Jürgen Toft
Ambulantes Operationszentrum für Knie- und Wirbelsäulenchirurgie
Effnerstr. 38, D-81925 München

Zwischen Mai und Juli 1991 wurden im ambulanten Operationszentrum für Knie- und Wirbelsäulenchirurgie in München 50 Patienten wegen Chondromalacie Stadium III operativ behandelt. Es handelte sich in dieser Gruppe ausnahmslos um laterale Hyperkompressionssyndrome mit einem "Maltracking" der Patella. Wesentliche Chondralläsionen der Trochlea lagen in dieser Gruppe nicht vor. Außer der Pathologie im Femuropatellargelenk bestanden noch keine weiteren wesentlichen Gelenkveränderungen.

Die Nachuntersuchung ein Jahr postoperativ erfaßte subjektive Angaben über Schmerz, Schwellung und Einsetzbarkeit im Alltag wie im Sport. Die objektiven Parameter umfaßten die röntgenologische Kontrolle der Patellaposition und der retropatellaren Sklerose, sowie eine isokinetische Krafttestung der Quadricepsmuskulatur. Da die retropatellare Krepitation nicht quantifiziert werden konnte, wurde auf deren Erfassung verzichtet. Wesentliche Umfangsdifferenzen bzw. Bewegungseinschränkungen bestanden 1 Jahr postoperativ nicht, so daß auf eine Erfassung dieser Parameter ebenfalls verzichtet wurde.

Subjektiv waren 92% mit dem Operationsergebnis zufrieden, 94% konnten das operierte Bein im Alltag und im Beruf problemlos

einsetzen, 76% nahmen die zuvor wegen des Knieproblems aufgege-
bene Sporttätigkeit wieder auf. Außerdem wurde subjektiv von den
Patienten angegeben, daß das retropatellare "Knirschen" nach-
gelassen habe. Schwellneigung nach sportlicher Belastung gaben 6%
der Patienten an. Objektiv fand sich das Kapselfenster bei 96% der
Patienten offen, 4% hatten aufgrund stärkerer Nachblutungen eine
Fibrose im Bereich des Lateral Release entwickelt. Radiologisch
fand sich in 86% der Fälle eine deutliche Abnahme der retropatellaren Sklerose an der lateralen Facette der Patella. Der
laterale Gelenkspalt femuropatellar erschien in der Mehrheit der
Fälle gegenüber den präoperativen Aufnahmen etwas weiter, eine
Quantifizierung erfolgte nicht.

Bei der isokinetischen Krafttestung zeigte sich eine seitengleiche
Quadricepsleistung bei 68% der Patienten, 24% wiesen ein 10%iges
Defizit gegenüber der gesunden Seite auf, 8% zeigten ein 20%iges
Defizit. Mehr als 20% Kraftverlust wurde nach einem Jahr in keinem
der Fälle beobachtet.

Nach den vorgestellten Frühergebnissen scheint beim Vorliegen einer
Chondromalacie dritten Grades und gleichzeitig bestehender
lateraler Hyperkompression der Patella die Kombination aus prä-
shaving, Holmium-YAG-Laser-Versiegelung und lateraler Laser-
Retinaculotomie gute Ergebnisse zu bringen. Sporadische arthro-
skopische Kontrollen ergaben ein "Einfrieren" des Zustandes, der
beim Verlassen des Gelenks zum Zeitpunkt der Operation bestand. Es
wurden weder wesentliche noch fibröse Regenerationen beobachtet.

HNO / ENT

Gehör (Cochleäre Mikrofonpotentiale) narkotisierter Meerschweinchen vor und nach Erbium: YAG-Laserung an Trommelfell und Mittelohr

R. Pfalz, D. Nagel, N. Bald, K. Stock (Ulm): *

Der Er:YAG-Laser hat sich uns in vitro an frischen Rinderfelsenbeinen für die operative Präparation vom Trommelfell bis zum Steigbügel (exklusive Steigbügelplattenperforation) als optimal erwiesen (Hibst 1992, Nuss 1988, Pfalz et al. 1992). Voriges Jahr publizierte Scholz (1992) die rasche Heilung von Knochenschnitten, die mit dem CO_2-Laser nicht gegeben sei. Der Er:YAG-Laser hat otologisch zwei weitere Vorteile. Erstens hat er in Wasser eine Energieabsorptions-Halbwerttiefe von nur 1 μ, zweitens bleibt er für den Kraterrand kalt, ohne Tiefenwirkung.

Es verbleibt somit die akustische Nebenwirkung, die durch den Rückstoß des Material-abtrags impulsartig entsteht. Wir haben darüber in vitro Experimente berichtet (Pfalz et al. 1992). Dieses Mal haben wir in vivo an 41 Meerschweinchen in Narkose mit dem Er:YAG-Laser vom Trommelfell bis zum Steigbügel gelasert, zum einen mit der Frage, ab welcher Belastung eine vorübergehende Schwellenabwanderung auftritt, die sich - wie von Lärmarbeitern bekannt - rasch wieder erholt (TTS), zum anderen ab welcher Belastung mit bleibenden Hörschäden zu rechnen ist (PTS, permanent threshold shift).

Am runden Fenster der Ohrschnecke wird eine lackisolierte Drahtelektrode einzementiert und die cochleären Mikrofonpotentiale der Haarzellen bei Beschallung gemessen. Frequenzen 500 - 8000 Hz, Schallstärken 50 - 90 dB. So erhält man ein Audiogramm. Nach Laserung dieses Ohres mit unterschiedlichen Impulsmengen und Intensitäten bei 0.3 mm ϕ, 0.250 msec Impulsdauer, rr 2/s wird das Audiogramm wiederholt. Es ist sofort danach abgefallen, steigt jedoch wieder an. Die Erholungszeit wird durch dauernde Wiederholung des Audiogramme je nach Bedarf bis zu 4 Stunden verfolgt. Eine andere Methode der Hörschwellenbestimmung in Narkose ist die BERA (Brainstem Evoked Response Audiometry). Die gezeigten Kurvenverläufe mit beiden Methoden sind repräsentativ auch für die geringeren und höheren Expositionen. Deshalb seien diese in Tabellenform weiter erläutert. Man sieht, daß erst ab 500 x 50 mJ (Tab. 1) Schwellenabsenkungen auftreten. Die vorübergehende Absenkung betrifft mit 38 dB vor allem den Bereich 2000 Hz. Nach 90 Minuten volle Erholung. Steigert man weiter auf 1000 x 100 mJ, so nimmt die Senke nicht an Tiefe zu, sondern wird breiter Richtung tiefere und höhere Frequenzen und erholt sich langsamer. Eine Aussage, ob die ganze Senkung vorübergehend (TTS) war oder ein Restschaden bleibt (PTS), würde 14-stündige Kontrollzeit erfordern, die von der Narkose her nicht gelingt. Alle Versuche sind durch Er:YAG-Laser der Gehörgangshaut nahe dem Trommelfell-Limbus durchgeführt worden, der akustisch-empfindlichsten Gegend beim Lasern. Hier ist 1000 x 100 mJ das Vierhundertfache des zum Präparieren nötigen. Im Bereich des Mittelohres sind ohnehin immer mehrere tausend Impulse ohne Hörrisiko zulässig (Pfalz et al. 1992).

---

* Vortrag, gehalten am 25. Juni 1993 auf der 9. Tagung der Deutschen Gesellschaft für Lasermedizin in München

Er:YAG-Einwirkung
am Meatus acusticus externus

Nr.	Dosis			- dB T T S					Erholungszeit	Sonst
	n	x	mJ	0,5	1	2	4	8	Minuten	Verlaufskontrolle
110	1	x	50	-	-	0	-	-	-	- min. BERA
130	5	x	50	0	0	0	1	2	15	30 min. CM
131	5	x	50	0	3	6	6	3	15 (- 30)	90 min. CM
135	5	x	50	-	-	0	-	-	-	- min. BERA
110	1	x	80	-	-	0	-	-	-	- min. BERA
110	10	x	80	-	-	5	-	-	15	15 min. BERA
129	5	x	85	0	5	0	2	3	15	30 min. CM
130	10	x	50	4	7	2	6	6	15	30 min. CM
110	10	x	50	-	-	0	-	-	-	- min. BERA
131	10	x	50	?	0	6	5	4	15 (- 60)	150 min. CM
135	25	x	50	2	4	8	0	7	15 - 60	150 min. CM
135	25	x	50	-	-	15	-	-	15	15 min. BERA
135	50	x	50	6	0	16	22	10	15 - 60	150 min. CM
127	50	x	85		8	2	0		30 (- ?)	30 min. CM
127	100	x	85		6	5	0		30 (- ?)	30 min. CM
136	200	x	50	2	4	6	2	0	15 - 90	210 min. CM
136	500	x	50	22	6	38	16	18	90	135 min. CM
139	500	x	50	-	-	15	-	-	30	120 min. BERA
139	500	x	50	-	-	15	-	-	60	180 min. BERA
140	1000	x	50	-	-	30	-	-	> 240	240 min. BERA
141	1000	x	100	17	12	45	30	25	> 180	180 min. CM

Tab. 1: Er:YAG ϕ 0.2 mm $\cdot$ 0.250 ms $\cdot$ 2 Hz $\cdot$ 50 - 100 mJ
CM = Die Messung beruht auf cochleären Mikrophonpotentialen ohne Mittelung
BERA = Die Messung beruht auf den gemittelten Hirnstammpotentialen

Zusammenfassend sind mit dem Er:YAG-Laser für das Operieren vom Trommelfell bis zur Gehörknöchelchenkette und am Mittelohr mit Sicherheit 500 x 50 mJ, also die hundertfache nötige Menge ohne bleibendes Hörrisiko anwendbar, wahrscheinlich aber 1000 x 100 mJ.

Hibst, R.: Mechanical Effects of Erbium:YAG-Laser Bone Ablation. Lasers in Surgery and Medicine 12, 125 - 130 (1992).

Nuss et al.: Infrared Laser Bone Ablation. Lasers in Surgery and Medicine 8, 381 - 391 (1988).

Pfalz et al.: Eignung des Er:YAG-Lasers für die Mittelohrchirurgie. Arch. of Oto-Rhino-Laryngology, Suppl. 1992, 250.

Scholz et al.: Die Bearbeitung von Knochen mit dem Laser. In Berlien Müller, 5. Erg. Lfg. 7/92, III-3.11.1.

Experimentelle und klinische Untersuchungen zur Schnittqualität des CO_2-Lasers bei unterschiedlichen Betriebsformen

B.M. Lippert, J.A. Werner, H. Rudert
Klinik für Hals-, Nasen-, Ohrenheilkunde, Kopf- und Hals-
chirurgie der Universität Kiel
Arnold-Heller-Straße 14
D-24105 Kiel

Einleitung: In den letzten Jahren hat die CO_2-Laserchirurgie bei der Karzinombehandlung im Kopf-Hals-Bereich zunehmend an Bedeutung gewonnen. Diese Form der Laserchirurgie erfordert hochpräzises Arbeiten, das unmittelbar an die Schnittqualität des Laserstrahls gebunden ist. Von der Industrie wurden in den letzten Jahren verschiedene neue CO_2-Laserbetriebsarten angeboten, die das gesunde Gewebe schonen und zugleich die Schnittqualität verbessern sollen.

Methode: Am frisch exzidierter Schleimhaut von Schwein und Ratte erfolgten lichtmikroskopische, enzym- und immunhistochemische Untersuchungen zum Ausmaß der Karbonisations-, Nekrose- und Ödemzone am Schnittrand, zur Schnittiefe und zur Schnittqualität bei unterschiedlichen CO_2-Laser-Betriebsformen (Dauerstrichbetrieb, Superpuls, Ultrapulse und Pulser). Die verwendeten Laserleistungsdichten lagen zwischen 2000 und 15000 Watt/cm^2.

Ergebnisse: Für den Dauerstrichbetrieb konnten wir nachweisen, daß die Karbonisation bei gleicher Laserleistungsdichte bei kleinem Fokus und niedriger Leistung geringer ist als bei großem Fokus und hoher Leistung. Die energiereichen Betriebsformen zusammengefaßt führen zu einer deutlich geringeren Karbonisations- und Nekrosezone als der cw-Betrieb. Bei der klinischen Anwendung sind im cw-Betrieb Schnittqualität, Hämostase und Differenzierung zwischen malignem und gesundem Gewebe durch Reduktion von Strahlfokus und Leistung zu steigern. Mit diesen Einstellungen kommt es zur Ausbildung einer homogenen und zugleich breiten Nekrosezone. Beim Super- und Ultrapuls kommt es zu einer deutlich inhomogeneren und vielfach auch zu einer geringeren Nekrosezonenbreite, was jedoch eine verstärkte intraoperative Blutung nach sich zieht.

<u>Schlußfolgerungen:</u> Die möglichst vollständige Vermeidung einer Nekrosezone kann für die Laserchirurgie an Schleimhäuten im Kopf-Hals-Bereich nicht das Ziel industrieller Weiterentwicklungen sein. Die Nekrosezone ist das morphologische Substrat für die moderne funktionserhaltende Karzinomchirurgie. Denn die der Nekrosezone zugrundeliegenden Denaturierungsprozesse bewirken erst die intraoperativ erwünschte Hämostase, weiterhin bilden sie die Grundlage dafür, daß die laserchirurgisch erzeugten Defekte nicht gedeckt werden müssen.

Untersuchungen zu einem neuen Mikrospotmanipulator in derCO$_2$-Laser-Mikrochirurgie

J.A. Werner, B.M. Lippert, H. Rudert
Klinik für Hals-, Nasen-, Ohrenheilkunde, Kopf- und Halschirurgie der
Universität Kiel
Arnold-Heller-Straße 14
D-24105 Kiel

Die laserchirurgische Behandlung begrenzter Stimmlippenkarzinome verfolgt das Ziel eines bestmöglichen Funktionserhaltes. Hierbei konkurriert die Notwendigkeit der vollständigen Karzinomentfernung mit dem Bestreben, möglichst viel Gewebesubstanz zu erhalten. Die Durchführung einer solchen minimalinvasiven Lasertherapie erfordert vielfach eine präzise pathologisch-anatomische Aufarbeitung des Exzisates, um sicher entscheiden zu können, ob das Karzinom vollständig entfernt wurde. Handelt es sich um ein kleines Stimmlippenkarzinom, das im Sinne einer excisional biopsy entnommen wird, spannen wir das Präparat auf Kork und ermöglichen die regionäre Zuordnung der Schnittränder durch Markierung mit verschiedenfarbigen Nadeln. Muß das Karzinom wegen seiner Größe geteilt werden, so färben wir den zur histologischen Beurteilung vorgesehenen Schnittrand mit Methylenblau an.

Trotz dieser Kennzeichnungen kam es in der Vergangenheit immer wieder vor, daß die histologische Beurteilbarkeit durch Thermoartefakte soweit eingeschränkt sein kann, daß die Stellungnahme um eine vollständige Karzinomexzision unmöglich wird. Um die histologische Beurteilbarkeit des laserchirurgisch erzeugten Schnittrandes zu verbessern, sollte eine Laserbetriebsform gewählt werden, bei der Karbonisationszone und vor allem Nekrozezone sehr schmal ausfallen.

Der thermische Schädigungsgrad am Gewebe wird von der Laserleistung, der laserlichtbestrahlten Fläche und der Laserlichteinwirkdauer bestimmt. Allein die Laserenergiedichte [J/cm^2] beinhaltet diese drei Parameter. Der gewichtige Einfluß des Strahldurchmessers auf die Laserleistungsdichte wird daraus ersichtlich, daß die Laserleistungsdichte bei Halbierung des Strahldurchmessers vervierfacht wird und bei Verdopplung des Strahldurchmessers auf 25% des ursprünglichen Wertes sinkt. Der Fokusdurchmesser wird weniger vom Lasergerät als vielmehr vom verwendeten Mikromanipulator bestimmt. Durch den Einsatz neu entwickelter Mikromanipulatoren, konnte der Laserstrahlfokus um über 60 % gemindert werden.

Um nun zu ermitteln, inwieweit sich gleiche, aber auf unterschiedlichen Parametern beruhende Laserleistungsdichten in ihrer Gewebewirkung unterscheiden, führten wir konventionell-lichtmikroskopische und histochemische Untersuchungen durch.

Wir konnten nachweisen, daß Karbonisations- und Nekrosezone bei dem mit einer höheren Leistung und einem größeren Fokusdurchmesser erfolgten Laserschnitt breiter sind als bei der leistungs- und fokusreduzierten Laserlichtinzision. Die experimentell erhobenen Befunde schlagen sich auch in der pathologisch-anatomischen Begutachtung von laserchirurgisch entfernten Stimmlippenkarzinomen nieder. Seit wir den "Acuspot" (Sharplan Lasers, USA) mit einem Strahldurchmesser von 0,25 mm verwenden, war die histologische Schnittrandbeurteilbarkeit viel seltener so sehr durch Thermoartefakte erschwert, daß die Pathologen nicht sicher entscheiden konnten, ob das Karzinom vollständig entfernt wurde. Durch die reduzierten thermischen Artefakte ist die Gewebetextur bis an den Schnittrand durch den erfahrenen Pathologen beurteilbar. Darüberhinaus ermöglicht diese Appikationsform eine wesentlich präzisere Schnittführung.

Kinderheilkunde / Pediatry

Anwendung des Lasers bei der Laparaskopie im Kindesalter

K. Hoffmann, D. Cholewa, F. Schier, J. Waldschmidt
Kinderchirurgische Abteilung der FU Berlin im Klinikum Steglitz
Hindenburgdamm 30, 12200 Berlin

1. Einleitung

Die laparoskopische Chirurgie gewinnt auch im Säuglings- und Kindesalter zunehmend an Bedeutung. Die Indikationen sind weder durch die
Größe noch durch das Alter der Kinder angeschränkt. Allerdings müssen
bei der Laparoskopie von Neugeborenen und Säuglingen verschiedene
technische Besonderheiten berücksichtigt werden. So können bei den
Neugeborenen nur dünne Trokare eingesetzt werden. Diese lassen das
Einführen der bipolaren Diathermiezangen, Clipkassetten und der
Endo-GIA's nicht zu. Eine Alternative bietet dafür die Lasertechnik
mit der "bare fiber". Diese ist nur 0,4 bzw. 0,6 mm dick und kann
daher auch bei Neugeborenen und kleinen Säuglingen problemlos durch
dünne Punktionskanülen in die Bauchhöhle eingeführt werden. Ein zusätzlicher Arbeitstrokar ist nicht erforderlich.

2. Lasertechnik

Wir gebrauchen den Neodym-YAG-Laser. Die "bare fiber" wird in der Kontakt-
und Nonkontakt-Technik sowie zur interstitiellen Hyperthermie eingesetzt. Die Blutstillung erfolgt mit der frisch gebrochenen polierten
"bare fiber" im Nonkontaktverfahren (35 bis 40 Watt mit einer Impulsdauer von 0,5 sec. bei einem Intervall von 0,3 sec). Zum Schneiden
benützen wir die vorgeschwärzte (preblackened) "bare fiber" im
Kontaktverfahren mit einer Leistung von 20 bis 25 Watt, getaktet
mit einer Impulsdauer von 0,2 sec. und einem Intervall von 0,3 sec.
Für die interstitielle Anwendung benötigen wir nur Leistungen von
4 bis 6 Watt mit einer langen Impulsdauer (30 bis 60 sec.) im
cw-Verfahren.

3. Indikationen zur laparoskopischen Laseranwendung

3.1 Inneres Genitale

3.1.1 Häufigste Indikationen sind die Resektionen von Hydatiden
und Zysten an Tuben, Ovarien und im Bereich der Plica lata.
Größere Zysten werden zunächst punktiert und dann mit dem Laser
reseziert. Komplikationen wie Rupturen, Torsionen oder Einblutungen
spielen keine Rolle und beeinträchtigen die Laseranwendung nicht.
Weitere Anwendungen beim Mädchen sind die Gonadektomie, Eingriffe
an der Tube und am Ovar, Vaporisation von Endometriosenherden
und die Durchtrennung von kongenitalen und postentzündlichen Verwachsungen.

Beim Knaben wird die laparoskopische Laserchirurgie beim Intersex
(Gonadektomie, Resektion von Relikten des Müller-Ganges) bei der Varikozele zur hohen Okklusion der Vena spermatica interna und beim Kryptorchismus angewandt. Beim Kryptorchismus wird die präliminäre Laser-Dissektion der Vasa spermatica interna laparoskopisch durchgeführt (Abb. 1). Der retroperitoneal gelegene Hoden wird im Nieren-hilus bzw. neben der Gerota-Faszie aufgesucht. Dann werden die Arteria und Vena spermatica interna durchtrennt. Durch das Gubernaculum kommt es nunmehr zu einer Kaudalverlagerung des Hodens bis zum Leistenkanal In einer zweiten Sitzung 6 Wochen später kann der Hoden dann nach der Technik von FOWLER ins Skrotum verlagert werden.

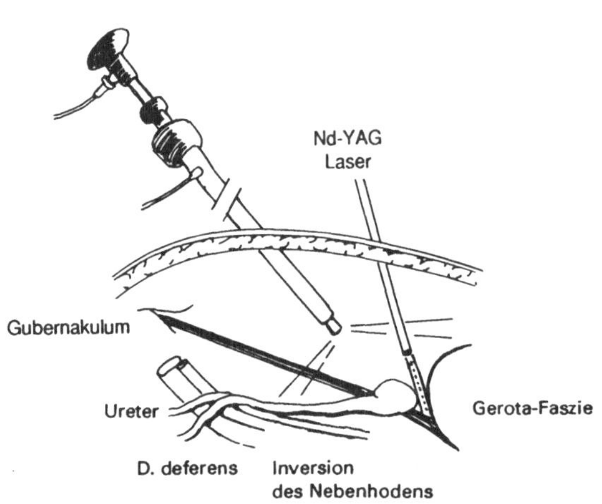

Abb.1 Laparoskopische präliminäre
Laser-Dissektion der Vasa spermatica
interna bei Retentio testis abdominalis

3.2 Peritonealhöhle

Eine wichtige Anwendung ist die laparoskopische Durchtrennung von Verwachsungen mit dem Laser. Das betrifft sowohl die angeborenen als
auch postoperativ erworbenen Verwachsungen. Durch den Laser werden
Blutungen und Fibrinaustritt verhindert. Dadurch werden neuen Verwachsungen vorgebeugt. Die Rezidivrate von Verwachsungen ist bei der
Laser-Adhäsiolyse sehr gering.

3.3. Laparoskopische Laseranwendung am Darm

Wir beschränken uns im Kindesalter auf die Appendektomie, Zökopexie, Lagekorrektur bei Darmfehllagen und auf die Resektion von Meckel'schen Divertikeln. Bei der Appendektomie reicht der Koagulationseffekt für den Verschluß der A. appendicularis aber nur beim Säugling und Kleinkind aus. Bei größeren Kindern ist die Clipanwendung oder Endoligatur erforderlich. Sehr präzise ist aber die Durchtrennung der Appendix zwischen zwei Endoligaturen. Der Koagulationssaum ist schmal und auf den Appendixstumpf beschränkt, so daß mit dieser Technik sicher Stumpfinsuffizienzen vermieden werden können.

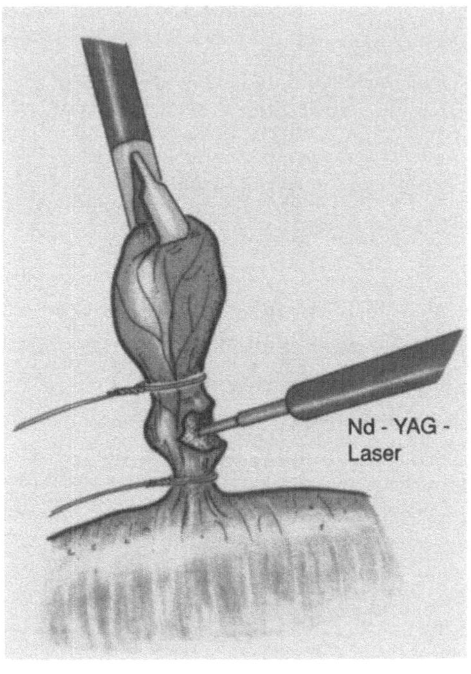

Abb. 2

Das Vorgehen beim Abtragen eines Meckel'schen Divertikels gleicht dem bei der Appendektomie. Die A. divertikularis wird zunächst im Nonkontakt-Verfahren koaguliert, was in der Regel auch bei den größeren Kindern gelingt. Dann wird sie im Kontakt-Verfahren durchtrennt. Anschließend wird das Divertikel mit einer Laparoskopiezange angehoben und doppelt ligiert. Zwischen beiden Endoligaturen wird das Divertikel mit der "bare fiber" durchtrennt. Abschließend wird die Schleimhaut am Divertikelstumpf mit dem Laser vaporisiert, so daß es rasch zur sicheren Narbenbildung kommt (Abb. 2).

Zur Korrektur von Darm-Lageanomalien und für die Zökokolopexie bei einem Mesenterium ileo-colic. commune wird das parietale Peritonaeum mit dem Laser inzidiert. Es weicht in Folge der Bauchdeckenspannung breit auseinander. Die so geschaffene deserosierte Bauchwand wird anschließend mit Human-Fibrinkleber beschichtet und der korrespondierende Darmabschnitt an die Fläche herangeführt und adaptiert.

3.4. Gallenwege und Leber

Die Indikation zur Cholezystektomie ist im Kindesalter seltener gegeben. Wir haben die laparoskopische Cholezystektomie erst bei 11 Kindern durchgeführt, das jüngste war 7 Monate alt. Bei älteren Kindern gehen wir wie im Erwachsenenalter vor. Bei den Säuglingen wird mangels kleiner Clips und Endo-GIA's die Dissektion im Calott'schen Dreieck mit dem Neodym-YAG-Laser durchgeführt.

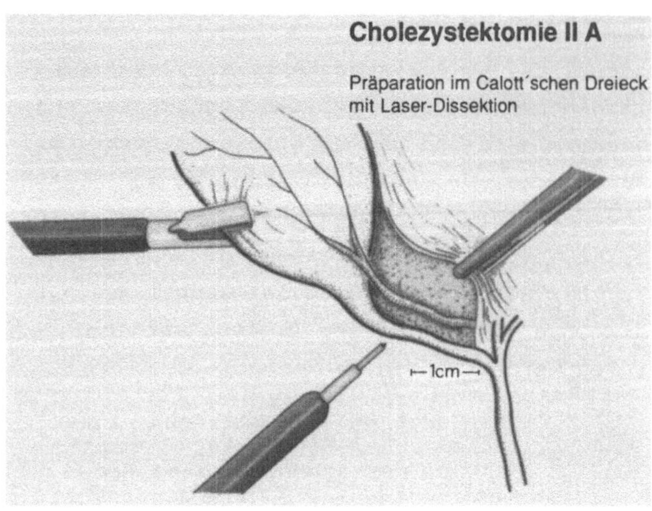

Abb. 3

Arteria zystica
und Ductus zysticus
werden im Nonkontakt-
Verfahren mit dem
Neodym-YAG-Laser obli-
teriert und in der
Kontakttechnik durch-
trennt. Dann wird die
Gallenblase aus dem
Leberbett mit dem
Laser herausgelöst.
Die Schnittfläche an
der Leber ist durch
den Laser völlig ver-
siegelt, so daß
Blut- und Galleaus-
tritte vermieden
werden. Eine Drainage
ist daher postoperativ
nicht erforderlich.
Abschließend werden
Arteria zystica und
Ductus zysticus
sicherheitshalber
zusätzlich mit einer
Endoligatur verschlos-
sen.

Mit großem Gewinn wird der Laser auch bei der Resektion von Zysten
und kleiner Geschwülste bzw. Metastasen in Leber und Milz sowie
zur Sklerosierung von Angiomen und av-Aneurysmen eingesetzt.
Auch die Blutstillung bei posttraumatischen Kapselrupturen von
Leber und Milz gelingt mit der laparoskopischen Laseranwendung zuverlässig.

4. ZUSAMMENFASSUNG

Erst mit dem Einsatz des Lasers in Form der "bare fiber" ist es möglich
geworden, die MIC auch beim Neugeborenen und jungen Säugling durchzuführen. Die nur 0,4 bzw. 0,6 mm dicken "bare fiber" können durch
Punktionskanülen in die Bauchhöhle eingeführt werden, so daß ein zu-
säztlicher Trokar entfällt. Die Applikation ist präzise und gewebeschonend, die Blutstillung ist sehr gut, auf eine Saug- und Spül-
vorrichtung kann daher im allgemeinen verzichtet werden. Durch die
Versiegelung der Schnittfläche ist die Fibrinexsudation gering,
so daß postoperative Adhäsionen vermieden werden. Durch Ausbildung
einer Neokapsel wird einer Fistelbildung vorgebeugt. Dadurch kann
die Operationszeit vermindert und die postoperative Komplikationsrate reduziert werden.

Neodym-YAG-Laser-Behandlung der stenosen der tiefen Atemwege im Kindesalter

J. Waldschmidt, K. Hoffmann, D. Cholewa
Kinderchirurgische Abteilung der FU Berlin im Klinikum Steglitz
Hindenburgdamm 30, 12200 Berlin

1. Einleitung

Stenosen und Strikturen der intrathorakalen Trachea und der Bronchien
sind im Kindesalter wegen der drohenden Komplikationen sehr gefürch-
tet. Oft wird das Restlumen der Atemwege plötzlich durch Sekret,
Schleimhautschwellung, Granulationen, Blutkoagel oder durch eine Ab-
knickung verlegt. Die Beatmung ist dann nicht mehr möglich, die
Diagnostik und Behandlung muß wegen der kleinen anatomischen Verhältnisse rasch erfolgen.

2.

Für die endoskopischen Eingriffe eignen sich nur die Intrinsic-
Stenosen. Es sind angeborene Membranen, Falten, Klappen, fibröse
Polster, Knorpelspangen, Angiome, Zysten, Geschwülste und Gewebe-
heterotopien. Als erworbene Ursachen treffen wir insbesondere die
Druckschädigung nach Intubation, Sondenverletzungen und schwere
nekrotisierende Tracheobronchitiden, bei älteren Kindern auch
Inhalationsschäden bei Verbrennungen an.
Nur in Ausnahmefällen sind intramurale und extraluminale Stenosen
endoskopisch behandelbar.
Bei den Intrinsic-Stenosen unterscheiden wir die Formen A,B und C
(Abb. 1). Dabei werden vier Schweregrade unterschieden. Nach R.T.
COTTON bedeutet Schweregrad I eine Einengung unter 70 %, Schweregrad II
eine Einengung des Lumens um 70 bis 90 %, Schweregrad III die Ein-
engung um mehr als 90 % und Schweregrad IV die komplette Obstruktion.

3. Therapeutisches Vorgehen

Das therapeutische Vorgehen ist unterschiedlich und muß individuell
erfolgen. Meist müssen verschiedene endoskopische Desobliterations-
methoden kombiniert werden. Bewährt haben sich dafür die Ballon-

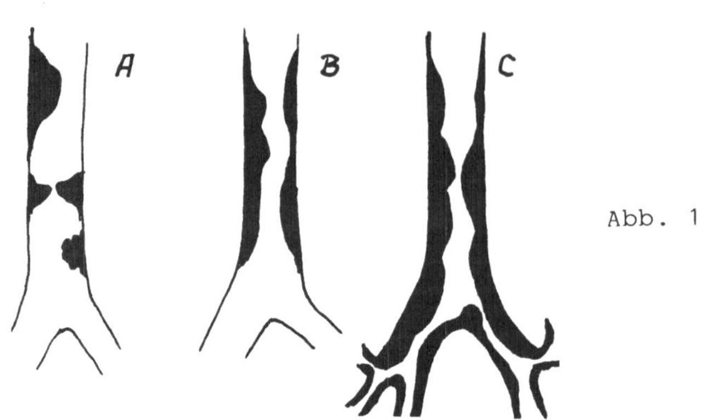

I Einengung unter 70%
II Einengung 70 - 90%
III Einengung um mehr als 90%
IV Komplette Obstruktion

Abb. 2

dilatation, die Ringmesserausschälung und die Fogarty-Katheter-Des-
obliteration. Sie werden ergänzt durch die Laserresektion. Bei
allen narbigen und tumorösen Prozessen steht die Laserresektion im
Vordergrund. Dafür wird die "bare fiber"-Technik verwandt. Das erfolgt im Kontakt- und Nonkontaktverfahren, bei extraluminalen auch
durch die interstitielle Hyperthermie. Wir verwenden die 0,4 mm
dünne "bare fiber". Die Blutstillung erfolgt im Nonkontaktverfahren
mit 15 bis 20 Watt, getaktet mit einer Applikationszeit von 0,2 sec.
bei einem Intervall von 0,3 sec. Die Resektion führen wir mit der
vorgeschwärzten "bare fiber" mit 12 bis 15 Watt, getaktet (0,2/0,3
sec.) durch. Für die interstitielle Koagulation reichen 4 bis 5 Watt
bei einer Applikationszeit von 40 bis 60 sec. im cw-Verfahren aus.

4. INDIKATIONEN

Bevorzugte Indikationen sind die Entfernung von postentzündlichem
Granulationsgewebe und narbigen Einengungen (Abb. 3 A und 3 B).

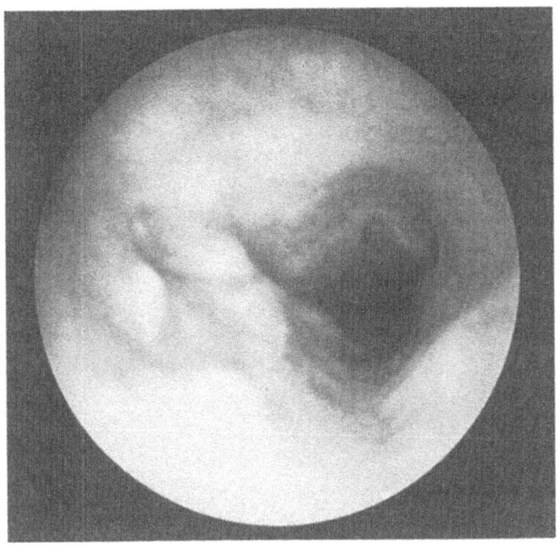

Abb. 3 A

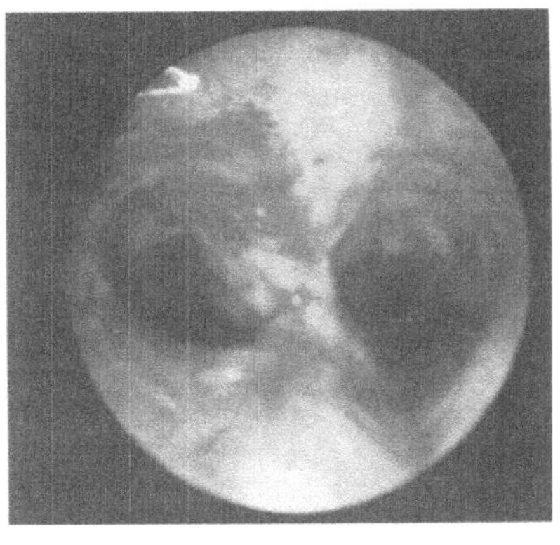

Abb. 3 B

Abbildung 3 zeigt die endoskopischen Bilder von einem
1-jährigen Knaben mit einer
kompletten Obliteration des linken Stammbronchus, beginnend im Bereich
der Carina. Die narbige Obliteration erstreckte sich 2 cm lang bis in
den Intermediärbronchus. Auch der rechte Stammbronchus war geringgradig
eingeengt. Das gesamte Narbengewebe wurde in 1 Sitzung reseziert, wie
auf Abbildung 3 B zu erkennen ist. Die Atmung war postoperativ sofort
frei. Kontrolluntersuchungen nach einem und zwei Jahren zeigten kein
Rezidiv.

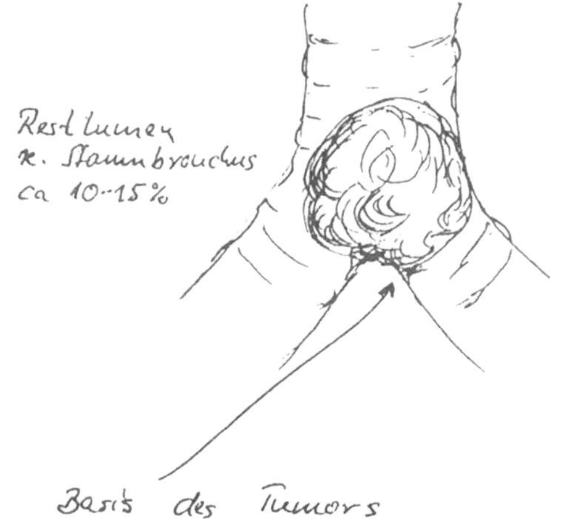

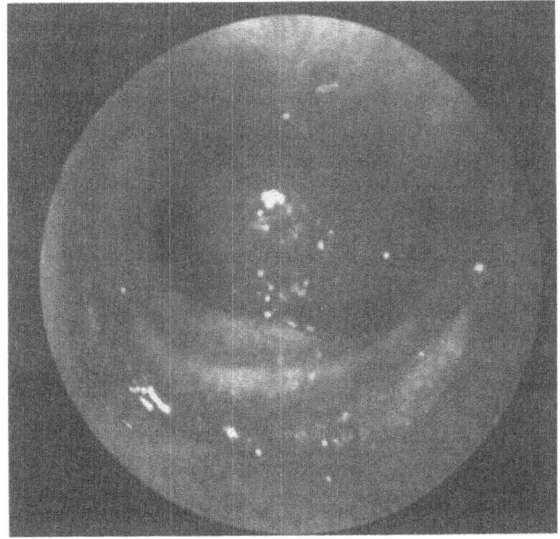

Abb. 4 A   solider Tumor in der   Abb. 4 B   tracheoskopischer
            trachealen Bifurkation   Befund vor Laser-
            bei 12 jährig. Mädchen   therapie

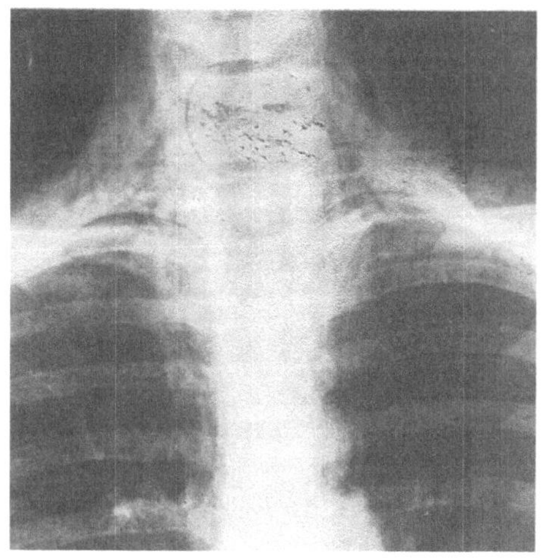

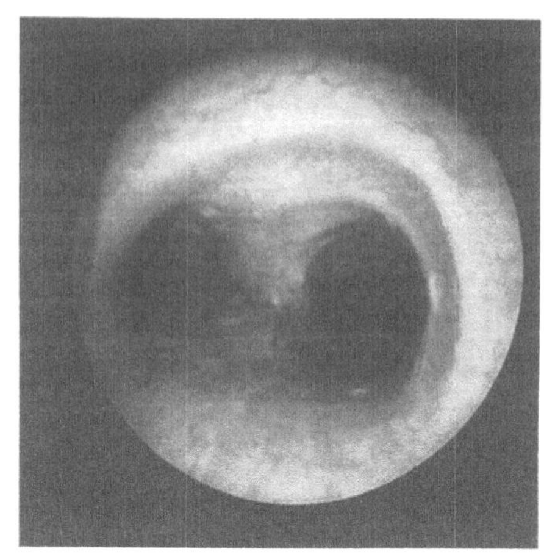

Abb. 4 C   schweres Hautemphysem
und mediastinales
Emphysem bei Ruptur

Abb. 4 D   tracheoskopischer
Befund nach
1 x Laser-Thera-
pie

Seltener sind Hämangiome und Geschwülste der tiefen Atemwege.
Abbildung 4 zeigt die Bilder von einem 12 jährigen Mädchen mit einem
akuten Erstickungsanfall. Ursache war ein 11,5 mm großer sphärischer
Tumor, der den linken Stammbronchus im Bereich der Carina vollständig
und den rechten Stammbronchus zu 90 % verlegt hatte. Wir haben den
Tumor mit dem Laser reseziert. Es handelte sich um ein stark vasku-
larisiertes Plasmazellengranulom. Mit dem Laser konnte es ohne Blutverlust reseziert werden.

5. ERGEBNISSE

Seit 1978 haben wir 217 Kinder mit Stenosen der Atemwege behandelt,
52 x waren die intrathorakale Trachea und 31 x die Bronchien betroffen. Bei 19 Kindern, vorwiegend Neugeborene und Säuglinge, erfolgte die Laserresektion. Als besonderer Vorteil hat sich dabei
das blutungsfreie Resezieren erwiesen. Dadurch ist die Sicht nicht
beeinträchtigt, so daß schonend und präzise operiert werden kann.
Das jüngste Kind war 1 Woche alt, das geringste Körpergewicht betrug
1250 g. Alter und Gewicht waren daher keine Gründe, Kinder von der
endoskopischen endoluminalen Therapie auszuschließen.

Stenoses of the airways
- Results in 217 children -
Dept. Pediatr. Surg. UKS-Berlin (1978-1993)

	n =	Well, extub.	died	Stoma
Larynx	19	16	-	3 (2 pre)
scar tissue	7	4	-	3
miscell.	12	12	-	-
Subglottic space	93	85	-	8 (6 pre)
Scar tissue	74	67	-	7
miscell.	19	18	-	1
Larynx + Trachea	22	15	1	7 (5 pre)
Scar tissue	9	3	1	6
miscell.	13	12	-	1
thorac. Trachea	52	49	4	3 (1 pre)
Scar tissue	9	9	-	-
vessel comp.	22	18	4 (PAS)	3
miscell.	21	21	-	-
Bronchi	31	26	4 (NTB)	2 (2 pre)
total	217	191	9	23 (16 pre)

Abb.   5

Perkutane Laser applikation bei Gefäßtumoren der Haut im Kindesalter

G.H.Willital,K.Scharschmidt, M. Maragakis, J.Schlee
Klinik und Poliklinik für Kinder- und Neugeborenenchirurgie,
D-4400 Münster

Bei der Behandlung von Hämangiomen bei Säuglingen und Kleinkindern wird allgemein zunächst eine Verlaufsbeobachtung empfohlen. Hämangiome im Gesicht mit fortschteitender Wachstumstendenz stellen häufig ein besonderes therapeuthisches Problem dar. Mit der Einführung verschiedener Lasertypen gelingt es jedoch, eine frühzeitige perkutane Therapie und Beeinflußbarkeit dieser Hämangiome durchzuführen..

In den letzten 10 Jahren wurden an der Universität Nünster 150 Kinder im Alter von 5 Monaten bis 15 Jahren wegen Hämangiomen mit verschiedenen Lasertypen behandelt.

Bei 115 Kindern erfolgte die perkutane Laserthertapie im Bereich der Stirn, der Nase, der Lippe der Wange, des Ohres, des Halses und des Kinns. Mit dem Nd:YAG-Laser wurde in defokussiertem Zustand (8-10 Watt) 1-1/10 s-Pulse appliziert, mit dem Argonlaser (4-8 Watt) 0,2-1 s, im Bereich 500 nm (7-12 Watt) 0,5-1 s. Bei Argon- und Nd:YAG_Applikation war eine Narkose notwendig, 500 nm-Applikationen konnten in Sedierung durchgeführt werden. Nach durchschnittlich 6 Lasertherapien konnten die Hämangiome zum Verschwinden gebracht werden.
Besondere Vorsicht ist notwendig,um thermische Hautschäden,Ödeme und Narbenbildung zu vermeiden.

Die zirkumskripte lokale Lasertherapie eignet sich im Frühstadium bei Hämangiomen im Gesicht.

Technische Entwicklungen - Lasersysteme /
Lasersystems and Technology

System Performance of a Compact Alexandrite Laser System for Medical Purposes

E. Steiger, N. Maurer und G. Geisel

Steiger Lasertechnik GmbH, Medical Laser Systems

Römerstraße 23, D-82205 Gilching, Germany

Introduction

By using different kinds of laser radiation for extra- and/or intracorporal ablative
purposes, it is highly desirable for the operator to have a system available that
1. can be tuned to a specific wavelength region of high natural tissue absorption,
2. can ablate diseased tissue with minimal thermal and mechanical effects to the
healthy tissue and 3. can select on a natural basis between diseased and healthy tissue, either hard or soft.
Tunable solid-state laser systems, one of which is the pulsed, Q-switched and/or gain-
switched alexandrite laser, are preferred because they are reliable, easy to operate
and can be physically constructed as small and compact units. Especially multiwavelengths solid-state lasers are gaining increased interest because they can provide laser radiation in the UV, blue, VIS and Near-IR spectral region due to easily exchange-
able optical modules /1,2/.
We have developed a modular and multiwavelengths compact alexandrite laser system
whose performance and absortion behaviour to selected biological tissue will be discussed in the following. The laser concept itself, with the various possible optical
modules to create different therapeutic wavelengths, is described elsewhere /3/.

Laser/Tissue Interactions

Figure 1 schematically shows the functional behaviour of the measured ablation rate
for biological tissue material (e.g. µm per pulse) versus the pulse energy density or
fluence that is found experimentally by studying laser/tissue interactions.
Each ablation curve - either solid or dashed - shows a characteristic threshold fluence value F_{thres} which marks the onset of pronounced material removal from the biological target. This value is strongly dependent on the various physical tissue parameters as well as the laser beam properties. The different linear and nonlinear physical effects related to each distinct part of either curve are thoroughly described
in /4/.

360

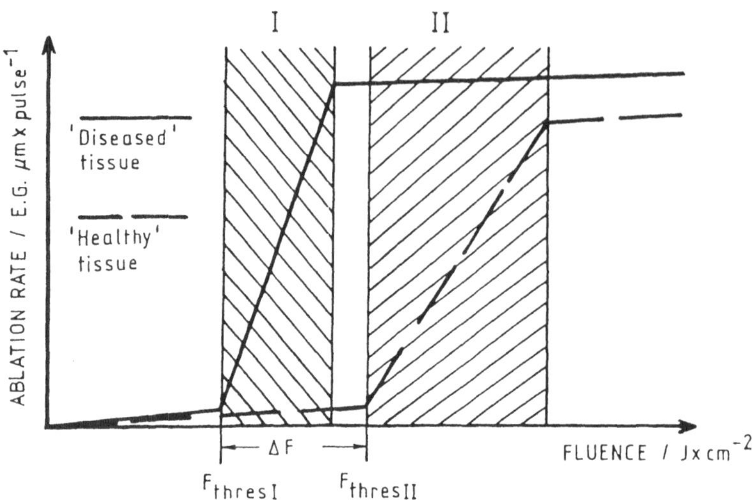

Fig.1 : Schematic sketch of the ablation rate vs. fluence for diseased and healthy
biological material.

To obtain diseased tissue ablation with minimal damage to the remaining healthy tissue, it is therefore necessary to use or create a selective tissue absorption with separated threshold values and ablation or 'working areas' I and II. The larger the difference F, the more selective and efficient this process is. To achieve such a nearly
perfect behaviour, an effective way may be to exactly adjust the wavelength of the laser system to a specific absorption peak of the diseased tissue that should be removed.
A few examples will show how this could be performed with the modular alexandrite laser system.

Figure 2 demonstrates the absorption coefficient of tissue with approx. 60% water content and hemoglobin in the oxygenized form versus wavelength, in the broad spectral
range of 0.1 to 10 µm. The smallest penatration depth into tissue is related to the
wavelength of the Er:YAG laser at 2.94 µm, with the disadvantage that this wavelength
cannot be sufficiently transmitted via thin and flexible optical fibers. This also
holds true for the Er:YSGG at 2.79 µm. The best alternatives for intracorporal ablation and/or cutting procedures may therefore be the Cr,Tm,Ho:YAG at 2.13 µm or the
frequency-doubled alexandrite laser at 360-430 nm which can both be effectively transmitted through quartz fibers with different OH^--content and core diameters starting
from below 200 µm. Both laser systems nearly show the same penatration depth in water-
rich tissue. Due to its strong absorption maximum around 400 nm, tissue containing a
larger amount of blood is more effectively cuttable with the frequency-doubled alexandrite laser in the blue than with 2.13 µm.

Figure 3 shows the absorption behaviour of two different urinary calculi: brushite, a
dark brown stone and calciumoxalate monohydrate, a pale stone.

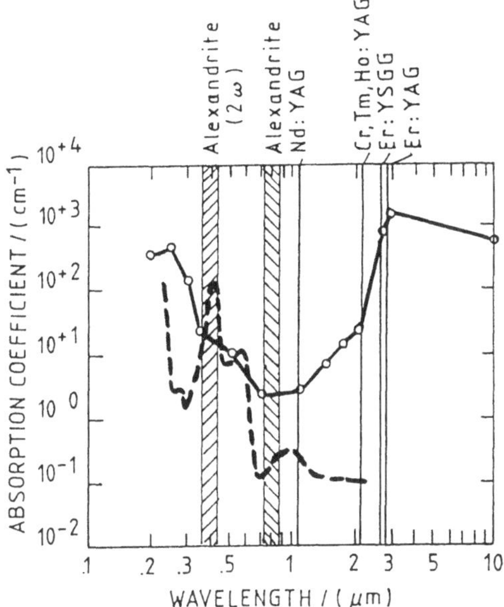

Fig.2 :
Absorption coefficient of tissue
with 60% water content (——)
and hemoglobin HbO$_2$ (-----) vs.
wavelength.
(o : Datas from Ref. 5)

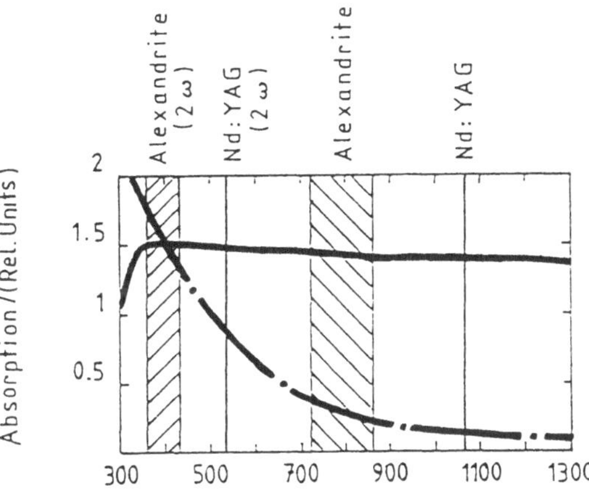

Fig.3 :
Absorption of brushite (——)
and calciumoxalate monohydrate
(-----) vs. wavelength.
(Datas from Ref. 6)

In the wavelength region of approx. 350-1300 nm the brushite stone demonstrates no selective absorption so that the stone surface looks the same for Nd:YAG (1.06 and 0.53 µm) and alexandrite (720-860 and 360-430 nm). The situation changes rapidly regarding the pale and hard calciumoxalate monohydrate stone. The best laser beam absorption occurs at around 400 nm within the tuning range of the frequency-doubled alexandrite laser. For that radiation both stones have the same surface appearance and are fragmented with the same high efficiency.

Figure 4 , at last, demonstrates the absorption of enamel in the wavelength region up

to 3 μm. Once again a symmetric behaviour is observed for the Near-IR and the blue
spectral region. The best candidates for effective laser-induced ablation of enamel
therefore are the Er:YAG and the frequency-doubled alexandrite laser, the Nd:YAG or
the Cr,Tm,Ho:YAG play only a minor role and merely induce diffuse heating to the
enamel substance.

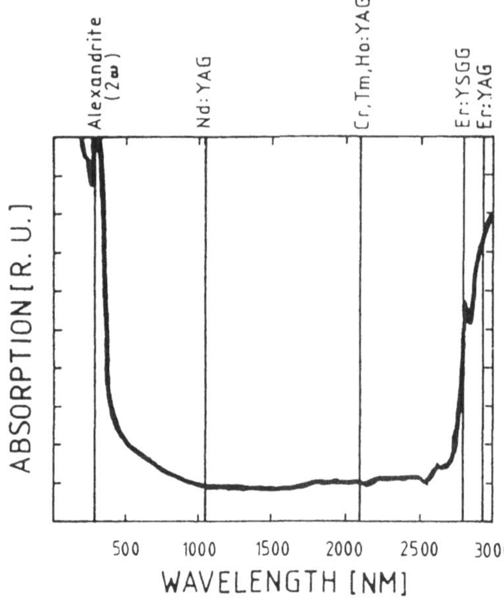

Fig.4 :
Absorption of enamel vs. wave-
length.
(Datas from Ref. 7)

Conclusion

Multiwavelength solid-state laser systems like the pulsed alexandrite laser can provide selectible radiation in the UV, blue, VIS and Near-IR spectral region. Due to the
different absorption behaviour of diseased or healthy hard and soft biological tissue
material, the operator can freely select between a variety of different laser parameters to solve his specific medical problem. By choosing the adequate module combination, the alexandrite laser system is precisely adaptable to many surgical needs in
urology, gastroenterology, cardiology, neurosurgery and dentistry.

References

1. J.T. Lin et al., Biomedical Optics'92, SPIE-Vol. 1650
2. E. Steiger et al., Biomedical Optics'92, SPIE-Vol. 1650
3. E. Steiger, Biomedical Optics'91, SPIE-Vol. 1421
4. H.P. Berlien, G. Müller, Angewandte Lasermedizin, ecomed-Verlag
5. L. Esterowitz et al., Optical and Laser Technology in Medicine, SPIE-Vol. 605, 1986
6. W.v. Waldhausen et al., 1st International Symposium on Laser Lithotripsy,Ulm,1987
7. U. Keller, R. Hibst, Biomedical Optics'93,Los Angeles,1993

Mikrokrümmungsauskoppler - Ein Bauelement zur Messung der in medizinischen Lichtwellenleitern während des Einsatzes geführten Laserstrahlung

H.-D. Reidenbach
Forschungsbereich Medizintechnik/HLT (Hochfrequenz- und Lasertechnik),
FH Köln, Betzdorfer Str. 2, D-5000 Köln 21

Zusammenfassung

Lichtwellenleiter werden bei den verschiedensten medizinischen Anwendungen als Transmissionsmedium für Laserstrahlung eingesetzt. Dabei war es bislang nicht möglich, die im Lichtleiter während der Behandlung geführte Laserstrahlungsleistung zu messen.
Es wird ein Bauelement beschrieben, bei dem durch erzwungene Mikrokrümmungen zu Meßzwecken Strahlung ausgekoppelt und in einem Meßlichtleiter zu einem Detektor geführt werden kann. Damit ist eine kontinuierliche Anzeige der transmittierten Leistung und eine Systemüberwachung möglich.
Die vorgestellten Ausführungsformen von Mikrokrümmungs-Auskopplern sind miniaturisiert und als nichtinvasive Meßelemente relativ einfach bei den jeweiligen Lichtleitern einsetzbar.

Einleitung

Zur Übertragung von Laserstrahlung werden vom UV- bis zum IR-Bereich Lichtwellenleiter mit Kern-Durchmessern zwischen 200 und 600 μm verwendet. Von experimentellen Untersuchungen mit 50 μm-Gradientenfasern und auch mit Monomodefasern mit einer Modenfeldweite von 9 μm wurde 1989 von REIDENBACH et al. berichtet.
Wenngleich der Laser auch im 4. Jahrzehnt seines medizinischen Daseins immer noch relativ häufig undifferenziert eingesetzt und oft damit nur auf dem Gewebe "herumgebraten" wird, wie man das über viele Jahre sonst nur vom alten Elektrokauter her kannte, so gibt es aber doch auch eine Reihe von Anwendungen, bei denen die Kenntnis der applizierten Leistung von Bedeutung ist.

Methode

Die faszinierenden Möglichkeiten der verschiedensten lichtwellenleitergestützten Lasertransmissionssysteme beinhalten zugleich aber auch den methodischen Nachteil, daß Lage-Veränderungen, wie sie z.B. durch Krümmungen auftreten, sowohl mit Änderungen der Transmission als auch mit solchen der Bestrahlungsparameter verbunden sind. Gerade die quantitative Kenntnis von Leistungs- und/oder Energiedichte bzw. transversalem Strahlprofil auf der Gewebeoberfläche ist aber aus dosimetrischen Gründen von besonderer Bedeutung. Als eine der wichtigsten Fragen hat sich nämlich diejenige nach der für den jeweils gewünschten Effekt erforderliche Dosis erwiesen. Fehlentscheidungen, die außer durch den falschen Laser und/oder dessen falsche Betriebsart auch durch eine ungeeignete Dosis bedingt sind, können u.a. zu unnötig großen thermischen Schädigungszonen, zu adhäsionsbegünstigenden Karbonisationen und zu übermäßiger Rauchentwicklung führen. Alle diese Effekte sind besonders bei endoskopischen Techniken, wie sie die minimal invasive Chirurgie benötigt, sehr unerwünscht, d.h. es ist eine mindestens quasi-kontinuierliche on-line Überwachung der Bestrahlungsparameter am distalen Lichtleiterende erforderlich. Dies setzt aber die Messung der im Transmissionssystem während des Einsatzes geführten Leistung voraus.

Nun wird aber gerade die Stör- und Interferenzunempfindlichkeit eines Lichtwellenleiters als eine seiner besonderen Eigenschaften betrachtet, d.h. es dürfte danach auch praktisch nicht möglich sein, die darin transportierten Informationen "abzuhören", also auch nicht die geführte Leistung zu messen.

Eine solche vielfach verbreitete Meinung kann man aber nicht einmal dann aufrechterhalten, wenn man nur das Konzept der geometrischen Optik zugrunde legt, denn nach GOOS und HÄNCHEN kommt es bei der Totalreflexion zu einer Strahlversetzung und einer partiellen Ausbreitung der Welle im angrenzenden Medium.

Aus der Maxwellschen Wellentheorie läßt sich bei der Totalreflexion an der Kern/Mantel-Grenzfläche eine nichttransversale, quergedämpfte Stützwelle ableiten, deren Feld-Komponente senkrecht zur Ausbreitungsrichtung exponentiell abfällt, d.h. im optischen Mantel eines Lichtwellenleiters kann eine Eindringtiefe des Feldes definiert werden, die außer von der Wellenlänge und der Brechungsindexdifferenz des Kern- und Mantelmaterials von der Modenzahl der im Kern geführten Welle abhängt. Auf dieser Grundlage wurde 1976 von REIDENBACH et al. ein Koppelelement vorgeschlagen.

Grundsätzlich gibt es verschiedene Möglichkeiten, einen Lichtwellenleiter nichtinvasiv "anzuzapfen" (Tabelle 1), wobei durch eine Störung eine Änderung der Modenverteilung zwischen den geführten, diskreten Moden, den Mantelmoden und dem Kontinuum der Strahlungsmoden erfolgt.

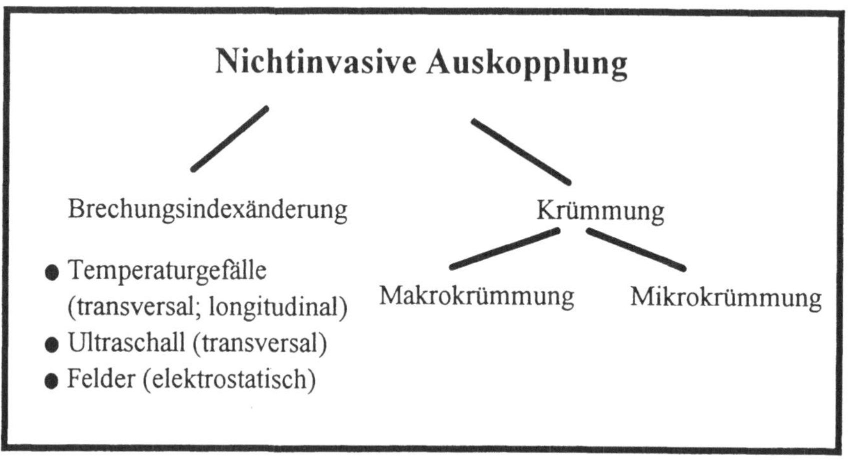

Tabelle 1: Möglichkeiten der nichtinvasiven Auskopplung

Unter den Gesichtspunkten einer kleinen Baugröße und hohen Meßgenauigkeit fiel die Entscheidung nach experimentellen Studien der mit den verschiedenen Möglichkeiten erzielbaren Effekte für einen Auskoppler, der auf dem Krümmungsprinzip beruht.

Zunächst wurden hierzu Berechnungen nach dem "Ray-Tracing-Verfahren" mit der Näherungsmethode der Geometrischen Optik für einen Auskoppler durchgeführt, der auf dem Prinzip der Mikrokrümmungen basiert, wobei die Strahlenwege von ca. 1000 bis 2000 Einzelstrahlen eines Bündels beim Gang durch den Koppler verfolgt wurden. Dabei ergab sich ein fast linearer Zusammenhang zwischen der Amplitude der Störung und dem Auskoppelgrad. Außerdem zeigte die Rechnung, daß bereits bei relativ kleinen Koppellängen ein überproportional großer Anteil der Auskopplung zu erwarten ist. Weiter zeigte die Rechnung, daß zwar die Auskopplung global mit der Periodenzahl steigt, daß hierbei aber nichtlineare Zusammenhänge existieren. Außerdem zeigt eine statistische Betrachtung, daß mehrere kleine Auslenkungen eine größere Auskopplung ergeben als wenige große.

Die Amplitude der Auslenkung läßt sich in einem Mikrokrümmungsauskoppler-Bauelement, bei dem zwei Zahnreihen auf entgegengesetzten Seiten eines Lichtwellenleiters auf diesen drücken, durch von außen aufgebrachte Kräfte variieren und einstellen.

Die Versuche bestätigten die Annahme einer Winkelabhängigkeit der ausgekoppelten Strahlung, was bei der Realisierung der Kopplerelemente berücksichtigt wurde.

Ganz generell kann festgestellt werden, daß periodische mechanische Deformationen geringer Amplitude, also sog. Mikrokrümmungen, zur Modenkopplung bzw. Modenkonversion, d.h. zu einem Energieaustausch zwischen dem verschiedenen Moden und zur Umwandlung in andere Modentypen, führen.

Von FIELDS u.a. Autoren wurde gezeigt, daß die Kopplung maximal wird, wenn die mechanische Biegungswelle gleich der sog. Kopplungswellenlänge Λ der Kernmodengruppen wird. Diese wird bei Stufenindex- bzw. Gradientenindexfasern durch die Beziehung

$$\Lambda = \frac{\sqrt{2} \cdot \pi \cdot r_K \cdot n_K}{NA} \cdot \left\{ \begin{array}{c} 1 \\ \sqrt{2} \end{array} \right\} \begin{array}{l} \textit{für Stufenindex} \\ \textit{für Gradientenindex} \end{array}$$

(mit r_K : = Kernradius, n_K : = Kernbrechungsindex, NA : = Numerische Apertur)

gegeben und bestimmt die geometrischen Abmessungen eines Auskopplerelementes.

Ergebnisse

Als Lichtwellenleiter wurden verschiedene Quarzfasern mit Kerndurchmessern von 50, 200, 300, 400 und 600 μm untersucht, sowie eine 1 mm dicke Kunststoffaser eingesetzt. Die realisierten Mikrokrümmungs-Bauelemente enthielten neben den aktiven Zahnreihen, die für die periodische Störungen durch Mikrokrümmungen verantwortlich sind, aus Gründen einer Baugrößen-Miniaturisierung, keinen O/E-Wandler und Detektor, sondern einen zweiten Lichtwellenleiter, in den die ausgekoppelte Strahlung z.B. über einen aufgedampften, gekrümmten Reflektor eingekoppelt wurde (Bild 1).

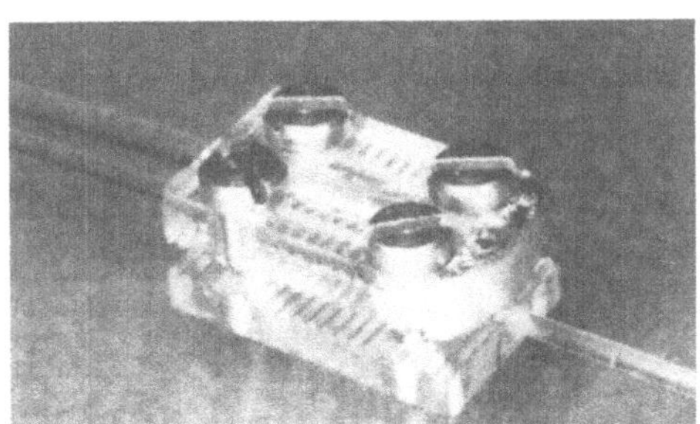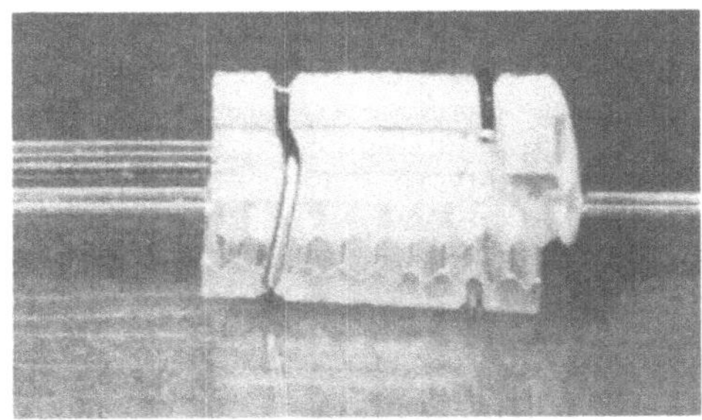

Bild 1: Mikrokrümmungsauskoppler mit aufgedampften Reflektorspiegel und Meßlichtwellenleiter

Der zur Auskopplung erforderliche Druck wird entweder von 4 kleinen Schrauben geliefert oder aber das Bauteil wird von 2 Federn zusammengedrückt.

Bei einer anderen Ausführung erfolgt die Auskopplung über einen unter einem bestimmten Winkel zur Lichtwellenleiterachse in eine Platte gefräßten Kanal, der zur Erhöhung des Auskoppelwirkungsgrades mit einer hochbrechenden Flüssigkeit gefüllt wird. Da diese auch zwischen den Prismenstrukturen der

Zahnreihen gelangt, erfolgt faktisch eine Bündelung der ausgekoppelten Strahlen. Die Variation des Auskoppelgrades erfolgt auch bei diesem Bauelement durch Veränderungen der senkrecht zum Lichtwellenleiter wirkenden Kraft. Die verschiedenen Lichtleiter wurden in Auskopplern mit unterschiedlichen Zähnezahlen als Funktion der Kraft untersucht und außerdem wurde die ausgekoppelte Leistung als Funktion der transmittierten Leistung gemessen.

Die Meßergebnisse zeigten, daß die ausgekoppelte Leistung zunächst etwa quadratisch mit der einwirkenden Kraft ansteigt, um dann bei steigender Kraft in ein lineares Verhalten überzugehen.

Ausgekoppelte und transmittierte Leistung sind streng proportional zueinander, so daß sich aus einer bei fester Kraft bestimmten Eichkurve des jeweiligen Lichtleiters und der ausgekoppelten Leistung die im Lichtleiter geführte Leistung messen läßt, ohne daß man dazu Zugang zum distalen Lichtleiterende haben muß.

Diskussion

Mit den realisierten und untersuchten, auf dem Prinzip des Mikrokrümmungs-Auskopplers basierenden Bauelementen läßt sich die von einem Lichtwellenleiter geführte Lichtleistung nichtinvasiv messen. Dies ermöglicht die quantitative Analyse eines therapeutischen Lasereinsatzes, in dem die transmittierte Laserleistung on-line ermittelt werden kann, und zwar möglichst nahe am distalen Lichtleiterende und nicht wie bisher meist üblich in Form der sog. Laserkopfleistung oder als vor Behandlungsbeginn vom Lichtleiterende abgestrahlte Leistung. Diese kann sich aber während der Applikation aus den verschiedensten Gründen verändern. Das Auskoppelelement kann dazu beitragen, daß aufgrund der Meßbarkeit der jeweiligen applizierten Leistung eine klare Herausarbeitung von Indikationen erfolgt, bei denen der Lasereinsatz konkurrenzlos ist, was zugleich die Chance für den medizinischen Laser bedeutet.

Die entwickelten Auskoppler eignen sich auch zur Leistungsüberwachung, und zwar außer bei medizinischer Anwendung von Lichtleitern auch im industriellen Bereich.

Für die Durchführung der umfangreichen Messungen dankt der Verfasser den Dipl.-Ing. S. Rasch, M. Oles und R. Junghof.

Literaturverzeichnis

Reidenbach, H.-D.; Hergesell, U.; Dollinger, K.: Experimentelle Ergebnisse mit einem fasergestützten Argon-Ionen-Laser-Skalpell; Steiner, R. (Hrsg.): Verhandlungsber. d. Dt. Ges. f. Lasermed., Erdmann-Brenger Verlag, München 1990, S. 351-359

Goos, F.; Hänchen, H.: Ein neuer und fundamentaler Versuch zur Totalreflexion; Ann. d. Physik 1, 6. Folge (1947), 333-346

Reidenbach, H.-D.; Brand, H.; Bodem, F.; Straetmann, H.: An Optical Directional Coupling Device with Variable Coupling; Opt. Laser Technol. 8 (1976), 109-112

Fields, J. N.: Attenuation of a parabolic-index fiber with periodic bends; Appl. Phys. Lett. 36 (1980), 799-801

Auswahlkriterien für Nd:YAG-Laserapplikatoren

C. Scholz*, B. Fuchs**, R. Schulte-Eickhoff**, C. Philipp***,
H.-P. Berlien***, B. Hug*, F. Zgoda**, G. Müller***

*   Hüttinger Medizintechnik GmbH & Co. KG
       Am Gansacker 1b, D-79224 Umkirch

**   Laser Medizin Zentrum gGmbH, Berlin

***   Fachgebiet Lasermedizin
       Universitätsklinikum Steglitz, Berlin

Ziel der Untersuchung ist die Auswahl geeigneter Einmalfasern für
eine sichere und effektive Nd:YAG-Lasertherapie. Mit einer mechanischen Versuchseinrichtung, die eine reproduzierbare Einstellung
der Voschubgeschwindigkeit des Gewebes und der Auflagekraft der
Faser auf das Gewebe erlaubt, werden die in Tab. 1 dargestellten
Parameter im in vitro Versuch erprobt.

Tab. 1: Versuchsaufbau für reproduzierbare Schnitt- und Koagu-
          lations-Versuche in Kontakt- und Non-Kontakttechnik

- Vorschubgeschwindigkeit 1 mm/s

- Leistungen 10, 20, 30 W

- bare fibers
  600, 400, 300, 260, 200 µm QQ
  400 µm HCP

- gasgespülte Fasern
  600, 400 µm QQ

Qualitätsmerkmale von Fasern lassen sich vor Gebrauch durch eine
eingehende Sichtkontrolle unter Lupenvergößerung überprüfen.
Diese sind:

- zentrisch montierte Faser im Stecker

- hohe optische Güte der Endflächen (frei von Glassplittern,
  Verschmutzungen, Ausbrüchen)

- anwenderfreundliche Verpackung

Nach Gebrauch der Faser ist zu überprüfen, ob die optische
Endfläche an der Einkopplung und die Faserspitze und/oder
Abschlußhülse (Gasspülung) am distalen Faserende stabil geblieben
sind. Nur so kann sichergestellt werden, daß die Behandlung unter
kontrollierten Bedingungen stattgefunden hat und der Patient nicht
durch abgebrochene Faserspitzen oder abgefallene, heiße
Abschlußhülsen gefährdet wird. Die Gefahr einer während der
Behandlung abbrechenden Faserspitze wird durch eine mechanische
Fasertestung vor und nach Gebrauch untersucht. Die Prüfbedingungen
sind wie folgt:

- Universal-Prüfmaschine (Fa. Frank)
- 6 Messungen vor Gebrauch
- 1 Messung nach Gebrauch
- Prüfgeschwindigkeit 30 mm/min.
- Prüfvorkraft 0,1 N
- Brucherkennungswert 0,5 N
- Einspannung: Abisolierung des Coatings auf einer Länge von 10 mm
                Klemmung bündig mit dem Coating-Abschluß

Die Messergebnisse in Tab 2. verdeutlichen, daß hochqualitative
Fasern bei einer Leistung von 30 W in der bare fiber-
Kontakttechnik bei richtiger Anwendung thermisch so geringgradig
geschädigt werden, daß ihre Bruchfestigkeit gegenüber dem Neuzu-
stand nicht abnimmt.

Tab. 2: Bruchkraft F_B bis zum Bruch zurückgelegter Weg S_B

Fasertyp	F_B vor Gebrauch	F_B nach Gebrauch	S_B vor Gebrauch	S_B nach
300 μm QQ	2,3 N	2,3 N	3,5 mm	3,5 mm
400 μm QQ	2,8 N	2,8 N	4 mm	4 mm
400 μm HCP	6,5 N	6,5 N	2,8 mm	2,8 mm
600 μm QQ	6 N	6 N	2,9 mm	2,9 mm

Ein Praxistest verschiedener Fasern in Kontakt- und Non-
Kontakttechnik führt zu folgenden Ergebnissen:

- Die Steifigkeit der bare fiber und das die Faser führende
  Applikationsinstrument sind von großer Bedeutung für die
  Schneideffektivität.

- Kleine Faserkerndurchmesser bringen in der Bare-fiber-
  Kontakttechnik bei gleicher Leistung feinere Schnitte,
  jedoch trotz der höheren Leistungsdichte keine größere
  Schnittiefe (Abb. 1).

- Ein hohes Kern/Cladding-Verhältnis (> 0,8) begünstigt die
  Schneidleistung (Abb. 2)

- Eine auf 300 µm angespitzte 600 µm sculptured fiber hat gegenüber einer 300 µm bare fiber den Vorteil einer höheren Schneidleistung bei höherer Steifigkeit, aber den Nachteil, nicht nach-
  präpariert werden zu können. (Abb. 3)

- Eine über die Schnittiefe vollständig abisolierte 400 µm HCP-
  Faser schneidet im Vergleich zu einer 400 µm QQ-Faser mehr als
  doppelt so gut. (Abb. 3)

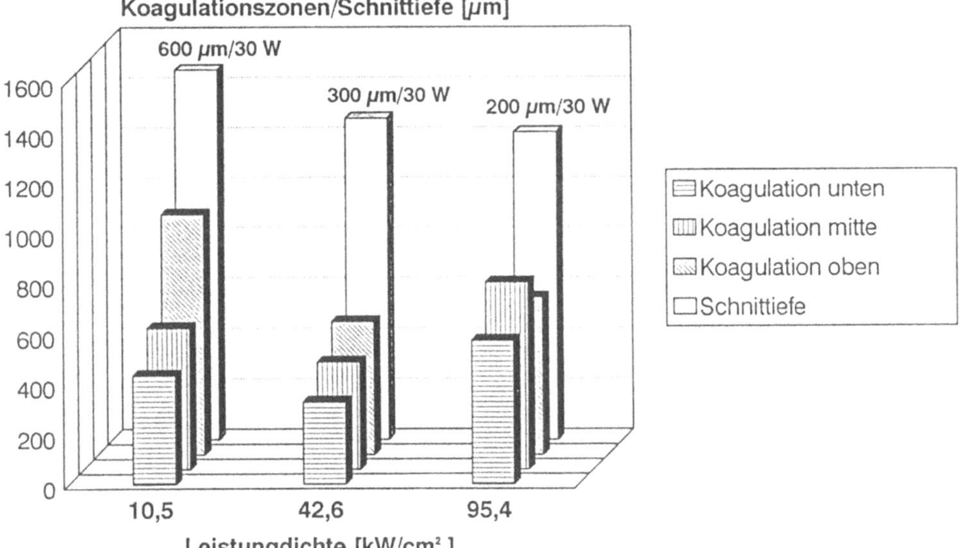

Abb. 1: Vergleich von bare fibers in Kontakt-Technik
  bei einer Leistung von 30 W   600 µm,   10,5 kW/cm²
                                 300 µm,   42,6 kW/cm²
                                 200 µm,   95,4 kW/cm²

ZUSAMMENFASSUNG:

Mit einer maximalen Nd:YAG-Laserleistung von 30 W kann bei
Verwendung von 200 µm-, 400 µm- und 600 µm-Fasern in
Kontakttechnik fein präpariert, effektiv geschnitten und in Non-
Kontakt-Technik großvolumig koaguliert werden. Die Verwendung von
geprüften, hochqualitativen Fasern durch einen geschulten Anwender
gewährleistet ein Höchstmaß an Patientensicherheit.

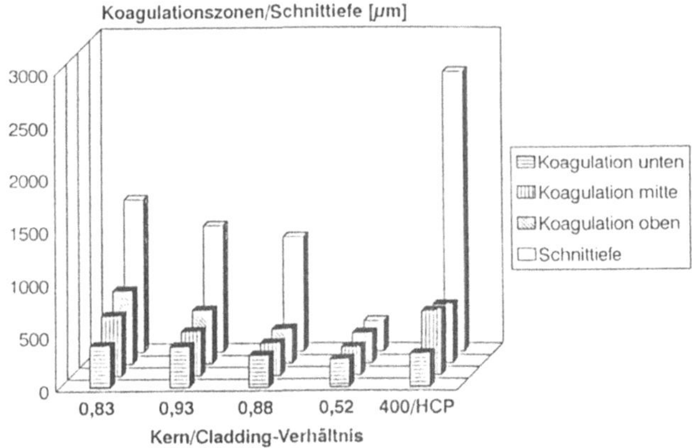

Abb. 2: Vergleich von bare fibers in Kontakt - Technik bei verschiedenen Kern - Cladding - Verhältnissen, vergleichbaren Leistungs-Dichten, resultierend aus 20 W, und gleicher Andruckkraft

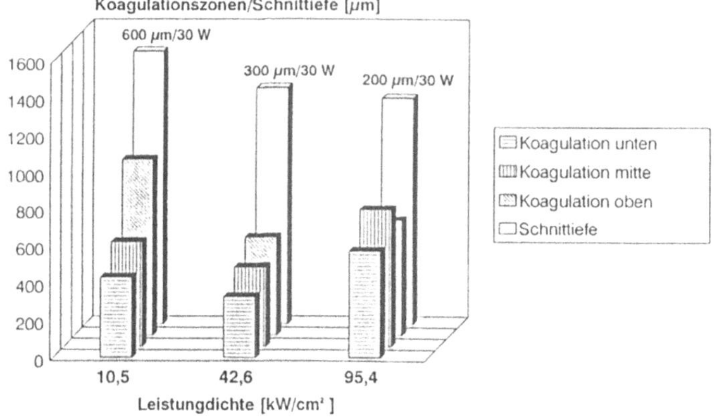

Abb. 3: Vergleich einer auf 300 μm angespitzten 600 μm sculptured fiber (QQ) mit einer 300 μm QQ-bare fiber und einer 400 μm HCP-bare fiber bei einer Laserleistung von 20 W.

Detektion von Spurengasen in der Klinik

H.-D. Kronfeldt, D. Fuest, H. Paulke
Optisches Institut der Technischen Universität Berlin
Str. des 17. Juni 135, 10623 Berlin, Germany

Abstrakt

Im klinischen Alltag wird eine große Anzahl verschiedenster Spurengase freigesetzt (Lösungsmittel, Desinfektionsmittel, Narkosegase, etc.), die z. T. karzinogene oder sogar toxische Wirkungen besitzen. Insbesondere für das Klinikpersonal, das dauerhaft die „Klinikluft" einatmen muß, stellen diese Gase eine latente Gefährdung dar. Wir stellen ein besonders empfindliches laserspektroskopisches Meßverfahren vor, mit dem unter Benutzung von Laserdioden im IR und piezounterstützten Multireflexionszellen Nachweisempfindlichkeiten solcher Spurengase im ppb- und ppt-Bereich erreicht werden können. Die klinischen Anwendungsmöglichkeiten unseres Systems werden diskutiert.

1 Einleitung

Für Narkosegase gilt die Gefahrstoffverordnung, da diese Gase nicht nur die Befindlichkeit des Klinikpersonals erheblich beeinträchtigen können, sondern auch im Verdacht stehen, schädigende Wirkungen, z.B. auf die Leber oder auf den Fötus, zu haben. So wurden für Halothan maximale Arbeitsplatzkonzentrationen von 5 ml/m^3 (ppm), sog. MAK-Werte, festgelegt, die an einem Arbeitsplatz höchstzulässige Konzentrationen für eine Dauer von acht Arbeitsstunden definieren. Für Lachgas, Enfluran und Isofluran hat das Amt für Arbeitsschutz Hamburg vorläufige Arbeitsplatz-Richtwerte (ARW) bekanntgegeben: 50 ml/m^3 für Lachgas und jeweils 10 ml/m^3 für Enfluran und Isofluran. Legt man diese Grenzwerte zugrunde, so ergibt sich aus einer in ca. 340 klinischen Räumen durchgeführten Meßreihe, daß für Lachgas bei 26%, für Halothan bei 8% der Anästhesisten die Konzentrationen über den Grenzwerten liegen [1].

2 Meßverfahren und Meßaufbau

Für die Analyse der volatilen Anästhetika werden die Absorptionsspektren im mittleren Infrarotbereich (MIR) herangezogen. Sie zeigen ausgeprägte Spektren im Wellenzahlbereich von 500 bis 1500 cm^{-1}, was einem Wellenlängenbereich von ca. 7 bis 13 Mikrometern (μm) entspricht. Mit Hilfe eines Fourier-Transform-Spektometers (FTS) mit einem Auflösungsvermögen von 0,01 cm^{-1} wird zuerst für jedes Agens das MIR-Spektrum als Ganzes aufgenommen, um anhand der erhaltenen Spektrogramme die Wellenzahlbereiche herauszusuchen, die sich für eine genaue Analyse mit Hilfe der hochauflösenden Diodenlaser-Spektroskopie eignen könnten. Ziel dabei ist es, einzelne Spektralbereiche zu finden, die bezüglich ihrer Linienstärke oder ihrer Linienbreite eindeutig zur Identifizierung und Konzentrationsbestimmung genutzt werden können. Mittels eines Diodenlaser-Spektrometers (DLS) im Infraroten können dann kleinste Teilabschnitte des Spektrums mit einer Auflösung von ca. 0,0002 cm^{-1} abgetastet werden. Letztlich legt man sich auf einen Spektralbereich fest, dessen Formparameter dann zur quantitativen Bestimmung des Einzelagens in einem Gasgemisch benutzt wird.

372

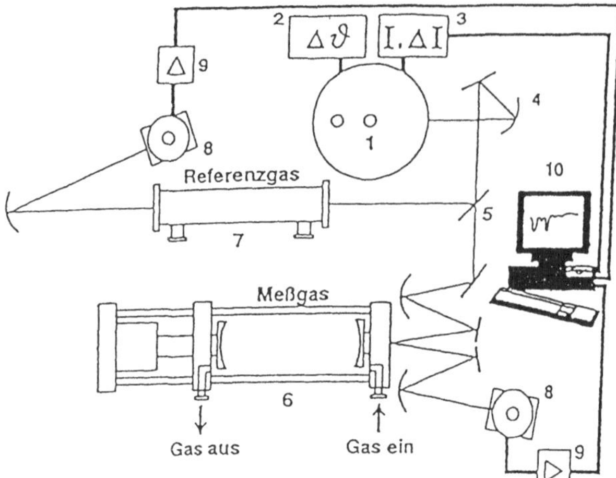

Abbildung 1: Aufbau des Diodenlaser-Spektrometers.

Der Meßaufbau ist schematisch in Abb. 1 gezeigt. Ein abstimmbarer Diodenlaser, der schmalbandig infrarotes Licht über einen definierten Wellenlängen- bzw. Wellenzahlbereich emittiert, befindet sich in einem Flüssigstickstoff-Dewar (1) und wird mit einer Stromkonstanz von ca. 5 μA sowie einer Temperaturkonstanz von ca. 1 mK betrieben (Stromansteuer- und Temperaturregelelektronik: 2, 3). Eine Kollimationsoptik (4) sorgt dafür, daß aus dem divergierenden Laserstrahlenbündel ein Parallelstrahlbündel wird. Ein Strahlteiler (5) teilt dieses dann in zwei Teilstrahlen auf, von denen der eine durch die Meßküvette (6), der andere durch eine Referenzküvette (7) gelangt. Je nach der Agenskonzentration in der Meßküvette wird das hindurchtretende IR-Licht mehr oder weniger stark absorbiert. Das so in seiner Intensität geschwächte Licht trifft auf einen IR-Detektor (8). Sein elektrisches Signal wird verstärkt (9) und als Spektrogramm zur Anzeige und Auswertung gebracht (10). Da die Lichtabsorption dem Lambert-Beerschen Gesetz gehorcht, in dem die Konzentration c des Agens und die optische Weglänge l als gleichwertige Faktoren enthalten sind (Lichtintensität $I = I_o \cdot e^{-\alpha \cdot c \cdot l}$), ist es zur Steigerung der Meßempfindlichkeit notwendig, die Meßküvette zu einer Multireflektionszelle auszubauen, d. h. die optische Weglänge wird vervielfacht. Mit einer sog. Herriott-Multireflexionszelle, die zur Unterdrückung von Interferenzen mit einem Piezotranslator ausgestattet ist, lassen sich Weglängen von einigen zehn bis zu einigen hundert Metern realisieren [2,3].

3 Messungen

Für die drei halogenierten Anästhetika Halothan, Enfluran, Isofluran wurden zunächst mit einem FTS IR-Spektrogramme aufgenommen. Als Beispiel ist in Abb. 2 ein Halothanspektrum bei Normaldruck aufgenommen. Man erkennt darin einen massiven Absorptionskomplex im Bereich von 500 bis 1500 cm^{-1}. Daneben liegt bei einer Wellenzahl von ca. 3000 cm^{-1} noch eine einzelne Absorptionsbande, die für Enfluran und Isofluran und ferner auch für andere klinisch relevante organische Verbindungen, wie z. B. Äthanol, charakteristisch ist. Dieser Komplex entsteht durch die C-H-Valenzschwingung, die in allen diesen Agenzien vorhanden ist. Verschiedene Narkosegeräte benutzen gerade diese Absorptionsbande zur Bestimmung der Konzentration von Narkosegasanteilen [4,5]. Eine Unterscheidung zwischen den Gemischanteilen einzelner Agenzien ist somit nicht möglich. Die außerdem im Spektrum sichtbaren, sehr viel feiner strukturierten Absorptionsbanden stammen vom Wasserdampf und von Kohlendioxyd, die beide in der nicht abgepumpten Küvette mit enthalten sind.

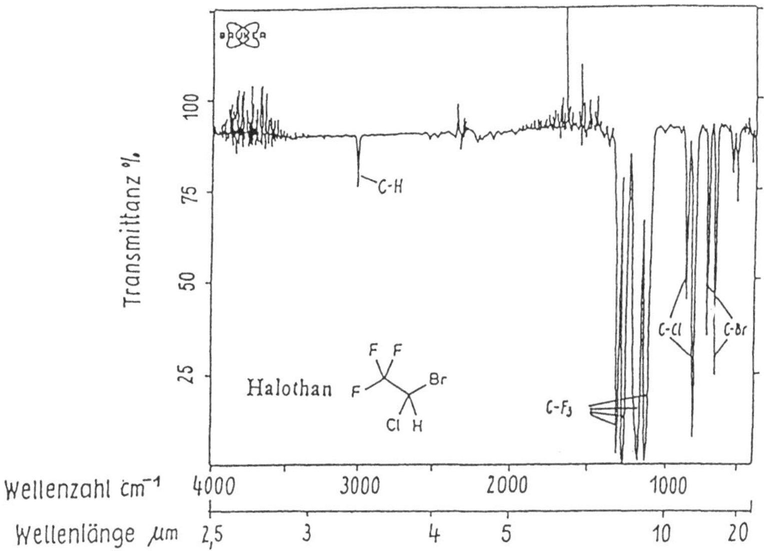

Abbildung 2: IR-Spektrum von Halothan.

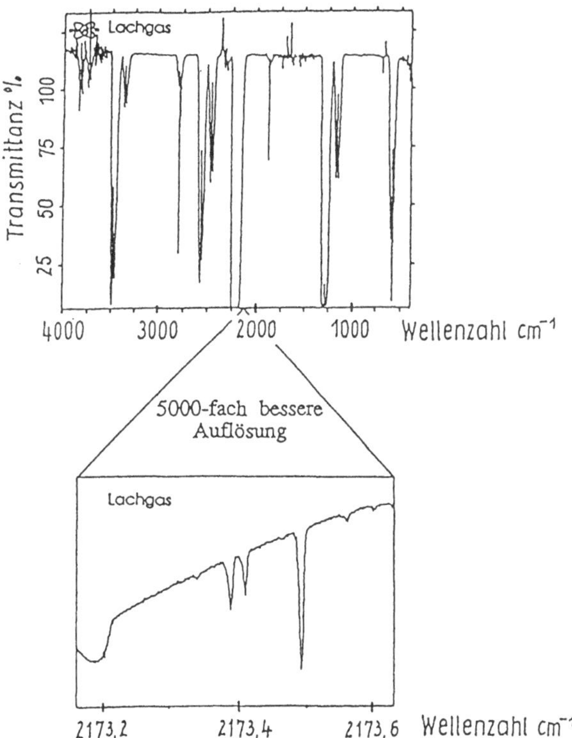

Abbildung 3: IR-Spektrum von Lachgas und hochaufgelöster Ausschnitt, gewonnen mit einem Diodenlaserspektrometer.

In Abb. 3 ist das IR-Lachgas-Spektrum zunächst wieder in mittlerer Auflösung des FT-Spektrographen gezeigt, und ferner ein kleiner spektraler Ausschnitt, der mit dem Diodenlaser-Spektrometer gewonnen wurde und eine 5000 mal höhere Auflösung besitzt. Gassignifikante Einzellinien werden bei dieser hohen Auflösung deutlich; diese werden dann zur quantitativen Messung herangezogen.

4 Ausblick

Die hochauflösende IR-Diodenlaserspektroskopie eröffnet die Perspektive, Absorptionslinien auszuwerten, die spezifisch für jedes einzelne anästhetische Agens sind und die so die einzelnen Agenzien voneinander unterscheidbar machen. Fehleinstellungen an narkotischen Monitoren können auf diese Weise nicht mehr zu Fehlern in der Aussage führen, welche genauen Konzentrationen von Anästhetika oder anderen Gasen in einem Gemisch tatsächlich vorhanden sind. Auch für den Nachweis von Spurenanteilen weiterer organischer Gase in belasteten Räumen des klinischen Arbeitsbereichs läßt sich mit der IR-Diodenlaserspektroskopie eine weiterführende Perspektive eröffnen.

Literatur

[1] R. Bohne-Matusall, H. U. Rasmussen, „Narkosegase in Krankenhäusern; Belastungen, Maßnahmen", Schriftenreihe der Bundesanstalt für Arbeitsschutz, GA 40, Dortmund (1992).

[2] H.-D. Kronfeldt, "Berechnung von Strahlverläufen in Multireflexionszellen unter Benutzung von optischen Matrizen", Praxis der Naturwissenschaften - Physik **41**, (1992).

[3] H.-D. Kronfeldt, J. Berger, „Piezo-enhanced Multireflexion-Cells applied for in-situ Measurements of Trace-gas Concentrations", SPIE Vol. 1780 Lens and Optical Systems Design, 650, (1992).

[4] D. C. Guyton, N. Gravenstein, „Infrared Analysis of Volatile Anesthetics", Journal of Clinical Monitoring **6**, 203, (1990).

[5] N. P. Luff, D. C. White, „Evaluation of the Datex 'Normac' anesthetic agent monitor", Anaesthesia **40**, 555, (1985).

Für die Unterstützung bei den FTS-Experimenten bedanken wir uns bei Frau M. Ritz, FU-Berlin, sowie für die Mithilfe beim Aufbau der Versuchsapparatur bei den Mitarbeitern unserer Arbeitsgruppe Dr. B. Sumpf, Dr. F.-J. Ulrich, K. von Dehn, M. C. Geißendörfer, H. Herrmann und J. Berger.

Laser Mikrostrahlverfahren / Laser Microbeam

Confocal Laser Scanning Microscopy as a Tool for Analysing Alterations of the Cytoskeleton After Ultrasound Treatment

P. Steinbach, M. Seidl, F. Hofstädter
Institut für Pathologie, Universität Regensburg
D-93042 Regensburg

INTRODUCTION

Confocal laser scanning microscopy is superior to conventional fluorescence microscopy due to its enhanced resolution. In particular its resolution along the optical axis by far exceeds that of conventional microscopes (WILSON 1989) thus offering the unique possibility of analysing thick objects under on-line control. In the present study we have focused on the analysis of ultrasound induced alterations in cancer cells grown as three-dimensional spheroids and umbilical endothelial cells in situ. The application of the confocal laser scanning microscope (CLSM) enabled us to analyse the respective alterations on a cellular level in situ, i.e. there was no need to cut the objects what would have allowed only limited analysis of the relevant morphology. We are particularly concerned in the non-thermal effects of high amplitude pulsed ultrasound on tumour cells and blood vessels. Lithotripter generated "shock waves" as they are in clinical use for the disintegration of urinary stones since more than a decade have recently been shown to possess the ability of reducing tumour growth in vitro and in vivo (OOSTERHOF 1990, BRÜMMER 1990). In vivo tumour regression is believed to be caused by direct (tumour) cellular effects as well as by damage to the vascularization (SMITS 1992). The latter might be of even greater importance in regard to the successful approaches in combining lithotripter generated shock waves with cytostatic drugs or cytokines (OOSTERHOF 1991, HOSHI 1992). Here we report on alterations of the cytoskeleton in cancer and endothelial cells and discuss the results in view of possible biological consequences and potential interaction mechanisms.

MATERIALS AND METHODS

Cells from the human prostate carcinoma cell line PCA and cells derived from a primary bladder cancer were propagated under standard cell culture conditions. MCTS were initiated by inoculating 5×10^5 cells on agarose coated 94mm petri-dishes. After incubation for 3 days resulting cell aggregates were transferred in spinner flasks and further grown for 6 to 8 days. Bladder cancer cells were grown to sub-confluence on glass slides. Human umbilical cords were clamped immediately after birth with the native blood inside the vessel and stored for a maximum of 5 hours at $8^{\circ}C$ in 0.9% saline.

Shock waves were generated by an experimental electromagnetic lithotripter kindly provided by Siemens Company. Source and focusing lens were identical to those used in the commercially available Lithostar Plus. Multicellular tumour spheroids (MCTS) were exposed as an immobilised pellet in polyethylene vials positioned in the focal area in 37°C water (STEINBACH 1992). The clamped umbilical cords were put in 8°C water perpendicular to the acoustical axis while focusing on one vessel (STEINBACH 1993). MCTS and umbilical cords were exposed to 200 and 2000 pulses respectively, the focal intensity was 0.6mJ/mm^2, the pulse repetition frequency 1Hz.

We exposed the cells grown on glass slides for 1min. in 0.9% saline (37°C) to CW ultrasound (320W ultrasonic cleaning bath, 35kHz), to compare the essentially unknown interaction mechanisms of the lithotripter generated shock waves to this presumably cavitation dominated type of energy deposition.

After treatment, spheroids and cells on slides were fixed for 2h in 1:1 methanol:ethanol and incubated over night at 4°C with 5µg/mL mouse anti-vimentin antibodies (Progen) followed by 2h incubation at room temperature with 10µg/mL fluorescein conjugated rabbit anti-mouse antibodies (Dakopatts). From the umbilical cord we prepared two pieces of approximately 2cm length; the first one was cut out of the focal region, the second one was cut at a distance of 5cm serving as control. After removing surrounding tissue, the exposed vessel was opened up, spread, pinned to a piece of polystyrene ("en face preparation"), fixed for 10min. in 3.7% formaldehyde in PBS, and stained for 40min. with fluorescein conjugated phalloidin, a probe for polymerised actin (66nM, Molecular Probes).

Finally, specimens were analysed for morphological alterations of the cytoskeletal structure by means of the CLSM equipped with an argon ion laser emitting at 488nm. In case of spheroids 16 optical sections spaced 2µm apart were recorded. The structure of the vimentin filamentary system of the cells exposed to CW ultrasound was studied in detail by use of the highest possible magnification obtained by an electronically controlled zoom mode. To visualise the endothelial cells in the en face preparations the CLSM has been adjusted to suppress the intensity of the highly fluorescent muscle fibres (high amount of actin) situated about 1µm below the endothelium.

RESULTS

The surface of untreated control MCTS presented a network of thin filaments spreading over the entire MCTS without visible (cell) boundaries. Penetrating deeper inside the MCTS this sight did not change significantly. In contrast, in the outer layer of shock wave treated MCTS the vimentin fibres showed severe agglomeration (Figure 1). Preceding deeper inside the MCTS the degree of agglomeration gradually decreased and the vimentin structure appeared undisturbed in optical sections recorded in depths exceeding 10µm. Exposure of cells on glass slides to CW ultrasound lead to a contraction of the cell along with damage to the vimentin filament system. In the latter an agglomeration of vimentin fibres in individual cells has been found; however, due to the diffraction limited resolution individual intermediate filaments could neither be resolved in the control nor in the exposed cells.

In the control samples of umbilical vessels phalloidin staining revealed actin-fibres mainly in the periphery of the endothelial cells, only few stress fibres were spread throughout the cytoplasm. In contrast, cells near the focal zone showed a strong increase in the number of stress fibres that are now mainly spread throughout the cytoplasm (Figure 2).

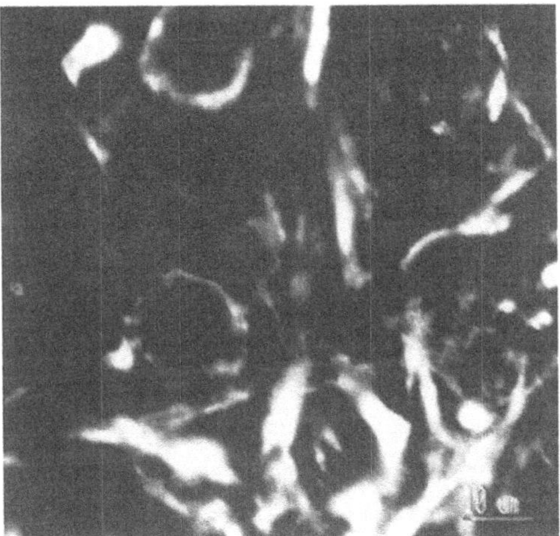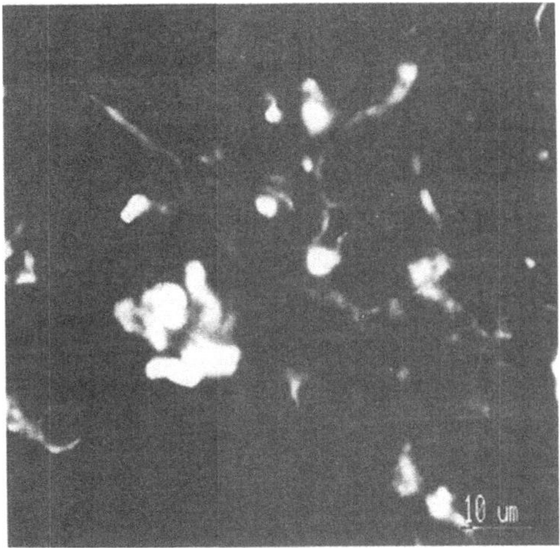

Figure 1: Optical sections from the surface layer of prostate carcinoma MCTS stained with anti- vimentin antibodies, left side: untreated control, right side: agglomerated vimentin fibres due to shock wave treatment.

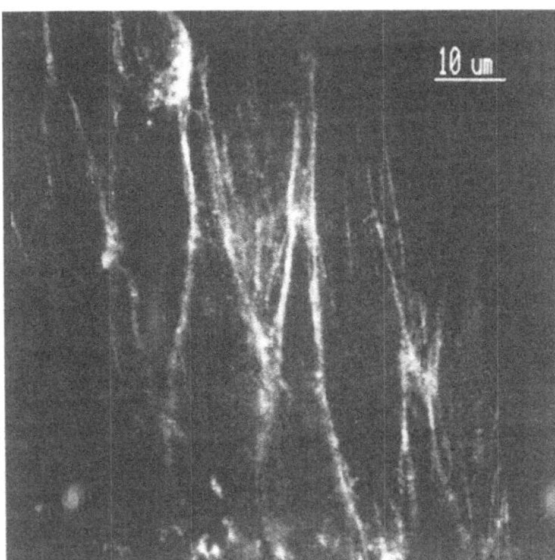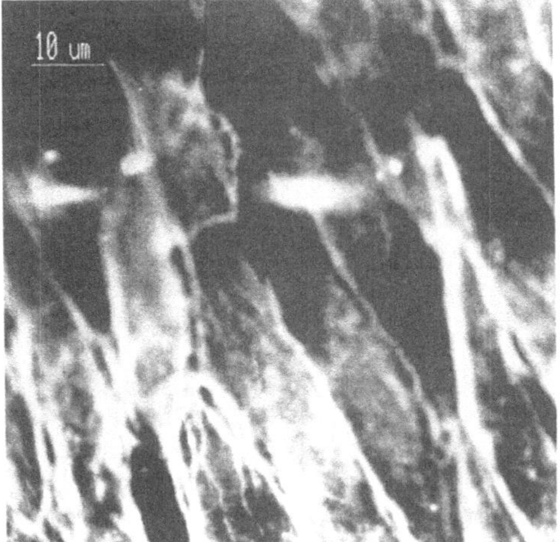

Figure 2: Confocal image of phalloidin stained umbilical endothelial cells in situ, left side: actin fibres in the control specimen are mainly located in the periphery of the cells, right side: in consequence of shock wave exposure the number of stress fibres has increased and they are now distributed throughout the cytoplasm.

DISCUSSION

The induction of stress fibres by non-thermal action of pulsed ultrasound might have important consequences during tumour treatment in particular in regard to combination with cytokines or cytostatic drugs. Stress fibre formation is generally associated with the development of intercellular gaps leading to an increased permeability of the vessel wall (MALIK 1989) thus facilitating the diffusion of drugs. This might finally contribute to the additive or even synergistic effects that have been observed during combined treatments (OOSTERHOF 1991, HOSHI 1992). From various in vitro experiments it is known that stress fibres in endothelial cells can be induced by oxidative stress (MALIK 1989), fluid shear stress (FRANKE 1984), or mechanical strain due to cyclic displacement of the substrate (IBA 1991). The latter two effects might be caused by the propagation of the high amplitude wave directly. However, it seems quite likely that cavitational effects, i.e. effects arising from the violent collapse of gaseous micro bubbles that develop during cycles of negative pressure in liquids, contribute substantially to the observed effects. Cavitational activity arising in the blood would mainly affect the endothelium as the primary target. Indeed, cavitation bubbles have been observed in blood vessels exposed to lithotripter generated shock waves (DELIUS 1991). The cytoskeletal alterations in spheroids were restricted to the outer cells layers, i.e. to those cells that are in contact to the surrounding liquid. This fact further supports the assumption of cavitation induced cytoskeletal damage. Finally, in cells exposed on glass slides in an ultrasonic cleaner, a device generating its effects from cavitation (SUSLICK 1988), the same type of vimentin damage appeared. Even if cavitation is assumed to be responsible for alterations of the intermediate and actin filament system, it is essentially unknown which of its secondary effects, i.e. radical formation or the emission of high speed jet streams would account for the effects. Further investigations are required to elucidate the interaction mechanisms in detail.

REFERENCES

Brümmer F, Bräuner T, Hülser DF (1990) Biological effects of shock waves. World J. Urol. **8**:224

Franke RP, Gräfe M, Schnittler H, Seiffge D, Mittermayer C, Drenckhahn D (1984) Induction of human vascular stress fibres by fluid shear stress. Nature **307**: 648

Delius M, Gambihler S, Weiss N (1991) Biological effects of lithotripters. Ultrasonics Int. 91 Con. Proc. 15

Hoshi S, Orikasa S, Kuwahara M, Suzuki, K, Shirai S, Yoshikawa K, Nose M (1992) Shock wave and THP- Adriamycin for treatment of rabbit's bladder cancer. Jpn. J. Cancer Res. **83**: 248

Iba T, Sumpio BE (1991) Morphological response of human endothelial cells in vitro. Microvasc. Res. **42**: 245

Malik AB, Lynch JJ, Cooper A (1989) Endothelial barrier function. J. Invest. Dermatol. **93**: 62S

Oosterhof GON, Smits, GAHJ, deRuyter JE, Schalken JA, Debruyne FMJ (1990) In vivo effects of high energy shock waves in urological tumors. J.Urol. **144**: 785

Oosterhof GON, Smits, GAHJ, deRuyter JE, Schalken JA, Debruyne FMJ (1991) Effects of high energy shock waves combined with biological response modifiers in different human kidney cancer xenografts. Ultrasound Med. Biol. **17**: 391

Smits GAHJ (1992) High Energy Shock Wave Induced Biological Effects in Different Tumor Models, Thesis, Nijmegen, NL

Steinbach P, Hofstädter F, Nicolai H, Rößler W, Wieland W (1992) In vitro investigations on cellular damage induced by high energy shock waves. Ultrasound Med. Biol. **18**: 691

Steinbach P, Hofstädter F, Nicolai H, Rößler W, Wieland W (1993) Determination of the extent of vascular damage caused by high energy shock waves in an umbilical cord model. Urol. Res. in press

Suslick KS (1988) Ultrasound: its chemical, physical, and biological effects. VCH, Weinheim, Germany

Wilson T (1989) Optical sectioning in confocal fluorescent microscopes. J. Microsc. **154**: 143

Acknowledgement - This work was supported by Siemens Medizintechnik, Erlangen, Germany

Anwendung von Laser-Mikrostrahlen in der Reproduktionsbiologie

K.Schütze°, A. Clement-Sengewald*, D. Berg#, A. Heinze°, R. Sander°, H. Pösl°

° Städt. Krankenhaus Harlaching-Laserlabor; Sanatoriumsplatz 2; D-81545 München
*Bayerische Klonierungsforschungs-GmbH&CoKG; Hackerstraße 27; D-85764 Oberschleißheim
Universitätsfrauenklinik München; Maistraße 11; D-80337 München

Erste Versuchsergebnisse zeigen, daß sich die Kombination eines UV-Laser Mikrostrahls mit einer dreidimensionalen `Optischen Pinzette´ hervorragend als Werkzeug zur berührungslosen Mikromanipulation von Gametenzellen in der biologischen und medizinischen Forschung eignet.

Das PALM Laser-Mikroskop-System (PALM, Wolfratshausen) besteht aus einem gepulsten UV-Laser (Stickstofflaser; Wellenlänge 337nm; STARNA, Darmstadt) und einem kontinuierlich arbeitenden IR-Laser (diodengepumpter Nd:YAG-Laser; Wellenlänge 1064nm; ADLAS, Lübeck). Beide Laser werden in ein inverses Mikroskop (Zeiss, Oberkochen) eingekoppelt und durch ein Objektiv von hoher numerischer Apertur auf eine Größe von weniger als 1 µm im Durchmesser fokussiert. Beide Laserstrahlen lassen sich unabhängig voneinander in alle drei Dimensionen bewegen. Die Bewegung ist motorisiert (MICOS, Umkirch) und wird über einen Joystick kontrolliert (Abb.1).

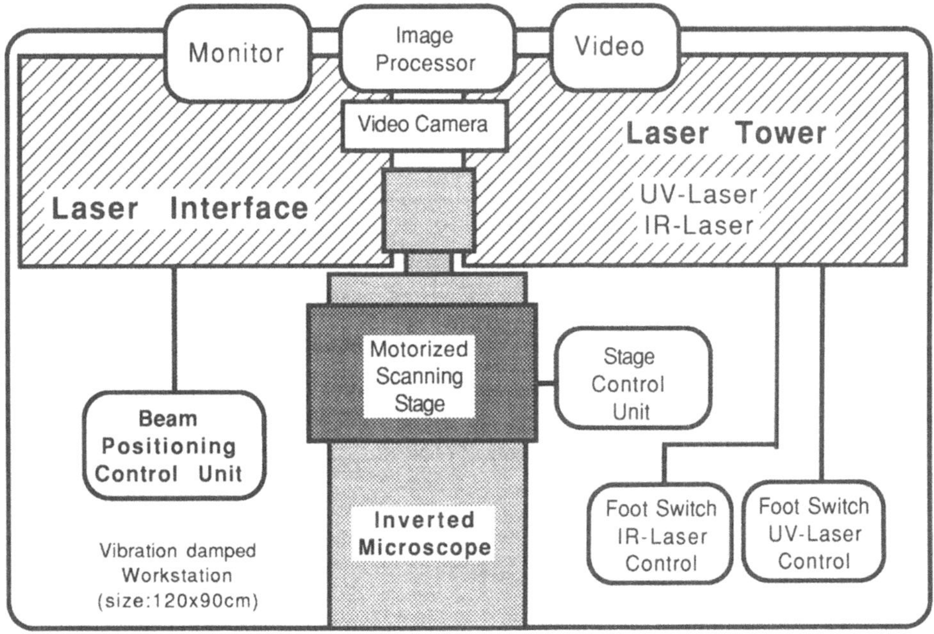

Abb.1: Blockdiagramm des PALM-Laser-Mikroskop Systems

Der UV-Laser Mikrostrahl wurde zur Fusion von Blastomeren bei befruchteten Mäuse-Zweizellembryonen eingesetzt. 31% der laser-behandelten Embryonen fusionierten nach wenigen Laserpulsen (Pulsdauer 3 nsec, Pulsenergie circa 5 µJ). 10% der fusionierten, tetraploiden Embryonen entwickelten sich bis zur Morula oder Blastozyste.

Beim Rind konnten laser-induzierte Fusionen von Cytoplasten mit Eizellen nachgewiesen werden. Hierbei wurde eine Fusionsrate von 36% erzielt, wovon sich 10 % bis zum 6- oder 8-Zellstadium teilten (1).

Mit der dreidimensionalen Optischen Pinzette´ (auch als Laserfalle bekannt) können Spermien gefangen und transportiert bzw. positioniert werden (2). Kleine Löcher mit einem Durchmesser von 1 bis 5 µm lassen sich mit dem UV-Mikrostrahl mühelos in die Zona pellucida von Eizellen fräsen (3). Diese Mikromanipulationen sind berührungslos, d.h. es sind keine mechanischen Mikromanipulatoren bzw. Mikrokapillare oder Mikronadeln nötig. Dadurch ist ein völlig steriles Arbeiten in abgeschlossenen, temperierbaren Gefäßen ohne Gefahr der Evaporation möglich.

Mit PALM konnte zum ersten Mal gezeigt werden, daß einzelne Spermien mit der Optischen Pinzette gefangen und durch das zuvor mit dem UV-Laser in die Zona pellucida gefräste Loch direkt in den perivitellinen Raum transportiert werden können. Somit kann das Laser-Mikroskop-System PALM nicht nur für die Grundlagenforschung in der Reproduktionsbiologie eingesetzt werden, sondern könnte in naher Zukunft auch als einfach zu bedienendes Werkzeug bei der Behandlung von Patienten mit schwerer Fertilisationsstörung eine wichtige Rolle spielen.

1: **Laser assisted cell fusion and cytoplast transfer in early mammalian embryos** A. Clement-Sengewald, K. Schütze, A. Heinze, G.A.Palma, H. Pösl, G. Brem;
Spie: Int. Soc. Optical Eng. Vol. 1876: 187 - 194 (1993)

2: **Controlled micromanipulation of human sperm in three dimensions with an infrared laser optical trap: effect on sperm velocity** J.M. Colon, P. Sarosi, P.G. McGovern, A. Ashkin, J.M. Dziedzic, J. Skurnick, G. Weiss, E.M.Bonder; Fertil. and Steril. 57, 3: 695 - 698 (1992)

3: **Micromanipulation of gametes using laser microbeams** Y. Tadir, W.H. Wright, O. Vafa, L.H. Liaw, R. Asch, M.W. Berns; Human Reproduction 1991;6:1011-1016

Ophthalmologie / Ophthalmology

Dreidimensionale Bildgebung am Augenhintergrund mittels der konfokalen axialen Tomographie

M. Obermaier, M. Mertz
Augenklinik rechts der Isar, Technische Universität München

Zusammenfassung

Unter Verwendung langwelliger Laserscansysteme und des konfokalen Abbildungsprinzips ist es möglich, axiale Sequenzen frontaler Tomogramme vom Augenhintergrund zu gewinnen. Aus diesen Bildsequenzen können mit voxelbasierten 3D-Rekonstruktionsverfahren dreidimensionale Datensätze aufgebaut werden. Diese können mit Bildverarbeitungsmethoden weiter verarbeitet werden. So ist es beispielsweise möglich, beliebige Schnittprojektionen zu simulieren.
Das Verfahren wird an klinischen Beispielen demonstriert.

Einleitung

Ophthalmologische Untersuchungsmethoden des Augenhintergrundes und insbesondere deren Dokumentationsformen geben meist ein zweidimensionales Abbild einer an sich dreidimensionalen Wirklichkeit wieder.
Da aber die Tiefeninformationen zur Beurteilung der Raumverhältnisse von Strukturen und ihrer räumlichen Beziehung zueinander von großer diagnostischer Bedeutung sind, versucht man, die Raumdimensionen des hinteren Augenpols mit verschiedenen Techniken zu erfassen.
Neben der binokularen Ophthalmoskopie bzw. Stereofundusfotografie (5) haben sich aufwendigere technische Lösungen, wie der Laser Tomographic Scanner (8) zur Papillentopographie oder polarimetrische Verfahren zur Messung der Nervenfaserschichtdicke (1) etabliert. Mit Hilfe der Indocyaningrünangiographie läßt sich die Aderhaut visualisieren (2). Die meiste Tiefeninformation liefert uns allerdings immer noch die Histologie.
Wünschenswert wäre demzufolge ein Verfahren, das unter in vivo Bedingungen ähnliche Möglichkeiten hinsichtlich der Wahl der Schnittebene bzw. Beobachtungsperspektive liefert. Ein Versuch, diesen Anspruch zu verwirklichen, soll hier vorgestellt werden.

Methode

Zur Simulation von "Fundusexzisionen" soll ein System aus speziell
adaptierter optischer Aufnahmetechnik und 3D-Rekonstruktions-
Bildverarbeitung dienen.
Nach dem Prinzip der Konfokalen Abbildung ist es möglich, Bilder
geringer Tiefenschärfe,   d.h. tomographischer Qualität, zu erzeugen.
Mit Hilfe der Scanning Laser Ophthalmoskopie (18,16,17,9,13) können
ähnlich wie beim Laser Tomographic Scanner (8) Refraktionssequenzen,
d.h. axiale Serien von Tomographien, erzeugt werden.
Als optischer Sensor diente uns das Scanning Laser Ophthalmoskop
von Rodenstock mit einer konfokalen Apertur mit derzeit 1000 Mikrometern und einer infraroten Laserdiode (780 nm).
Neben der Größe der konfokalen Blende zur Reduzierung der Tiefenschärfe ist zur Gewinnung von Information aus der Tiefe des Gewebes
die Verwendung langwelliger, d.h. infraroter, Laserquellen sinnvoll.
Da die Streuung der vierten Potenz der Wellenlänge umgekehrt
proportional ist, verringert sich mit kurzen Wellenlängen die Eindringtiefe in das Gewebe (14,10).
Die erzeugten Bildsequenzen werden synchronisiert auf Videoband
zwischengespeichert, um dann der eigentlichen Bildrekonstruktion
zugeführt zu werden.
Mit einer voxelbasierten 3D-Rekonstrution, verwirklicht auf dem Bildanalysesystem MIPRON der Firma Kontron, werden aus den Bildsequenzen vierdimensionale Datensätze   erstellt.
Die Voxels (volume elements) sind als kleinste kubische Raumkörper
zu verstehen, die durch lineare Interpolation zwischen den Schnitten
definiert werden und neben den drei Raumkoordinaten eine Grauwert-
zuordnung tragen.
Zur Volumenrekonstruktion und Oberflächendarstellung verwendeten
wir verschiedene Verfahren. Im wesentlichen seien Raytracing
Methoden, "back to front" und "front to back" Rekonstruktionen sowie
das volume rendering genannt (3,11,12,4).
Sowohl die Oberflächen als auch beliebige Schnittflächen des Objektes
lassen sich auf die Bildebene bzw. den Monitor projizieren (15,6) (Abb. 1).
Mit verschiedenen "resampling" Techniken (6) kann der Datensatz als
Raumkörper beliebig rotiert werden.
Zur Präsentation des 3D-Objektes wählten wir die 360°   Rotation des
rekonstruierten "Fundusblockes" auf dem Monitor.
Die räumliche Wahrnehmung für den Betrachter erfolgt durch die
Parallaxe der verschiedenen Strukturen bei fortlaufender Betrachtung
aus verschiedenen Perspektiven.

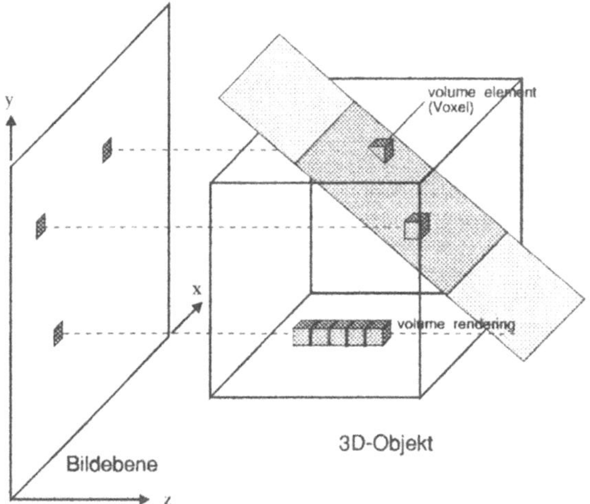

Abb.1. Schematische Darstellung der Projektion von Schnitten,
Oberflächen und Volumina auf die Bildebene.

Der Vorteil dieser Darbietung liegt in der Unabhängigkeit von weiterer
Technik, wie z.B. Polarisations- oder Rotgrün- Brillen bei stereo-
skopischer 3D-Präsentation.

Ergebnisse

Aus 50 bis 80 optischen frontalen Schnitten bzw. Tomographien
werden räumliche Datensätze aufgebaut, die gleichsam wie ein
Exzidat des Augenhintergrundes als quaderförmiger Körper
angesehen und unter verschiedenen Perspektiven betrachtet
werden können.Die Z-Achse wird hierbei willkürlich relativ groß
gewählt. Durch rechnergesteuerte Manipulationen ist es möglich, nicht nur Oberflächen hervorzuheben, sondern den Raumkörper auch transparent, zur Beurteilung der tieferliegenden
Strukturen, darzustellen. Hierbei sind die besonderen Abbildungseigenschaften zu beachten. So werden sich stark bildgebende Strukturen über ihre eigentliche räumliche Ausdehnung hinaus auf zu vielen Schichten abbilden. Beispielsweise bilden sich Gefäße demzufolge als in Z-Richtung
liegende Bänder ab. Verwischungen, die sich durch Augen-
bewegungen während des Scanvorgangs ergeben, können
interaktiv mit Bildverarbeitungsmethoden korrigiert werden.
Die räumlichen Datensätze können nicht nur von verschiedenen
Positionen betrachtet werden, es ist auch möglich, beliebige
Schnitte zu simulieren.

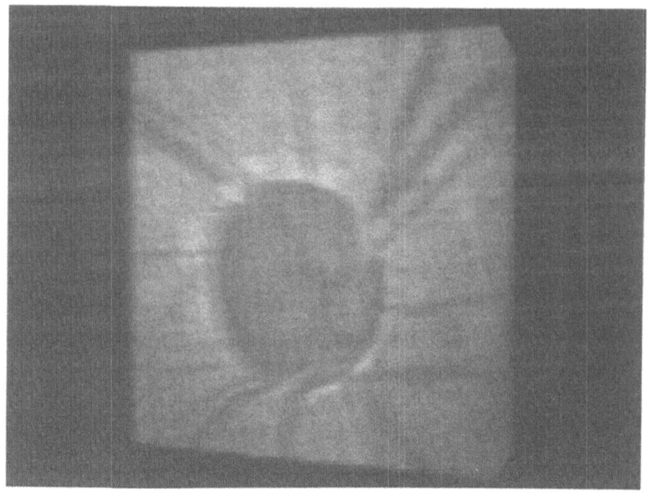

Abb.2. Glaukomatöse Papillenexkavation, 10° Projektion.

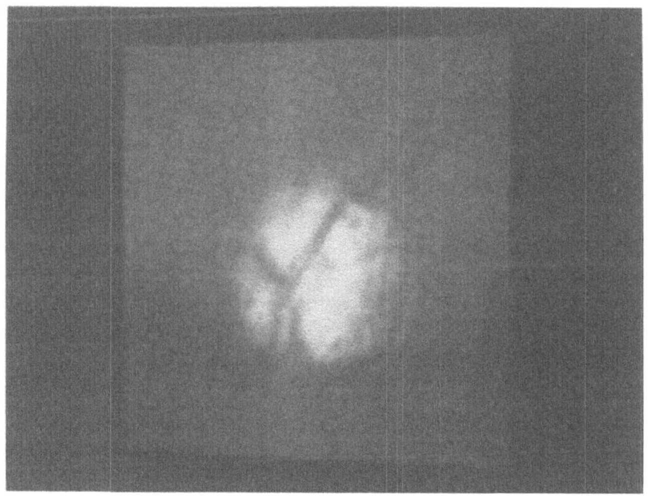

Abb.3. Glaukomatöse Papillenexkavation, 190° Ansicht.

In Abbildung 2 und 3 sehen wir den zu einem Raumkörper
visualisierten Datensatz einer glaukomatösen Papillenexkavation
unter verschiedenen Beobachtungswinkeln. Die Abbildung 3
zeigt den um 190° gedrehten Raumkörpern und erlaubt so den
"retrograden" Blick auf die Lamina cribrosa des Sehnervenkopfes.
Die Gefäße projezieren sich hierbei durch die Lamina, da sie
über viele Schnitte bildgebend sind.

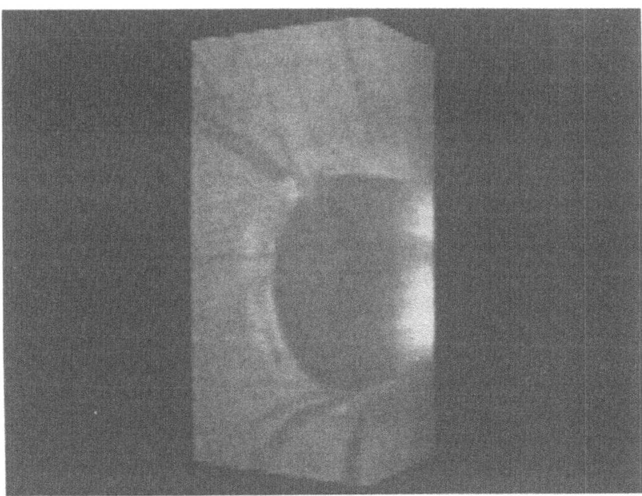

Abb.4. 20° Projektion des Datensatzes von Abb.2 nach Sagittalschnitt.

Abbildung 4 zeigt denselben Datensatz nach einem "elektronischen
Schnitt" und gewährt so den seitlichen Einblick in die Exkavation.
Deutlich erkennbar hierbei die, viele Schichten übergreifende,
Verwaschung in diesem Falle vor allem durch die stark reflek-
tierende Lamina cribrosa.

Diskussion

Durch das beschriebene Verfahren ist eine dreidimensionale
Bildgebung des Augenhintergrundes möglich. Notwendig zur
Interpretation der rekonstruierten Strukturen ist dabei die
Kenntnis der systemspezifischen Abbildungseigenschaften.
So lassen sich "Artefakte" dieser Bildgebungsform, wie beispielsweise die über die Fokalebene übergreifende Ausdehnung
stark reflektiver oder auch stark absorbierender Objekte de-
terminieren.
Durch eine weitere Verkleinerung der konfokalen Blende ließe sich
die Tiefenschärfe noch weiter reduzieren, so daß die Qualität der
einzelnen Tomographien hinsichtlich des Schnittcharakters
verbessert werden könnte.
Wie die ICG-Angiographie zeigt, läßt sich mit Infrarotlichtquellen
die Aderhaut ophthalmoskopisch darstellen. Unter Verlust von
Abbildungsschärfe ließe sich durch langwelligere Laserquellen
die Eindringtiefe der Tomographien noch steigern.

Eine Vergrößerung der Strukturen durch optische Modifikationen
des Scanning Laser Ophthalmoskops bringt das System dem
Ziel der in vivo Mikroskopie näher. Ihr steht aber die Auflösungsgrenze des untersuchten menschlichen Auges als optisches System
entgegen.

Unter Verwendung mathematischer Augenmodelle (z.B. Gullstrand)
und biometrischer Vermessung ist es möglich, die Rekonstruktion
maßstabsgetreu zu skalieren und damit quantitative Messungen
durchzuführen.

Bei dem hohen Rechneraufwand scheint eine Echtzeitrekonstruktion
und -manipulation der Datensätze derzeit kaum möglich. Der modulare
Aufbau der zunächst für die Rekonstruktionen von Computertomo-
graphien vorgesehenen Bildverarbeitungssoftware, stellt uns aber
flexible und ausbaufähige Möglichkeiten zur Verfügung.

So sollte bei weiterer Adaptation des optischen Systems die
Simulation von Schnitten verbessert werden können und in vivo
Einblicke ermöglichen, die bisher dem Pathologen vorbehalten waren.

Literatur

1. Dreher AW, Reiter K (1991)
   Nerve fiber layer assessment with a retinal laser ellipso-
   meter. Optical Society of America Vol 1

2. Flower RW, Hochheimer BF (1973)
   A clinical apparatus for simultanious angiography of the
   separate retinal and choroidal circulations. Invest
   Ophthalmol 12: 248-261

3. Frieder G, Gordon D, Reynolds RA (1985)
   Back to front display of voxel-based objects. Comput
   Graph Appl 5: 52

4. Höhne KH, Bernstein R (1986)
   Shading 3D-images from CT using gray level gradients.
   IEEE Trans Med Imag 5: 45

5. Jönsas C (1972)
   Stereophotogrammetric techniques for measurement of
   the eye ground. Acta Ophthalmol 117: 1-51

6. Kaufmann A (1986)
   Voxel based architectures for three-dimensional
   graphics. Proc IFIP 86, Dublin

7. Klingbeil U (1982)
   Laser Scanning Funduskopie - ein optisch-elektronisches
   Verfahren zur Darstellung und Analyse des menschlichen
   Augenhintergrunds. Phys Diss Heidelberg

8. Kruse FE, Burk ROW, Völcker HE, Zinser G, Harbarth U
   (1989) Reproducibility of topographic measurements of
   the optic nerve head with laser tomographic scanning.
   Ophthalmology 96: 1320-1324

9. Mainster MA, Timberlake GT, Webb RH, Hughes GW
   (1982) Scanning laser ophthalmoscopy. Ophthalmology
   89: 852-857

10. Matthäus W, Grötzsch K (1966)
    Infrarotphotographie als diagnostisches Hilfsmittel in
    der Ophthalmologie. Klin Mbl Augenheilk 148: 723

11. Oswald H, Kropatsch W, Leberl F (1982)
    A perspective projection algorithm with fast evaluation
    of visibility for discrete threedimensinal scenes. Proc
    ISMII, Berlin : 464

12. Oswald H (1983)
    Three-dimensional imaging from computed Tomograms.
    In: Huang TS (Hrsg) Image sequence processing and
    dynamic analysis. Berlin: Springer 1983

13. Plesch A (1982)
    Hochauflösendes Laser Scan Ophthalmoskop - Aufbau
    und Analyse eines digitalen bildgebenden Systems
    zur Darstellung der menschlichen Netzhaut. Phys Diss
    Heidelberg

14. Raleigh Lord (1899)
    Scientific papers, Bd. 1. Cambridge Univ. Press
    (zit. nach Schober H (1960) Das Sehen, Bd. 1. Leipzig)

15. Tuy HK, Tuy LT (1984)
    Direct 2D display of 3D objects. Comput Graph Appl 4: 29

16. Webb RH, Hughes GW (1981)
    Scanning laser ophthalmoscope. IEEE Trans Biomed
    Eng 28: 488-492

17. Webb RH, Hughes GW, Delori FC (1987)
    Confocal scanning laser ophthalmoscope. Appl Opt 26:
    1492-1499

18. Young JZ, Roberts F (1951)
    A flying spot microscope. Nature 167: 231

Erweiterung der Anwendungsmöglichkeiten der Scanning Laser Ophthalmoskopie durch Zusatzoptiken

I.Lanzl, M.Obermaier, C.Döring
Augenklinik und -Poliklinik Rechts der Isar der Technischen Universität München
Ismaninger Str.22, D - 81675 München

Zusammenfassung:
Der Einsatz der Scanning Laser Ophthalmoskopie zur Fundusdiagnostik hat sich vielseitig bewährt und etabliert.
Durch Hinzufügen speziell konstruierter Optiken soll die Verwendung des Scanning Laser Ophthalmoskops für die Untersuchung der vorderen Augenabschnitte sowie peripherer Fundusbereiche erweitert werden.

Einleitung:
Das Scanning Laser Ophthalmoskop (SLO, Fa. Rodenstock Instrumente) beruht auf dem Prinzip der Abtastung des Augenhintergrundes mittels Scantechnik (n.WEBB [1]). Es wird ein konfokaler Strahlengang zur Erzeugung eines Abbildes des Fundus benutzt.
Das SLO hat inzwischen Eingang in die Routineanwendung gefunden. Es wird z.B. für Fluoreszenzangiographien der Retina [2] sowie Indocyaningrün Angiographien zur Darstellung der Aderhaut [3] angewandt. In quantitativer Anwendung können mit dem Scanning Laser Ophthalmoskop Durchblutungsmessungen durchgeführt werden [4]. Eine zusätzliche Domäne des SLO ist die Durchführung von psycho-physischen Tests unter gleichzeitiger Visualisierung des Augenhintergrundes (z.B.Skotometrie oder VEP [5]).
Der optische Aufbau des SLO begrenzt den Untersuchungsbereich am Fundus auf den zentralen Augenhintergrund, wobei zwei Einstellungen von jeweils ca. 20 Grad bzw. 40 Grad möglich sind. Periphere Bereiche sind nur durch Blickrichtungsänderungen des Patienten sowie Seitwärtsschwenken des gesamten Gerätes sichtbar zu machen. Aufgrund der durch die Mechanik des Instrumentes erschwerten Seitwärtsschwenkung sowie der Beschränkung auf die Horizontalachse sind besonders beim Blick nach oben und unten periphere Bereiche des Augenhintergrundes schwer darzustellen.

Material und Methoden:

In Zusammenarbeit mit der Fa. Rodenstock entwickelten wir zwei Typen von Zusatzoptiken:

1. Kontaktoptiken, die dem Auge des Patienten aufzusetzen sind
2. Vorsatzoptiken, die in konstantem Abstand auf dem SLO aufgesetzt werden können.

Bei den Kontaktoptiken handelt es sich um Untersuchungsgläser, die in ihrer Funktion weitgehend dem von der Spaltlampe bekannten Panfunduskop nach Schlegel sowie dem Dreispiegelkontaktglas nach Goldmann entsprechen. Aufgrund des konfokalen Abbildungsvorganges im SLO, im Vergleich zu den von der Spaltlampe gewohnten Strahlengängen, müssen diese Untersuchungsgläser anders konstruiert sein. In Abbildung 1 ist der Prototyp einer dreispiegelkontaktglasähnlichen Optik dargestellt. In der Untersuchungssituation mittels Kontaktoptik erfolgt die Handhabung von der Seite und die visuelle Beobachtung über den Monitor.

Vorsatzoptiken wurden von uns in den Stärken +25 dpt. (Darstellung der vorderen Augenabschnitte) und +70 dpt. (durch Refraktionsausgleich am SLO vergrößerte Darstellung von Fundusdetails) benutzt. Sie können in einem konstanten Abstand auf das SLO aufgebracht werden. Die technische Lösung der mechanischen Aufhängung wird in Abbildung 2 und 3 dargestellt.

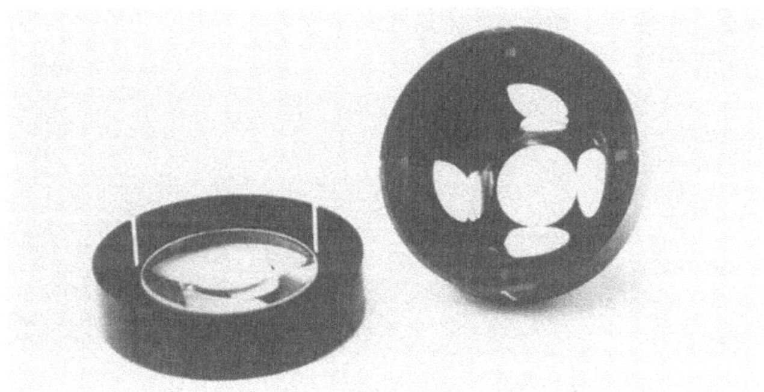

Abb 1: Prototyp Kontaktglas (dreispiegelglasähnlicher Typ)

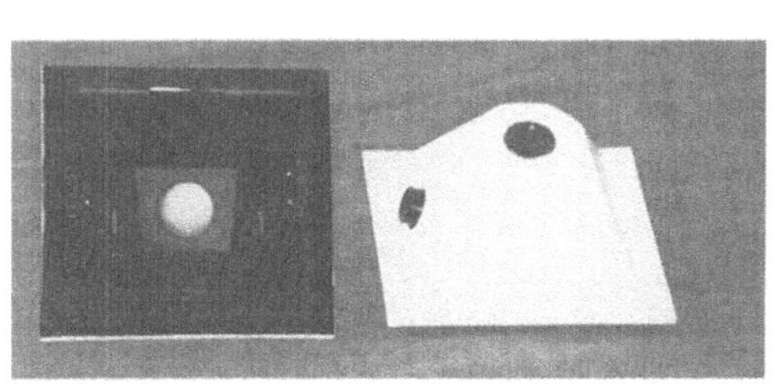
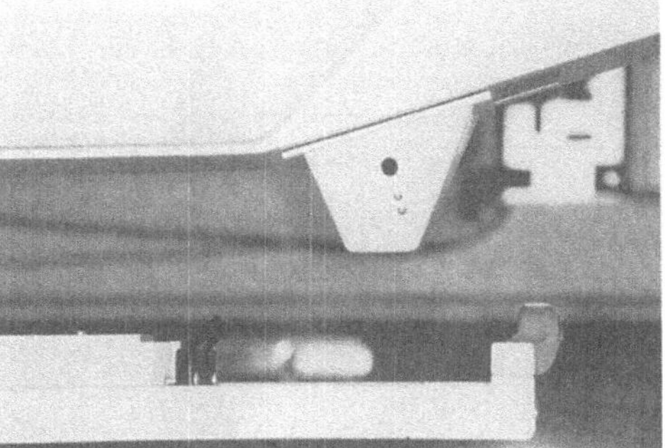

Abb 2 und 3: Mechanische Aufhängungslösung für Vorsatzoptiken (+ 25 dpt., + 70 dpt.)

394

Ergebnisse:
Mit der panfunduskopähnlichen Kontaktoptik können die zentralen 70 Grad des Fundus beim Geradeausblick des Patienten visualisiert werden. In Abbildung 5 ist als Anwendungsbeispiel der Fundus eines juvenilen Diabetikers nach durchgeführter Argonlaserkoagulation wiedergegeben. Die dreispiegelkontaktglasähnliche Optik dient der Darstellung der Fundusperipherie. In Abbildung 6 wird ein Teil der Fundusperipherie des selben Patienten dargestellt.
Ein Anwendungsbeispiel für die Vorsatzoptik mit + 25 Dpt. ist die Darstellung von Befunden des vorderen Augenabschnitts. So können z.B. Irisangiographien durchgeführt werden. In Abbildung 7 ist als Beispiel der Befund eines pseudophaken Diabetikers wiedergegeben, der im Verlauf der Angiographie bei bestehender dezenter Rubeosis iridis Leckagen aufweist. Wird der im SLO enthaltene Infrarotlaser benutzt, können auch Strukturen, die sich hinter einer trüben Hornhaut verbergen, sichtbar gemacht werden.
Mit Hilfe der + 70 Dpt.Vorsatzlinse und einem am SLO durchgeführtem Refraktionsausgleich können Fundusstrukturen vergrößert abgebildet werden. Ein Anwendungsbeispiel dafür zeigt Abbildung 7.

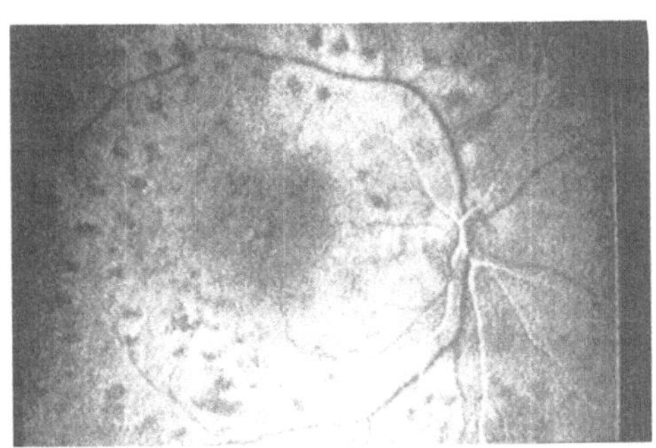

Abb 4: Darstellung des zentralen Fundus
mittels Kontaktglas (panfunduskopähnlich)

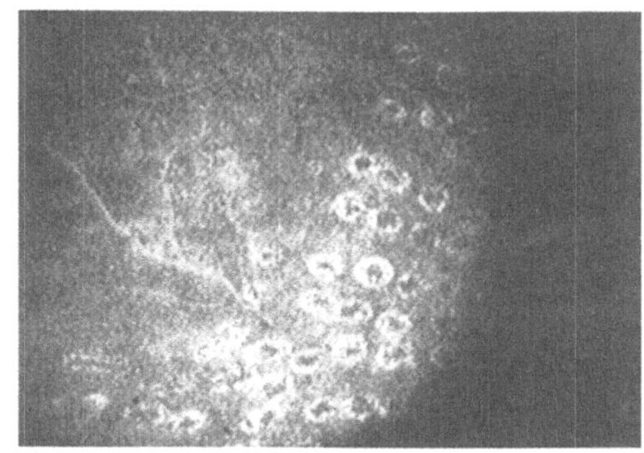

Abb 5: Darstellung der Fundusperipherie
mittels Kontaktglas (dreispiegelähnlich)

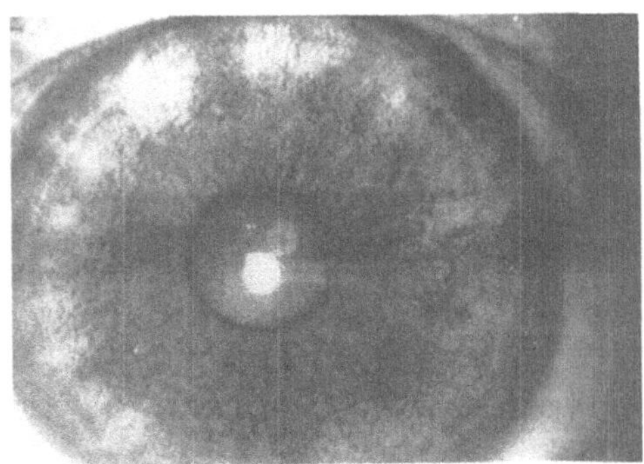

Abb 6: Irisangiographie (+25dpt. Optik)

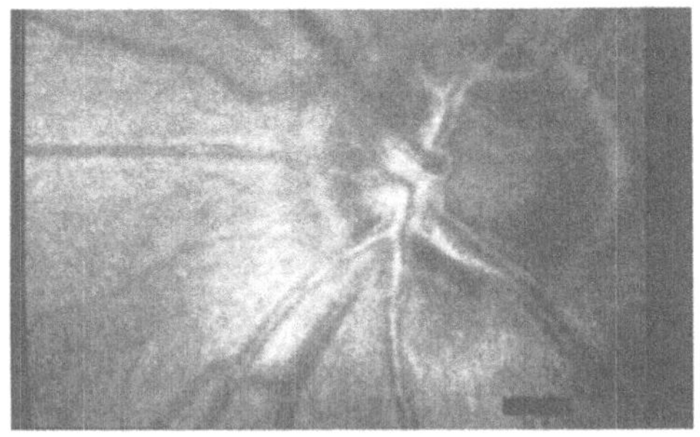

Abb 7: Fundusstrukturen mittels + 70 dpt Optik

Diskussion:

Es erscheint sinnvoll die gegenwärtige Begrenzung des Untersuchungsbereiches des SLO auf 20 und 40 Grad durch die Anwendung von Zusatzoptiken für spezielle Fragestellungen zu erweitern. Die von uns entwickelten Prototypen eines panfunduskopähnlichen und dreispiegelkontaktglasähnlichen, dem Patientenauge aufzusetzenden Glas, sind im Verlauf einer SLO-Untersuchung ähnlich wie die von der Spaltlampe gewohnten Gläser anzuwenden und zeigen befriedigende optische Ergebnisse. Ungewohnt und übungsbedürftig ist die Bedienung von der Seite sowie die ausschließliche Befundkontrolle über den Monitor.

Mit Hilfe der + 25 dpt. Vorsatzoptik kann der vordere Augenabschnitt gut dargestellt werden. Insbesondere bei Hornhauttrübungen und bei Benutzung des Infrarotlasers können Details aufgelöst werden, die an der Spaltlampe nicht erkennbar sind. Es ist jedoch aufgrund der Darstellung als Aufsicht die Tiefeninformation im Vergleich zur Spaltlampe sehr viel geringer. Die Vergrößerungen des zentralen Fundus mit Hilfe der + 70 Dpt. Vorsatzoptik gelingt ebenfalls gut. Eine Problematik bei dieser Technik besteht jedoch darin, daß der Patient sehr ruhig geradeaus sehen muß, um dem Untersucher eine ausreichende Fokussierung zu erlauben. Weiterhin wird bei dieser Vergrößerung bereits die Auflösungsgrenze des Gerätes erreicht. Versuche zur Darstellung von Kammerwinkelstrukturen (gonioskopähnliches Glas) sowie zur Endothelmikroskopie mit Hilfe des SLO haben bis jetzt noch nicht zu befriedigenden Ergebnissen geführt.

Literatur:
[1] Webb R.H., Hughes G.W. Pommerantzeff O., 1980, Flying spot TV - ophthalmoscope: Appl.Opt.19:2991-2987
[2] Delori F.C., Parker J.S., Mainster M.A., 1980, Light level in fundus photography and fluorescein angiography: Vision Res. 20:1099
[3] Scheider A., Schrödel C., 1989, High resolution indocyanin green angiography with the scanning laser ophthalmoscope. Am. J. Ophthal. 108:458-459
[4] Rehkopf P.G.,Warnicki J.W., Grieberg T.R., Eller A.W. 1987, Fluorescein angiography using computer image processing technology. Non invasive assessment of visual systems: Technical Digest Opt.Soc.Am. 140 - 143
[5] Katsumi O., Timberlake G.T. Hirose T., Van de Velde F.J. Sakaue H. 1989, Recording pattern reversal visual evoked response with the scanning laser ophthalmoscope: Acta ophthalmol. 67: 243 - 248

Echtfarb-Bildgebung mit dem Scanning Laser Ophthalmoskop - Eine Anwendung der digitalen arithmetischen Retinographie

M. Obermaier, M. Maier, I. Ugi
Augenklinik rechts der Isar, Technische Universität München

Zusammenfassung

Das Scanning Laser Ophthalmoskop liefert monochromatische Fundusbilder mit hoher Ortsauflösung.
Seriell gewonnene Bilder unter Verwendung der roten HeNe Laserwellenlänge sowie der Argon-Blau und Argon-Grün Wellenlänge erlauben nach dem Prinzip der additiven Farbmischung eine Echtfarbbildgebung des Augenhintergrunds. Technische Grundlage hierfür ist ein Bildverarbeitungssystem, das die Einzelbilder einander deckungsgleich transformiert und simultan auf dem Monitor zur Darstellung bringt.

Einleitung

Der Einsatz der Scanning Laser Ophthalmoskopie zur Bildgebung des Augenhintergrundes hat große Verbreitung gefunden. Gegenüber der Fundusfotographie zeigt die Bildgebungsform des Scanning Laser Ophthalmoskops verschiedene Vorzüge. So lassen sich auch bei engen Pupillen hochwertige Bilder gewinnen. Trotz geringer Beleuchtungsintensität erhält man kontrastreiche Fundusbilder. Durch die Echtzeitbildgebung im Videoformat eignet sich diese Technik zur Weiterverarbeitung mit Bildverarbeitungsmethoden und zur Speicherung. Die Möglichkeit Videosequenzen aufzuzeichnen macht den SLO-Einsatz für die Fluoreszenzangiographie des Augenhintergrundes sinnvoll (1,2,3,4).
Die Fundusfotographie bleibt allerdings überlegen hinsichtlich der Auflösung und der Möglichkeit der Farbdarstellung. Nicht nur, weil der Ophthalmologe gewohnt ist, beim Ophthalmoskopieren einen Farbeindruck zu erhalten, sondern besonders weil in den spektralen Reflexionsmustern auch Information enthalten ist, wäre eine Echtfarbbildgebung auch für SLO-Technologie wünschenswert.
Eine Lösung mit Mitteln der Bildverarbeitung wird hier vorgestellt.

Methode

Das Scanning Laser Ophthalmoskop von Rodenstock bietet mit
632 nm die rote Wellenlänge des Helium-Neon Lasers.
Darüberhinaus ist in diesem Gerät eine Argonlaserröhre mit
der blauen Wellenlänge 514 nm und der grünen Wellennlänge
488 nm integriert.
Nach dem Prinzip der Additiven Farbmischung wäre demzufolge
die Möglichkeit gegeben, Farbbilder zu erzeugen. Aber eine
simultane Bildgebung dieser Art setzt eine entsprechende Ab-
stimmung der drei Komponentenbilder voraus und konnte
bisher nicht verwirklicht werden.
Bei dem hier beschriebenen Ansatz wurden nacheinander
Fundusbilder mit den jeweils unterschiedlichen Laserwellenlängen gewonnen und mit Methoden der Bildverarbeitung zur
Deckung gebracht. Diese Serienbilder können dann auf einem
RGB-Monitor mit der entsprechenden Treiberelektronik als Farbbild zur Darstellung gebracht werden.
Das oben beschriebenen Verfahren wurde mittels der Digitalen
Arithmetischen Retinographie verwirklicht. Hierbei handelt es
sich um ein modulares Bildverarbeitungsinstrument, umgesetzt
auf dem Bildanalysesystem Mipron der Fa. Kontron.
Prinzip dieses Verfahrens ist nicht die digitale Weiterverarbeitung von Einzelbildern, sondern die Bildanalyse durch Vergleich
und Manipulation von zwei oder mehreren Fundusbildern.
Diese Bilder tragen unterschiedliche Informationen z.B. durch
die Verwendung verschiedener Blenden, Filter oder eben verschiedener Wellenlängen. Unter Anwendung von mathemat-
ischen Transformationsverfahren, die diese Bilder zur Deckung
bringen, lassen sich sogenannte Mehrkanalbilder erzeugen. An
diesen transformierten Bildserien lassen sich beliebige Manipulationen anwenden. Ziel hierbei ist der Gewinn neuer
Information. So werden die drei, mit jeweils einer der drei
Wellenlängen monochromatisch erzeugten, Grauwertbilder nach
dem "Bildmatchen" simultan mit der jeweiligen Farbzuordnung
auf einem RGB-Monitor visualisiert.

Ergebnisse

Die Abbildung 1 zeigt den Augenhintergrund eines gesunden
Probanden mit physiologischer Papillenexkavation, gewonnen
mit der im Roten liegenden HeNe-Wellenlänge. An den Bild-

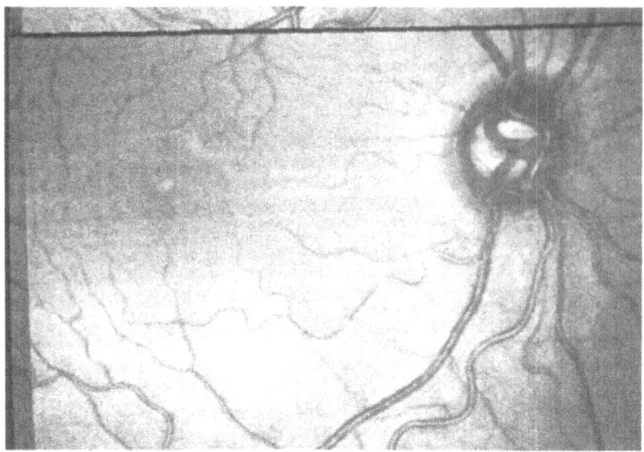

Abb.1. Scan des Augenhintergrundes einer Normalperson, aufgenommen mit dem roten HeNe-Laser.

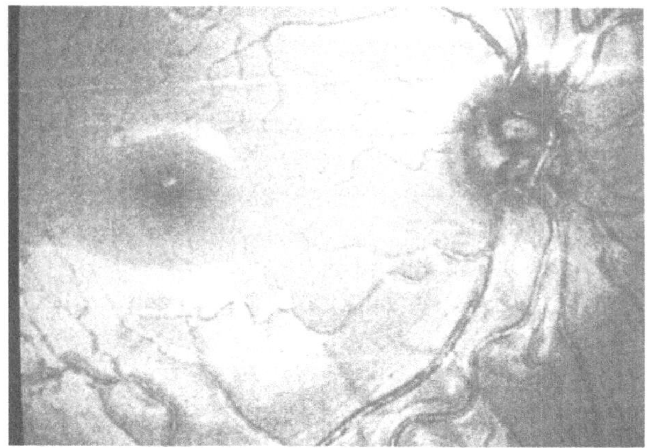

Abb.2. Fundusbild wie Abbildung 1, Scan mit dem blauen Argon-Laser.

rändern erkennt man die bereits erfolgte Bildtransformation, bei der zum Matchen die Einzelbilder nicht nur eine Verschiebung, sondern auch eine leichte Rotation des Bildes notwendig war.

Abbildung 2 zeigt den Argon-Blau Scan desselben Augenhintergrundes.

In Abbildung 3 sieht man das zugehörige Echtfarbbild, durch additive Farbmischung dieser drei Bilder gewonnen. Erkennbar hier der leicht bläuliche Reflex der radiär von der Papille ausgehenden Nervenfaserschicht.

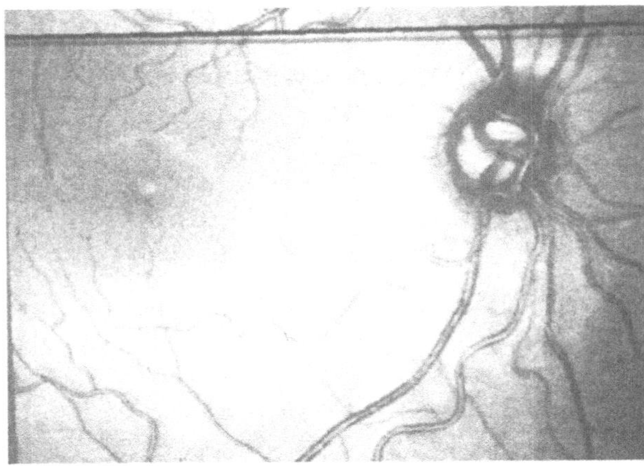

Abb.3. Echtfarbbild desselben Augenhintergrundes, Simultandar-
stellung von drei Grauwertbildern mittels RGB-Monitor. Aus
drucktechnischen Gründen hier in Schwarz-Weiß wiedergegeben.

Durch die gleichzeitige Visualisierung von drei Grauwertbildern
erklärt sich der höhere Informationsgehalt bzw. die höhere Auflösung des Farbbildes. So hat das Farbbild eine Informations-
dichte von 24 Bit pro Bildpunkt gegenüber einem Grauwertbild
mit einer 8 Bit Auflösung je Bildpunkt bei einer Grauwertauf-
lösung von 256 Stufen. Demzufolge benötigt ein derartiges
Farbbild auch den dreifachen Speicherplatz.

Diskussion

Mit Hilfe der digitalen Bildverarbeitung ist es möglich, mit dem
Scanning Laser Ophthalmoskop Echtfarbbilder zu erzeugen.
Der Aufbau von Farbbildern aus drei Einzelbildern unterschied-
licher Wellenlänge liefert Informationsgewinn. Die Fundusbilder
zeigen sich annähernd in der vom direkten und indirekten
Ophthalmoskopieren gewohnten Form. Aufgrund des konfokalen
Abbildungsprinzips lassen sich aber zusätzlich je nach gewählter
Fokalebene spezifische Strukturen hervorheben. So sehen wir in
dem abgebildeten Beispiel die Nervenfaserschicht durch einen
Blauton hervorgehoben, da kurzwelliges Licht mehr gestreut wird.
Entsprechend können auch die Ergebnisbilder hinsichtlich ihrer
spektralen Zusammensetzung zur Hervorhebung von Objekten
bestimmter Absorptions- und Reflexionsmuster manipuliert

werden. Von Nachteil ist der hohe Rechneraufwand, sowie die Notwendigkeit vieler interaktiver Schritte, die derzeit zwar eine Darstellung in Echtfarbe ermöglichen, aber nicht in Echtzeit.

Literatur

1. Delori FC, Parker JS, Mainster MA (1980)
   Light levels in fundus photography and fluorescein angiography. Vision Res 20: 1099
2. Klingbeil U, Plesch A, Rappl W, Wutz H (1988)
   Ophthalmic image acquisition and analysis system. In Visual communications and image processing. Proc SPIE 1001: 310-317
3. Plesch A, Klingbeil U, Bille J (1987)
   Digital laser scanning fundus camera. Appl Opt 26: 1480-1486
4. Webb RH, Hughes GW, Delori FC (1987)
   Confocal laser ophthalmoscope. Appl Opt 26: 1492-1499

Irisangiographie mit Indocyaningrün

I. Ugi, C. Döring, A. Wegner
Augenklinik rechts der Isar der Technischen Universität München, Ismaningerstr. 22, 81675 München

Zusammenfassung: Die Einführung des Laser Scanning Ophthalmoskops eröffnet eine einfache Methode zur Durchführung einer Iris-Angiographie mit Indocyaningrün. Vorteile und Grenzen dieser neuen Untersuchungsmethode werden anhand von Beispielen im Vergleich zur Natrium-Fluoreszein Angiographie diskutiert.

Einleitung

Das nach den Vorschlägen von WEBB (1) entwickelte Scanning Laser Ophthalmoskop wird bereits in vielen Kliniken zur routinemäßigen Diagnostik des Augenhintergrundes eingesetzt. Im Gegensatz zur herkömmlichen Anwendung für die Fundusbetrachtung gelingt durch Vorschalten einer +20 dpt. Linse auch die Betrachtung der vorderen Augenabschnitte (2). Derzeit gibt es eine Reihe von Lasern, die im Scanning Laser Ophthalmoskop ihre Anwendung finden. Neben dem im Prototypen eingesetzten Helium-Neon-Laser werden zur Zeit ein Argon-Laser, der zur Untersuchung bei 514 und 488 nm verwendet werden kann, und ein Dioden-Laser für den Infrarotbereich bei 810 nm angeboten.
Im Vergleich mit kurzwelligem blauem Licht vermag elektromagnetische Strahlung des langwelligen infraroten Spektralbereiches aufgrund verminderter Streuung tiefer in Gewebestrukturen einzudringen. Es wird außerdem deutlich weniger von melaninhaltigen Zellen absorbiert (3). Dies ist gerade für die Beurteilung der Iris wichtig, in deren Stroma sich bei Menschen dunkleren Hauttyps viele stark pigmentierte Zellen finden.
Mit Hilfe von gefäßgängigen fluoreszeierenden Substanzen lassen sich die Durchblutungsverhältnisse am Auge gut darstellen. So besteht die Indikation zur Irisangiographie in der Sichtbarmachung der Gefäßsituation in den vorderen Augenabschnitten, wie zum Beispiel bei einer sektoriellen

Minderperfusion bei Ausfall einer vorderen Ziliararterie. Des weiteren eignet sich die Angiographie zur Darstellung von Gefäßanomalien (z.B. Neovaskularisationen) oder deren Ausschluß.

Die bisher üblicherweise dafür verwendete Substanz ist Fluoreszein, ein gelber Farbstoff, der sein Absorptionsmaximum in Blut bei 500 nm besitzt und bei 515 nm emittiert (4). Bei diesen Wellenlängen wird jedoch die Beobachtung erschwert durch geringe Gewebetransmission und durch hohe Absorption in pigmentierten melaninhaltigen Zellen.

Zur Fundusdiagnostik insbesondere zur Darstellung der Aderhaut wird seit einigen Jahren ein weiterer Farbstoff eingesetzt: das Indocyaningrün (ICG). Der aus der inneren Medizin seit langem bekannte Farbstoff wurde 1971 von HOCHHEIMER (5) zum erstenmal in der Fluoreszenzangiographie des Auges eingesetzt. Im Gegensatz zu Natrium-Fluoreszein ist ICG zu 98% an Serumalbumin gebunden und verläßt daher fenestrierte oder geschädigte Kapillaren (6) kaum. Das Fluoreszenzmaximum liegt bei 835 nm (7), einer Wellenlänge, die von Xantophyll überhaupt nicht und von Pigmentzellen nur zu 10% absorbiert wird. Ein Problem bei der Bildgebung stellt die geringe Fluoreszenzintensität dar, die nur 4% der des Fluoreszeins beträgt (8). Das SLO mit seiner Eigenschaft geringste Lichtintensitäten zu verarbeiten sollte daher für die ICG Angiographie besonders geeignet sein. Die erste ICG Angiographie des Augenhintergrundes mit dem SLO wurde von SCHEIDER im Jahre 1988 (9) durchgeführt.

Material und Methoden:

Zur Durchführung der Angiographien wurde ein Scanning Laser Ophthalmoskop (Rodenstock Instrumente GmbH, Ottobrunn) verwendet, das mit einem bei 780 nm emittierenden Diodenlaser und einem 830 nm Sperrfilter bestückt war. Zur Betrachtung der vorderen Augenabschnitte wurde ein gemeinsam von der Augenklinik rechts der Isar und der Rodenstock Instrumente GmbH für diesen Zweck entworfener Vorsatz mit + 20 dpt herangezogen. Das Arbeitsprinzip des Gerätes wurde bereits an anderer Stelle besprochen (10, 11).

Zur Untersuchung wurden 20 mg ICG, aufgelöst in 2 ml Lösung, über eine Kubitalvene injiziert. Die Angiogramme wurden mit einem Umatic Video-Rekorder aufgezeichnet.

Es wurden Iris-Angiographien mit ICG bei nicht pathologischen und pathologischen Irisbefunden in der Fluoreszenzangiographie durchgeführt und
verglichen.

Ergebnisse:

1. Naevi
Trotz vermehrter Pigmentierung lassen sich bei der ICG-Irisangiographie im
Bereich eines Naevus die Irisgefäße noch deutlich abzeichnen und ihr Verlauf
beurteilen. Eine genaue Abgrenzbarkeit des Naevusgewebes gegenüber dem
unveränderten Irisstroma ist jedoch aufgrund der nur leichten Blockade im
Naevusbereich schwieriger als bei der Fluoreszenzangiographie.

2.Uveale Tumoren
Uveale Tumoren besitzen häufig eine eigene Gefäßversorgung, wodurch sie
sich von gutartigen Naevi abgrenzen lassen. Gefäßneubildungen stellen sich
mit Natrium-Fluoreszein durch die geringe Albuminbindung als deutlich
hyperfluoreszente Areale dar, bei denen wegen der kapillären Epithel-
schrankenstörung eine zunehmende Exsudation beobachtet werden kann.
Bedingt durch die stärkere Albuminbindung kommt es bei der Angiographie mit
ICG zu einer klareren Darstellung der Struktur der Gefäßversorgung und zu
keinem Austritt von Farbstoff aus den Kapillaren.

Diskussion:

Eine Angiographie der vorderen Augenabschnitte mit Indocyaningrün ist mit
Hilfe eines Scanning Laser Ophthalmoskops ohne weiteren apparativen
Aufwand durchführbar. Es lassen sich trotz der geringen Fluoreszenz gut
auswertbare Bilder erzeugen.
Indocyaningrün verläßt selbst bei Störung der Kapillarendothelschranke nicht
das Gefäßlumen. Dies läßt sich nutzen, um Gefäßverläufe hervorzuheben. Eine
funktionelle Beurteilung des Gefäßstatus, wie es die Natrium-Fluoreszein
Angiographie erlaubt, ist jedoch nicht möglich.
Tiefliegende stromale Gefäße stellen sich bei der Angiographie im Infrarot-
Bereich besser dar als bei 488 nm. Der Grund hierfür liegt offenbar in den
unterschiedlichen spektralen Arbeitsbereichen, insofern als die Transmission
der bildgebenden Strahlen durch das Gewebe im Infrarotbereich weinger
gestört ist.

Zu einer umfassenderen Beschreibung des Anwendungsbereichs der ICG-Irisangiographie bedarf es weiterer Untersuchungen bei verschiedenen Krankheitsbildern.

Die vorgelegten Ergebnisse lassen nicht erkennen, daß die ICG Angiographie etwa die Natrium-Fluoreszein Angiographie in der Diagnostik der vorderen Augenabschnitte ersetzen kann, denn letztere erlaubt durch geringe Molekülgröße und schwache Albuminbindung einen besonderen Einblick in die Funktion der Gefäße. Indocyaningrün bietet demgegenüber eine gute ergänzende morphologische Beurteilung der Gefäßverläufe.

Literatur:

(1) Webb, R.H., Hughes, G.W., Pomerantzeff, O.: Flying spot TV ophthalmoscope. Appl. Opt. (1980), 19: 2991-2997.
(2) Nasemann, J.E., Müller, M.: Scanning laser angiography. In Nasemann, J.E., Burk, R.: Scanning laser ophthalmoscopy and tomography. Quintessenz-Verlag. Berlin, Rottach-Egern, Chicago, Tokyo (1990).
(3) Scheider, A., Plesch, A.: Indocyaningrün-Angiographie der Aderhaut mittels Infrarot-Scanning-Laser-Ophthalmoskopie. Augenärztl. Fortb. (1991), 14: 11-13.
(4) Delori, F.C., Castany, M.A., Webb, R.H.: Fluorescence characteristics of sodium fluorescein in plasma and whole blood. Exp. Eye Res. (1978), 27: 417-425.
(5) Hochheimer, B.F.: Angiography of the retina with indocyanine green. Arch. Ophthal. (1971), 86:564-565.
(6) Cherrick, G.R., Stein, S.W., Leevy, C.M.: Indocyanine green: observations on its physical properties, plasma decay and hepatic extraction. J. Clin. Invest. (1969), 592-600.
(7) Benson, R.C., Kues, H.A.: Fluorescence properties of indocyanine green as related to angiography. Phys. Med. Biol. (1976), 23: 159-163.
(8) Hochheimer, B.F.D´Anna, S.A.: Angiography with new dyes. Exp. Eye Res. (1978), 27: 1-16.
(9) Scheider, A., Schrödel, C.: High resolution indocyanin green angiography with a scanning laser ophthalmoscope. Amer. J. Opthal. (1989), 108: 458-459.
(10) Webb, R.H., Hughes, G.W., Delori, F.C.:Confocal scanning laser ophthalmoscope. Appl. Opt. (1987), 26: 1492-1499.
(11) Lanzl, I., Obermeier, M.,Döring, C.: Erweiterung der Anwendungsmöglichkeiten der Scanning Laser Ophthalmoskopie durch Zusatzoptiken. Erschienen im selben Band.

Quantitative Funduspulsationsmessung mittels Laserinterferometrie am Auge

L.F.Schmetterer, C.J.Unfried und A.F.Fercher
Institut für Medizinische Physik
Währingerstraße 13, A-1090 Wien

Durch das Einströmen arteriellen Blutes in choroidale Gefäße während der Systole verringert sich der Abstand zwischen Cornea und Retina; während der darauffolgenden Diastole wächst er wieder an. Diese Distanzschwankungen können laserinterferometrisch mit hoher Präzision gemessen werden (FERCHER). Die Größe der auftretenden Abstandsänderung ist dabei proportional den Schwankungen des transmuralen Drucks in den choroidalen Gefäßen, der als Druck im Gefäß minus dem Druck außerhalb des Gefäßes definiert ist.

Das hier vorgestellte Laserinterferometer zur Messung der Funduspulsation (LPI) wurde zur Durchführung von Reihenmessungen an Gesunden sowie an Patienten mit diabetischer Retinopathie entwickelt. Der Strahlengang des Geräts ist schematisch in Abb. 1 dargestellt. Das Auge wird mit einer Infrarot-Laserdiode (λ = 783 nm) beleuchtet. Zur Justierung des Strahls in das Patientenauge wird eine zweite, im sichtbaren Bereich emittierende Laserdiode (λ = 670 nm) verwendet.

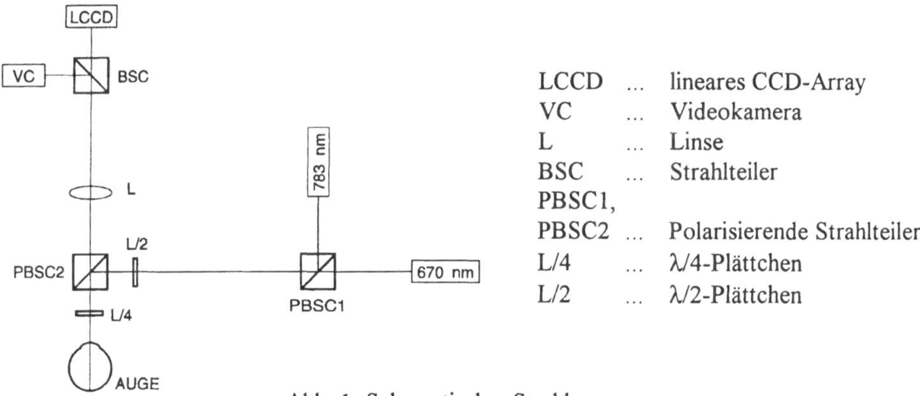

Abb. 1: Schematischer Strahlengang

Der dem Patienten gleichzeitig als Fixierlicht dienende Laserstrahl wird teilweise an der Hornhautvorderfläche, teilweise an der Netzhaut reflektiert. Die von der Retina remittierte Welle und die von der Cornea remittierte quasisphärische Welle sind interferenzfähig, wobei die entstehenden Interferenzringe in einer Ebene ca. 40 mm vor dem Auge optimal sichtbar sind. Diese Ebene wird mittels einer Linse einerseits auf eine Videokamera und andererseits auf ein lineares CCD-Array abgebildet. Die Videokamera ist sowohl für die Feinjustierung des Geräts als auch zur Überwachung des Meßvorgangs notwendig. Das lineare CCD-Array befindet sich in der Mitte der Interferenzringe.

Das entstehende synthetische Interferogramm gibt den zeitlichen Verlauf der Pulsationen an. Durch Auszählen der Ringe kann die Interferenzordnung N und damit die absolute Distanzänderung Cornea-Retina bestimmt werden. Gleichzeitig mit dem Interferogramm wird mit einem Ohrclip ein Signal aufgenommen, das Information über die zeitliche Lage der Systole liefert. Die beiden auf diese Weise erhaltenen Signale werden verstärkt und über eine Datenerfassungskarte an einen PC geschickt, wo sie verarbeitet und ausgewertet werden. Mit der geschilderten Meßapparatur konnten bei allen Patienten, außer bei jenen mit starkem Katarakt, auswertbare Interferogramme aufgenommen werden.

Erste Messungen wurden an 36 gefäßgesunden Probanden im Alter zwischen 18 und 56 Jahren an beiden Augen durchgeführt. Die Ergebnisse sind in Abb. 2 dargestellt.

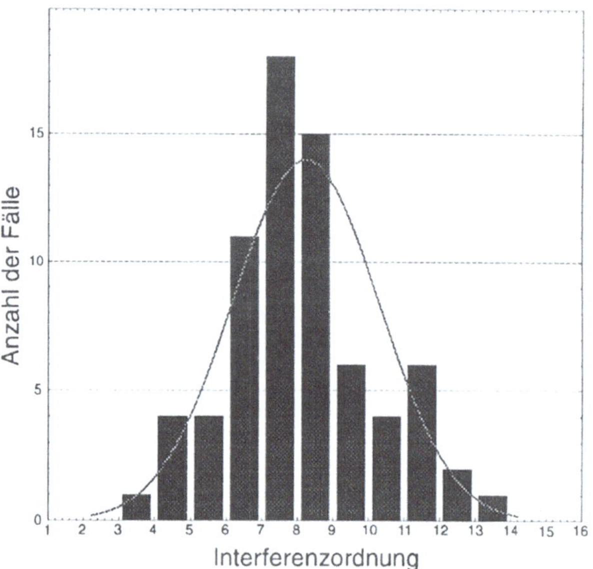

Abb. 2: Messungen an Gefäßgesunden (72 Augen)

Der Mittelwert der Interferenzordnung beträgt N = 8,2 (entspricht einer Distanzänderung von 3210 nm), die Standardabweichung $\sigma(N)$ = 2,1. Zusätzlich wurde bei 6 Probanden die intraindividuelle Streuung der Meßergebnisse bei der Bestimmung der Funduspulsationen zu verschiedenen Tageszeiten und an verschiedenen Tagen untersucht. Die relative Standardabweichung der Pulsationsamplitude $\sigma_{rel}(N)$ war dabei nie höher als 0,1. Weiters wurden 86 Augen mit verschiedenen Stadien diabetischer Retinopathie vermessen. Die

Ergebnisse zeigen dabei - ermittelt durch einen t-Test - keine signifikante Abweichung von jenen bei Gefäßgesunden.

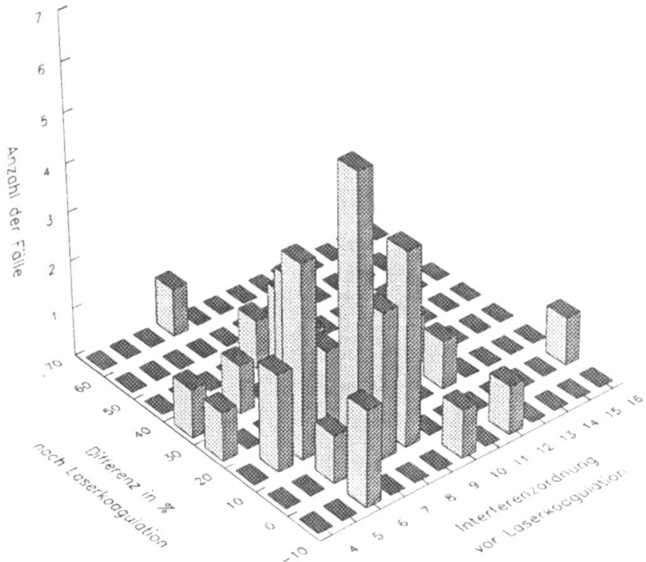

Abb. 3: Messungen an Diabetikern vor und nach der Lasertherapie

Signifikant unterschiedlich sind jedoch Messungen bei Diabetikern vor und nach der Laserbehandlung der diabetischen Retinopathie (Abb. 3). Von 46 Patienten war die Pulsationsamplitude bei 12 nach der Lasertherapie etwas geringer oder gleich (-7,0 bis 0,0 %). Bei 7 Patienten war ein Anstieg zwischen 0 und 10 % zu beobachten, bei 13 Patienten ein Anstieg zwischen 10 und 20 %. Die restlichen 14 Patienten zeigten eine mehr als 20 %-ige Erhöhung der Pulsationsamplitude. Bei dem jeweilig anderen, nicht gelaserten Auge, konnte keine entsprechende Erhöhung der Pulsationsamplitude festgestellt werden. Ob die Pulsationserhöhung mit dem Erfolg der Therapie korreliert und wie die kausalen Hintergründe dieser Veränderung aussehen, ist das Ziel weiterer Untersuchungen. Mögliche Ursachen wären hier autoregulative Mechanismen oder eine Erhöhung des peripheren Strömungswiderstands.

Literatur:

A.F.Fercher "In Vivo Measurement of Fundus Pulsations by Laser Interferometry", IEEE J. Q. El. **20**, 1469-1471 (1984)

Gefördert durch den Jubiläumsfonds der österreichischen Nationalbank.

Der 193 Nanometer Excimer-Laser in der Augenheilkunde

W. Förster
Universitätsaugenklinik Münster
Domagkstr. 15
D-48149 Münster

Das Projekt Excimer Laser an der Universität Münster wird
teilweise durch die Deutsche Forschungsgemeinschaft und das
Bundesministerium für Forschung und Technologie unterstützt.

ZUSAMMENFASSUNG
Der aktuelle Stand der 193nm Excimer Laserchirurgie im Bereich der
refraktiven Hornhautchirurige dargestellt wird kurz dargestellt.
Durch technische Weiterentwicklung wurde ein ein hoher Standard
bei neusten Geräten erreicht. Hier soll nur eine kurze Übersicht
über die derzeitigen Einsatzmöglichkeiten des 193nm Excimer Laser
in der refraktiven Hornhautchirurgie gegeben werden. Eine
ausführliche Darstellung erscheint in 'Aktuelle Augenheilkunde'.

EINLEITUNG
Hornhautchirurgische Maßnahmen erst dann zum Einsatz kommen, falls
alle anderen konventionellen Möglichkeiten der Korrektur der
Fehlsichtigkeit erfolglos ausgeschöpft worden sind. Neue
Technologien und damit die unterschiedlichsten Laser kommen
derzeit zum Einsatz. Die refraktive Hornhautchirurgie mit dem
193nm Excimer-Laser (WARING 1989, SEILER 1990, FÖRSTER und BUSSE
1991) zählt zu den am häufigsten diskutierten Verfahren. Der 193nm
Excimer Laser kann zur Korrektur der Kurzsichtigkeit (SEILER 1990)
Stabsichtigkeit, der Weitsichitgkeiter Laser und zur Behandlung
oberflächliche Hornhauterkrankungen (FÖRSTER et al 1993; FÖRSTER,
GREWE und BUSSE 1993) eingesetzt werden.
DIE Excimer-Laser senden Pulse im mittlerer Leistung aus, die
Strahlung liegt im ultravioletten Bereich. Die Anwendungen in der
Medizin beruhen auf dem Effekt der sogenannten Photoablation

(EICHELER und SEILER 1991, dort auch weitere physikalische
Grundlagen).

GRUNDELEMENTE EINES EXCIMER LASERS FÜR DIE KLINISCHE ANWENDUNG
Excimer Lasersystem für die klinische Anwendung bestehen aus
mehreren Komponeten. Zu nennen sind unter anderem: ein
Strahlenführungssystem, ein Zielsystem und ein Beobachtungssystem.
Die Behandlung sollte von einem Kontrollsystem überwacht werden.

EINSATZMÖGLICHKEITEN IM BEREICH DER REFRAKTIVEN HORNHAUTCHIRURUGIE
Mit dem Excimer-Laser können schnittartige Exzisionen (SEILER et
al 1988) mit höchster Präzision und wie flächige Abtragungen
durchgeführt werden (MARSHALL et al. 1986). Die flächige Abtragung
kann durch einen Excimer Laserstrahl mit einem Balkenprofil der
über die Hornhaut scanningartig bewegt wird erreicht werden
(DAUSCH et al 1993). Der Einsatz eines Maskenssstems ist dazu
derzeit erforderlich. Die zweite Gruppe der 193nm Excimer-Laser
erreicht eine großflächige Abtragungszone indem der Durchmesser
des Laserstrahls verändert wird und die gesamte Abtragungszone
behandelt wird. Die Veränderung des Durchmessers kann zum Beispiel
durch eine sich bewegende Iris (GORDON et al 1992) oder auch durch
Blendenbänder erfolgen (FÖRSTER, BECK und BUSSE 1993). Ein
Durchmesser von etwa 8mm kann erreicht werden (Förster, Beck und
Busse 1993). Auch die sogenannte 'Erodible Mask' sollte erwähnt
werden (GORDON et al 1992). Bei diesem letzten Verfahren wird eine
Maske aus einem Material (Z. B. Kunststoff) vor die Hornhaut
gebracht, welches selbst durch den Excimer Laserstrahl abgetragen.

HORNHAUTCHIRURGIE MIT DEM 193nm EXCIMER-LASER

Der Gedanke durch gezielte Beinflussung der Hornhautbrechkraft die
Gesamtbrechkraft des Auges zuverändern ist nicht neu. Prinzipiell
können zwei verschieden Ansätze unterschieden werden:
1. Hornhautchirurgische Eingriffe die zu einer Zunahme des
Hornhautkrümmungsradius führen sollen.

2. Eingriffe die zu einer Abnahme des zentralen
Krümmungsradiusführen sollen.

MYOPIEKORREKTUR DURCH FLÄCHIGE ABTRAGUNG

Die Zunahme des Krümmungsradius mit dem 193nm Excimer-Laser wird
erreicht, in dem die gesamte zentrale Hornhautoberfläche
abgeflacht wird. Die Abtragungszone ist rund. Die Behandlung von
Patienten wird üblicherweise in einfacher Tropfanaesthesie
durchgeführt.

ASTIGMATISMUSKORREKUR DURCH FLÄCHIGE ABTRAGUNG

Die Zunahme des zentralen Krümmungsradius in einem Meridian führt
zur Abflachung des steilen Merdians. Ohne Maskensystems werden
hauptsächlich torische Ablationsmuster erzielt. Die äußere Form
der Ablation entspricht einem Oval. Grundsätzlich erfolgt die
Behandlung nach den gleichen Grundsätzen wie bei der
Myopiekorrektur, also in Lokalanästhesie. Die Korrekturen
astigmatischer Brechungsfehler sind noch im experimentellen
Stadium bzw. am Übergang zur klinischen Erprobung (MCDONNELL et al
1991).

HYPEROPIEKORREKTUR MIT DEM 193nm EXCIMER LASER

Die Abnahme des zentralen Krümmungsradius bewirkt eine Zunahme der
Hornhautbrechkraft. Die Abtragung muß peripher tiefer als im
Zentrum sein. Zwar liegen einige Berichte über die Behandlung von
Patienten mit hyperopen Brechungsfehlern vor, die Ergebnisse
bedürfen aber noch der kritischen weiteren Mitbeobachtung. Dausch
et al berichten 1993 über die Behandlung von 23 hyperopen
Patienten mit dem Excimer Laser und einem Maskensystem und weisen
auf die Probleme der Dezentrierung hin. Eigene Versuche sind
derzeit im experimentellen Stadium.

SCHLUSSFOLGERUNGEN

Die Beeinflußung 'biologischer Faktoren wie die Wundheilung werden

in verstärktem Maß im Mittelpunkt der zukünftigen
Grundlagenforschung stehen. Im Rahmen dieser kurzen Darstellung
soll auf die Ergebnisse der klinischen Anwendung nicht näher
eingegangen werden. Wir dürfen auf die umfangreiche Literatur zu
diesem Thema verweisen. Eine ausführliche Darstellung der
Enwicklung und Erprobung eines Gerätes der neusten Generation
erscheint ausführlich in: 'Refractive Corneal Surgery'.

LITERATUR

Seiler T: Laserchirurgie der Hornhaut. Forschr Opthalmol 1990, vol
87, 111-4.
Waring GO: Development of a system for excimer laser surgery. Tr
Am Ophth Soc 1989, 854-983.
Förster W, Busse H: Derzeitige Einsatzmöglichkeiten der Excimer
Laserchirurgie in der Augenheilkunde. Augenärztliche Fortbildung
1991; 14:51-52.
Förster W, Grewe S, Atzler U, Lunecke C, Busse H: Phototherapeutic
Keratectomy in Cornela Diseases. Refract Corneal Surg (suppl)
1993; 9: 85-90.
Förster W, Grewe S, Busse H: Einsatz des Excimer Lasers zur
Behandlung oberflächlicher Hornhauttrübungen-Therapeutische
Strategie und Falldarstellungen-. Klin Monatsbl Augenheilk 1993;
202: 126-129.
Eicheler J, Seiler T. Lasertechnik in der Medizin. Grundlagen,
Systeme, Anwendungen. Reihe: Laser in Technik und Forschung,
Herziger G, Weber H (Hrsg), Springer Verlag Berlin Heidelberg
1991.
Förster W, Beck R, Busse H: Design and Development of A New 193-
Nanometer Excimer Laser Surgical System. Refract Corneal Surg 1993
(in press).
Seiler T, Bende T, Wollensak J, Trokel S. Excimer laser
keratectomy for the correction of astigmatism. Am J Ophtha 1988;
105: 177-124.
Marshall J, Trokel S, Rothery S, Krueger RR. Photoablative
reprofiling of the cornea using an excimer laser. Ophthalmology
1986 1:21-48.
Dausch D, Klein R, Schröder E. Phtotrefraktive Keratektomie (PRK)
mit dem Excimer Laser zur Behandlung der Hyperopie. In: Neuhann
th, Hartmann Ch, Rochels R (Hrsg.)6. Kongreß der Deutschsprachigen
Gesellschaft für Intraokularlinsen Implantation, 393-410.
Gordon M, Brint SF, Durrie DS, Seiler T, Friedman MD, Johnssom
NMF, King MC, Muller DF. Photorefractive keratectomy (PRK) at
193nm using an erodible mask. In: Parel J-M (ed), Ophthalmic
technologies II, SPIE 1644,11-19.
Shieh E, Moreira H, D'Arcy J, Clapham TN, McDonnell PJ.
Quantitative analysis of wound healing after cylincrdical and
spherical excimer laser ablations. Ophthalmology 1992;99:1050-
1055.
McDonnell PJ, Moreira H, Clapham TN, D'Arcy J, Munnerlyn CR.
Phtotrefractive keratectomy for astigmatism . Initial clinical
results. Arch Ophthalmol 1991; 109: 1370-1373.

Ultrafast Photography of the Cornea Ablation

*B. Rácz, *Zs. Bor, *B. Hopp, *G. Szabó, +I. Süveges, #J. Mohay, #I. Ratkay, +A. Füst

* Department of Optics and Quantum Electronics JATE University,

Department of Ophthalmology Albert Szentgyörgyi Medical University, Szeged,

+ Department of Ophthalmology Semmelweis Medical University Budapest, Hungary

1. INTRODUCTION

When UV laser radiation with an energy density close to 0.2 J/cm^2 falls onto the cornea, the surface is ablated away to a depth of 0.1-1 μm [1-3] making this kind of radiation capable of producing precise optical etching of the cornea. This technique can be used for photorefractive keratectomy and for smoothing the exterior corneal surface [4-6]. Despite the considerable interest in excimer laser "corneal sculpting", many of the physical mechanisms involved in the biological tissue removal process are unknown.In this paper we investigate the formation of shock wave in the air above the eye, the ejection of ablation plume and the propagation of the surface wave on the eye.

2. MATERIALS AND METHODS

Fig. 1 shows the ultrafast stroboscopic arrangement used for the experiments. An ArF laser (Lambda Physics EMG 102MSC, wavelength: 193 nm, energy: 100 mJ, pulse duration: 15 ns, repetition rate: 1 pps) was used for cornea ablation.

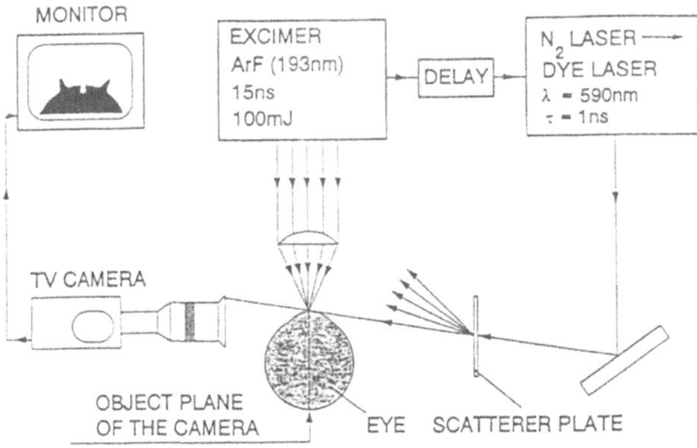

Figure 1. Experimental arrangement.

The ArF laser beam was focused onto the eye by a fused silica lens having a focal length of 100 mm. The energy density was varied in the range of 0.3-1 J/cm^2. The contour of the eye (in vitro, pig) was observed and recorded by a 24X magnification microscope equipped with a commercial video camera. The eye was illuminated by 1 ns long pulse from an N$_2$-laser pumped short pulse dye laser operating at the orange spectral range (590 nm). The delay between the excimer and dye laser pulse could be varied in the range from -1 μs to 100 μs. The geometry of the illumination was arranged so that no direct light was entering the microscope-videorecorder system. It is easy to see that this optical system can be regarded as a stroboscopic Schlieren arrangement. The duration of the dye laser pulse is so short (1 ns) that no noticeable change occurs during the illumination of the eye, thus frozen images of the shock waves were recorded by the videorecorder.

3. RESULTS

Shock wave formation in the air

The inset of Fig. 2 shows a spherical shock wave front above the surface of the eye.

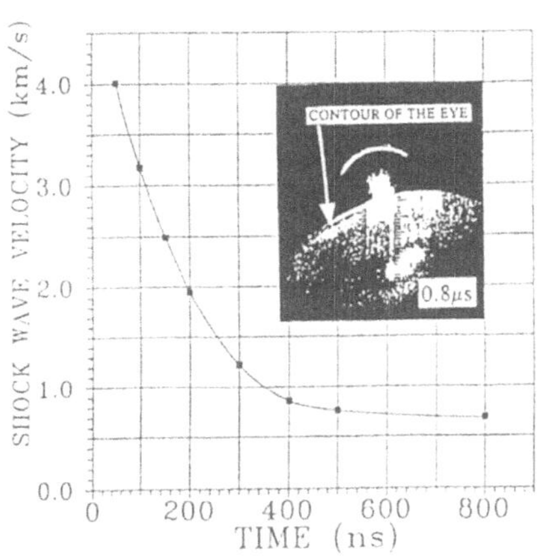

Figure 2. The shock wave velocity as a function of time. The inset shows a shock wave above the contour of the eye.

The bright spot on the surface of the eye is an artifact that is caused by the overexposure of the target of the camera by the scattered excimer light.By measuring the position of the shock wave front for different delay times we could calculate the speed of propagation of the shock wave as a function of time (Fig.2). It is surprising, that the speed can be as high as 4000 m/s, which is more than 12 times higher than the velocity of the sound in air. This is an evident indication of extremely large mechanical forces acting on the surface of the eye during excimer laser ablation.

Emission of the ablation plume

For the experiments described below the Schlieren arrangement was modified into a shadow arrangement. It means that the dye laser beam was expanded and the whole surface of the scatterer plate was illuminated. Therefore in this case the eye appears as a dark shadow on a bright background (Fig.3).For 70 ns delay time a very small bump appears on the surface of the eye, which is the start of

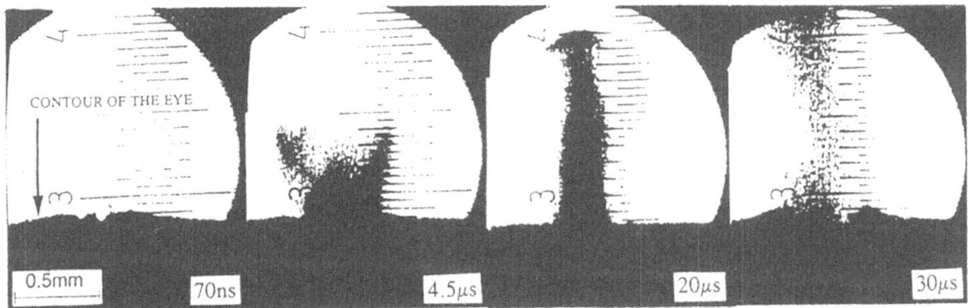

Figure 3. The development of the plume as a function of time.

the plume ejection. At about 30 μs the ejection stops, and later no substantial amount of material is leaving the surface. It is very interesting that no ejection is observed during the 15 ns while the cornea is exposed by the excimer laser pulse, and that the duration of the ejection is more than 1000 times longer than the excimer laser pulse.

Surface wave formation on the eye

The inset in Fig. 4. shows the side view of the eye photographed at long delay times.

Figure 4. The surface wave amplitude and distance as a function of time. The inset shows the contour of the eye after photoablation.

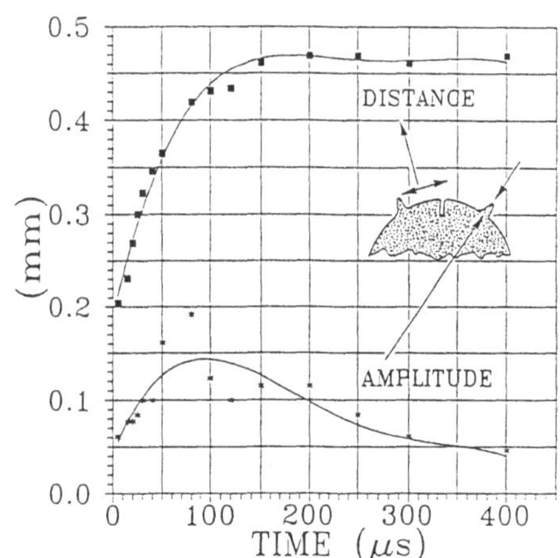

At 30 μs the plume ejection is stopped, but left and right from the incision a surface wave appears. For larger delays the propagation and the gradual attenuation of the surface wave can be seen. Fig. 4 shows the position, the amplitude and the velocity of propagation of the surface wave respectively. It is important to note that depending on the energy density of the excimer beam the amplitude of the wave can be as high as 0.15-0.4 mm. The surface wave is formed by the recoil forces of the plume ejection. A detailed study of the effect seems to be important since a surface wave with an amplitude that is comparable to the thickness of the cornea can easily tear off or damage the different layers of the cornea.

4. ACKNOWLEDGEMENT

We express our thanks to the OTKA Foundation and to the U.S.-Hungarian Science & Technology Joint Fund for their financial support.

5. REFERENCES

1. S.L. Trokel, R. Srinivasan, B. Braren, *Am J. Ophthalmol,* **96**, 710-715 (1983).

2. J. Marshall, S. Trokel, S. Rothery, H. Shubert, *Ophthalmology,* **92**, 749-758 (1985).

3. C.A. Puliafito, R.F. Steiner, T.F. Deutsch, F. Hillenkamp, E.J. Dehm, C. M. Adler, *Ophthalmology* **92**, 741-748 (1985)

4. A. M. Cotliar, H. D. Shubert, E. R. Mandel, S. L. Trokel, *Ophthalmology,* **92**, 206-208 (1985).

5. J. Krauss, C. A. Puliafito, E. F. Steinert, *Surv. Ophthalmol.***31**, 37-53, (1986).

6. A. P.Fasano, H. Moreira, P. J. McDonell, A. Sinbawy, *Ophthalmology* **98**, 1782-1785, (1991).

Grundlagen zur Ablation ophthalmischer Gewebe mit dem ER:YAG-Laser

D.Schröder *, J.Kampmeier #, R.Hibst *
*ILM, Institut für Lasertechnologien in der Medizin an der
 Universität Ulm
 Helmholtzstr. 12, D-89081 Ulm
#Bundeswehrkrankenhaus Ulm, Akademisches Krankenhaus der
 Universität Ulm
 Oberer Eselsberg 40, D-89081 Ulm

Zielsetzung

Mit der zunehmenden Vielfalt mikrochirurgischer Laseranwendungen am
Auge ergeben sich viele Fragestellungen zur Optimierung verschiedener
Parameter für das jeweils angestrebte Behandlungsverfahren.
Diese Grundlagenarbeit soll zum Verständnis der Mechanismen bei der
Abtragung ophthalmischer Gewebe mit dem Er:YAG-Laser beitragen. Aus
diesen Erkenntnissen sollen Möglichkeiten erschlossen werden, eine
Applikation im Hinblick auf das gewünschte Abtragsergebnis zu
optimieren.

Material & Methode

Sämtliche Versuche wurden in vitro an Kornea und Sklera von
Schweineaugen vorgenommen, die sich schon in früheren Studien als
adäquates Modell für das menschliche Auge erwiesen haben.
Die verwendeten Laser waren Er:YAG-Laser (Quantronix 294 und ein
Experimental-Laser). Die Applikation der Laser-Energie erfolgte
entweder durch eine plan gebrochene OH-arme Q/Q-Lichtleitfaser mit
einem Kerndurchmesser von 320 μm im Gewebekontakt oder im freien
Strahl mit demselben Durchmesser.
Eine untersuchte Fragestellung war die Ermittlung des Abtrages pro
Puls (im folgenden als Abtragsrate bezeichnet) bzw. der
Abtragsgeschwindigkeit bei der Perforation von Sklera sowie Kornea und
der Abtragsqualität in Abhängigkeit von der Energie, der

Repetitionsrate sowie deren Kombination bei konstanter mittlerer Leistung.

Eine weitere Fragestellung war der Einfluß der Pulsdauer der Einzelpulse des Er:YAG-Lasers auf die Effizienz und Qualität des Abtrags.

Die Auswertung der Abtragsrate erfolgte durch die Vermessung der Kanallänge an den histologischen Schnitten und die Ermittlung der Pulszahl, wobei als Durchschußkriterium die Änderung des akustischen Signals gewertet wurde. Die Abtragsqualität wurde anhand von histologischen Schnitten beurteilt. Die Auswertungskriterien waren die Dicke der Schadenszone und als subjektive Größe die Ausbildung der Kanalwand in Bezug auf die Welligkeit und das Auftreten von Rupturen.

Ergebnisse

Die Ergebnisse für die Abtragsraten sind zusammen mit Beispielen der histologischen Schnitte in den Abbildungen 1 bis 3 dargestellt.

Repetitionsrate. Abb. 1 zeigt, daß die Abtragsrate in erster Näherung nicht von der Repetitionsrate abhängt. Bis 10 Hz läßt sich eine nahezu konstante Schädigungszone von 20,3 ± 1,75 μm ermitteln. Der Wert für die Schädigungsbreite steigt jedoch für 15 Hz auf 24,3 μm und für 20 Hz auf 25,6 μm.

Energie. Abb. 2 zeigt, daß die Abtragsrate deutlich mit der Pulsenergie und damit der Energiedichte verknüpft ist. Histologisch erkennt man energieunabhängig eine 21,7 ± 2,1 μm breite Koagulationszone, die bei hohen Energien allerdings Rupturen aufweist, die sich teilweise bis in das darunterliegende Gewebe erstrecken.

Mittlere Leistung. Abb. 3 zeigt, daß bei Energie/Repetitionsraten-Kombinationen, bei denen die mittlere Leistung konstant ist, die Abtragsgeschwindigkeit kaum variiert. Die abgebildeten histologischen Schnitte lassen bei hoher Repetitionsrate und niedriger Energie eine leicht verbreiterte Koagulationszone bei glattem Kanalrand erkennen, während bei niedriger Repetitionsrate und hoher Energie die Schädigungsbreite abnimmt und die Zahl der Rupturen der Kanalwand steigt.

Bei einer Variation der Pulslänge zwischen 100 und 400 μs läßt sich weder für die Effizienz noch für die Koagulationszone eine signifikante Abhängigkeit feststellen. Auch die Homogenität der Kanalwände erscheint gleich.

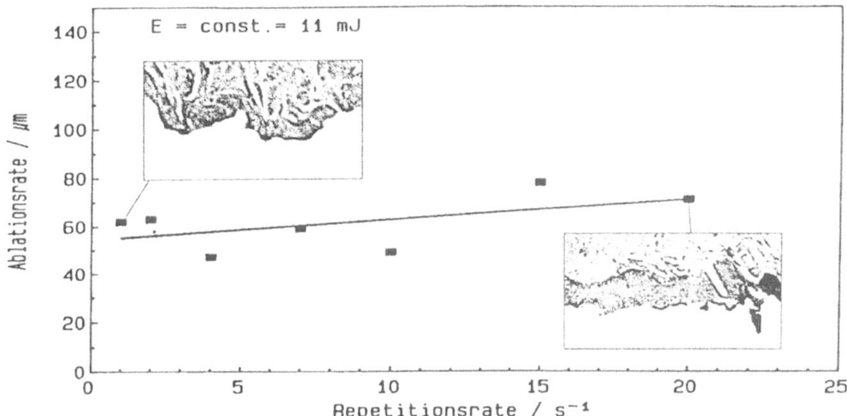

Abb. 1: Abtragsrate über Repetitionsrate

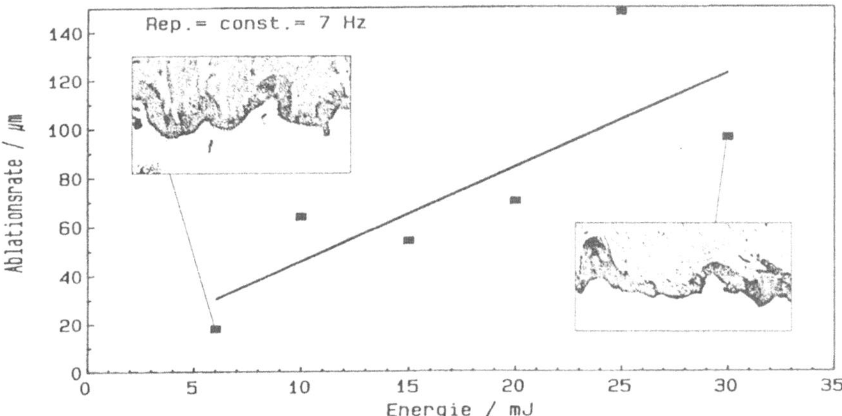

Abb. 2: Abtragsrate über Energie

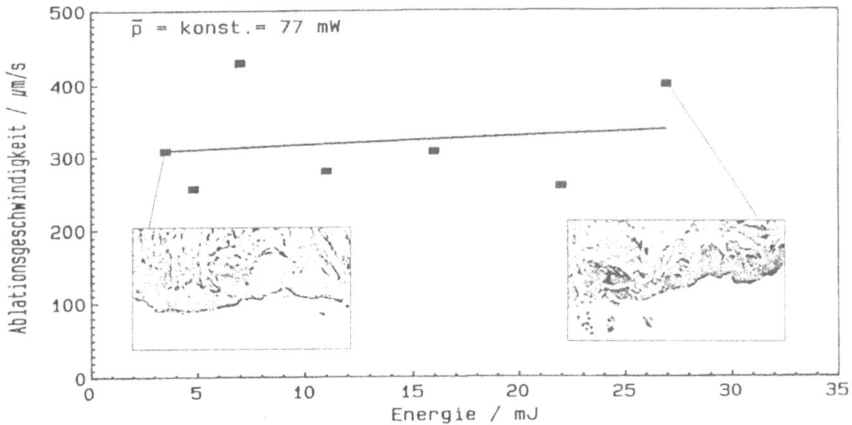

Abb. 3: Abtragsgeschwindigkeit über Energie/Repetitionsrate-
Paaren mit gleicher mittlerer Leistung

Diskussion

Der Abtragsprozeß durch die gepulste Er:YAG-Laser-Strahlung wird bestimmt durch die Pulslänge und die Leistung pro Volumen, die sich aus der Absorption und der Bestrahlungsstärke ergibt. Bei der typischen Pulsdauer von 10^2 μs und einer Bestrahlungsstärke von 10^5 W/cm² ergibt sich bei der hohen Absorption von Wasser für die Er:YAG-Wellenlänge von 2,94 μm ein thermo-mechanischer Ablationsmechanismus. Obwohl thermisch induziert, handelt es sich dabei nicht um ein kontinuierliches Aufschmelzen und Verdampfen des Gewebes, sondern eher um ein Heraussprengen von Gewebefragmenten während des Pulses. Der unterschwellige Energieanteil, der nicht mehr ausreicht um eine Ablation zu erzielen, verbleibt im Gewebe und verursacht die thermische Schädigung. Dieses Modell bietet uns die Erklärung für die ermittelten Ergebnisse.

Die Unabhängigkeit der Ablationsrate von der Repetitionsrate ergibt sich daraus, daß der Abtragsprozess über den gemessenen Bereich nicht akkumulativ ist, d.h. man kann jeden Puls bezüglich der Abtragsrate als Einzelereignis betrachten. Was die Schädigungsbreite angeht, so verbleibt der unterschwellige Anteil der Energie im Gewebe und kann sich dort bei entsprechend hoher Wiederholfrequenz auch akkumulieren. Die geringe Zunahme der Koagulationstiefe bei steigender Repetitionsrate rührt daher, daß ein großer Teil des erwärmten Gewebes im Verlauf des nächsten Pulses wieder abgetragen wird.

Die mit der Energie nahezu linear steigende Ablationsrate ist typisch für den Er:YAG-Laser. Die bei der Variation der Energie (oberhalb der Ablationsschwelle) konstante Breite der Koagulationszone, ergibt sich aus dem konstanten unterschwelligen Energieanteil. Das vermehrte Auftreten von Rupturen geht auf die höhere Bestrahlungsstärke zurück.

Die Ergebnisse für die Energie/Repetitionsrate-Kombinationen beinhalten die Konsequenz der Ergebnisse aus Abb.1 und Abb.2. Die Steigerung der Ablationsgeschwindigkeit durch die Erhöhung der Repetitionsrate oder Energie ist in erster Näherung linear.

Für die Optimierung ergeben sich damit folgende Konsequenzen:

* Die Ablationsgeschwindigkeit steigt linear mit höherer mittlerer Leistung ($p = E * \nu$), unabhängig von der E/ν-Kombination.

*Das Kriterium für das Verhältnis von Energie E und Repetitionsrate ν ist die Abtragsqualität. Repetitionsraten von mehr als 10 Hz führen zu einer breiteren Koagulationszone, Energiedichten von mehr als 25 J/cm² führen zu Rupturen des Abtragungsrandes.

*Die Pulslänge hat zwischen 100 und 400 μs keinen Einfluß auf die Effizienz und Qualität des Abtrages.

Thermische und mechanische Veränderungen der Kornea nach ER:YAG Laser Ablation

M. Frenz[1], H. Lubatschowski[2], F. Könz[1], O. Kermani[2]

[1] Institut für Angewandte Physik, Sidlerstrasse 5, CH-3012 Bern
[2] Institut für Angewandte Physik, Wegelerstrasse 8, 5300 Bonn

Neben dem Excimer Laser bei einer Wellenlänge von λ = 193 nm scheint auch der Er:YAG Laser mit einer Emission bei λ = 2.94 μm wegen seiner extrem hohen Absorption in Wasser ($\approx$13000 cm^{-1}) für hornhautchirurgische Eingriffe äusserst interessant. Dies vor allem, da 3 μm Strahlung mittels optischer Fibern übertragen werden kann und keine UV-bedingten phototoxischen Zellschädigungen auftreten können [1-4].

Zur Bestimmung der durch die Laseranwendung verursachten mechanischen und thermischen Gewebeschädigungen wurde Kornea von frischen Schweineaugen mit Er:YAG Laserstrahlung bearbeitet. Es wurden zwei unterschiedliche Pulslängen, τ = 100 ns (gütegeschalteter Betrieb) und τ = 200 μs (freilaufender "spiking" Betrieb) verwendet. Die Proben wurden anschliessend histologisch und rasterelektronenmikroskopisch untersucht. Beim Ablationsprozess mit dem langen Puls werden, im Vergleich zum Excimer Laser, deutlich grössere thermische Schädigungen von 20-50 μm gefunden. Im Gegensatz dazu verursacht der kurze Puls zwar geringe thermische (4-8 μm), jedoch massive mechanische Schädigungen (500-800 μm).

Material und Methode

Die Untersuchungen wurden mit einem blitzlampengepumpten Er:YAG Laser (Wellenlänge λ=2.94μm), der sowohl als gütegeschalteter als auch als freilaufender Laser verwendet wurde, durchgeführt. Die Güteschaltung wird durch einen FTIR-Modulator (frustrated total internal reflection) erzielt, der Pulslängen von typischerweise 100 ns (FWHM) liefert. Im freilaufenden Betrieb betrug die Pulslänge 200 μs. Die Energiedichte der Laserstrahlung wurde zwischen 0.7 J/cm^2 ($\approx$ Ablationsschwelle) und 14 J/cm^2 variiert. Die Laserpulsenergie wurde durch Einbringen von dünnen Glasplättchen in den Laserstrahl verändert und mit einem pyroelektrischen Detektor gemessen. Die Experimente wurden bei einer Repetitionsrate von 4 Hz durchgeführt. Als biologisches Material dienten Hornhäute enukleierter Schweineaugen. Die Bulbi wurden innerhalb von maximal 6 h nach der Entnahme den experimentellen Untersuchungen zugeführt.

Die während des Ablationsprozesses innerhalb der bestrahlten Probe entstehenden Druckwellen wurden mit 4 μm dünnen piezoelektrischen Druckaufnehmerfolien (PVDF-Folien) detektiert. Dabei wurden die Korneaproben direkt auf den Druckaufnehmer aufgelegt.

Die Experimente zum Ablationsverhalten und zur Bestimmung einer potentiellen mechanischen Wirkung wurden am ganzen Auge durchgeführt. Sofort nach der Lasereinwirkung wurde die Kornea entnommen und in 4 %-iger Formaldehydlösung bzw gepufferter 5 %-iger Glutaraldehydlösung fixiert.

Zur Charakterisierung der Gewebewechselwirkung wurden die Gewebeproben in einer üblichen standartisierten Weise histologisch aufgearbeitet und Hämatoxylin-Eosin gefärbt.

Mit Hilfe von rasterelektronenmikroskopischen Untersuchungen des Endothels unterhalb der Strahlachse konnten photoakustischen und mechanischen Wirkungen der Laserstrahlung sichtbar gemacht werden. Zu diesem Zweck wurden die Proben unter CO_2 Atmospäre "critical-point" getrocknet und mit Gold bedampft. Zur exakten Bestimmung der Ablationstiefe wurden diese Proben nach den rasterelektronenmikroskopischen Untersuchungen in Kunststoff eingebettet und histologisch aufgearbeitet. Dabei wurde berücksichtigt, dass die "critical-point" getrockneten Proben im Vergleich zu den in Parafin eingebetteten eine etwa doppelt so starke Schrumpfung erfahren.

Ergebnisse

Abb. 1a zeigt eine typische Druckwelle, wie sie bei der Photoablation von Kornea mit dem Er:YAG Laser (freilaufender Betrieb) bei einer Energiedichte von 6 J/cm^2 entsteht. Deutlich ist eine Korrelation zwischen jedem einzelnen "Laserspike" und dem Drucksignal zu erkennen. Dabei ist die Amplitude der von der Folie erzeugten Spannung bei hochohmigem Abschluss direkt proportional zum Druck auf die Folie. Bei der maximal eingesetzten Energiedichte von 14 J/cm^2 wurden Drücke im Bereich von einigen 100 bar gemessen. Der verzögerte Beginn des Drucksignales kommt durch die Laufzeit zustande, die die Druckwelle benötigt, um durch die Kornea zu laufen.

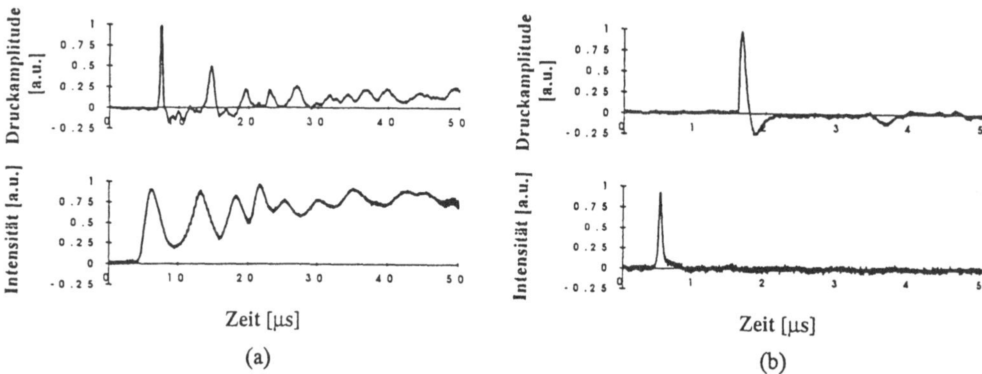

Abb. 1: Laserpulsprofil des Er:YAG Lasers (untere Kurve) und Amplitude des photoakustischen Signals bei der Ablation von Kornea Gewebe (obere Kurve). a) freilaufender und b) gütegeschalteter Betrieb.

Ein typischer gütegeschalteter Laserpuls und das durch die Ablation hervorgerufene Drucksignal zeigt Abb. 1b. Der negative Peak bei 3.5 µs zeigt den infolge von Reflexionen zweimal durchs Gewebe gelaufenen Anteil des photoakustischen Signals. Bei der Reflexion an einer Grenzfläche mit niedriger akustischer Impedanz erfährt das reflektierte Drucksignal eine Phasenverschiebung um 180° und wird daher als negatives Signal (Zugwelle) registriert.

Die bei der Ablation mit dem Laser verursachten thermischen Schädigungszonen wurden anhand der histologischen Präparationen bestimmt und mit den in der elektronenmikroskopischen Untersuchungen gefundenen Schäden verglichen. Abb. 2 zeigt ein lichtmikroskopisches Bild eines Dünnschnittes quer zum Ablationskrater, der mit 6 Pulsen von 14 J/cm^2 eines freilaufenden Er:YAG Lasers erzeugt wurde. Der Ablationskrater ist von einer etwa 40 µm dicken, irregulär geformten Wand aus dehydrierten und koagulierten Zellbestandteilen umgeben. An einigen Stellen ragt diese Zone weiter in das angrenzende

Gewebe hinein. Dies ist vermutlich auf die Einsprengung von heissem Material zwischen die horizontal geschichteten Kollagenlamellen zurückzuführen.

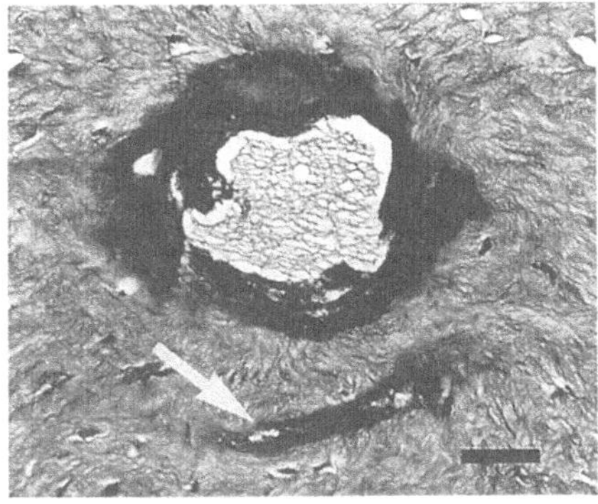

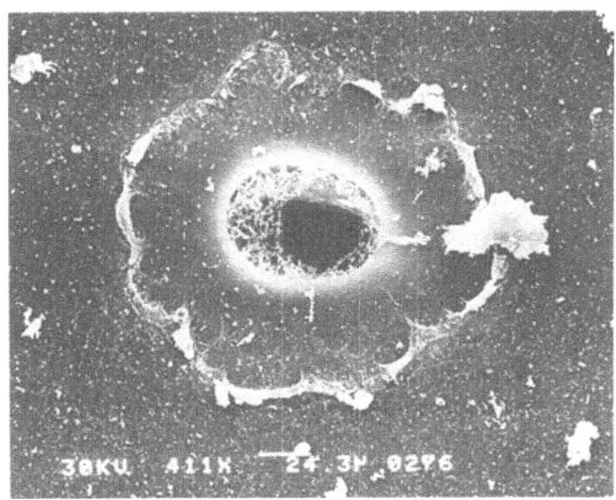

Abb. 2: Histologische Veränderungen der Kornea nach Laserexzision; Schnitt quer zum Ablationskrater. Die thermische Schädigungszone von $\approx$ 40mm ist gut zu erkennen. Der Pfeil markiert eine Schädigungszone, die durch das ins Gewebe hineingesprengte, heisse Material verursacht wurde. (Er:YAG Laser : τ = 200 µs, F = 14 J/cm^2, 6 Pulse), Balken = 50 µm.

Abb. 3: Rasterelektronenmikroskopische Darstellung des Endothels nach vollständiger Perforation mit dem Er:YAG Laser (τ = 200 µs, F = 14 J/cm^2, 9 Pulse).

Mit 9 Pulsen erreicht man bei einer Energiedichte von 14 J/cm^2 eine vollständige Perforation der Kornea. Die hintere Zellschicht der Kornea, das Endothel, wird dabei bis zu einer Distanz von 40-50 µm rund um den Ablationskrater abgelöst (Abb. 3).

Im Gegensatz zu der ausgeprägten thermischen Schädigungszone, die bei den Exzisionen mit dem freilaufenden Er:YAG beobachtet werden, findet man beim Einsatz von gütegeschalteten Laserpulsen mit Energiedichten von 2-10 J/cm^2 lediglich eine thermische Nekrosezone von 4-8 µm (vergleiche Abb. 4a).

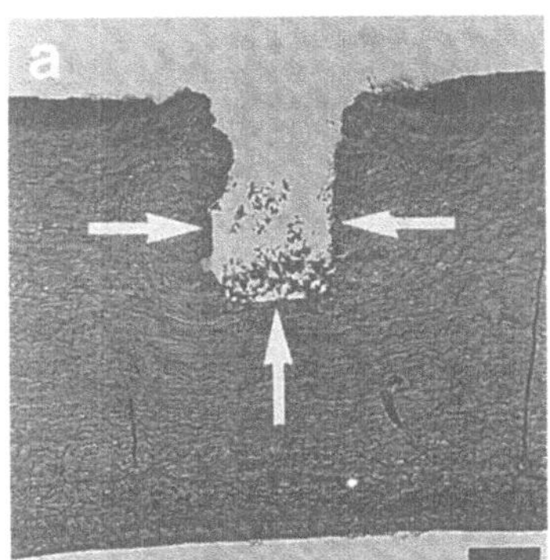

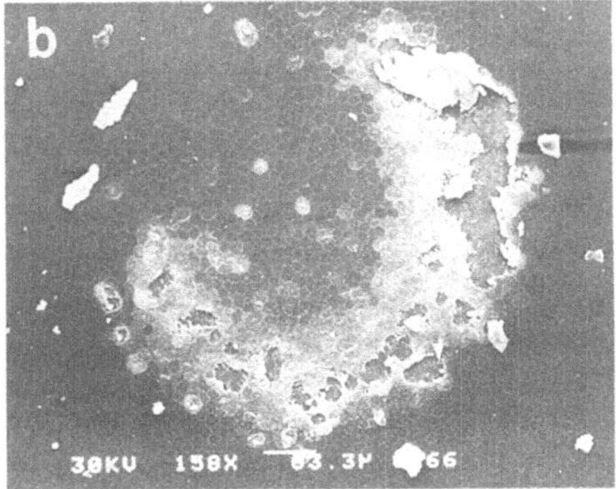

Abb. 4: Kornea Ablation mit gütegeschaltetem Er:YAG Laser (τ = 100 ns, F = 4 J/cm^2): (a) Lichtmikroskopische Darstellung des Ablationskraters; thermische Schädigung (Pfeil) entlang des Kraterrandes von 4-8 µm. Die im Ablationskrater zu erkennenden Fragmente sind durch die Präparation hervorgerufene Artifakte. Balken = 100 µm. (b) Rasterelektronenmikroskopische Darstellung der Endothelablösung.

In diesem Energiedichtebereich konnten keine Unterschiede bezüglich der thermischen Schädigung des angrenzenden Korneagewebes festgestellt werden. Bei Pulsenergiedichten, die im Bereich der

Ablationsschwelle liegen, kommt es zu einer verstärkten Dehydrierung des bestrahlten Gewebes, das nicht ablatiert wird. In diesem Falle wurde entlang der Exzisionen eine thermische Schädigung von bis zu 20 µm gefunden. Auffallend ist jedoch, dass das Kollagengewebe direkt unterhalb der Strahlachse auf einer Breite von etwa 800 µm aufgequollen ist. Parallel dazu zeigt die rasterelektronenmikroskopische Aufnahme (Abb. 4b) eine ringförmige Ablösung des Endothels.

Diskussion

Mit Hilfe eines einfachen ein-dimensionalen Modells kann man zeigen [5,6], dass für Laserpulsdauern, die kleiner als die thermische Relaxationszeit sind, die thermische Schädigung auf die Grössenordnung der optischen Eindringtiefe der Laserstrahlung beschränkt bleibt. Unter der Annahme, dass Korneagewebe bei 3 µm einen dem Wasser vergleichbaren Absorptionskoeffizienten besitzt, liegt die thermische Relaxationszeit für Er:YAG Laserstrahlung im Bereich von einigen Mikrosekunden. Daher sollten kurze, im Infraroten emittierende Laserpulse die thermische Schädigung minimieren. Im Falle des gütegeschalteten Er:Cr:YAG Lasers blieb, wie Abb. 4a dokumentiert, die thermische Schädigung auf einige Mikrometer begrenzt. Die deutlich grösseren thermisch geschädigten Zonen beim langen Laserpuls gegenüber den Ergebnissen mit dem gütegeschalteten Laser sind auf die thermische Diffusion zurückzuführen.

Im Gegensatz dazu wächst die Druckwellenamplitute bei der laserinduzierten Photoablation mit zunehmender Laserintensität. Im Falle des gütegeschalteten Lasers wurden je nach Laserenergie Druckamplituten von bis zu 10 kbar gemessen. Die laserinduzierte Druckwelle breitet sich innerhalb der Kornea mit Schallgeschwindigkeit aus. Da das hinter der Kornea liegende Kammerwasser eine geringere akustische Impedanz als das Korneagewebe aufweist, kommt es an der Grenzschicht zur Ausbildung einer Zugwelle, die zur Gewebeablösung führen kann [7] (Abb. 4b). Wie Abb. 3 zeigt, konnten bei der Photoablation mit 200 µs langen Laserpulsen, infolge der relativ geringen Druckamplituden keine druckindizierten Schädigungen gefunden werden.

Zusammenfassend lässt sich sagen, dass das Ausmass der thermisch geschädigten Zone durch Verkürzung der Pulsdauer beim Er:YAG Laser deutlich reduziert werden kann. Der Vorteil der geringeren thermischen Schädigung beim gütegeschalteten Laser gegenüber dem freilaufenden "spiking" Betrieb wird jedoch durch die wesentlich höheren Druckamplituten und die damit verbundenen massiven mechanischen Schädigungen kompensiert.

Referenzen

[1] Green H, Boll J, Parrish JA, Kochevar IE, Oseroff AR, "Cytotoxicity and mutagenicity of low intensity 248 and 193 nm excimer laser radiation in mammalian cells", Cancer Res 47; 410-413, 1987.

[2] Kochevar IE, "Cytotoxicity and mutagenicity of excimer laser radiation", Lasers Surg Med 9; 440-445, 1989.

[3] Lubatschowski H, Kermani O, "193 nm Excimerlaserphotoablation der Hornhaut", Ophthalmologe 89; 134-138, 1992.

[4] Seiler T, Bende T, Winkler K, Wollensak J, "Side effects in excimer corneal surgery (DNA damage as a result of 193 nm excimer laser radiation", Graefes Arch Clin Ophthalmol 226; 273-276, 1988.

[5] Boulnois JL, "Photophysical processes in recent medical laser development: a review", Laser in Medical Science 1; 47-66, 1986.

[6] Walsh JT, Flotte TJ, Deutsch TF, "Er:YAG laser ablation of tissue: effect of pulse duration and tissue type on thermal damage", Lasers Surg Med 9; 314-326, 1989.

[7] Lubatschowski H, Kermani O, Asshauer T, "Zur Photoablation der Hornhaut mit gepulster 2790 nm ErCr:YSGG-Laserstrahlung", Ophthalmologe 90; 183-190, 1993.

Erfahrungen mit der Photokoagulation (Xenon, Argon-Laser) intraokularer Tumoren (Aderhautmelanom, -hämangiom, retinales Hämangiom)

P.K.Lommatzsch, F.P.Rohrwacher
Universität Leipzig, Klinik für Augenkrankheiten, Kurt-Huber-Weg 19,
04299 Leipzig

Zusammenfassung

Übersicht über den gegenwärtigen Einsatz von Laserstrahlen als alleiniges
oder unterstützendes Behandlungsprinzip bei der bulbuserhaltenden Therapie
intraokularer Tumoren. Besondere Berücksichtigung der Grenz- und
Kontraindikationen.

Einleitung

Laserlicht kann bei einer Absorption im Gewebe die folgenden
Effekte auslösen:

1. Thermische Effekte   (Photokoagulation, Photovaporisation,
                            Hyperthermie),
2. Photodisruption   (Optical breakdown),
3. Photoablation   (Excited Dimer) und
4. Photochemische Effekte (Rote Laser, Absorption in Hämatopor-
                            phyrindervaten).

Die absorbierte Energie ist dabei vom Pigmentgehalt des Gewebes, von der
Wellenlänge und der Intensität des Lichtes, von der Expositionszeit und von der Größe
des Herdes (Laserspot) abhängig.
Diese zerstörende Wirkung besonders des thermischen Effekts der Photonen kann auch
zur lokalen Vernichtung von intraokularem Tumorgewebe ausgenutzt werden, wenn
dieses die Transparenz der optischen Medien gestatte, und wenn genügend zerstörende
Energie an alle Tumorabschnitte gelangen kann.

Patientengut

Unser Patientengut (n = 140) wurde im Zeitraum zwischen 1965 und 1992 wegen
Aderhautmelanom, -hämangiom oder retinalem Hämangiom mit dem

Xenonkoagulator oder Argon-Laser behandelt. In dieser Studie sind behandelte
Retinoblastome - eine weitere wichtige Indikation der Photokoagulation - nicht
enthalten. Die Verteilung der Patienten auf die verschiedenen Verfahren ist in
Tabelle 1 aufgeführt.

Tabelle 1: Anzahl der behandelten Patienten 1965 - 92,
aufgeschlüsselt nach dem angewendeten Therapieverfahren.

1. Aderhautmelanome,
   nur mit Photokoagulation behandelt   11 Patienten

2. Aderhautmelanome,
   mit Ru106/Rh-106 Applikator
   und zusätzlich mit Photokoagulation behandelt   106 Patienten

3. Hämangiome der Aderhaut (v. Hippel-Lindau)
   nur mit Photokoagulation behandelt   5 Patienten

                                                               140 Patienten

Die Photokoagulation der 117 Melanome der Aderhaut erfolgte 40 Mal mit dem
Xenonkoagulator nach MEYER-SCHWICKERATH oder mit dem Kurzzeitkoagulator
vom Comberg, 64 Mal mit dem Argon-Laser, und bei 13 Patienten benutzten wir
sowohl Xenon als auch die Koagulation mit dem Argon-Laser. In der Regel waren zur
Tumorkoagulation mehrere Sitzungen erforderlich, maximal 6, nur ausnahmsweise war
eine Koagulationssitzung ausreichend.
Mit dem Argon-Laser empfehlen sich 500-1000 µ Herdgröße bei einer Intensität von
1000 mW bei einer Brenndauer von 0,5 sec. Nach etwa 3-4 Wochen muß diese den
Tumor einkreisende Koagulation wiederholt werden, so lange, bis nach 2-3 Sitzungen
ein weißer Narbenring erkennbar ist. Eine solche ringförmige Koagulation kann man
mehrfach wiederholen, wobei die Radien immer kleiner werden. Schließlich wird auch
das Tumorzentrum koaguliert, wobei Blutungen oder Gewebsrupturen vermieden
werden müssen. Im Idealfall bleibt eine weiße flache Narbe mit zentralen
Pigmentresten.
Wird eine Brachytherapie mit Photokoagulation kombiniert, so sollte die Anwendung
der ionisierenden Strahlen vor der Photokoagulation erfolgen, da bei reduzierter
Sauerstoffversorgung die Strahlenresistenz der Tumorzellen erhöht wird.

Eine zusätzliche Photokoagulation nach Anwendung eines radioaktiven Applikators
kann notwendig werden, wenn der Strahlenträger nicht alle Teile des Tumorrandes
erfaßt hat oder wenn durch die Nähe des Tumors zum Sehnerv oder zur Makula der

dorsale Teil des Tumors nicht vom episkleralen Applikator bedeckt werden konnte. Im letzten Fall kann durch eine hufeisenförmige Herdkette der makulanahe Tumorteil mit Photokoagulation umrandet und direkt vernichtet werden.
Die Hämangiome der Aderhaut brauchen nicht vollständig koaguliert zu werden. Oft genügt eine "gridförmige" Koagulation, um die visusmindernde retroretinale Exsudation zu stoppen.

Bei der Koagulation der retinalen Hämangiome hielten wir uns an die Empfehlung vom MEYER-SCHWICKERATH, nur den Tumor direkt zu koagulieren, ohne die stark erweiterten, ernährenden Gefäße zur verschließen. Diese atrophieren nach der Tumorkoagulation bis zur ursprünglichen Größe der Netzhautgefäße.

Ergebnisse:

Die mit den verschiedenen Behandlungsformen erzielten Ergebnisse sind in den folgenden 4 Tabellen dargestellt

Tabelle 2: Ergebnisse bei Photokoagulation des Aderhautmelanoms (n = 11)

Tumorprominenz vor der Behandlung	M = 2,3 mm (1,55-3,5 mm)
Tumorprominenz nach der Photokoagulation	M = 1,7 mm (1,0 - 3,2 mm)
Nachbeobachtungszeit	M = 7 Jahre (1 - 15 Jahre)
Regression	8
Unverändert in der Prominenz	1
Progression	1
Enukleation erforderlich	1
Visus gleich oder besser	6
Visusabfall	5

Tabelle 3:Ergebnisse bei Ru-106/Rh-106 - Brachytherapie kombiniert mit Photokoagulation des Melanoms der Aderhaut n =106)

Tumorprominenz vor der Behandlung	M = 3,9 mm (0,9 - 7,9 mm)
Tumorprominenz nach der Behandlung	M = 2,0 mm (0,5 - 6,9 mm)
Nachbeobachtungszeit	M = 5 Jahre (1-24 Jahre)
Regression	79
Unverändert in der Prominenz	3
Progression, Enukleation erforderlich	7
Verstorben davon an Metastasen	17 13
Visus gleich oder besser	31
Visusabfall	75

Tabelle 4: Ergebnisse bei Photokoagulation des Hämangioms der Aderhaut   (n= 18)

Tumorprominenz vor der Behandlung	1,0 - 4,65 mm
Tumorprominenz nach der Behandlung	1,3 - 4,5 mm
Nachbeobachtungszeit	M = 9 Jahre (1 - 13 Jahre)
Regression	8
Unverändert in der Prominenz	4
Progression	6
Visus gleichbleibend oder besser	9
Visusabfall	9

Tabelle 5: Ergebnisse bei Photokoagulation retinaler Hämangiome
v. Hippel (n = 5)

Nachbeobachtungszeit	M = 7 Jahre (3 - 8 Jahre)
Regression	3
Unverändert in der Prominenz	1
Progression	1
Visus gleichbleibend oder besser	4
Visusabfall	1

Diskussion

Die Photokoagulation mit Xenonlicht nach MEYER-SCHWICKERATH (1968) oder
mit dem Argon-Laser ist eine hervorragende lokale Behandlungstechnik für sehr
kleine Melanome unter 2 mm Prominenz. In Kombination mit der Brachytherapie ist
die Photokoagulation eine wertvolle Ergänzung besonders zur Behandlung der
zentralen Tumoranteile in Papillen- und Makulanähe, die mit dem Ru-106/Rh-106
Applikator nicht ausreichend erfaßt werden konnten (LOMMATZSCH, 1989).

FOULDS und DAMATO (1986) konnten mit dem Krypton-Rot-Laser bei
Expositionszeit vom 30 sec. noch größere Tiefenwirkungen erzielen. Im
tierexperimentallen Stadium befindet sich die transpupillare Thermotherapie (TTT)
mit einem Infrarot-Laser, wobei Tumornekrosen im Melanom bis 3,9 mm Tiefe
erreicht werden konnten (JOURNEÉ-DE KORVER, OOSTERHUIS, KAKEBEEKE-
KEMME UND DE WOLLF-ROUENDAAL, 1992). Die klinische Anwendung von
Haematoporphyrinderivaten, die unter Lichteinwirkung in zellschädigende Substanzen
zerfallen, ist aus vielerlei Gründen bis jetzt versagt.

Literatur

DAMATO, B.F., W.S. FOULDS: Ciliary body tumours and their management.
Trans. Ophthal. Soc. U.K. 105 (1986), 257-264.
JOURNEÉ-DE KORVER, J.G., J.A. OOSTERHUIS, H.M. KAKEBEEKE-KEMME,
D. DE WOLFF-ROUENDAAL: Transpupillary thermography (TTT) by infrared
irradiation of choriodal melanoma. Doc. ophthalmol. 82 (1982) 185-191.

LOMMATZSCH, P.K., Intraokulare Tumoren. Leitfaden für Diagnostik und Therapie, Ferdinand Enke Verlag, Stuttgart 1989.
MEYER-SCHWICKERATH, G.: Die Möglichkeiten zur Behandlung intraokularer Tumoren unter Erhaltung des Sehvermögens. Ber. Dtsch. Ophthal. Ges. 63 (1960) 178-189.
TSE, D.T., J.J. DUTTON, T.A.WEINGEIST, V.M. HERMSEN, R.C. KORSTEN: Hematoporphyrin photoradiation therapy for intraocular and orbital malignant melanoma Arch. Ophthal. (Chicago) 192 (1984) 833-838.

Mikrophotokoagulation

J. Roider, T. Flotte, R. Anderson, R. Birngruber
Augenklinik der Medizinischen Universität zu Lübeck,
Ratzeburger Allee 160, 2400 Lübeck 1.
Wellman Laboratories of Photomedicine, Boston.

Für die Zerstörung von einzelnen Zellschichten, die in der Größenordnung von mehreren um (10^{-6} m) liegen, sind kurze Pulse (us, 10^{-6} s) notwendig. Nur so kann ein steiler Temperaturgradient zwischen der Zielstruktur und dem zu schonenden Gewebe erzielt werden. Abbildung 1 zeigt diesen Sachverhalt am Beispiel des retinalen Pigmentepithels (RPE) und der neuralen Netzhaut. Um unerwünschte Nebenwirkungen als Folge der hohen Temperaturgradienten zu vermeiden, wie z. B. Blutungen und Rupturen von Melaningranula, wie sie bei der Verwendung von kurzen Einzelpulsen auftreten (MARSHALL), empfiehlt es sich mit repetierenden Pulsen einzustrahlen, da so die therapeutische Schwelle verbreitert werden kann (Abb. 2). Temperaturberechnungen (Abb. 3) zeigen, daß so ein relativer hoher Temperaturanstieg in der Absorptionsstruktur erzielt werden kann, aber die Umgebung wegen des raschen Wärmeverlusts nur gering erwärmt wird, und so geschont werden kann. Tierexperimente an der Retina (514 nm, 1 bzw. 5 us, 500 Hz, max. 500 Pulse) bestätigen das Prinzip und zeigten eine selektive Zerstörung des retinalen Pigmentepithels unter Schonung der Photorezeptoren (ROIDER et al). Klinische Anwendungsmöglichkeiten könnten RPE assozierte Krankheiten, wie z. B. die altersbedingte Makuladegeneration, die Retinopathia Centralis Serosa oder das diffuse diabetische Makulaödem sein.

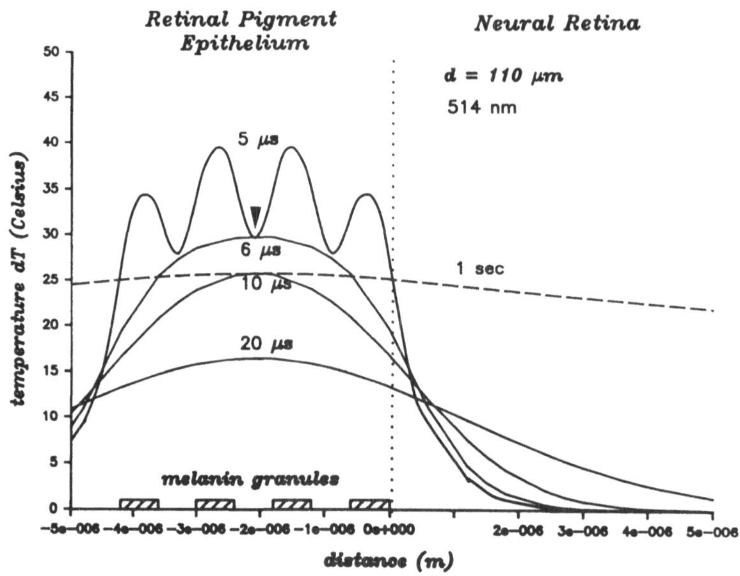

Abbildung 1: Temperaturverteilung im Retinalen Pigmentepithel nach einem 5 us Puls.

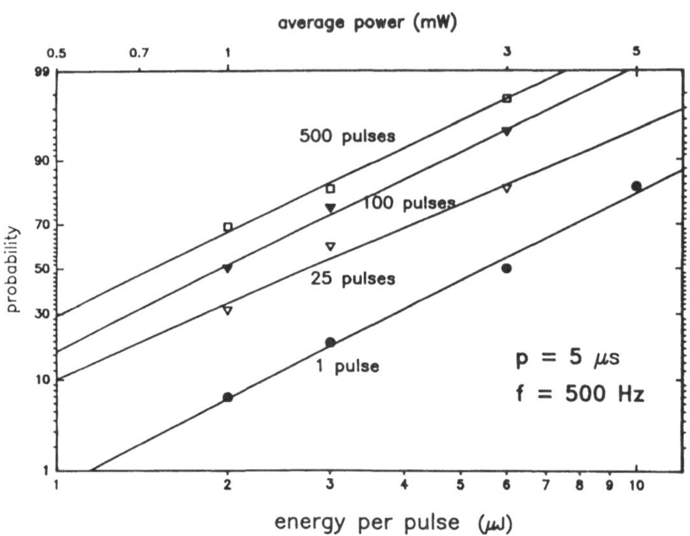

Abbildung 2: Schwellenkurve für selektive RPE Zerstörung mit einem gepulsten Argonlaser (514 nm).

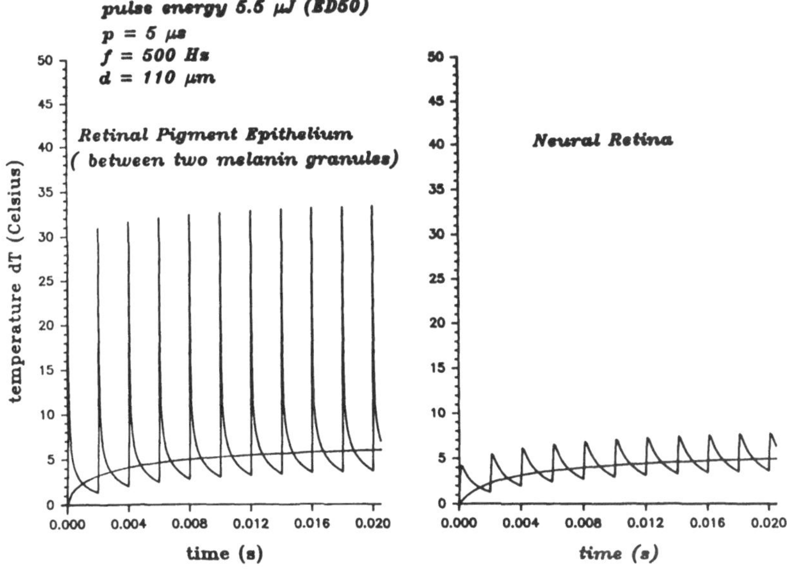

Abbildung 3. Temperatur – Zeitverlauf im retinalen Pigmentepithel und in der neuralen Netzhaut bei Bestrahlung mit einem gepulsten Argonlaser (514 nm).

Literatur:

Marshall J., Thermal and mechanical mechanisms in laser damage to the retina, Investigative Ophthalmology 97 – 115 (1970)

Roider J, Michaud N, Flotte T, Birngruber R, Response of the RPE to Selective Photocoagulation of the RPE by repetetive Short Laser Pulses, Arch Ophthalmol – Vol 110, 1786 – 1792 (1992).

Roider J, Michaud N, Flotte T, Birngruber R, Histologie von Netzhautläsionen nach kontinuierlicher Bestrahlung und nach selektiver Mikrokoagulation des retinalen Pigmentepithels, Der Ophthalmologe, Juni 1993.

Laserepilation bei Trichiasis: Technik und Grenzen

M.Mertz und A. Wegner

Augenklinik rechts der Isar der Technischen Universität München
Ismaninger Str. 22, D-81675 München

Zusammenfassung

Die Epilation von Wimpern mit Hilfe des Argonlasers führt zu kosmetisch und
funktionell besseren Ergebnissen als die sogenannte Elektroepilation und die
Kryotherapie. Der Nachteil einer offenbar höheren Rezidivhäufigkeit wird durch
die sehr einfache Durchführung, das geringe Risiko und eine minimale
subjektive Belastung aufgehoben.

Einleitung

An falschem Ort im Lidrand entspringende oder in falsche Richtung (nach innen
zum Auge hin) wachsende Wimpern können je nach Ausmaß über eine
subjektive Belästigung hinaus durch Kratzen auf Bindehaut und Hornhaut
leichte bis schwerste Reizzustände bis hin zu Ulzerationen und Trübungen, ja
bis zur Erblindung hervorrufen. Beruht die Störung auf einer Fehlstellung des
ganzen Lides (Trichiasis), zum Beispiel ein nach innen Einrollen in Folge von
Narbenzügen der Bindehaut mit Verbiegung des Lidknorpels, wie nach
ausgedehnten Verätzungen, so sind meist größere lidchirurgische Maßnahmen
erforderlich. Betrifft die Fehlstellung hingegen nur einzelne Wimpern oder
allenfalls eine Reihe (Pseudotrichiasis), so ist es üblich, gegen diese selbst
vorzugehen. Drei Verfahren erfreuen sich großer Verbreitung: Das einfache
Herauszupfen der Wimpern (manuelle Epilation), die Verödung des Haarbalgs
durch Nadelkauterisation (sogenannte Elektroepilation, electrolysis) und die
Kryokoagulation, bei der die empfindlichen Haarbalgzellen durch Tieffrieren im
Lidknorpel zerstört werden.

Tabelle 1: Methoden der Wimpern-Epilation

Auszupfen (manuelle Epilation)
Nadelauterisation (Elektroepilation, electrolysis)
Kryotherapie (Kryoepilation, cryotherapy)
Laserepilation (Argon laser thermal ablation)

Als vierte Technik ist inzwischen die Thermokoagulation mit dem Argonlaser hinzugekommen. Mit dieser haben wir erste Erfahrungen gesammelt und stellen sie im folgenden vor.

Methodik

Bei Patienten mit Pseudotrichiasis durch eine- bis sieben dystopisch wachsende Zilien wurden in Anlehnung an das Schema von BARTLEY jeweils 10 Laserkoagulationen pro Wimper appliziert (Dosis siehe Tabelle 2). Es wurde darauf geachtet, daß der Laserstrahl den Haarkanal möglichst tangential begleitete. Anästhesisiert wurde zu Beginn der Untersuchungen mit Kerakain Augentropfen und einer zusätzlichen Infiltrationsanästhesie mit Scandicain, später nur noch mit dieser Tropfanästhesie. Eine ebenfalls zu Beginn für obligatorisch gehaltene Abdeckung der Kornea mit einer undurchsichtigen Kontaktlinse zur Vorbeugung ungewollter Netzhautkoagulationen konnte ebenfalls bei fortschreitender Erfahrung weggelassen werden. Der Eingriff wurde ausnahmslos ambulant durchgeführt, und die Patienten wurden am ersten postoperativen Tag und eine Woche später zur postoperativen Kontrolle wieder einbestellt.

Tabelle 2: Dosierung der Laserapplikation zur Wimpern-Epilation
(nach Bartley, modifiziert)

Fleckgröße	100 μm (50 μm)
Dauer	0,2 s
Energie	1 W
Anzahl:	10 Koagulationen/Follikel

Ergebnisse

Die Haarbälge der zur Koagulation ausgewählten Zilien ließen sich ausnahmlos koagulieren, auch wenn das Haar nicht oder nur gering pigmentiert war. In diesen Fällen kam es, wie auch schon von BARTLEY beschrieben, nach den ersten Koagulationen zu einer Schwärzung der Haarkanalöffnung, so daß durch die folgenden Koagulationen ausreichend Energie absorbiert werden konnte und der thermische Effekt sichtbar wirksam wurde. Bei stark pigmentierten und dickeren Wimpern konnte bereits mit dem ersten oder zweiten Schuß ein auffälliger optischer Effekt erzeugt werden: Das Haar brannte unter Lichterscheinung regelrecht in Richtung Follikel in die Tiefe des Lidgewebes ab. Verkohlte, meist spiralig verdrehte oder abgeknickte Wimpernreste konnten nach Abschluß der Behandlung einfach abgewischt werden.
Über Schmerzen wurde bei Infiltrationsanästhesie überhaupt nicht, ohne dieselbe nur in Form kleiner Stichempfindungen berichtet, wie sie den Patienten

meist auch von der von ihnen selbst durchgeführten manuellen Epilation schon bekannt waren.

Rezidive waren häufig. Eine Woche nach der Laserepilation waren im Idealfall die Follikelöffnungen an der Spaltlampe nur als leicht eingezogene Gruben zu erkennen. Daneben aber zeigten sich etwa ein Drittel der behandelten Wimpern erneut an der Lidrandoberfläche, und zwar meist mit verdicktem, wie rundgeschmolzenem Ende. Unbehandelt brach dieses Ende beim weiteren Vorwachsen häufig ab, so daß ein relativ scharfkantiges Haar daraus wurde, welches auch die entsprechenden Beschwerden (wieder) hervorrief. An diesen Orten wurde die Laserbehandlung wiederholt. Nach der zweiten derartigen Wiederholung wurden keine Rezidive mehr beobachtet.

Diskussion

Das von BARTLEY und Mitarbeitern in umfangreichen Untersuchungen erarbeitete Behandlungschema ist zweifellos geeignet, die Epilation von einzelnen Wimpern mit Hilfe des ohnehin an fast allen Kliniken und in vielen Arztpraxen vorhandenen Argonlasers durchzuführen. Insofern ist der apparative Aufwand zwar im Vergleich zu maueller Epilation, Elektro- und Kryoepilation ungleich größer, als Nutzung ohnehin vorhandener Apparaturen aber durchaus vertretbar. Anstelle von 30 Koagulationen pro Follikel haben wir nur 10 vorgenommen. Erhöht man diese Zahl, so wird nach unseren Erfahrungen nur ein größeres Koagulationsfeld im Mündungsbereich durch die sich dort bildende Verkohlung erzeugt, aber der eigentliche, in der Tiefe liegende Follikel wird nicht besser erreicht, als durch die ersten Koagulationen ohnehin geschehen.

Eine Infiltrationsanästhesie erleichtert das Vorgehen insofern, als mit ihrer Hilfe eine Auswärtskehrung der Wimpernreihe erzeugt werden kann, welche die tangentiale Applikation des Laserstrahls erleichtert. Dies kann jedoch auch mit Hilfe eines Holzstäbchens oder Watteträgers erreicht werden, mit welchem das in der Regel betroffene Unterlid leicht ektropioniert wird. Eine Aufforderung an den Patienten, so starr wie möglich nach oben zu sehen, unterstützt diese Ektropionierbarkeit und schützt zugleich das Auge vor ungewollten Laserverletzungen, weshalb das Einlegen einer Schutzkontaktlinse überflüssig wird. Die meist an einer längeren Auszupf- und Koagulationsanamnese leidenden Patienten empfinden die Schmerzensensationen bei der Laserkoagulation auch in bloßer Tropfanästhesie als erträglich. Wir ziehen diese deshalb inzwischen grundsätzlich der kosmetisch zumindest für Stunden, im Falle einer Blutung sogar für Tage unschöneren Infiltrationsanästhesie vor.

Die an unserer Klinik früher für denselben Zweck durchgeführt sogenannte Elektroepilation mit der Koagulationsnadel haben wir wegen der danach so gut wie immer auftretenden Narben (besonders bei mehrfacher Applikation), sowie der selbst bei Infiltrationsanästhesie nicht ausgeschlossenen stärkeren Schmerzen und der trotz allem nicht geringen Rezidivfrequenz zugunsten der Lasterepilation verlassen.

Über die Kryoepilation liegen an unseren Hause keine Erfahrungen vor. Der Literatur ist aber zu entnehmen, daß der Vorteil einer praktischen Narbenfreiheit durch relativ große Schmerzhaftigkeit des Eingriffs und bei stärker veränderten Lidern sogar größeren Komplikationen (bei bis zu einem von WOOD und ANDERSON beobachteten Sehverlust!) möglicherweise relativiert wird. Starke Schmerzen nach Kryokoagulation sind ja auch aus dem Bereich der Ziliarkörper- oder Netzhautbehandlung bekannt. In der zitierten Literatur wird andererseits eine besonders niedrige Rezidivrate beschrieben (nach JOHNSON und COLLIN 16%). Zusammen mit der Narbenfreiheit ist deshalb diese Methode vermutlich in all den Fällen der Laserepilation überlegen, in denen eine sehr große Anzahl von Wimpern verödet werden muß. Dies nämlich ist mit der Einzelbehandlung jedes einzelnen Härchens in der beschriebenen Art mit dem Laser dann wieder eine ebenso mühsame wie zeitraubende Maßnahme. Komplikationen wurden nicht beobachtet. Narben traten bisher nicht auf, können aber natürlich bei der bisherigen kurzen Nachbeobachtungszeit von circa zwei Monaten noch nicht sicher ausgeschlossen werden.

Die mit den verschiedenen Epilationsformen in der neueren Literatur und unseren ersten Erfahrungen gesammelten Probleme sind in der Tabelle 3 zusammenfassend dargestellt.

Tabelle 3: Methodenspezifische Epilationsprobleme, zusammengestellt aufgrund der Literatur und eigener Erfahrung

	Schmerzen	Narben	Rezidive
Man. Epilation	(+)	-	100 %
Elektroepilation	++	+++	++
Kryoepilation	+++	-	(+)
Laserepilation	(+)	(-)	+

Komplikationen wurden von uns nicht beobachtet. Narben traten bisher nicht auf, können aber natürlich bei der bisherigen kurzen Nachbeobachtungszeit von circa zwei Monaten noch nicht sicher ausgeschlossen werden.

Literatur

Bartley Gb: Bullock Jd, Olsen Tg, Lutz PD: An Experimental Study to Compare Methods of Eyelash Ablation. Ophthalmology 94 (1987) 1286-1289
Bartley GB, Lowry JC: Argon Laser Treatment of Trichiasis. Amer J Ophthalmol 113 (1992) 71-74
Johnson RLC, Collin JRO: Treatment of trichiasis with a lid cryoprobe. Brit J Ophthalmol 69 (1985) 267-270
Wood JF, Andersen RL: Complications of Cryosurgery. Arch Ophthalmol 99 (1981) 460-463

Laser Biostimulation / Low Power Laser

Radiological Aspects of Laser Application

A. Mester, E. Makó
Department of Radiology, Semmelweis University
of Medical Sciences, Budapest, Hungary
POBox 217. H - 1441

Radiology today means more, than X-ray and
ionizing radiations of radioactiv isotops.
Ultrasound imaging, thermography and MRI are
using nonionizing radiations. Laser applications
in the diagnostic are Doppler-flowmetry and
spectroscopic fluorescence analyse.

High power laser surgery uses high foton density to destroy by concentrated thermic energy, in
these effects the dosimetry is very simple, visual
observation of the actual coagulativ, necrotic or
vaporisation tissue interaction.

Low power laser effects are strict dos-dependent.
If under 1 Joule/cm^2 energy density, or under 5 mW
power density was used in vivo, there was no biological answer. The maximum level of effectiv stimulativ
dos is 4 Joule/cm^2 on the spot. That means a need
of higher doses on the skin surface if deeper structures, as nervs or joints are the target tissues.
The penetration depth depends on the wave length,
for example in nerv stimulation paravertebral with
HeNe laser 16 Joule/cm^2 is effectiv /Rochkind/.

Intracellular natural porphyrin molecules answer
by electron excitation and increased proton memb·
ran transport, resulting electrochemic potencial
gradient and higher level of Ca^{++} influx. These
result mitoses and proliferation in small doses,
but higher laser doses provoke increased Ca-ATP-

ase activity, and ATP reserv depletion. /Lubart/
Here it is the scientific background of the clinical experience concerning the "non-significant"
results of wrong dosed low power irradiations.

External porphyrin administration /hematoporphyrin
derivates/increase the light absorbtion and causes
cell damage. Photodynamic therapy uses these effect
as vaporising sclerotic intimal plaques or destroying malignant tumors. The electiv damage depends
on the early high concentration in the intima and
malignant tumors after intravenous application.
The initial low concentration of normal tissues
/preserving those from destruction/ changes after
2 ours period into equilibrium, and produces as
side effect skin photosensitivity for 30-40 days.

Deep tumors can be irradiated only through fiber
optic, and when not reachable by endoscopy, the
imaging guided modalities /fluoroscopy, US, CT, MRI/
can help. Ascher used first interstitial laser ther-
modestruction, wich method is more effectiv with
less complications than chemolysis or aspiration
of the protruded disc. He started brain tumor
laser denaturalisation aswell under MRI controll
during the procedure.

Imaging guided interstitial laser destruction can
be more effectiv if combined with PDT. In case of
photodynamic therapy the photosensitiser is admi-
nistred intravenously. Hematoporphyrin derivates
if given 2,5 - 5 mg/kg as usual, result a concentration in the tumor tissue only 1 - 2 /ug / g.

Tumor tissue concentration of HpD can be increased by Gatenbys method: direct injection into
the tumor tissue with CT - assistence. Using
these method 3 - 6 days before the laser irradi-

ation the tumor tissue concentration can be
increased as high as 50 - 100 μg / g.

Other great advantage of the intratumoral direct
HpD injection is the lack of skin photosensitivity.
These is not only a simple subjectiv benefit of the
patient, but a possibility of higher tumor destruc-
tiv effect in two ways:
1., higher effect because of the higher HpD concentration
2., repeatable irradiation at weekly interwals,
   with a higher total dosis. Fractionated exposure promoted reoxygenisation effect increases
   the sensitivity of tumor cells.

Positioning the fiber in greater masses can be
multilocular,or multifiber irradiation makes it
possibile to reach a higher volume dos. The tip
of the fiber influences the dos aswell, cylindrical
diffuser of the end distributs the laser energy on
a longer part of the tumor.

Combined application of ionizing radiation and
interstitial laser hyperthermy and/or PDT can
be more effectiv, than those modalities alone.

Special photodynamic therapy is, when not destruction, but stimulation is the result: **low power PDT.**
The inner ear is difficult to reach through bones.
Ginkgo-extract and laser together have excellent
results in an uncurable disease as tinnitus./Witt/

References:

Rochkind S. et al.: Influence of low power laser...
Laser Applications in Medicine and Surgery
ed. G. Galletti, Monduzzi Editore, Bologna 1992.

Lubart R. et al.: Effect of light on Calcium uptake...
Verlag Shaker Aachen 1992

Ascher P.: Lasers in Neurosurgery: State of the Art
Laser Optoelectronics in Medicine
ed. W. and R. Waidelich Springer 1988.

Gatenby R.A. et al.: Tumor therapy with Hematoporphyrin Derivate and Laser Viaa Percutaneous Fiberoptic...
Radiology 1987. 163:167-175

Witt U.: Low power laser and Ginkgo extract PDT
Verlag Shaker Aachen 1992.

Light Intensity Effect in Fibroblasts Proliferation

R. Lubart,* H. Friedmann,[+] I. Peled[+] and N. Grossman[#].

* Department of Physics, Bar-Ilan University, Ramat Gan 52900, Israel
+ Department of Chemistry, Bar-Ilan University, Ramat Gan 52900, Israel
# Health Sciences Department, Ben-Gurion University, Beersheva 14105, Israel

Key words: Fibroblasts, proliferation, non laser light sources, non-linearity.

INTRODUCTION

There has been much interest in the biological effects of low energy laser irradiation. Most of the experiments show that low energy lasers do have specific bioeffects which seem to change from stimulatory to damaging with increasing doses. In a recent paper[1] we irradiated fibroblasts with various lasers and found that at specific, relatively low energy dose there was acceleration of mitosis, while at higher doses the cells were destroyed. We then suggested[1,2] that the effect of low energy laser irradiation in the visible and in the near infrared region was due to light absorption by either endogeneous porphyrins in the mitochondria or by cytochromes. As the effect does not seem to be unique to lasers or to coherent irradiation, we irradiated fibroblasts with non laser, non monochromatic light sources and found that accelerated cell mitosis does occur at certain wavelengths and at a specific energy dose of non coherent light. Moreover, we have found that the effect was not only dose dependent but also non-linearly intensity-dependent. These results have very important implications in phototherapy.

MATERIALS AND METHODS

Materials

Culture media, fetal calf serum, trypsin and antibiotics were purchased from Biological Industries Co. (Beit Haemek, Israel). Tissue culture dishes were from Costar (Cambridge, Mass.).

<u>Fibroblasts</u>

Dermal fibroblasts were established from explants from a four year old foreskin. The cells were grown in DMEM containing 10% fetal calf serum, penicillin (100 U/ml), streptomycin (100 ug/ml) and gentamycin (50 ug/ml), at 37 ^{o}C and 8% CO_2.

<u>Experimental conditions</u>

For each experiment, cells were seeded in 35 mm dishes, at 1.5 - 2 x 10^4/dish. After 48 hrs, areas with comparable cell populations were marked on the culture dishes. The cultures were then irradiated, replenished with fresh growth medium, and were incubated for another 24 hrs.

The cultures were then washed with PBS, fixed with phosphate-buffered-formaldehyde, and the fraction of cells at mitosis was determined using an inverted microscope (CK2-TRC by Olympus, Japan).

Triplicate dishes were irradiated for each irradiation condition and three fields were counted in each irradiated area. Non-irradiated fields were counted as an internal control, and the mitotic values were similar to those obtained for non-irradiated dishes.

<u>Irradiation</u>

The light source was a tunable Xenon lamp with appropriate filters. The beam intensity was adjusted by the power supply of the lamp. An aperture was inserted into the optics to limit the illuminated field to 1.0 cm diameter. During the irradiation the cells were kept in their medium.

RESULTS AND DISCUSSION

Human fibroblasts, in culture, were irradiated with non-laser light sources and the resultant alterations of the fraction of dividing cells were determined 24 hrs later. The first series of experiments showed that for each light source enhanced cell division was dose-dependent. The maximal effect of non-coherent light irradiation at 540 nm, 15 mW/cm^2, was obtained at 4 J/cm^2 (Fig. 1). Irradiation with a broad band

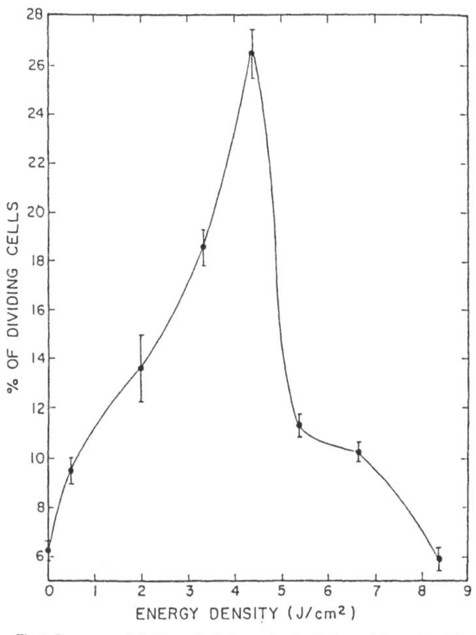

Fig. 1: Percentage of dividing cells, 24 hours after irradiation at 540 nm, 15 mW/cm².

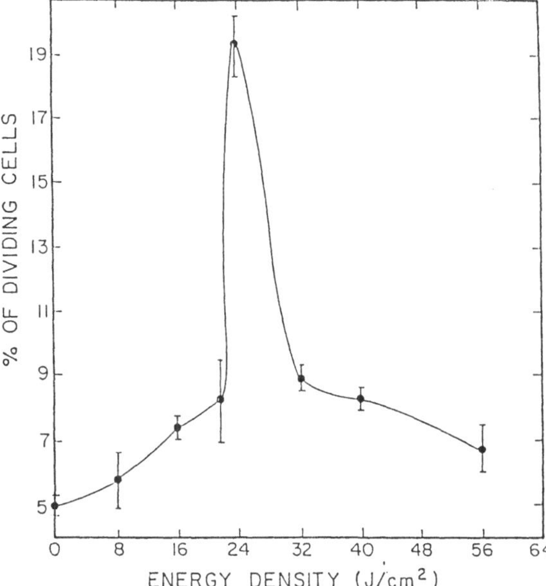

Fig. 2: Percentage of dividing cells, 24 hours after irradiation in the 600-900 nm region, 330 mW/cm².

at 600-900 nm, 330 mW/cm², yielded maximal increase of the fraction of dividing cells, at 24 J/cm² (Fig. 2). These results, which are in good agreement with previously obtained results[1] where the light sources were lasers, indicate that the monochromaticity or coherency of the light is not essential.

We have chosen the 540 nm wavelength because it was previously found to be very active in increasing the C.A.P. (Compound Action Potential) of the sciatic nerve.[3] The 600-900 nm region was chosen because it contains the 630 nm, 780 nm and 830 nm wavelengths which are known to be active[4] in enhancing proliferation of various cells.

Though theoretically it always seemed that laser coherency is not required to achieve biological effects, some investigators claim[5] that they did not get biological effects with non coherent light sources. In recent papers[1,2,6] we tried to explain light-induced proliferation. We assumed that 540 and 630 nm visible light and 700-900 nm far-red light is absorbed by mitochondrial enzymes and is converted to the electrochemical energy of the pmf (proton motive force).[7] We then suggested that

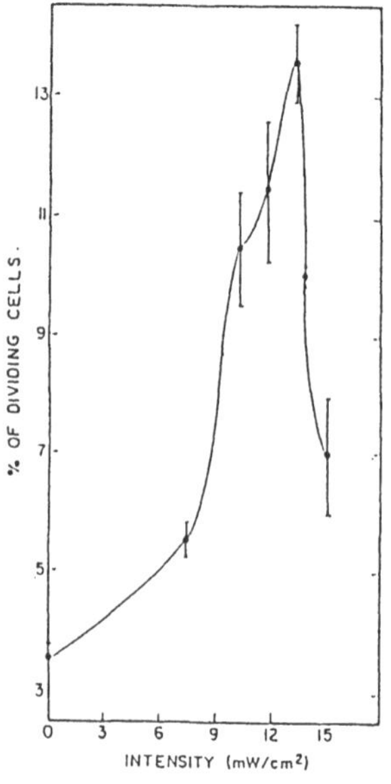

Fig. 3: Percentage of dividing cells, 24 hours after irradiation at 540 nm at a constant energy density of 4J/cm².

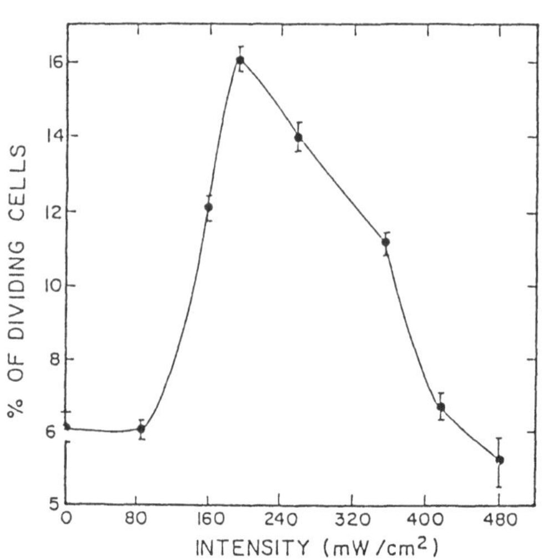

Fig. 4: Percentage of dividing cells, 24 hours after irradiation in the 600-900 nm region at a constant energy density of 24J/cm².

the increased pmf changes the Ca^{++} concentration in the cytoplasm. We studied[8] the effect of light on calcium transport and found that indeed there is an accelerated Ca^{++} transport in irradiated cells. Transient changes in cytoplasmic Ca^{++} concentrations can trigger cell mitosis which can explain our results.

Another important phenomena discovered in this work is that the enhanced proliferation is non-linearly intensity dependent.

In a second series of experiments, cells were irradiated with 540 nm (Fig. 3) or 600-900 nm (Fig. 4), at the optimal energy dose depicted earlier and at various intensities. The resultant cell division was enhanced non-linearly with light intensity.

The non-linearity is discussed in a separate paper.[9] The shapes of the curves are very similar to those obtained by Karu[10] for E. Coli cultures. The dependence on intensity can explain the failure of some investigators to get biological effects, although they used the correct wavelength and energy doses. It is important to note here that the effect of enhanced proliferation, in fibroblastic cells, obtained in this work, is quite large, a result which may interest dermatologists.

As low energy lasers are also used for various medical applications, it is important to take the new parameter (intensity) into consideration, especially when transcutaneous irradiations are used. No effect will be obtained if the intensity of the light source will be below a certain threshold, even if the energy dose is correct.

ACKNOWLEDGEMENT

We would like to thank the Israel Ministry of Health for supporting this work.

REFERENCES

1. R. Lubart, Y. Wollman, H. Friedmann, S. Rochkind and I. Laulicht. "Effects of visible and near infrared lasers on cell cultures". J. Photochem. Photobiol. B: Biology 12(3) (1992), 305-310.

2. H. Friedmann, R. Lubart and I. Laulicht. "A possible explanation of laser-induced stimulation". J. Photochem. Photobiol. B: Biol. 11 (1991) 87-95.

3. R. Lubart and S. Rochkind. "A light source for phototherapy". Laser Therapy 3 (1991) 15-17.

4. T.I. Karu. "Molecular mechanism of therapeutic effect of low intensity laser irradiation". Lasers Life Sci. 2 (1) (1988) 53-74.

5. M. Boulton and J. Marshall. "HeNe laser stimulation of human fibroblast proliferation and attachment in vitro". Lasers in the Life Sciences. 1(2) (1986) 125-134.

6. R. Lubart, Z. Malik, S. Rochkind and T. Fisher. "A possible mechanism of low level laser light-cell interaction". Laser Therapy 2 (1990) 65-68.

7. S. Passarella, E. Casamassima, S. Molinari and D. Pastore. "Increase of proton electrochemical potential and ATP synthesis in rat liver mitochondria irradiated in vitro by HeNe laser". FEBS Lett. 175 (1984) 95-99.

8. R. Lubart, H. Friedmann, T. Levinshal, R. Lavie and H. Breitbart. "Effect of light on calcium transport in bull sperm cells". J. Photochem. Photobiol. B: Biology 15 (1992) 337-341.

9. H. Friedmann and R. Lubart, "Non linear photobiostimulation: The mechanism of visible and infrared laser induced stimulation and reduction of neural excitability and growth". Submitted to Laser Therapy for publication.

10. T.I. Karu, "Photobiology of low power laser therapy". Harwood Academic Publishers, p. 16

Light and Bryostatin, a Protein Kinase C Activator, Promote Proliferation of Human Epidermal Keratinocyte Cultures

R. Lubart[1], H. Friedmann[2], B. Sredni[3], I. Peer[3] and N. Grossman[4]

1. Department of Physics, Bar-Ilan University, Ramat Gan 52900, Israel.
2. Department of Chemistry, Bar-Ilan University, Ramat Gan 52900, Israel
3. Department of Life Sciences, Bar-Ilan University, Ramat Gan 52900, Israel
4. Department of Health Sciences, Ben-Gurion University, Beersheva 14105, Israel

INTRODUCTION

Bryostatin is supposed to be a natural protein kinase C(PK-C) activator lacking tumor promoting activity. It induces differentiation of many transformed cell lines. In normal cells, bryostatin was shown to induce markers of proliferation but not of differentiation (e.g. in primary mouse keratinocytes). Recently, we have found that bryostatin promotes proliferation of human epidermal keratinocytes (HEK) most effectively at 75 ng/ml, in at least two modes of action: (a) it increased 4- to 7-fold the plating efficiency of primary cultures, presumably by increasing the fraction of proliferative basal cells; and (b) it increased the yield of cells of secondary cultures, presumably by effecting the length of the cell cycle.

We also examined the effect of light at 360 nm on the proliferation of HEK and found it to have a stimulatory effect on the proliferation. As it is assumed that light activates cell proliferation through triggering Ca^{++} influx into the cells, and as it is known that there is a synergistic effect between Ca++influx stimulators and PKC activators, we decided to study the effect of bryostatin and UVA irradiation (365 nm) on proliferation of normal human epidermal keratinocyte cultures (NHEK).

MATERIALS AND METHODS

Materials

Bryostatin (BRYO) was extracted from the marine bryozoan *bugula neritina*, collected in the Haifa Bay, Mediterranean Sea, and partially purified acc. to Pettit *et al* (1982) at Bar-Ilan University.

Growth medium was DMEM:F12 (3:1) supplemented with FCS (8%), penicillin (100U/ml), streptomycin (100 ug/ml), gentamycin (50 ug/ml), adenine (1.8 mM), insulin (5 ug/ml), hydrocortisone (0.4 ug/ml), transferrin (5 ug/ml), T3 (2×10^{-9}M), cholera toxin (10^{-10}M) and EGF (10 ng/ml) acc. to Green H. *et al.*

<u>Light sources and irradiation</u>

Two UVA (365 nm) sources were used throughout this study: a spectroline model EA-160/F generating 0.25mw/sq.cm., and Shandon Model 2754 generating 5.7 mw/sq.cm.

NHEK cultures were irradiated while in PBS, and soon after fresh growth medium, with or without bryostatin, was put back.

<u>Cells and growth conditions</u>

NHEK-normal human epidermal keratinocytes were harvested from foreskins, cultured on a feeder-layer of mitomycin C-treated 3T3 cells, and supplemented with growth medium according to Green *et al* (1979).

EFFECT OF UVA ON PROLIFERATION OF KERATINOCYTE CULTURES

Two parameters of growth were measured - the actual number of cells and the fraction of dividing cells, after different growth periods.

In a typical experiment, cultures were exposed to 365 nm for various periods as described, resulting in irradiation at different energy densities. Positive effect on the two parameters was observed with doses of light in the range of 0.15 to 0.6 J/sq. cm. The increase in the fraction of dividing cells was prominent about 24 hrs following irradiation (<u>Figure 1a,</u> by 50 to 80%). The increase in the actual cell number was observed later and was significant from 48 hrs post-exposure onwards. (<u>Figure 1b</u>).

EFFECT OF BRYOSTATIN ON PROLIFERATION OF KERATINOCYTE CULTURES

Bryostatin (BRYO) functions like the phorbol esters biochemically in binding to and activating protein kinase C. Biologically, however, although it induces some phorbol ester responses such as mitogenesis in mouse fibroblasts, it paradoxically blocks the effects of phorbol esters on transformed cell lines.

We have measured the effect of various concentrations of BRYO on HEK cultures and found that BRYO promotes proliferation of HEK most effectively at 75 ng/ml.

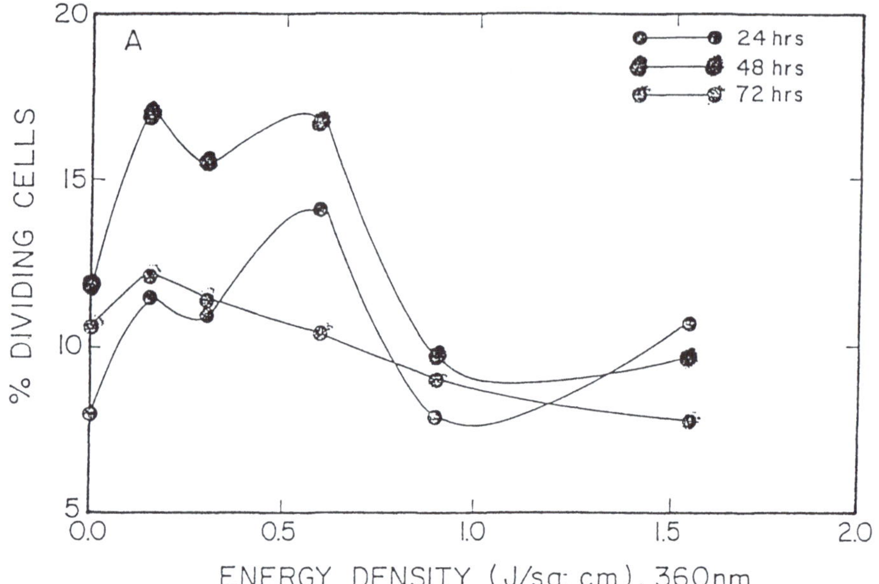

Fig. 1a - Percentage of dividing NHEK cells as a function of UVA irradiation.

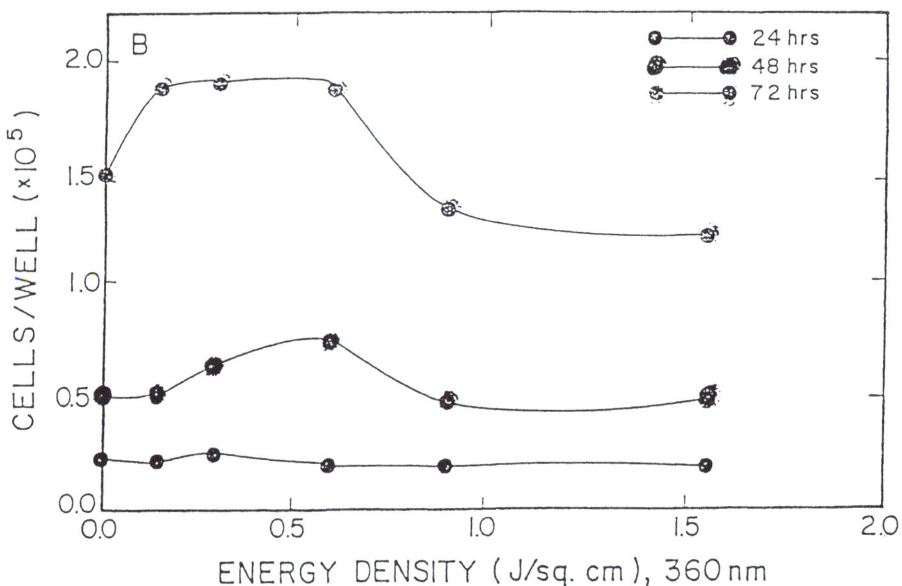

Fig. 1b - Number of NHEK cells per well as a function of UVA irradiation.

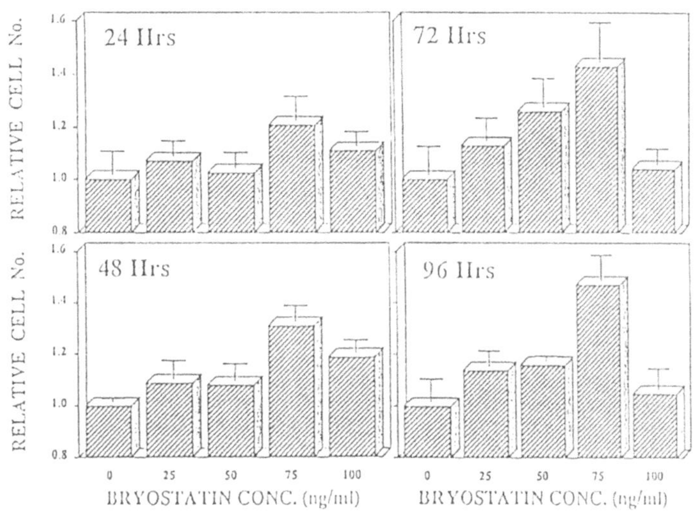

EFFECT OF COMBINATION OF BRYOSTATIN AND UVA ON PROLIFERATION OF KERATINOCYTE CULTURES

In the third stage of this study we examined the enhancement of HEK proliferation due to both factors, bryostatin and UVA. each factor was used in its optimal dose. we found that the increase in relative cell number was relatively higher than each treatment alone. (Figure 2). The maximal values were obtained after 72 hrs of growth and were 1.64 (BRYO and UVA), 1.46 (UVA) and 1.4 (BRYO).

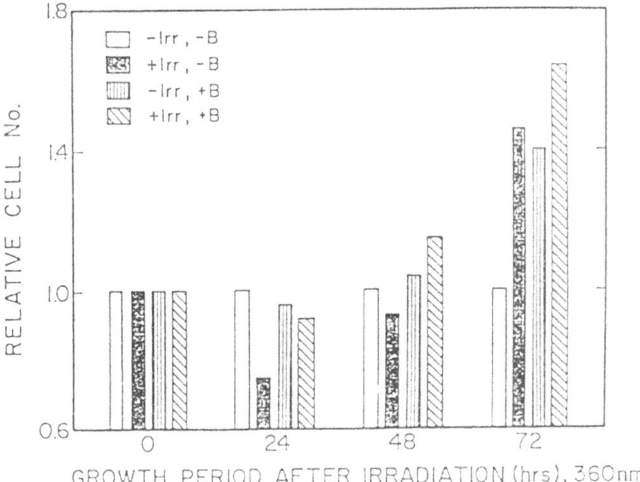

Fig. 2 - Effect of bryostatin (B) 75 ng/ml, and irradiation (Irr), 0.25 J/cm^2, on relative proliferation of NHEK.

This effect might be dependent on the energy dose of irradiation. To address this question, a fourth type of experiment was designed. In this series, NHEK cultures were irradiated at various energy densities ranging from 0 to 2.4 J/sq. cm., and were then incubated for 24 or 72 hrs in complete growth medium with or without bryostatin (75 ng/ml).

The results indicate (<u>Figure 3</u>) that adding BRYO (in its optimal concentration 75 ng/ml) to irradiated cultures broadened the range of energy densities that enhanced NHEK proliferation, up to 0.9 J/sq. cm.

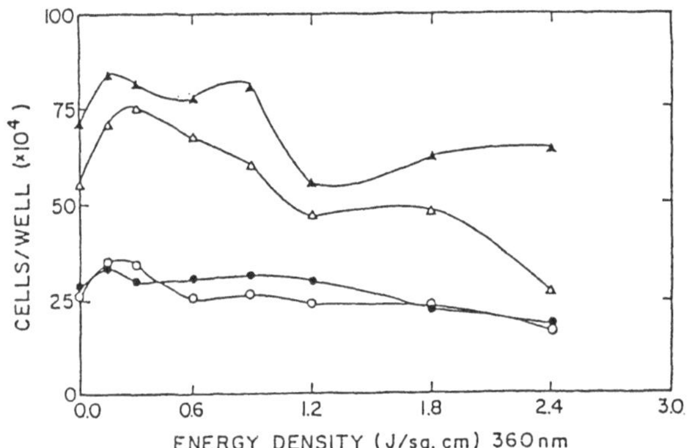

Fig. 3 - Effect of bryostatin (75 ng/ml) and various energy doses of UVA on proliferation of NHEK.

Circles: 24 hrs, triangles: 72 hrs after irradiation
Filled symbols: +bryo, open symbols: -bryo

circles: 24hrs, triangles: 72hrs after irradiation at 360nm.
filled symbols: +bryo, open symbols: -bryo

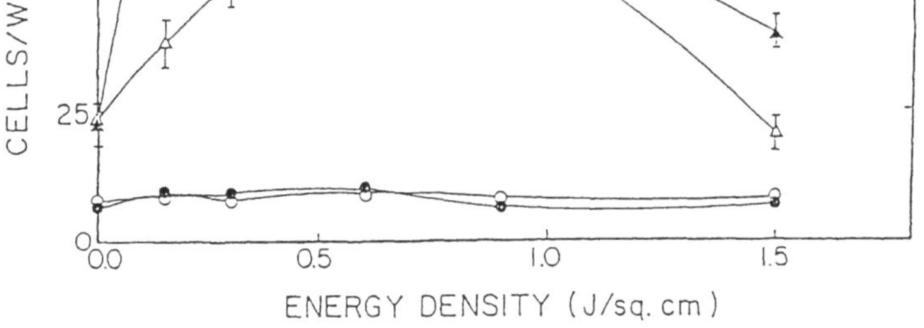

Fig. 4 - Effect of suboptimal concentration of bryostatin (25 ng/ml) and various energy doses of UVA on proliferation of NHEK.

When we used a sub-optimal concentration of partially purified bryostatin (25 ng/ml) we got a synergistic effect between BRYO and irradiation. The maximal value obtained after 72 hrs was 3.88 (BRYO and UVA), 1.75 (UVA). <u>Figure 4</u>.

CONCLUSIONS

1. At low energy densities, UVA promotes proliferation of NHEK.
2. Partially purified bryostatin promotes maximal proliferation of NHEK at 75 ng/ml.
3. UVA plus sub-optimal concentrations of bryostatin have a synergistic effect on NHEK proliferation.

REFERENCES

1. R. Lubart, Y. Wollman, H. Friedmann, S. Rochkind and I. Laulicht. "Effects of visible and near infrared lasers on cell cultures". *J. Photochem. Photobiol. B: Biology*, 12 (3), pp. 305-310, 1992.

2. R. Lubart, H. Friedmann, T. Levinshal, R. Lavie and H. Breitbart. "Effect of light on calcium transport in bull sperm cells". *J. Photochem. Photobiol. B: Biology*, 15, pp. 337-341, 1992.

3. H. Mohr, G.R. Pettit and A. Plessing-Merzo. "Co-inductions of lymphokine synthesis by the antineoplastic bryostatins". *Immunology*, 175 420 (1987).

Influence of Helium Neon Laser on Electronic Characteristics of Cellular Nuclei

G.E.Brill, N.P. Panina
Saratov State University, Medical Institute Saratov,
Saratov Russia

Changes of cellular nuclei mobility of human buccal epithelium in electric field (30 V, 1 Hz) under the influence of He-Ne laser radiation (5 mw/cm^2) have been studied in experiments in vitro.

Short term laser action (1 min) has been established to result in increase of percentage of movable nuclei in the preparations by 67% and of their movement amplitude by 83% (p < 0,001). Therear, the threshold of sensitivity decreases by 56% (p < 0,001).

After 20 min duration of laser action the percentage of moveable nuclei decreases by 22% (P < 0,002) the movement amplitude reduces by 32% (p < 0,001), the threshold of sensitivity increases by 54% (p < 0,001).

Therefore, both biostimulating and inhibiting effect may be stated depending on laser energy dose on the given cellular system.

Aerodontalgy and TMJ Syndrom Treatment by Low Power Laser Irradiation

A. MAKK, E. MAKK-POLLERA
Clinic for Laser & Physiotherapy
Dubai, P.O.Box 4720, United Arab Emirates

This is a preliminary report summarizing some dental cases treated with low power laser from 1979 til 1993.The treatment will be discussed in 3 chapters as 1.Aerodontalgy, painful conditions provocated by airflight 2.Stomatological problems and 3.a chapter devoted to temporomandibular joint syndrom (TMJ SY.)
AERODONTALGY.After 15 years of medical practice in Europe, I have been appointed by "Technical Aid for developing countries" to Ethiopia in 1969 for 6 years and from 1975 I am working as a doctor in Dubai.Since 1969 I am living and working in places where the main way of transportation is the air traffic.With steadily increasing air traffic more and more people is exposed to various problems i. e. change in pressure due to altitude, acceleration, speed and other physical agents.Change in pressure due to altitude is affecting various organs and cavities of the body and they are commonly described as BAROTRAUMA:Aerosinusitis for the sinuses, aerootitis media and sometimes alterobaric vertigo for the ear. I was treating the first cases of aerosinusitis with low power laser in 1981 very soon followed by cases of aerootitis with good result.The most dramatic improvement I have experienced during the treatment of the healthy and repaired teeth,painful conditions called aerodontalgy.The mechanism of this pain seems to be quite complex and it is attributed to some circulatory inadequacy depending on the age of the patients and other factors.Some detailed information is available in the textbooks of aerospace medicine and military medicine.Just to remember that during the flight the volumen of the gases is increasing 2, 3 and even 4 times depending on the altitude causing a considerable meteorism in the abdomen and in other cavities, but the bigest problem is coming in the cavities where there is no possibility for expansion i.e. teeth and teeth with dental filling.The dental doctors are aware of this problem and sometimes they are warning their patients about the possibility of a painful reaction during the flight.While the passenger is suffering from pain and discomfort a suddenly developing aerodontalgy can be a serious hindrance for the pilot.The crew operating the plane has to be concentrated and alert all the time and most of the painkillers have some distur-

bing side effects and taking analgetics is contraindicated during the flight and the teeth extraction is also contraindicated.Since 1981 I have treated patients from the crew and passengers aged 19-54 years suffering from aerodontalgy with l.p.l.t.Many of the patients where in "transit" and with some of them there was no more contact, which make it difficult to have an exact statistic.I can say that from 27 patients cca 85% has experienced a fast and considerable pain releive from l.p.l.t. and in some cases the improvement was very dramatic.Some representative cases. Despairing crew member is coming for extraction because of pain and while waitingfor extraction l.p.l.t. was applied for 10 minutes (5 MW HeNe, on the painful spot and the most painful area).After this short session the pain is releived and the patient is living the clinic smiling and informing me after 2 months that there was no more prblem at all.One other case:Daughter of a pilot coming with severe pain and after 8 minutes (5MW HeNe) treatment the pain has stoped.The daughter is suggesting to father to by such a "small machine on the market" and carry with him on the flight.There are a dosen of similar cases with very convincing result but many of the patient never came back and there is no information how lasting was the effect.In conclusion I can say that this type of treatment is worth to try in such situation and the dental doctors and the crew has to know about such treatment possibility.
STOMATOLOGICAL problem treated succesfuly with l.p.l.t. includid initial pulpitis,initial caries,hypersensitivity of the teeth,teething difficulties,treatment after crown preparation, allergies caused by metal, plastic and other materials,pressure sores caused by dental prosthesis, mouth and tongue ulcers,herpes e.t.c.In acute cases the treatment was every day, in chronic condition every second or third day, and the effectiveness can be increased by radiating the corresponding segment, trigger point or certain topographic area.In this time all forms of paradentopathies ,acute and chronic cases with abscesses where treated.After 5-6 treatment sessions in average the clinical picture has improved, the mucose was healed the inflammation subsided, the pain, bleeding stopped, the bad smell disappeared,and the previously loose teeth (even in cases where 2/3d of the root was out of the bone and only 1/3 in the alveol.)become fixed, stabil.Cases of gingivitis and stomatitis aphtosa became better after 3-5 sessions.From the 19 patients treated in the last 20 months 6 came back for check up in 6 months-1 year time, without any signe of recidive, free of symptoms.In fact our clinic applied in the U.A.E. first time the l.p.l.t. in the dentistry and in the E.N.T.With the treatment of the TMJ syndrom the clinic was working since 1981.

THE TEMPOROMANDIBULAR JOINT SYNDROM is quite common and especially increasing with adult population.Some authors are estimating that cca 20% of
population has symptoms and signes of TMJ Syndrom, by autopsy they find
more than 25% anatomical deviation.Symptoms as clicking, masticatory muscle tenderness and TMJ tenderness, are more or less present and the authors are relating the neuromuscular dysfunction to morphological and
functional disturbances.Internal derangement, arthralgia, osteoarthrosis
chronic hypomobility, and inflammatory joint diseases are listed as fac-
tors.In conclusion we can say that TMJ SY is largely of muscular origin
due primarily to disturbed occlusal mechanics.My experience of l.p.l.t
for TMJ sy started since year 1984.Patients with TMJ sy where treated
routinly in physical therapy department by short wave radiation and the
ENT specialist where adding to this antibiotics and cortison derivatives
Encouraged by my own positive experience during the treatment with epi-
condilytis of various origins, I have reorientated the newly coming TMJ
patients to l.p.l.t. with 3-6 mWatt power.Having cca 30 year experience
in physical therapy, I had a feeling that a quite localised laser effect
can be better for the patient, than radiating the head and the skull
with 2 plate electrodes (Schliephake -electrodes).The ENT specialist, an
enthusiastic tennis player suffering from elbowe problems had a very
fast recovery with my laser treatment and accepted the idea to have laser treatment for TMJ sy patients.I was asking my refering doctors to
discontinue all the medicine, to have a better idea about the effect of
l.p.l.t.During the treatment the patient was sitting in a comfortable
position and frequently it was a self treatment under my supervision,
holding the tip of the apparatus to the painful spot until the pain su-
bsided.During this treatment I have instructed the patients to open and
close the mouth, to provocate the pain to localise better the painful
area.Several times I went after the treatment with the patient to the
refering doctor to discusse the result of the treatment.At the beginning
the treatment was daily, and after some improvement it was left to the
patient to come wenn he felt it necessary.Compairing the number of sessions with the shortwave which was applied generally 5-8 times, the a-
verage number of laser sessions was 3.During the years 1984-85 24 TMJ
SY patients were treated (17 female, 7 male average age 34 years) res-
ponding well having all together 74 sessions lasting 10-15 minutes per
sessions with 3-6 miliwatt output infrared and Helium-Neon laser.There
was no significant difference in the number of the sessions.We can compare the result with Italian authors treating their patient with 660nm+
830nm GaAlAs laser having in average 10-12 sessions with 3-5 minutes.

458

The results were very satisfactory because of close cooperation of various specialist and discipline of the patient.Stil, the laser is not a miracle tool but we have to help our collegues to explore and utilise the potentials of laser medicine,to become"laser conscious".The laser was not existing in our curriculum, and the best way is to complete one laser safety course and obtain the literature and spend some time with experienced laser collegues.Finally I have to say thanks for Dr Tariq Sartawi and Dr Radi Mohammed for the help and close cooperation in the TMJ SY problem from Kuwait Hospital in Dubai (ENT department).Dealing with stomatological chapter advice and help and personal communications from Dr Martha Szello Riffay were extremly useful(Sharjah U.A.E.)I have to thank to Dr Massimo Pollera from Rome and Dipl. Phys. Bernd Bante from Munich for their expert advice.

Literature.

1.Makk A.:Treatment of TMJ SY with l.p.laser   Zagreb   1986
2.Makk A.:Treatment of TMJ SY with l.p.laser   Munich   1987
3.Makk A.:Laser-new dimension in medicine   Bahrain   1987
4.Makk A.:Behandlung die Krankheiten mit Laser   Basel   1986
5.A. Benedicenti:Manuale di l.t. del cavo orale   Rimini   1982
6.F. Menichelli :Corso di laser -terapia clinica   Roma   1986
7.M. DZINIC:Laser u medicini   Zagreb   1983
8.J. Gleditsch:Mundakupunktur   Munich   1979
9.E. Schulze et al.:Flugmedizin   Berlin   1990
10.E. Rebentisch:Wehrmedizin   Munich   1980

Fluoreszenz-Diagnostik /
Fluorescence Diagnosis

Fluoreszenzspektroskopische Untersuchungen am Gewebe zur Tumordiagnostik

W.Schramm, W.Höhne, W.Lohmann*
Forschungsinstitut für Molekulare Pharmakologie im
Forschungsverbund Berlin e.V.
* Universität Gießen, Strahlenzentrum, Institut für Biophysik

Im FMP wurde in den zurückliegenden Jahren eine laserfluoreszenz-
spektroskopische Methode zur Erfassung des Energiestoffwechsel-
zustandes von lebendem Gewebe entwickelt /1; 2/. Sie beruht
darauf, daß NADH, die reduzierte Form des wasserstoffübertragenden
Coenzyms NAD (Nikotinamid-Adenin-Dinukleotid),in den oberflächen-
nahen Bereichen des Gewebes durch Einstrahlung von Stickstoff-
laserlichtimpulsen (337 nm) zur Fluoreszenz angeregt wird, die
ihrerseits bei 470 nm mit einer photoelektrischen Nachweis-
anordnung erfaßt wird.

Diese neuartige Methode wurde u.a. eingesetzt, um an der Ratten-
leber in-vivo den Einfluß von Radikalfängern auf die Wiederherstellung des Ausgangsstoffwechselzustandes nach Ischämiedauern
von 30, 45 und 60 Minuten zu untersuchen /3/.

Die Methode wurde auch angewandt, um die Ausdehnung von experimentell erzeugten Leberzysten aus der gemessenen Verteilung der
NADH-Fluoreszenz zu erkennen, wie sie in Figur 1 dargestellt ist.
Es lag nahe, zu testen, ob die vorhandene Apparatur auch für die
Erfassung von Stoffwechselveränderungen auf der Haut hinsichtlich
einer möglichen Tumordiagnostik geeignet ist,da die NADH -Fluores-
zenzeigenschaften für Naevi und Melanome verschieden sind und
deshalb zur Unterscheidung beider Tumorarten benutzt werden
können./4/. Hierzu wurden in dem Fluoreszenzlabor der Hautklinik
Gießen gemeinsam mit W.Lohmann vergleichende Messungen an der Haut
vorgenommen, über die nachfolgend berichtet wird:

Auf die Haut wurde, fixiert in einem Abstandshalter, eine Lichtleitfasersonde aufgesetzt, die die Fluoreszenz einer Kreisfläche
von etwa 2mm Durchmesser erfaßt. Figur 2 erläutert die Wahl der
Meßorte, auf die die Lichtleitfasersonde aufgesetzt wurde. Mit I1
bis I5 sind 5 Meßorte innerhalb des Tumors, mit R1 bis R4 die
Meßpunkte in der Randzone und mit A1 bzw. A2 die Meßpunkte in 1 cm
bzw 2 cm Abstand vom Rand des Tumors bezeichnet. An jedem Meßpunkt
wurde der Mittelwert aus 10 Einzelmessungen gebildet, wobei durch
Bildung des Quotienten von Fluoreszensintensität zu Laserimpuls-
intensität Schwankungen der Laserintensität korrigiert wurden. Die
gemessenen Mittelwerte für die beschriebenen Meßpunkte sowie für
einen kontralateralen Meßpunkt sind für 3 Patienten in Figur 3
dargestellt:

Der Kurvenverlauf für Fall 1 (G.K.) ist typisch für eine
seborrhoische Keratose, wie aus dem histologischen Befund hervor-
geht. Die Fluoreszenzintensität ist im Tumor am höchsten, fällt

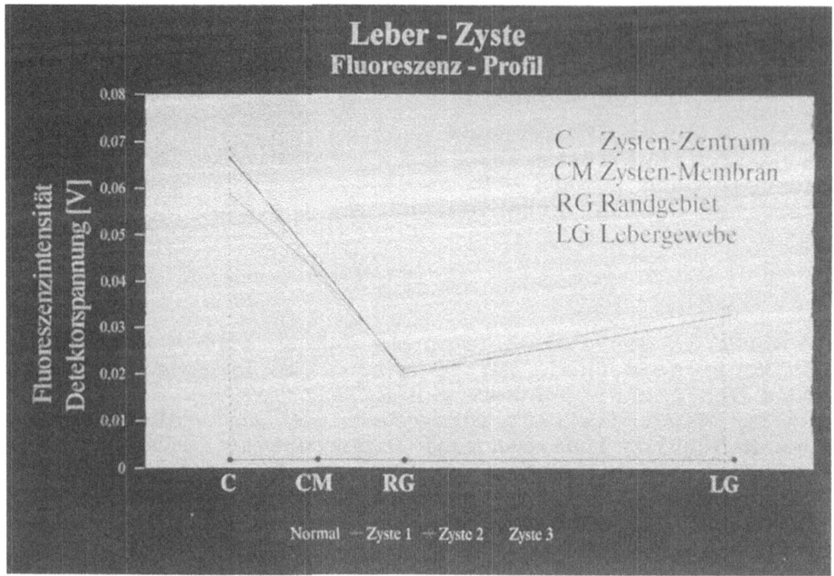

Figur 1

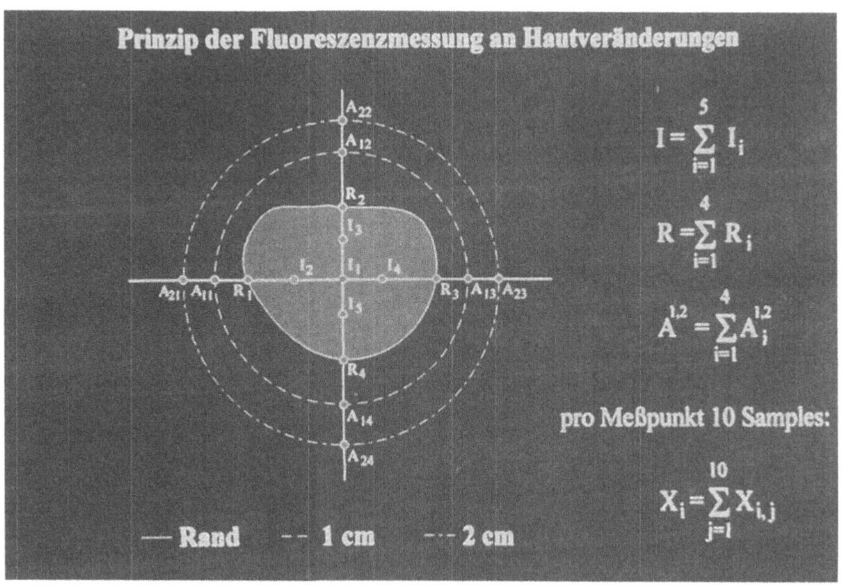

Figur 2

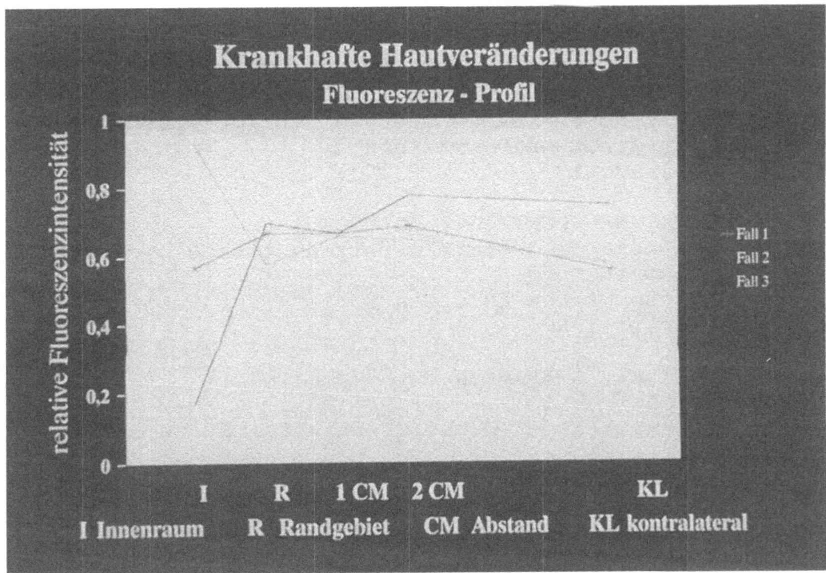

Figur 3

zum Randgebiet hin ab und bleibt im Umfeld etwa konstant.
Der Kurvenverlauf für Fall 2 (V.Z.) bezeichnet einen junktionalen
Naevus mit leichter Dysplasie. Der Fluoreszenzwert im Naevus ist
deutlich niedriger als im Randgebiet, wo die Fluoreszenzintensität
maximal ist und zur Umgebung in etwa konstant bleibt.

Naevus mit leichter Dysplasie. Der Fluoreszenzwert im Naevus ist
deutlich niedriger als im Randgebiet, wo die Fluoreszenzintensität
maximal ist und zur Umgebung in etwa konstant bleibt.
Fall 3 (O.K.) zeigt eine ähnliche Tendenz wie Fall 2, jedoch ein
größeres Verhältnis von Fluoreszenzintensität am Rand zur Intensität im Naevus, was auf einen dysplastischen Naevus schließen läßt.

Die durch histologische Befunde bestätigten Messungen von unterschiedlichen Verteilungen der NADH-Fluoreszenzintensitäten legen
den Schluß nahe, daß die verwendete Meßanordnung für die schnelle
nichtinvasive Diagnostik in der Hautklinik von Interesse sein
könnte.

464

Literatur:

SCHRAMM,W., LÖWE,H.:
Anordnung zur Erfassung der NADH- Oberflächenfluoreszenz.
Wiss.Z.Ernst.Moritz-Arndt-Univ.Greifswald,
Med. Reihe 37(1988) 172-173

SCHRAMM,W., LÖWE,H., NAUNDORFF,M., KOBER,A.:
Measurement of the metabolic state of living tissue by laser
induced surface fluorescence.
Poster XXVth Congress of the European Society for Surgical
Research (ESSR),Berlin,1990

NAUNDORFF,M., KOBER,A., SCHRAMM,W.:
Interner Laborbericht
Bereich Medizin (Charite) der Humboldt-Universität zu Berlin,
Chirurgische Klinik, 1990

LOHMANN, W., PAUL,E.:
In situ detection of melanoma by fluorescence measurement
Naturwissenschaften 75,(1988) 201-202

PSEC-Fluoreszenzen endogener Moleküle - Bedeutung für die Tumordiagnostik

H.-D. Kronfeldt, J. Weisse

Optisches Institut der Technischen Universität Berlin

Str. des 17. Juni 135, 10623 Berlin, Germany

Abstrakt

Mittels zeitaufgelöster Fluoreszenzspektroskopie im psec-Bereich wurden zu deren Identifizierung die Abklingcharakteristiken endogener Molekule (NAD(P)H und Flavine) als reine Lösungen und auch als Mischungen untersucht. Bei der Vermessung von Mischungen solcher Moleküle konnten zum ersten Mal relative Konzentrationen allein aus den zeitaufgelösten Fluoreszenzsignalen bestimmt werden, die den vorgegebenen Konzentrationen entsprachen.

Abstract

A time resolved fluorescence spectroscopic technique was employed for identification purposes of endogene molecules (NAD(P)H and flavines) based on their individual decay characteristics. For the first time also relative concentrations of mixtures could be determined just from the knowledge of the fluorescence signals only. The results agree well with the expected concentrations values.

1 Einleitung

Fluoreszenzmessungen an endogenen Molekülen in humanem Gewebe sind eine sich entwickelnde Methode in der medizinischen Anwendung, z.B. für die Tumordiagnose. Die Bestimmung der molaren Konzentrationen solcher Moleküle durch ihre Fluoreszenz kann Rückschlüsse auf Fehlfunktionen im Metabolismus auf Zellebene erlauben. Zur Identifizierung relevanter Chromophore in komplexem Gewebe ist neben der spektralen Antwort aus steady-state Messungen auch das Fluoreszenz-Abklingverhalten aus zeitaufgelösten Messungen im psec- und fsec-Bereich von großer Bedeutung.
Steady-state Fluoreszenzmessungen (siehe z.B. [1, 2]) werden zur Identifizierung spezieller Moleküle und deren relative Konzentrationen z.B. auch zur Früherkennung von karzinogenem Gewebe, in verschiedenen medizinischen Disziplinen schon erprobt, dabei wird jedoch lediglich das spektrale Verhalten der Chromophore bezüglich Absorption und Emission ausgenutzt. Zum Abklingverhalten der Fluoreszenz endogener Moleküle existieren bisher nur wenige Untersuchungen, deren Resultate dazu auch noch unterschiedlich sind (siehe z.B. [3, 4]). Es erschien daher notwendig, zunächst Standards der Abklingkinetiken der reinen Substanzen und von definierten Mischungen der endogenen Molekülen, wie z.B. dem NAD(P)H (nicotinamide adenine dinucleotide) und den Flavinen (FAD, FMN, Riboflavin) zu bestimmen.

2 Experimenteller Aufbau

Der experimentelle Aufbau zur zeitaufgelösten psec-Laserspektroskopie besteht aus einem mode-gelockten Ar-Ionen Laser (Spectra Physics 2030), der einen Farbstofflaser (Spectra Physics 375) pumpt. Als Farbstoffe wurden DCM und Rhodamin 110 im Bereich von $\lambda = 560$ - 660 nm eingesetzt. Die Pulsfolgefrequenz betrug 4 MHz und die Pulsdauer (FWHM) 15 psec. Angeregt wurden die Proben mit der frequenzverdoppelten Strahlung ($\lambda = 280$ - 330 nm). Zur Detektion der Autofluoreszenz wurde eine Multichannelplate (MCP, Hamamatsu R1645U-01) verwendet. Single-photon-counting [5] im reverse mode wurde unter Benutzung zweier constant-fraction Diskriminatoren (CFD, Canberra 2128) sowie time-amplitude Konverter (TAC) eingesetzt. Die Signale wurden schließlich in einem Multichannel Analyser (MCA, Canberra 3501) aufsummiert und in einem PC weiterverarbeitet.

3 Messungen

Die Abklingcharakteristiken der Fluoreszenzen von Lösungen der reinen Substanzen wurden über einen großen Spektralbereich untersucht. Als ein solches Beispiel ist in Abb. 1 das Abklingverhalten von Riboflavin von $\lambda = 485$ - 585 nm gezeigt.

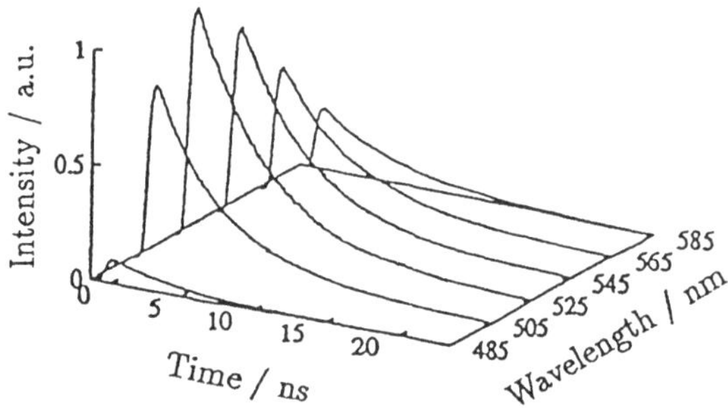

Abb. 1: Fluoreszenz-Abklingkurven von Riboflavin bei verschiedenen Detektionswellenlängen.

Lösungen von definierten Mischungen der reinen Substanzen wurden für verschiedene pH-Werte, Konzentrationsverhältnisse, Anregungs- und Detektionswellenlängen ebenfalls untersucht. Zum Testen der Signifikanz der multiexponentiellen Auswertung wurden bei der Einzelphotonenzählung die Anzahl der Counts im Maximum von 1000 bis 20.000 variiert. Eine Abklingkurve einer Mischung aus NADH/Riboflavin ist in Abb. 2 gezeigt – die Vergrößerung verdeutlicht das signifikant kurze Abklingverhalten von NADH.

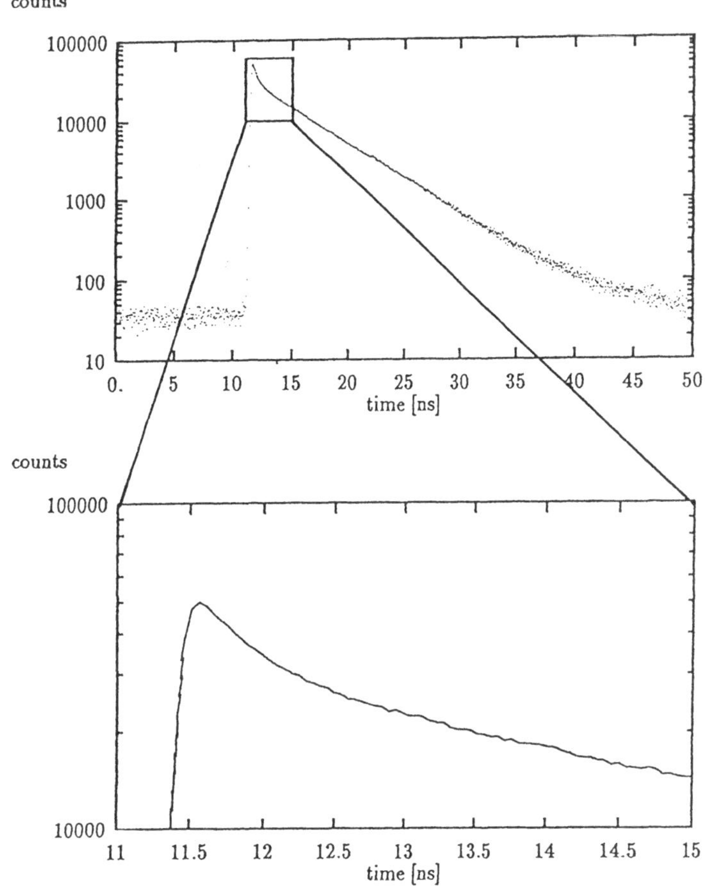

Abb. 2: Fluoreszenz-Abklingkurve einer definierten Mischung aus NADH und Riboflavin mit Vergrößerung der ersten 4 nsec.

4 Ergebnisse

Die Abklingkurven der reinen Substanzen wurden mit mono- bzw. biexponentiellen Funktionen angepaßt, während für die Analyse der Mischungen bis zu vier Exponentialfunktionen zur Anpassung bei Benutzung eines freilaufenden linearen Marquardt-Levenberg Algorithmus notwendig waren. Die Tabelle 1 zeigt beispielhaft Ergebnisse der reinen Substanzen NADH und Riboflavin sowie einer physiologischen Mischung NADH/Riboflavin (461/11 μMol). Die Signifikanz in der Mischung ist deutlich.

Weitere gemessene Lebensdauern und Amplituden wurden in Hinblick auf die Relevanz für die Tumordiagnostik diskutiert. Aus den Amplitudenverhältnissen der Einzelkomponenten lassen sich exakte Konzentrationsverhältnisse angeben, so daß hiermit eine weitere Informationsquelle zur Identifizierung von Tumoren erschlossen werden kann.

Solution	τ_1 [ns]	τ_2 [ns]	τ_3 [ns]
NADH	0.27(2)	0.56(2)	
Riboflavine			4.69(1)
NADH/Riboflavine	0.31(1)	0.54(18)	4.59(2)

Table 1: Vergleich der Zeitkonstanten der reinen Substanzen NADH und Riboflavin und deren Lösungen

References

[1] Weihs, B., Kronfeldt, H.-D., Hagemann, R. Hirst, L., Müller, G., "Tumour Diagnosis By Means of Microscopic Fluorescence Measurements of Tissue", Microscopy and Analysis, 21, 35(1991)

[2] Kronfeldt, H.-D., "Autofluoreszenzmessungen an Gewebe - eine physikalische Methode zur Tumordiagnostik", PdN Physik 40, 18(1991)

[3] Schneckenburger, H., König, K.,"Fluorescence decay kinetics and imaging of NAD(P)H and flavins as metabolic indicators" Optical Engineering 31, 1447(1992)

[4] Anderson-Engels, S., Johansson, J., Svanberg, K., Svanberg, S., "Fluorescence Imaging and Point Measurements of Tissue: Applications to the Demarcation of Malignant Tumors Atherosclerotic Lessions from Normal Tissue", Photochemistry and Photobiology, 53, 807(1991)

[5] O'Conner, D.V., Phillips, D., "Time-correlated single photon counting", Academic Press, London, 1984

Für die Mithilfe bei den Experimenten und für viele Diskussionen möchten wir uns bei den Herren Dr. J. Bernarding, A. Napiwotzki, M. Nittka und B. Weihs bedanken.

Optical Detection of Topically Applied Photosensitizers bei *In vivo* Remission Spectroscopy

G. Beck, K. König, R. Steiner

Institut für Lasertechnologien in der Medizin

Helmholtzstraße 12, 89 081 Ulm

Introduction

In current Photodynamic Therapy there are dyes under investigation which have only small fluorescence quantum yields and hence are difficult to be monitored by conventional fluorescence techniques. Because of their characteristic light absorption they influence the spectral composition of the light remitted from tissue *in vivo*. It was the aim of this study to detect topically applied photosensitizers by remission spectroscopy and to get information about their penetration kinetics. The experimental data were quantified the KUBELKA-MUNK-model [1] of light transport in tissue, yielding estimations of the dye's concentration and diffusion depth.

Material and Methods

We designed a remission spectrometer (Fig. 1) which met the requirements of *in vivo* measurements, being fast (measurement time < 1 s) and easy to handle. The sample was illuminated with light from a stabilized Xe-lamp. An integrating sphere was employed to collect the diffuse, backscattered light from the sample. The received light was guided by a fibre to an optical multichannel analyzer, where the spectral variation of intensity was registered. The signal was further processed and corrected according to the theory of the integrating sphere by a personal computer.

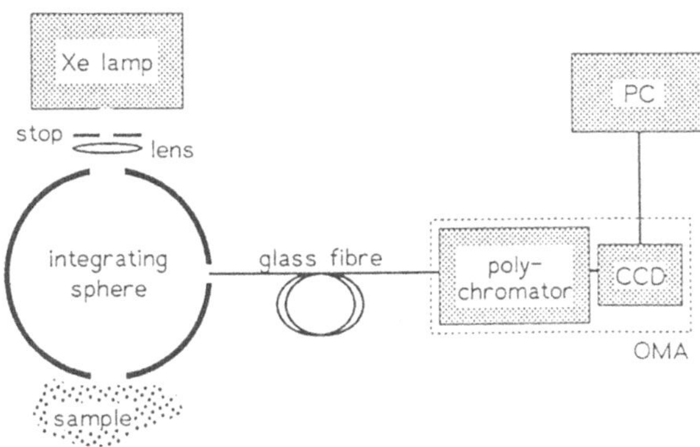

Fig. 1: remission spectrometer for *in vivo* determination of skin remittance

The remission values obtained were corrected for internal reflection as described by KOTTLER [2]. He showed that internal FRESNEL reflection (coefficient r_i) at the tissue-surface-boundary reduces the total remission R_t substantially compared to the volume remission R_v. Analytically,

$$R_t = r_e + \frac{(1-r_e)(1-r_i)\,R_v}{1 - r_i R_v} \tag{1},$$

where r_e denotes the FRESNEL reflection at the tissue surface.

The KUBELKA-MUNK-model [1] for light transport in scattering media was used to obtain absorption coefficients from the measured reflection. This rather crude approximate solution of the transport equation [3] gives relatively simple analytical relationships between R_v, and the scattering and absorption coefficients, S and A. Its application is restricted to perfectly diffuse light fluxes which generally requires diffuse illumination; but it may still be used with collimated illumination if scattering in the sample is strong enough.

The photosensitizer Methylene Blue (MB) was shown to be an *in vivo* tumour marker [4] and photodynamically active [5] which potentially allows both cancer detection and therapy. In aqueous solution, MB absorbs visible light in the red spectral region with absorption maxima at 605 nm and 665 nm [6]. The latter band is caused by monomers, the first by dimers. The formation of dimers starts to influence the spectrum of aqueous solutions above concentrations of about 1 µM and dominates it above about 10 mM. Because of this metachromatic behaviour, the absorbance at a given wavelength is not directly proportional to the concentration. In turn, the concentration can be calculated from the ratio of the absorbances at different wavelengths.

MB was applied to the skin of albino nude mice to study its penetration kinetics. MB was solved in water; urea from a saturated solution was added. Urea is known to be a ceratolytic agent and hence expected to promote penetration of MB. The skin was incubated with solution of various urea content for two hours. The remission of the treated site (R_d) and a corresponding reference site (R_O) were examined immediately after incubation and 24 hours later. In the latter spectra no absorption due to MB could be detected. To interprete the experimental data by means of the KUBELKA-MUNK-theory, we asssumed MB to be uniformly distributed in the skin from the surface down to a diffusion depth d (Fig. 2). The change in remission was attributed to the additional

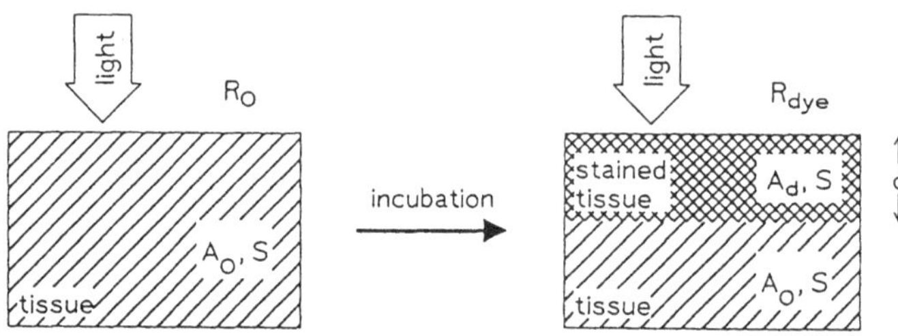

Fig. 2: two-layer model for estimation of concentration and diffusion depth of MB in skin by means of the KUBELKA-MUNK-theory

absorption by MB. The influence of MB or urea on scattering was thought to be comparably small. The remission was corrected with external and internal reflection coefficients for human skin. The scattering coefficient was calculated from results for human skin. Our calculations were based on the parameter values $r_e = 0.05(1)$ [7], $r_i = 0.57(5)$ (from $n = 1.45(6)$ [8]), $S(605\,\text{nm}) = 3.9(9)\,\text{mm}^{-1}$, $S(665\,\text{nm}) = 3.0(5)\,\text{mm}^{-1}$ [9], and the data for MB given by BERGMANN and O'KONSKI [6]. The absorption coefficients were calculated from the following formulae supplied by KUBELKA-MUNK-theory:

$$A_O = S\left(\sqrt{b_O^2 + 1} - 1\right) \tag{2a}$$

$$R_{dye} = \frac{1 - R_O\left[\sqrt{b_{dye}^2 + 1} - b_{dye}\coth\left(b_{dye}Sd\right)\right]}{\sqrt{b_{dye}^2 + 1} + b_{dye}\coth\left(b_{dye}Sd\right) - R_O} \tag{2b}$$

$$\text{with } b_i = \sqrt{\left(1 + \frac{A_i}{S}\right)^2 - 1} \tag{2c}$$

Eq. (2b) is obviously transcendental in A_{dye} and has to be solved numerically. From the results, the absorption coefficient of MB at the regarded wavelength follows as

$$\mu_{a,MB} = (A_{dye} - A_O)/2 \tag{2d}.$$

The factor 2 results from the assumption of perfectly diffuse light flux in KUBELKA-MUNK-theory [3].

Results and Discussion

Fig. 3 shows the spectra obtained at the reference (R_O) and MB stained (R_{dye}) skin sites and the difference spectrum (incubated with 1 mM MB and 10% urea solution). The additional absorption of MB was derived from these spectra as described above.

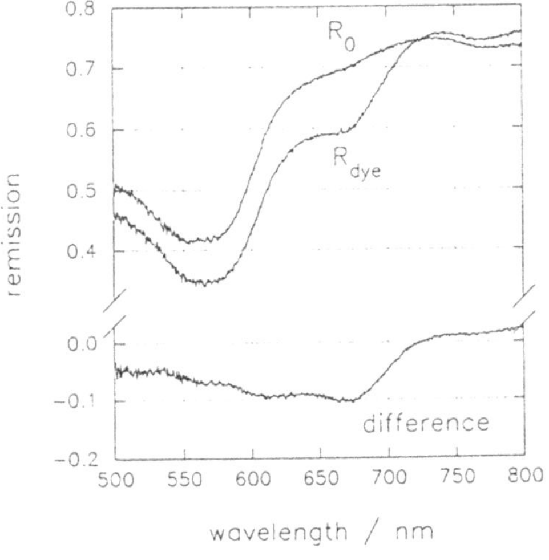

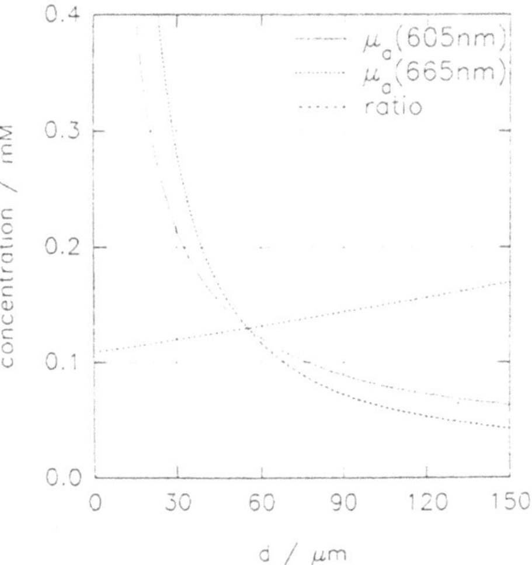

Fig. 3: spectra of reference (R_O) and MB stained (R_{dye}) site; Incubated 2 hours with 1 mM MB and 10% urea solution.

Fig. 4: Determination of concentration and diffusion depth from intersecting curves (data from the spectrum given in Fig. 3).

The absorption coefficients at 605 nm and 665 nm were calculated from eqs. (2). The metachromatic behaviour of MB allowed to calculate three independent concentration values from the obtained values of $\mu_a(605\,nm)$, $\mu_a(665\,nm)$ and $\mu_a(605\,nm)/\mu_a(665\,nm)$, respectively. In these calculations the unknown diffusion depth was treated as a parameter. The true values of both the concentration (C_{MB}) and diffusion depth (d) could be read from the intersection(s) of a plot of concentrations versus diffusion depth (Fig. 4). The results are (N_{MB} denotes the total deposited amount of MB, calculated from C_{MB}, d and the area of incubation)

urea	$\mu_{a,MB}^{605}$	$\mu_{a,MB}^{665}$	C_{MB}	d	N_{MB}
%	mm^{-1}	mm^{-1}	mM	mm	nmol
0	1.3(5)	1.2(4)	0.31	0.01	0.2
10	0.7(7)	0.6(2)	0.13	0.06	0.6
50	0.1(3)	0.4(1)	0.09	0.15	1.1

These results may be regarded as estimate values because of several reasons:

* the KUBELKA-MUNK-theory assumes perfectly diffuse light flux throughout the skin; deviations are expected to result in higher values for the absorption coefficients (cf. equation d)

* we took the values for the optical parameters (scattering, internal reflection) of human skin for mouse skin; the differences are expected to be small because of the similar skin microstructure of all mammalians [10]

* the dimerisation reaction may be different in skin than in aqueous solution (temperature, polarity, disaggregating agents)

* *in vitro*, urea acts desaggregating on MB in aqueous solutions; thus, the concentration values for solution containing urea may be underestimated

* the assumption of a step-profile for the concentration for the complex, time dependent concentration pattern in living skin.

In spite of these approximations, it seems to be obvious that the deposited amount of MB, N_{MB}, increases with urea content, because the decrease in concentration is over-compensated by the increase in diffusion depth. This behaviour corresponds to the one expected for a diffusion-controlled process.

Our results suggest that urea strongly promotes the penetration of MB in skin. The dye can be made to penetrate the epidermal barrier, and the penetration can be controlled by the amount of urea added to the applied solution. It has been shown that remission spectroscopy is a useful tool in estimate quantification of photosensitizer concentration and spatial distribution *in vivo*.

Literature

[1]   Kubelka P, *New Contributions to the Optics of Intensely Light-Scattering Materials*, J Opt Soc Am <u>38</u>, 448-457 (1948), J Opt Soc Am <u>44</u>, 330-335 (1954)

[2]   Kottler F, *Turbid Media with Plane-Parallel Surfaces*, J Opt Soc Am <u>50</u>, 483-490 (1960)

[3]   Ishimaru A, *Wave propagation and scattering in random media*, New York: Academic Press, 1978

[4]   Fukui I et al., *In vivo staining test with Methylene Blue for Bladder Cancer*, Cancer J Urol <u>130</u>, 252-255 (1983)

[5]   König K et al., *Photochemotherapy of animal tumors with the photosensitizer Methylene Blue using a krypton laser*, Cancer Res Clin Oncol <u>113</u>, 301-303 (1987)

[6]   Bergmann K, O'Konski CT, *A spectroscopic Study of Methylene Blue Monomer, Dimer and Complexes with Montmorillonite*, J Phys Chem <u>67</u>, 2169-2177 (1963)

[7]   Anderson RR, Parrish JA, *The Optics of Human Skin*, J Invest Dermatol <u>77</u>, 13-19 (1981)

[8]   Bolin FP, Preuss LE, Taylor RC, Ference RJ, *Refractive index of some mammalian tissues using a fiber optic cladding method*, Appl Opt <u>28</u>, 2297-2303

[9]   Jacques SL, *The Role of Skin Optics in Diagnostic and Therapeutic Uses of Lasers*. In: Steiner R et al. (Ed.), *Lasers in Dermatology*, Berlin: Springer 1991

[10]   Matoltsy GA, *Dermis*, in: Bereiter-Hahn AG, Matoltsy GA, Richards KS, *Biology of the Integumentum Vol. 2*, Berlin: Springer 1986

Bildgebende Analyse farbstoffsensibilisierter Gewebeschnitte mit Hilfe eines lasergestützten Zwei-Wellenlängen-Verfahrens

M. Ludwig [1,2,3], O.J. Beck [3], U. Mellert [2,3], M. Gonnert [2,3], E. Unsöld [2]

[1] Laser-Forschungslabor an der Urologischen Klinik der Universität München
[2] GSF, Zentrales Laserlaboratorium, München-Neuherberg
[3] Neurochirurgische Klinik, Universität München

Einleitung

Ziel dieser Arbeit ist die quantitative Erfassung der Verteilung von disulphoniertem Aluminiumphthalocyanin im Kaninchengehirn bei gleichzeitiger Diskriminierung von Störfluoreszenzen und Lichtstreuung im Gewebe. Die genaue Kenntnis der Verteilung eines Sensibilisators ist eine der Grundvoraussetzungen für eine photodynamische Lasertherapie. Unterschiede der Verteilungen des Sensibilisators im Kaninchengehirn nach stereotaktischer und intravenöser Applikation lassen sich so hinsichtlich einer photodynamischen Therapie beurteilen.

Material und Methode

Durch Ausnützung der spektralen Eigenschaften des disulphonierten Aluminiumphthalocyanins können störende Fluoreszenzen wie Objektivfluoreszenz, Fluoreszenz der Filteranordnung, Gewebeautofluoreszenzen und Gewebestreuung weitgehend unterdrückt oder diskriminiert werden.

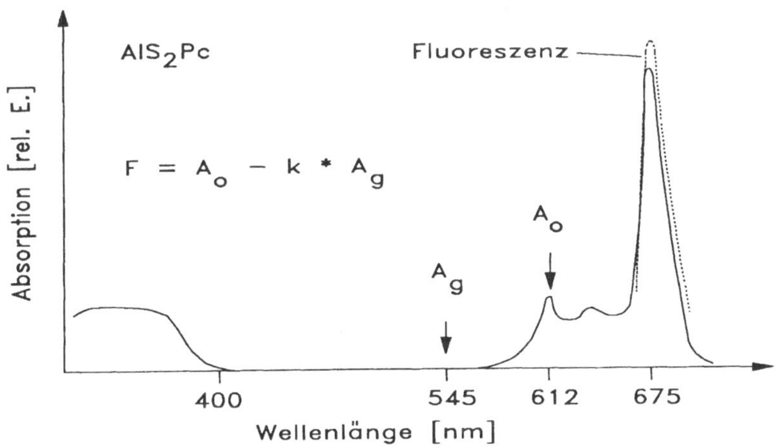

Abb. 1: Absorptionsspektrum und Emissionsspektrum von disulphoniertem Aluminiumphthalocyanin.

Bei einer Anregung bei $\lambda = 545$nm kann der Sensibilisator aufgrund der niedrigen Absorption nicht zu Fluoreszenz angeregt werden. Bei $\lambda = 612$nm absorbiert AlS_2Pc in einem Nebenmaximum und fluolesziert daher bei $\lambda = 675$nm. Es wird ein Bild Ag bei grüner Anregung mit $\lambda = 545$nm erzeugt, welches aus sämtlichen Störfluoreszenzen und Gewebestreuung besteht, jedoch keine Fluoreszenz des Sensibilisators beinhaltet. Eine Anregung mit der Wellenlänge $\lambda = 612$nm ergibt ein Bild Ao mit zusätzlicher Fluoreszenz des Sensibilisators. Durch Subtraktion der Bilder Ao und Ag kann die Sensibilisatorfluoreszenz von den Störfluoreszenzen und der Gewebestreuung diskriminiert werden. Ein Fluoreszenzbild F errechnet sich aus:

$$F = Ao - k \cdot Ag \qquad \text{mit k : Kalibrierungsfaktor.}$$

Der Aufbau des zwei-Wellenlängen-Fluoreszenzmikroskopes ist in der Abbildung 2 gezeigt. Der Gewebeschnitt wird seitlich mit Laserlicht bei $\lambda = 545$nm und $\lambda = 612$nm angeregt. Es werden hierzu zwei Helium-Neon-Laser eingesetzt, die über Glasfasern und Linsenoptiken die Probe anregen. Die Leistungsdichten betragen einige mW/cm^2, somit ist die Belastung der Proben niedrig und eventuelle Ausbleichprozesse im Gewebeschnitt werden minimiert. Der Winkel α wird so gewählt, daß das anregende Licht nicht direkt in das Objektiv einfallen kann. Ein nachfolgender Filter mit Transmissionsmaximum bei $\lambda = 675$nm unterdrückt Störfluoreszenzen und die Anregungswellenlängen $\lambda = 545$nm und $\lambda = 612$nm gegenüber der nachzuweisenden Fluoreszenz. Die Empfindlichkeit der Anordnung für den Nachweis von Fluoreszenz des Sensibilisators gegenüber Störfluoreszenzen und Gewebestreuung wird hauptsächlich durch die Blockung dieses Filters und die zusätzliche Diskriminierung durch das Differenzverfahren bestimmt. Die so enstandenen Bilder werden über ein invertierendes Mikroskop und eine Bildverstärker-CCD Kamera in eine Bildverarbeitungsanlage eingelesen und weiter verarbeitet.

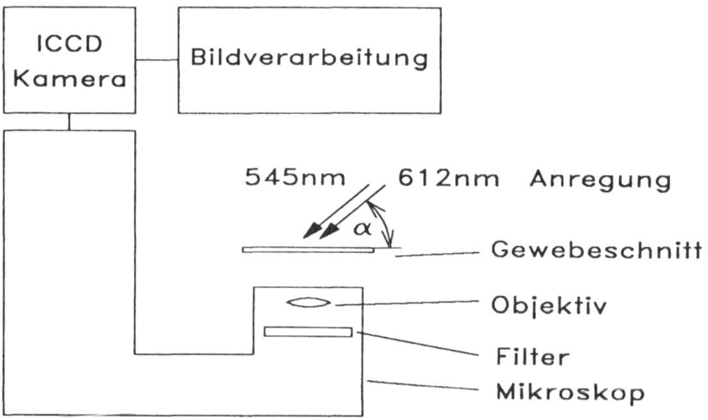

Abb. 2: Aufbau des zwei-Wellenlängen-Fluoreszenzmikroskopes.

Ergebnisse und Diskussion

Abb. 3 zeigt ein errechnetes Fluoreszenzbild nach Kalibrierung. Die Sensibilisatordosis war hier 4 mg/(kg KG), intravenös verabreicht mit einer Inkubationszeit von 1 h. Der Tumorrandbereich (links oben bis Bildmitte) ist durch Fluoreszenz deutlich abgegrenzt, die Ödemzone des Tumors fluoresziert nicht (rechts neben dem Tumor). Ein heller Bereich außerhalb wird histologisch als Gefäß bewertet. In den Bereichen des Gewebes, wo eine selektive Anreicherung des Sensibilisators im Tumor gegenüber normalem Gewebe gefunden wurde, wurden Fluoreszenzquotienten Tumorgewebe zu Normalgewebe größer als 4 festgestellt.

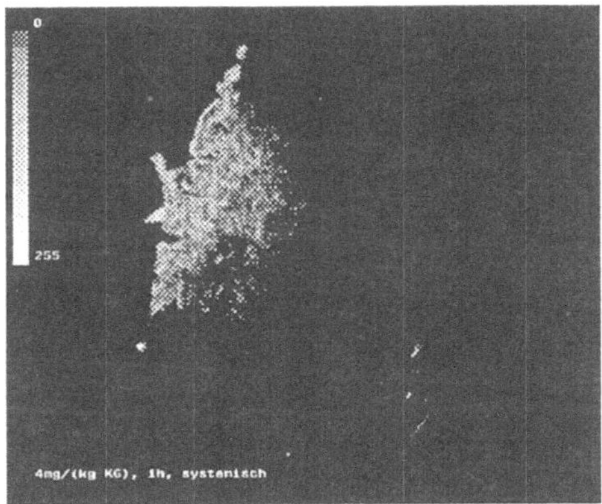

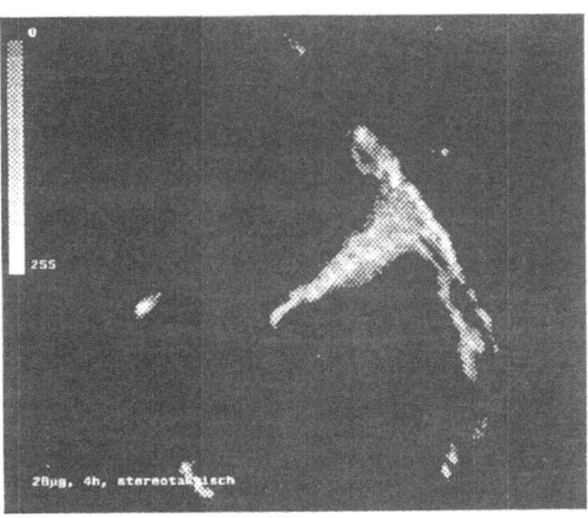

Abb. 3: intravenöse Applikation   Abb. 4: stereotaktische Applikation

Abb. 4 zeigt die Fluoreszenzverteilung im Gewebeschnitt eines Kaninchengehirns 4 h nach stereotaktischer Applikation von 20μg. Der Einstichkanal (rechts oben bis Bildmitte) zeigt hohe Fluoreszenz, laut Histologie sind hier überwiegend tote Zellen. An der Oberfläche des Tumors (rechts außen) sind weitere Nekrosen lokalisiert. Die Verteilung des Sensibilisators beruht überwiegend auf Ausschwemmung und Diffusion aus dem gesetzten Reservoir im Stichkanal. Der Sensibilisator hat sich nicht selektiv weiter um den Stichkanal und im Tumor verteilt.

Die Nachweisgrenze der gesamten Anordnung wird bei einer 0.8 μMolaren Aluminiumphthalocyanin - Lösung in Phosphatpuffer erreicht. Bei intravenöser Applikation sind im allgemeinen Konzentrationen von 2 mg/(kg KG) im Kaninchengehirn nachweisbar, bei stereotaktischer Applikation eine Menge von 2μg.

Eine quantitative Bildanalyse ermöglicht die Berechnung von Verteilungsflächen der Fluoreszenz in aufeinanderfolgenden Gewebeschnitten, welche eine dreidimensionale Verteilung des Sensibilisators wiederspiegeln. Durch Auswertung von Bildhelligkeiten werden Konzentrationsunterschiede des Sensibilisators im Tumorgewebe und Normalgewebe erfaßt. Weiterhin ermöglicht die bildgebende Methode eine Korrelation von Histologie mit örtlich aufgelöster Fluoreszenz. Durch Anpassung der anregenden Laserwellenlängen an die spektralen Eigenschaften des Sensibilisators können potentiell auch andere Farbstoffe mit dieser Methode untersucht werden.

Literatur:

R. Arnfield, J. Tulip, M.S. McPhee: Optical Propagation in Tissue with anisotropic scattering. IEEE Biomed. Eng. 35 (1988) 372-381

H. Barr, C.J. Tralau, A.J. MacRobert, J. Morrison, D. Phillips, S.G. Bown: Fluorescence Photometric Techniques for Determination of Microscopic Tissue Distribution of Phthalocyanine Photosensitizers for Photodynamic Therapy. Las. Med. Sci. 3 (1988) 81-86

A. Beeby: The Effect of solvent deuteration on the photophysics of sulphonated aluminium phthalocyanine. J. Photochem. Photobiol. B: Biol. 16 (1992) 73-81

H. Sterenborg, M. van Gemert, W. Kamphorst, J. Wolbers, W. Hogervorst: The Spectral Dependence of the Optical Properties of Human Brain. Las. Med. Sci. 4 (1989) 221

A.J. Welch, G. Yoon, M. van Gemert: Practical Models for Light Distibution in Laser irradiated Tissue. Las. Surg. Med. 6 (1987) 488-493

Bildgebende Laserverfahren /
Laser Imaging

Zeitaufgelöste Transillumination von trüben Medien

G. Mitic[*], J. Kölzer, J. Otto, E. Plies
Forschungslaboratorien der Siemens AG, Otto-Hahn-Ring 6, 83739 München 83
* auch Institut für Medizinische Optik, LMU, Barbarastr. 16, 80797 München 40

1. Einführung

Die nichtinvasive Diagnostik von Gewebserkrankungen mit Licht ist von großem Interesse für die Untersuchung von Organen, für Vorsorge- bzw. Verlaufskontrollen [1,2]. Wegen der enormen Vielfachstreuung des Lichtes im Gewebe ist dabei die räumliche Auflösung beschränkt. Es ist jedoch möglich, durch eine Laufzeitbeschränkung vielfach gestreute Photonen, welche eine schlechte Ortsauflösung bewirken, von weniger gestreuten Photonen mit einer besseren Ortsauflösung abzutrennen. Deshalb lassen sich durch den Einsatz zeitauflösender Verfahren generell mehr Strukturdetails erkennen als mit Dauerlichtverfahren. Um quantitativ abzuklären, welchen Nutzen ein zeitaufgelöstes Durchstrahlungsverfahren bietet, wurden systematische Messungen an unterschiedlichen Phantomen (trübe Medien mit eingelagerten Störobjekten) durchgeführt. Die reduzierte Streulänge $l_s' = l_s / (1 - g)$ ist außer von der Gewebeart abhängig von der verwendeten optischen Wellenlänge; typische Werte liegen zwischen $l_s' = 0.4$ mm ... 8 mm. Die im Gewebe stattfindende Absorption (Absorptionslänge l_A) liegt in einem Wertebereich zwischen $l_A = 100$ ... 1000 mm. Experimente an trüben Medien mit diesen optischen Weglängen decken alle denkbaren Anwendungen ab.

2. Experimenteller Aufbau

Der experimentelle Aufbau zur zeitaufgelösten Licht-Transillumination ist aus Abb. 2.1 zu ersehen, vgl. [3]. Das Lasersystem besteht aus einem modengekoppelten Nd-YAG-Laser (82 MHz, 100 ps) mit nachfolgender Pulskompression (7 ps) und Frequenzverdopplung (532 nm).

Vom Hauptstrahl wird ein Teilstrahl zur Triggerung der Synchroscan-Streak-Kamera (Hamamatsu C3681) und ein Referenzstrahl abgeleitet. Im Gegensatz zum Diagnosestrahl durchläuft der Referenzstrahl nicht das zu untersuchende Phantom, sondern wird auf der Detektionsseite direkt in die Streak-Kamera eingekoppelt. Der Diagnosestrahl durchläuft das Phantom und erreicht nach einer Vielzahl von Streuereignissen schließlich die Detektionsseite. Die diffus leuchtende Detektionsseite des Phantoms wird mit einer 1:1- Abbildung auf den Schlitz der Streak-Kamera (50 μm × 6 mm) fokussiert. Die Streak-Kamera detektiert den Zeitverlauf der einfallenden Lichtintensität und stellt diesen als örtlichen Verlauf dar (Zeitauflösung 10ps). Das Phantom befindet sich auf einem x-y-Tisch und kann rechnergesteuert in der zur optischen Achse senkrechten Ebene verfahren werden. Als trübes Medium wurde Milch verwendet (Vollmilchpulver). Das zu durchstrahlende Streumedium hatte bei allen Experimenten eine Dicke von 4 cm und die optischen Parameter wurden durch Verdünnung der Milch bzw. Zugabe von Tinte eingestellt.

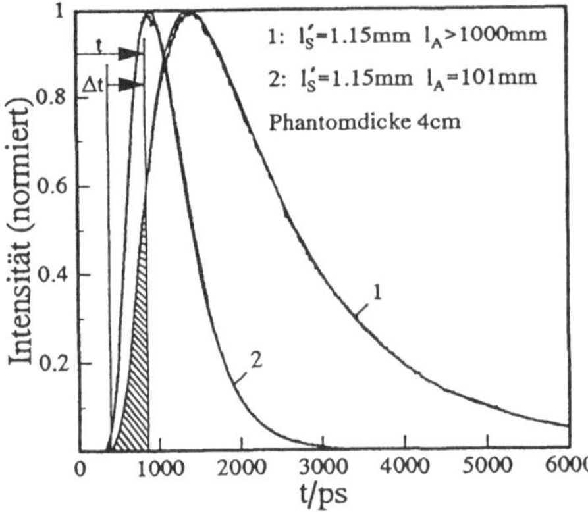

Abb. 3.1 Dispersionskurven und die zuge-
hörigen Theoriekurven

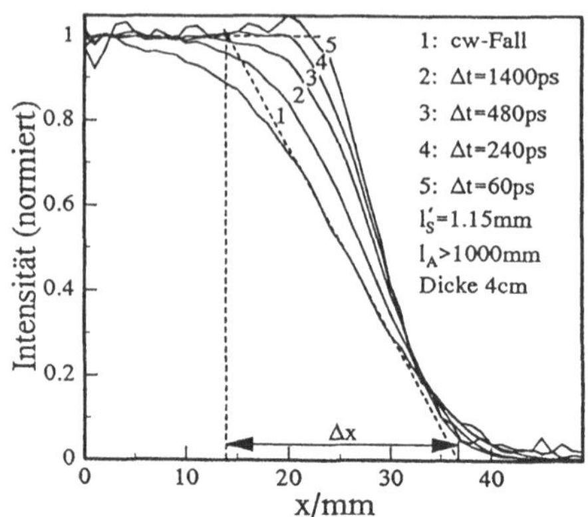

Abb. 4.1 Kantenbildfunktionen für verschiedene Integrationszeiten

definiert. Die obere Kurve in Abb. 4.2 zeigt die Ortsauflösung Δx (Lateralauflösung) für verschiedene Integrations-zeiten Δt. Die kürzeste der auswertbaren Integrationszeiten entspricht einem Zeitfenster von $\Delta t = 60$ ps. Der cw-Fall (Dauerlicht-Fall) ist hier nach Aufintegration über die gesamte Dispersionskurve nach gut 5 ns erreicht.

Von großem praktischem Interesse ist die Frage, wieviel Intensität man durch die Laufzeiteinschränkung verliert. Aus Abb. 4.2 kann daher zusätzlich die Abhängigkeit der Ortsauflösung von der - auf den cw-Fall normierten und logarithmisch dargestellten - Intensität des zeitaufgelösten Nutzsignals entnommen werden. Es wird deutlich, daß mit kürzeren Integrationszeiten der Gewinn an Ortsauflösung mit einer weitaus schnelleren Abnahme der Lichtintensität erkauft wird. Maximal scheint unter den in Fig. 4.2 gegebenen Verhältnissen ($l'_S = 1.15$ mm, $l_A > 1000$ mm) durch Zeitauflösung ein Gewinnfaktor von 1.8 für ein Zeitfenster von 120 ps erreichbar zu sein. Eine weitere Reduktion von Δt erhöht die Ortsauflösung kaum, verschlechtert dagegen nur das Signal/Rausch-Verhältnis.

Die in Abb. 4.2 dargestellten Messungen beziehen sich auf trübe Medien mit vernachlässigbarer Absorption ($l_A > 1000$ mm). Wird die Absorptionslänge durch Zugabe von Tinte auf z.B. $l_A = 83$ mm verringert, so kann man eine verbesserte Ortsauflösung im Dauerlichtfall erwarten, da lange Laufzeiten durch die erhöhte Absorption unwahrscheinlicher werden. Tatsächlich ist der Nutzen der Zeitauflösung geringer, wie Abb. 4.3 erkennen läßt und der Gewinnfaktor wird von 1.8 (Kurve 1) auf 1.6 (Kurve 2) reduziert.

Variiert man nun noch die reduzierte Streulänge, ohne die Absorption zu verändern, so erhält man die in Abb. 4.4 oben ($l'_S = 0.22 \dots 8.3$ mm) bzw. unten ($l'_S = 8.3 \dots 21.0$ mm) dargestellte Kurvenschar. Ausgehend von der Auflösungskurve mit $l'_S = 0.22$ mm wird die Ortsauflösung im Dauerlichtfall bei erhöhter reduzierter Streulänge zunächst schlechter. Dies kann mit einer "Absorption durch Streuung" erklärt werden. Die Absorption wirkt generell langen Laufzeiten entgegen. Durch die sehr starke Streuung (z.B. Kurve 1) ist die zwischen zwei Punkten zurückzulegende optische Weglänge ein Vielfaches der kürzesten geometrischen Weglänge, wodurch die Absorption des Mediums verstärkt wirksam wird. Bei kleinen reduzierten Streulängen täuscht dieser Effekt eine höhere effektive Absorption des Mediums vor, was die Ortsauflösung, wie oben dargelegt, verbessert. Bei zunehmender reduzierter Streulänge für $l'_S > 8$ mm verbessert sich die Ortsauflösung imDauerlichtfall schließlich wieder, da das trübe Medium allmählich "transparent" wird (siehe Abb. 4.4 unten mit gedehnter Zeitachse); der durch Zeitauflösung

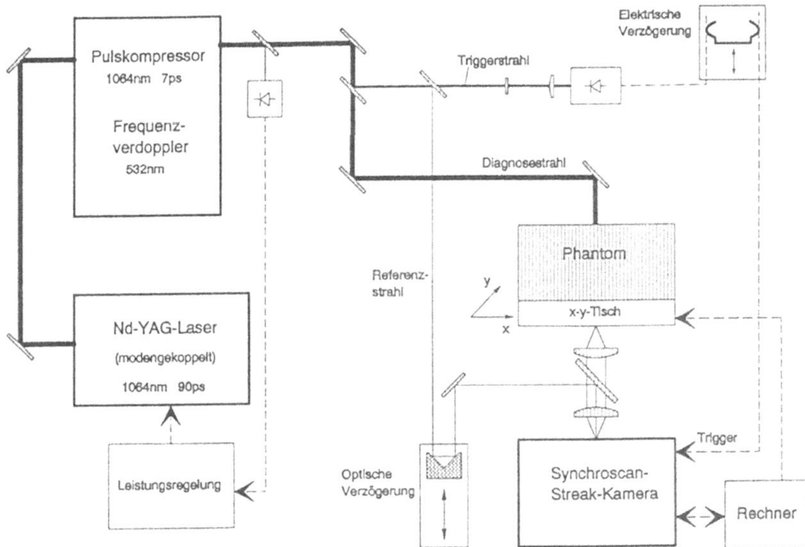

Abb. 2.1 Schematischer Aufbau zur zeitaufgelösten Transillumination von trüben Medien

3. Bestimmung der Streu- und Absorptionslängen

Um den Absorptionskoeffizienten μ_A und den reduzierten Streukoeffizient $\mu'_s = \mu_s(1-g)$ (wobei g der Anisotropiefaktor der Streuung ist) zu bestimmen, wurde das Diffusionsmodell herangezogen. Eine geschlossene Lösung der Diffusionsgleichung für ein Streumedium ist im Prinzip in [4] angegeben. Es hat sich gezeigt, daß das Diffusionsmodell eine recht gute Beschreibung der Lichtausbreitung in trüben Medien zuläßt, solange die reduzierte Streulänge $l'_s = 1/\mu'_s$ kleiner als 2 mm ist. Durch Anpassung der berechneten Dispersionskurve an die gemessene Kurve lassen sich sowohl der reduzierte Streukoeffizient μ'_s als auch der Absorptionskoeffizient μ_A und daraus die entsprechenden reziproken Längen bestimmen [5]. Abb. 3.1 zeigt zwei gemessene Dispersionskurven und die entsprechenden Theoriekurven für ein Streumedium der Dicke 4 cm und zwei verschiedene Absorptionslängen. Die Übereinstimmung der Meß- und Theoriekurven ist ausgezeichnet.

4. Quantitative Aussagen aus der Kantenbildfunktion

Aus Linescans über eine scharfe Kante inmitten eines umgebenden trüben Mediums gewinnt man eine quantitative Aussage über die durch Zeitauflösung erzielbare Ortsauflösung [6]. Die Kante ist dabei stets in der Mitte des Streumediums angebracht, da hier die Ortsauflösung am schlechtesten ist ("worst case"). Die optischen Parameter des für diese Experimente gewählten Streumediums sind $l'_s = 1.15$ mm und $l_A > 1000$ mm. In Abb. 3.1 ist ein zu diesen optischen Parametern gehöriger Dispersionspuls dargestellt. Zum Vergleich ist eine zweite Kurve mit erhöhter Absorption ($l_A = 101$ mm) dargestellt und exemplarisch eine Laufzeit t bzw. ein Zeitfenster Δt eingetragen. Die Laufzeit t bezieht sich auf den Eintritt des Diagnosestrahls in das streuende Medium (Referenzstrahl), während Δt die Breite des Nutzsignals darstellt. Die im folgenden dargestellten (normierten) Intensitätsverläufe ergeben sich aus der Integration über zugehörige Zeitfenster Δt (Integrationszeit); die Kantenbildfunktion repräsentiert den Intensitätsverlauf quer zur Kante für ein festes Δt. Abb. 4.1 zeigt die Kantenbildfunktion für fünf unterschiedliche Zeitfenster, wobei sich die Kante an der Position $x = 30$ mm befindet. Schließlich wird die Breite der so entstandenen Kantenbildfunktion entsprechend Abb. 4.1 (Kurve 1) ausgemessen und als Auflösung Δx

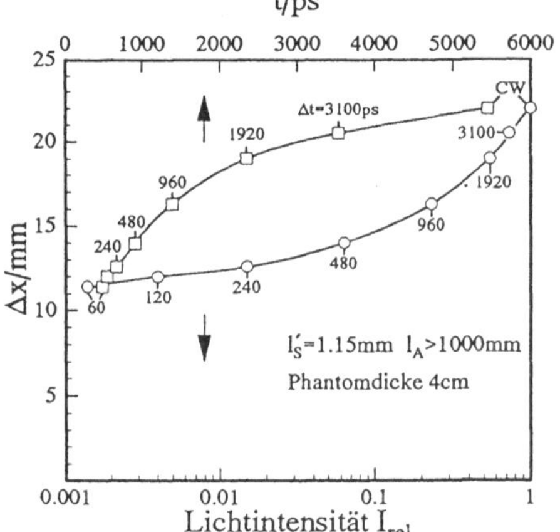

Abb. 4.2 Ortsauflösung in Abhängigkeit der Laufzeit und der Lichtintensität

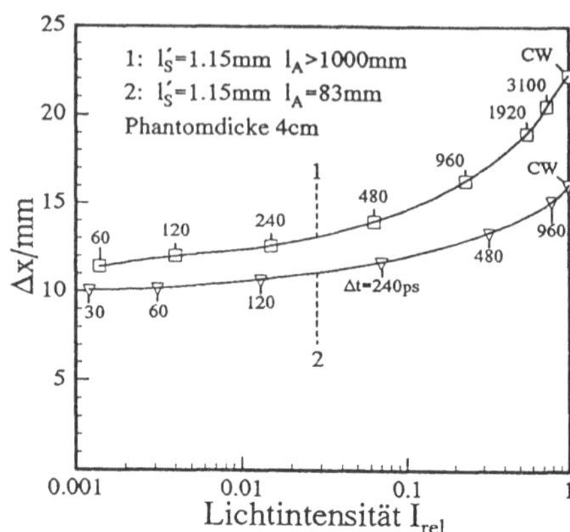

Abb. 4.3 Einfluß der Absorption auf die Ortsauflösung

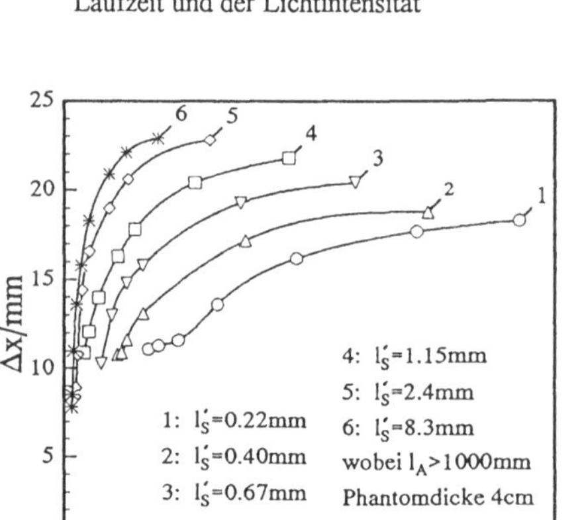

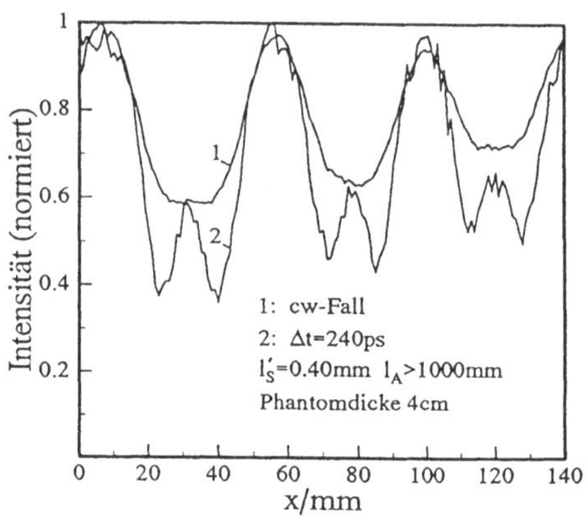

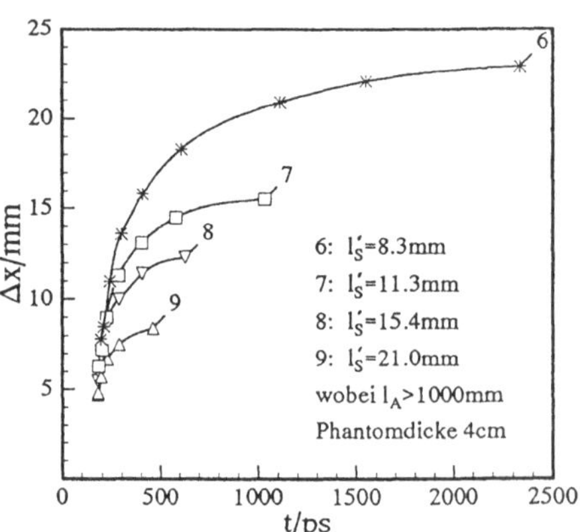

Abb. 4.4 Ortsauflösung in Abhängigkeit von der Laufzeit für sukzessiv wachsende reduzierte Streulänge

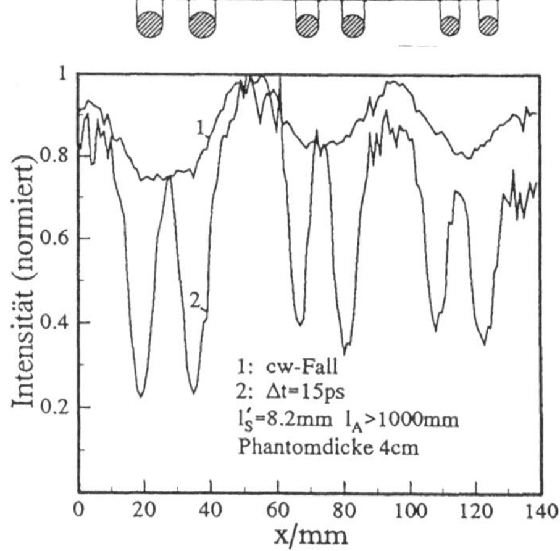

Abb. 5.1 Linescan über Kugelpaare mit Kugeldurchmessern von 6mm ... 8mm

erzielbare Gewinn nimmt nun deutlich ab.

Zusammenfassend läßt sich sagen, daß die Effizienz der Zeitauflösung dann am größten ist, wenn die Auflösung im Dauerlichtfall am schlechtesten ist. Zusätzlich zeigt sich, daß man bei reduzierten Streulängen über 2 mm durch das zeitauflösende Verfahren eine bessere Ortsauflösung als bei reduzierten Streulängen unter 1 mm erzielt. Demgemäß beträgt der Gewinnfaktor bei $l'_S = 0.22$ mm etwa 1.6, während er bei dem für Zeitauflösung optimalen Fall von $l'_S = 8.3$ mm bereits auf 2.8 angewachsen ist. Erhöht man die reduzierte Streulänge weiter ($l'_S > 8$ mm), so steigt die Ortsauflösung im Dauerlichtfall stark an; die Zeitauflösung bringt nunmehr keinen großen Nutzen.

5. Messungen an Kugelphantomen

Um die physikalische Auflösung zusätzlich nach dem Rayleigh-Kriterium zu bestimmen, wurden Messungen an Kugelpaaren durchgeführt. Es sind jeweils zwei geschwärzte Kugeln im Abstand ihres Durchmessers in der Küvettenmitte angebracht; die Kugeldurchmesser betragen 6, 7 und 8 mm. Die Messungen wurden an Phantomen mit $l'_S = 0.40$ mm (Abb. 5.1 oben) bzw. $l'_S = 8.2$ mm (unten) durchgeführt. Im cw-Fall lassen sich die einzelnen Paare weder für die große, noch für die kleine reduzierte Streulänge getrennt erkennen. Jedoch sieht man die einzelnen Paare für die kleinere reduzierte Streulänge mit höherem Kontrast als für die größere reduzierte Streulänge, was der in Abschnitt 4 getroffenen Aussage entspricht. Das Zeitfenster für die Messung mit $l'_S = 0.40$ mm beträgt $\Delta t = 240$ ps; eine noch kleinere Integrationszeit verbessert die Ortsauflösung kaum, verschlechtert wiederum nur das Signal/Rausch-Verhältnis. Für $l'_S = 8.2$ mm hingegen befindet man sich mit einem Zeitfenster von $\Delta t = 15$ ps allmählich an der Leistungsgrenze des zeitauflösenden Systems. Mit Zeitauflösung werden in beiden Fällen sogar die 6 mm-Kugelpaare getrennt erkannt und zwar für große reduzierte Streulängen deutlicher, als für kleine reduzierte Streulängen.

In Abb. 5.2 ist ergänzend hierzu eine Messung für $l'_S = 8.2$ mm an einem Phantom, bestehend aus einer Kugelkette mit Kugeldurchmessern von 2 mm bis 7 mm, dargestellt. Bei einem Zeitfenster von $\Delta t = 15$ ps

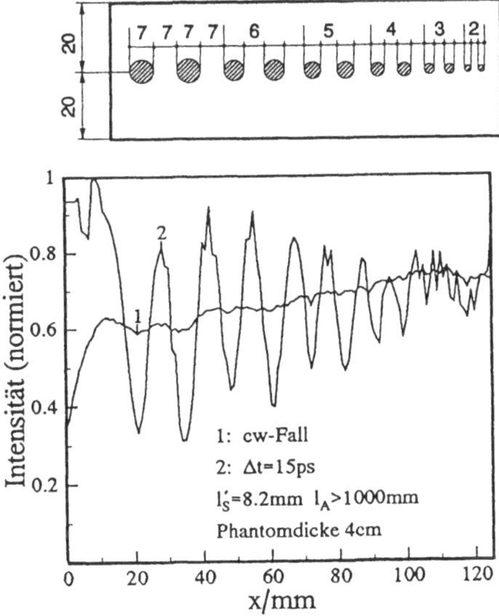

Abb. 5.2 Linescan über eine Kugelkette mit Kugeldurchmessern von 2 mm ... 7 mm

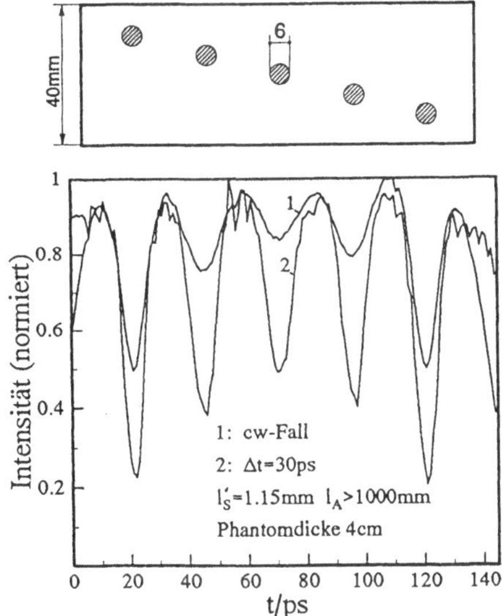

Abb. 5.3 Kugeln mit den Durchmessern d = 6 mm in unterschiedlicher Tiefe

sind die 7 mm- bis einschließlich 4 mm-Kugeln getrennt sichtbar, wohingegen im Dauerlichtfall selbst die 7 mm-Kugeln nicht aufgelöst werden. Eine äquivalente Messung mit kürzerer reduzierter Streulänge $l'_s = 0.40$ mm ergibt, daß die Kugeln mittels Zeitauflösung bis $d = 6$ mm erkannt werden.

Um die durch Zeitauflösung erzielbare Ortsauflösung in Abhängigkeit von der Position des Störobjekts im trüben Medium zu demonstrieren, wurde ein Phantom verwendet, das geschwärzte Kugeln mit $d = 6$ mm in unterschiedlicher Distanz zur Detektions- bzw. Einstrahlseite des Lasers besitzt. Es zeigt sich, daß man im Dauerlichtfall die Kugeln mit einem guten Kontrast detektieren kann, wenn sich diese nahe an der Detektor- bzw. Einstrahlebene befinden. In der Mitte des Streumediums ist die Auflösung im Dauerlichtfall am schlechtesten und es erweist sich, daß die Zeitauflösung hier ihren größten Nutzen bringt (Abb. 5.3).

Zusammenfassung

Die verschiedenen Phantomexperimente verdeutlichen, daß der Einsatz zeitauflösender Verfahren bei der Transillumination einen mehr oder weniger deutlichen Gewinn an Ortsauflösung bringt. Dieser Gewinn ist entscheidend von den optischen Parametern des trüben Mediums abhängig; bei einem Streumedium mit $l'_s = 0.22$ mm beträgt der Gewinnfaktor 1.8 und wächst bei einer reduzierten Streulänge von $l'_s = 8$ mm auf 2.8 an. Analoge Messungen an Kugelphantomen unterstreichen diese prinzipielle Aussage. Die Tatsache, daß aufgrund der Laufzeitbeschränkung nur wenige Prozent des transmittierten Lichtes genutzt werden können, limitiert möglicherweise praktische Anwendungen wegen zu langer Meßzeiten.

Die insoweit beschriebenen Experimente wurden an vollständig absorbierenden Störobjekten durchgeführt. Um realistischen Verhältnissen näher zu kommen, sind weitere Experimente beabsichtigt, welche die Effizienz der Zeitauflösung für teilweise transparente Störobjekte (mit verschiedenen l_A und l'_s) im umgebenden Streumedium zum Ziel haben.

Danksagung

Für die wissenschaftliche Zusammenarbeit in Form von Diskussionen und Anregungen danken wir besonders Herrn W. Zinth vom Institut für Medizinische Optik der LMU München. Herrn A. Oppelt und seinen Mitarbeitern, insbesondere den Herrn K. Klingenbeck-Regn und O. Schütz, danken wir für ihre Unterstützung und gute Zusammenarbeit. In gleicher Weise bedanken wir uns bei Herrn H. Bartelt und Mitarbeitern. Unser besonderer Dank steht den Herrn M. Guntersdorfer und E. Wolfgang für ihre generelle Förderung zu. Für die fachliche Diskussionen bedanken wir uns ferner bei unserem Kollegen Herrn G. Sölkner. Zu guter Letzt sprechen wir Herrn L. Eiler unseren Dank aus für seine Konstruktionsarbeiten am Meßaufbau und den Mitarbeitern der Mechanikwerkstatt für deren Realisierung.

Literatur

1   O. Jarlman et al., "Relation between Lightscanning and the Histologic and Mammographic Appearance of Malignant Breast Tumors", Acta Radiologica 33, Fasc. 1, 63-68 (1992)
2   O. Jarlmann et al., "Diagnostic Accuracy of Lightscanning and Mammography in Women with dense Breast", Acta Radiologica 33, Fasc. 1, 69-71 (1992)
3   J. C. Hebden, R. A. Kruger, "Transillumination Imaging Performance: A Time-of-Flight Imaging System", Med. Phys. 17, 351-356 (1990)
4   M. S. Patterson, B. Chance, B. C. Wilson, "Time resolved Reflectance and Transmittance for the noninvasive Measurements of optical Properties", Applied Optics, Vol. 28, No. 12, 2331-2336 (1989)
5   R. Berg, S. Andersson-Engels, O. Jarlman, S. Svanberg, "Time resolved Transillumination for Medical Diagnostics", SPIE Vol. 1431, 110-119 (1991)
6   J. C. Hebden, R. A. Kruger, "A Time-of-Flight Breast Imaging System: Spatial Resolution Performance", SPIE Vol. 1431, 225-231 (1991)

Monte Carlo Simulations of Transfer Functions and Resolution for Transilluminations

H. Pulvermacher and F. Spiegel

Institut für Medizinische Optik
Universität München, Barbarastr. 16, D-80797 München 40, Germany

Abstract For transillumination processes that use time resolved methods transfer functions are calculated using Monte Carlo simulation. The transfer functions are characterized by several parameters especially the square root of the Gaussian momentum. It is represented as a function of the scattering coefficient. Its dependence on the used exposure time is analysed too. For large exposure times the Gaussian momentum has a maximum. For short exposure times the square root of the Gaussian momentum has only half the value as for large ones. At the same time the number of useable photons is reduced by two orders of magnitude.

Introduction Transillumination or diaphanography is a method first introduced by Cutler in 1929 [1] as a tool for the diagnosis of tumors of the female breast. Nowadays the method is considered more generally as a branch of in vivo spectroscopy and tissue optics. Of special interest is the possibility to improve the resolution of a transillumination process by using short pulses and a time resolved detection that uses only the early photons of the scattered light. That this concept may be realized experimentally has been demonstrated by Hebden and Kruger [2]. At the same time the number of useable photons is distinctly reduced [3].

Fundamentals It is the aim of this paper to calculate the transfer function (OTF) for such a time resolved transillumination process using Monte Carlo simulation [4]. For that purpose the path of a large number of photons in a scattering medium is calculated. The single scattering events are described statistically. So one gets the points, where the photons hit a selected object plane. The resulting assembly of points may be interpreted as the spot diagram of the transillumination process (see fig. 1). The corresponding OTF may now be calculated in the usual way [5]. However there is complication: The photons may hit the object plain several times. This leads to a value $D(0)$ of the

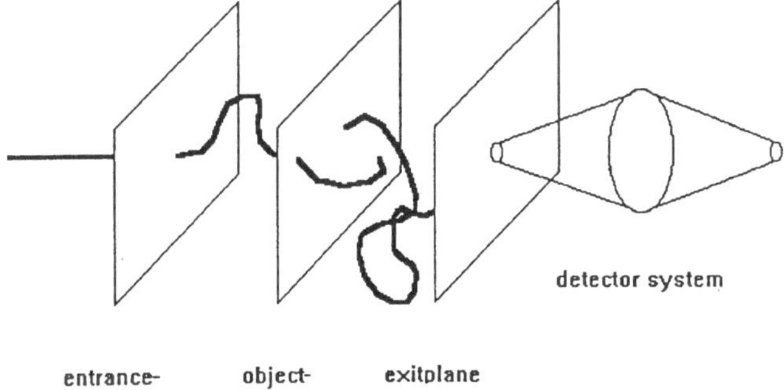

Figure 1. Path of a photon

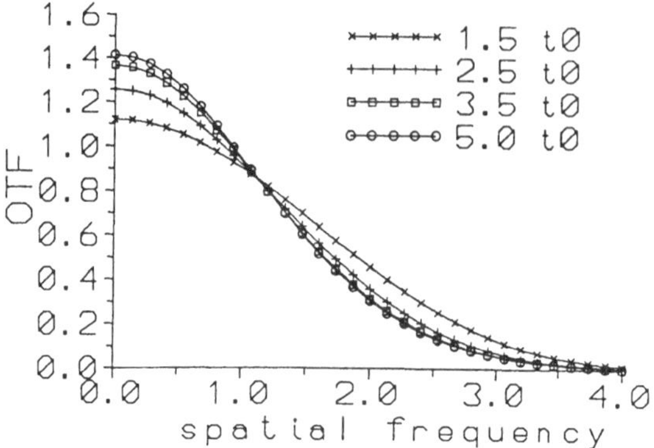

Figure 2. Optical transfer function for several exposure times

OTF for spatial frequency 0 (the normalization constant N) that is larger than 1 (see fig. 2). The fact corresponds to the enlargement of the absorption of a scattering medium due to the elongation of the transmitted pulse. The OTF is charactericed by several parameters: First by the square root s of its Gaussian momentum that is characteristic for the resolution R_0. Further by the normalization constant N. Finally by the ratio q_{42} of the fourth central momentum to the square of the second . Traditionally the resolution R_0 and s are related by $sR_0 = 0.35$. For Gaussian functions $q_{42} = 3$ is valid.

For all results, the unit of the length is the thickness of the medium the unit for time the minimal time of flight t_0 of a photon in the medium. The scattering medium itself must be characterized by a number of parameters: Its thickness d, its scattering coefficient σ, its absorption coefficient κ, and its mean cosine g. The calculations use d=20 mm, g=0.6; σ and κ are varied. The diameter of the detector is $0.33d$ and it has an apertur of $\pm 50°$.

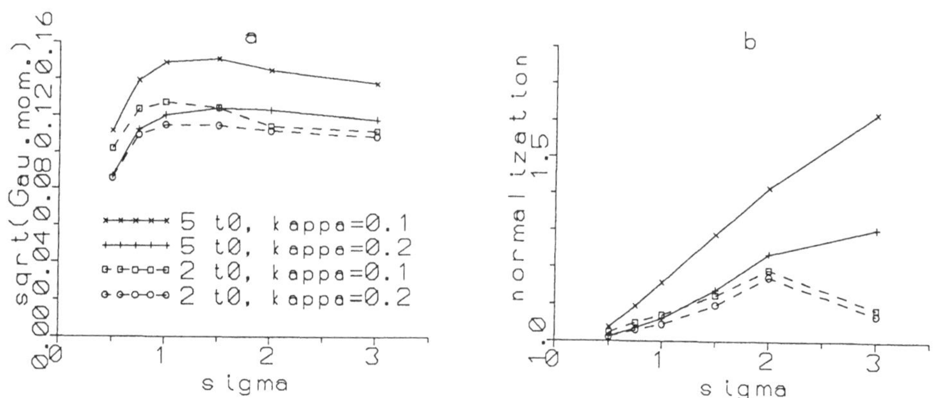

Figure 3. a) Square root of the Gaussian momentum as a function of scattering coefficient. Solid line large exposure time (5 times minimal time of flight t_0), dashed line small exposure time (2 t_0). Absorption coefficient 0.1 and 0.2. Scattering and absorption coefficients in mm^{-1}.
b) Normalization constant N. All parameters as in fig a.

The results In the following figure 3 the parameters of the OTF are shown as a function of the scattering and the absorption coefficient (solid lines). One recognizes that the Gaussian momentum (part a of fig. 3) rises steeply to a maximum as a function of the scattering coefficient and then decreases rather slowly. For larger values of the absorption coefficient the maximum is less pronounced. The presence of the maximum means that these calculations represent the poorest possible resolution. At larger scattering coefficients a lower resolution must not be expected. For large exposure times the normalization constant (part b of fig. 3) increases approximately linear with the scattering coefficient. N is smaller for larger values of the absorption coeffcient. In the same figure the results for images build up with an shorter exposure time are drawn. The Gaussian momenta are reduced. The dependence on the scattering coefficient shows a maximum further. The influence of the absorption coefficient is much less important than for larger exposure times. The values of the normalization constant N is only somewhat larger than 1 and the effect of the absorption coefficient on it is small.

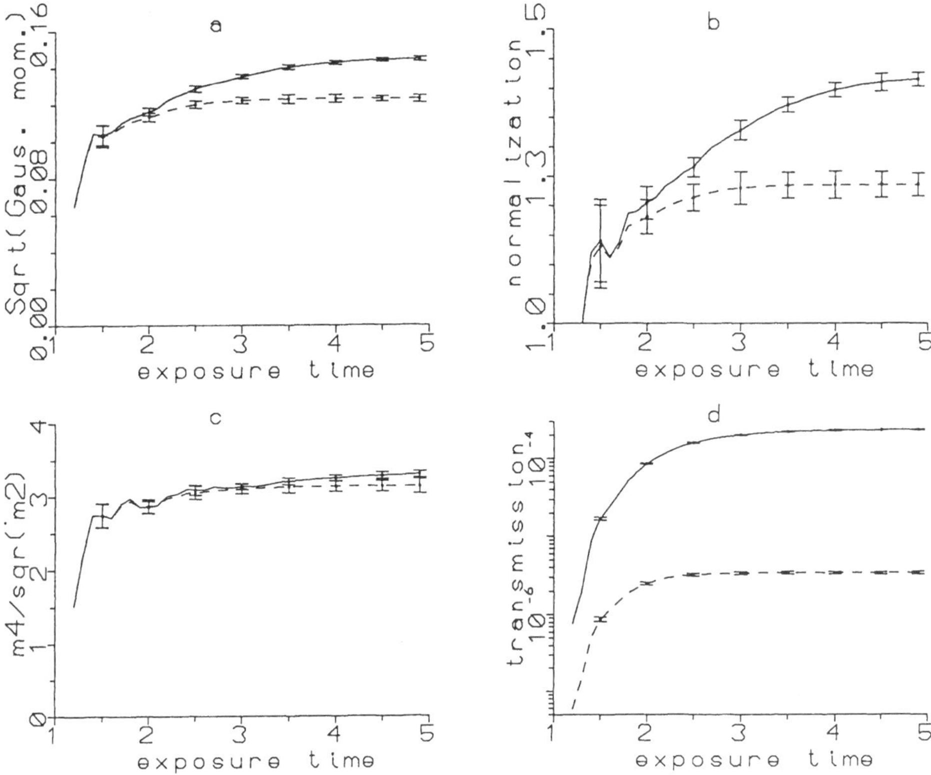

Figure 4. Dependence of the parameters describing the OTF on the used exposure time. Absoption coefficient 0.1 mm^{-1} (solid line) and 0.2 mm^{-1} (dashed line); scattering coefficient 2 mm^{-1}.
a) Square root of Gaussian momentum. b) Normalization constant N.
c) Ratio q_{42}. d) Number of useable photons.

The effect of a the exposure time   Now the direct dependence of the parameters on the exposure time is studied (see fig. 4). The square root of the Gaussian momentum remains nearly unchanged for large exposure times. Only for small exposure times a rapid change occurs. The normalization constant N decreases smoothly from values larger than 1.4 to 1. The ratio q_{42} decreases from values somewhat larger than 3 to values somewhat lower. That means, the far reaching parts of the point spread function are stronger reduced by a short exposure time than the nearer parts. The number of useable photons decreases first slowly and at short exposure times very rapidly. The effect of the absorption coefficient on it is considerable.

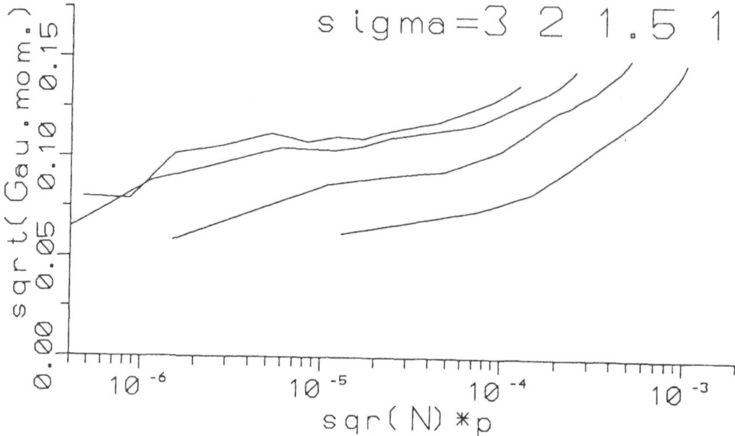

Figure 5. Square root of Gausian momentum over N^2p (p number of transmitted photons, arbitrary nomalization) for $\sigma = 3, 2, 1.5, 1\ mm^{-1}$

The opposed effect of the exposure time on signal-to- noise ratio and resolution A short exposure time reduces not only the Gaussian momentum but also the normalization constant and the number of transmitted photons (see part d of fig 5). The effect on the Gaussian momentum improves image quality, the effect on both others deteriorates it. How may a ballance between these opposite effects be judged? The influence of the normalization constant and the number of transmitted photons on image quality is very similar. As the signal to nopise ratio is proportional to the square root of the number of photons and proportional to the normalization constant both quantities may be simply combined to the product of the square of the normalization constant and the number of photons. This product may be used as horizontal axis of a plot. As the quantity covers a large range a logarithmic scale may be used. Over that abscissa the square root of the Gaussian momentum is drawn. A decrease of Gaussian momentum means a gain of image quality. A decrease of the number of useable photons or normalization constant means a loss of image quality. Thus the slope of a curve in this plot is proportional to the ratio of loss to gain of image quality that is associated with a change of exposure time. The slope of the curve characterizes the chance to achieve a rise in image quality by using a shorter exposure time: For a steep slope the chance is good for a slow one small. Thus this representation is able to summerize the results of such calculations. One recognizes a region with a good chance to gain image quality for high and low numbers of useable photons and a region with a small slope in between. The details of the ballance depend on the precise form of the OTF, the sensitivity of the detector and other facts.

REFERENCES

1 M. Cutler: Surgery, Gynaecology and Obstetrics 1929; 48: 721-729.

2 J.C. Hebden, R.A. Kruger: Med. Phys. 1990; 17: 351-356.

3 J.C. Hebden: Optics Letters 1992; 17: 444-446.

4 M. Schweiger, H. Pulvermacher, K.-H. Schmidt, W. Waidelich: Laser 91: Laser in der Medizin, ed. W. Waidelich, R. Waidelich, A. Hofstetter. Berlin: Springer, 1992; 355-358.

5 W. Lukosz: Zur geometrisch-optischen Übertragungstheorie der inkohärenten Abbildung. Thesis, Braunschweig 1958

Multilaser Head for Optoelectronic Mammoscope

Andrzej W. Domański

Institute of Physics, Warsaw University of Technology
00-662 Warszawa, Koszykowa 75, Poland

1. <u>Introduction</u>.

Transillumination, introduced more than fifty years ago, involves putting a visible infrared beam of light through a breast to create shadow images. Unfortunately high losses of optical power caused mostly by high scattering of human breast tissue make the tumor diagnosis based on visible image analysis insufficient. Hence there are many research groups trying to solve the problem of imaging in tissue [1], [2], [3]. One way given by scientists from the City University of New York [4] is based on separation of transmitted and scattered light by the use of short light pulses. This method is so far very promising but also very costly, mostly because a high speed detection system is used. On the other hand the optoelectronic mammoscope based on the idea of computer analysis of shadow images for two wavelengths can be useful as a tool for seeking specific transmission properties of healthy and cancerous breast tissue [5]. The multilaser head is an important component of such a mammoscope. The head has also a special shape which allows it to press against the breast thus diminishing the light path in highly scattering tissue.

2. The <u>Multilaser</u> <u>Head</u>.

The multilaser head is used as a light source for light transmission investigations through a female breast. The transmitted light is received by a CCD camera and analyzed by an IBM 486 PC Frame Grabber system (fig. 1). An operational system of the mammoscope controls switching on and off for appropriate time between both types of laser diodes applied in the head.

The head consists of seven laser diodes (fig. 2). One of them emits infrared light (λ=810 nm, P_{IR} = 80 mW unknown producer from Russia), and six are in visible range of spectrum (λ = 670 nm, P_R = 6 x 10 mW; Toshiba, TOLD 9215). The wavelengths are chosen as a compromise between the transmission spectrum of breast tissue and availability of the relatively high output optical power laser diodes.

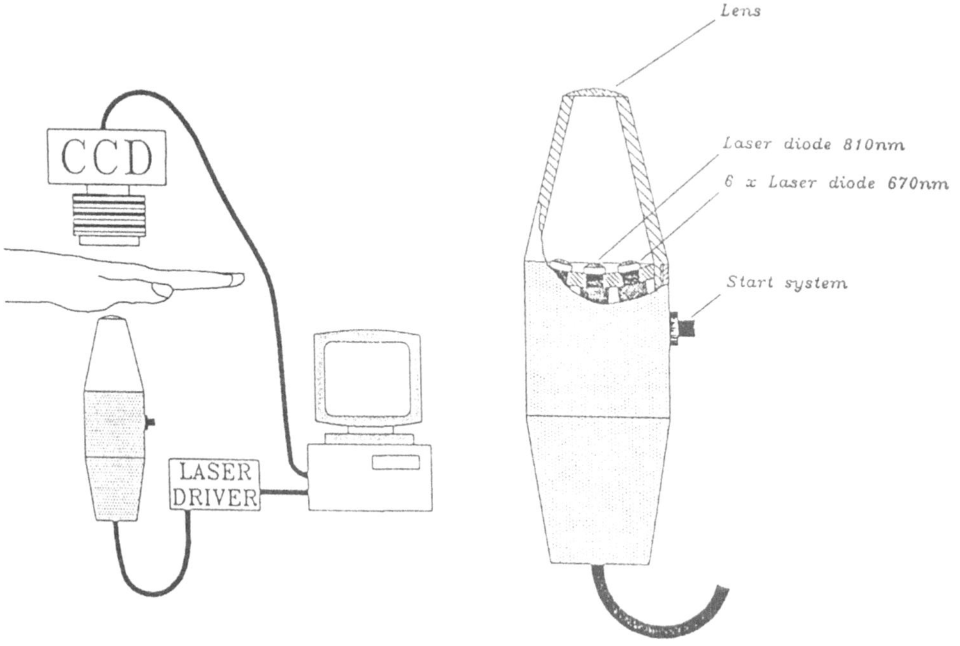

Fig. 1. Optoelectronic mammoscope

Fig. 2. Multilaser head for optoelectronic
mammoscope

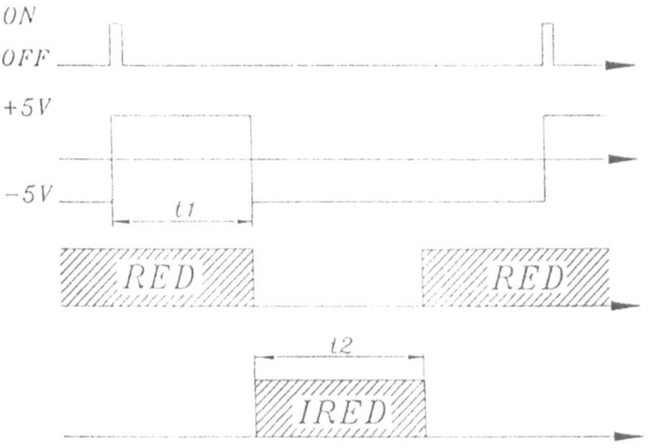

Fig. 3. Diagram of the signals of the operational system

The operational system of the mammoscope allows it to store the red and infrared images in a computer memory via the CCD camera. Therefore the head has a special on/off switch which allows its driver to generate signal in RS/CTS standard (fig. 3). The electric signal of value -5/+5V, and t_1= 100 ms long allows to "take a picture" for red light, to switch off the red light laser diodes, to switch on the infrared laser diode for t_2= 150 ms, and at the same time "take a second picture" next switch off the infrared laser diode and switch on red light laser diodes. After three seconds the head and the operational system of the mammoscope are ready to perform the cycle again.

Because of the head's optimized shape we can place it very closely against the breast. In this way the path of light in the highly absorbing and scattering tissue is diminished. The application of a head of a CCD camera (COHU 6700 series) in cooperation with an easy to operate multilaser head helps to test the breast in different directions.

3. <u>Results</u> <u>of</u> <u>the</u> <u>Laboratory</u> <u>Tests</u> <u>of</u> <u>the</u> <u>Head</u>.

Both images stored in the computer memory may be processed. For example by creating differential and pseudo color images. It allows to see the part of tissue with different transmission for 670 and 810 nm wavelengths. The head was tested as a part of a mammoscope in a laboratory with a hand as an image object. Figure 4 shows the image for red light (a), the image for infrared light (b), and a differential image (c). We can see some differences in images which may be pointed out by the use of pseudo color processing. Some preliminary tests. of the mammoscope with living breast tissue were carried out as well.

<u>Acknowledgement</u>

This work was supported by the Polish Scientific Committee (grant No. 4 0100 91 02).

<u>References</u>

[1] E.Gratton, W.Mantulin, M.J.vandeVen, J.B.Fishkin, M.B.Maris, B.Chance, A Novel Approach to Laser Tomography, Bioimaging, vol.1, March 1993, pp.40-46.

[2] D.A.Benaron, Measuring and Imaging in Tissue Using Near-IR Light, Optics and Photonics News, October 1992, pp.27-31.

[3] S.Svanberg, Optical Tissue Diagnostics: Fluorescence and Transillumination Imaging, Optics and Photonics News, October 1992, pp.31-34.

492

[4] R.R.Alfano, P.P.Ho, K.M.Yoo, Optical Imaging vs. X-rays for Breast cancer Screening, Photonics Spectra, October 1992, pp.109-114.

[5] A.W.Domański, M.Karpierz, M.Sierakowski, T.R.Woliński, A.Jaworski, M.Świłło, J.Dziuk, Z.Malinowski, E.Wesołowska, Optoelectronic Mammoscope for Breast Cancer Diagnosis, to be presented at the International Symposium on Biomedical Optics Europe'93, 1-5 Sept.1993, Budapest.

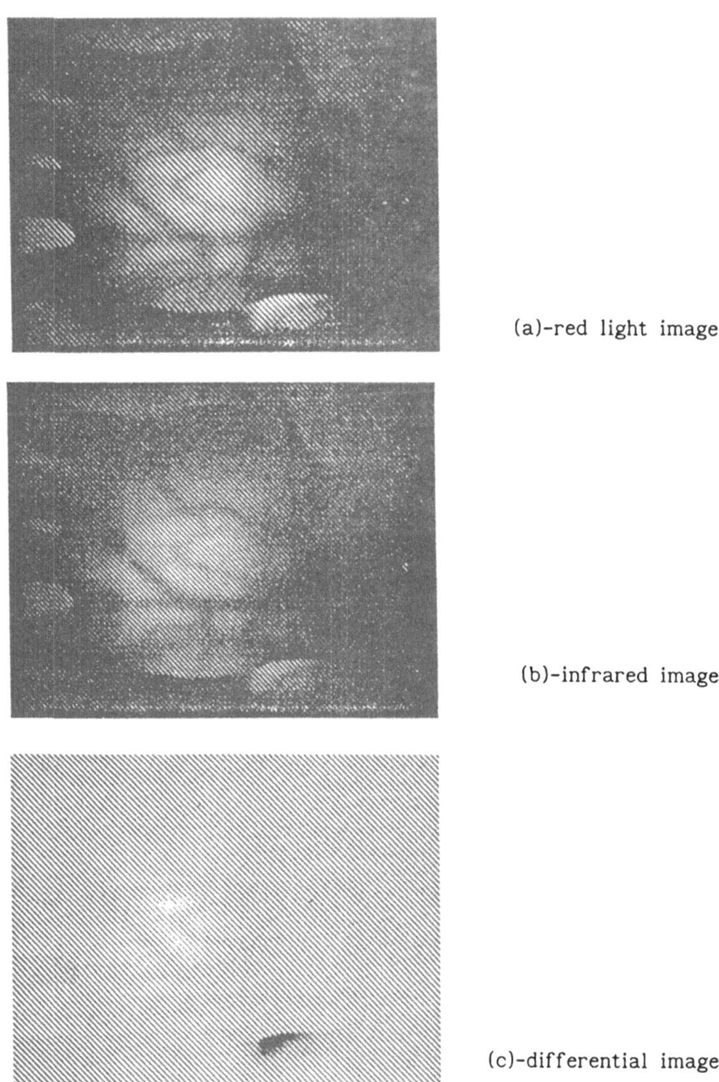

(a)-red light image

(b)-infrared image

(c)-differential image

Fig. 4. Stored images of a hand as a tested object.

Studies on Laser Spectroscopic Computed Tomography and Biophotonic Imaging Utilizing Coherent Detection Imaging Method

Humio Inaba

Department of Electronics, Tohoku Institute of Technology

35-1, Yagiyama Kasumi-cho, Taihaku-ku, Sendai 982, Japan

1.   Introduction

There is currently a great deal of importance of noninvasive imaging of the interior of living bodies and organisms in biomedicine using computed tomography methods based on X-rays, nuclear magnetic resonance, ultrasound, positron emission and other specialized technologies. These methods offer images of morphological/structural information or anatomical details, but to some degree they all have drawbacks such as resolution, ionizing radiation, administration of tracing agents, portability, expense, continuous monitor and others. Optical tomography method is attractive and expected to provide an alternative technology capable of overcoming some of the above limitations and of complementing existing techniques, because optical radiation is nonionizing, and, at low intensities has no harmful effects on the tissue. Many biomolecular species, such as proteins, cytochromes, enzymes, dyes and others, are known to exhibit individual specific reactions to the light through absorption and emission. Especially, the red and near infrared regions from about 0.6 to 1.3μm are suitable for developing noninvasive and noncontact, diagnostic techniques based on quantitative, spectroscopic (wavelength-dependent) analysis in living tissues.[1] Accordingly, spectroscopic computed tomography (CT) with appropriately selected wavelengths should carry biochemical/physiological information and then give images concerning the metabolic state of tissues in addition to anatomical features. However, optical imaging methods have always been stymied by the degree to which living tissues and organisms scatter and diffuse the photon, and in practice the optical radiation has been considered until now the most difficult imaging probe.

This paper reports recent progress of our study on Coherent Detection Imaging (CDI) method which could provide at present one of the most reliable and feasible schemes for achieving the spectroscopic CT using various lasers by overcoming the diffuse nature of the optical image quality for biomedical applications. This new method has been implemented and developed on the basis of the optical heterodyne detection technique and the image reconstruction relying on the conventional projection slice theorem from data obtained via laser absorption measurements in a parallel beam geometry.[2-4]

2.   Fundamental Conditions for Optical Absorption Computed Tomography and Their Experimental Demonstration

For the establishment of optical absorption computed tomography based on the projection slice theorem, the following fundamental conditions should be satisfied in principle[2-5]: (I) excellent selectivity and detectability to distinguish a forwardly multiple-scattered beam component from widely spreading multiply scattered light (Directionality), (II) confirmation of the Lambert-Beer's law for the forwardly multiple-scattered beam component that is detected selectively (Linear absorbance), and (III) existence of a forwardly multiple-scattered beam component even in the presence of complex distributions and boundaries of the refractive index in the medium (Apparently straight-through path).

In order to fulfil these three conditions and to avoid the image degradation in living tissues and other systems consisting of highly scattering and inhomogeneous media, we have proposed and verified for the first time, to our best knowledge, the

494

usefulness of the optical heterodyne detection technique possessing both the properties of a highly directional antenna and a super–sensitive receiver.[2-8] Hence, our own work started in 1989[6] has pioneered and established the CDI method as applicable to various kinds of media with different properties and dimensions in which an object is completely obstructed from normal visual observation and from conventional direct detection techniques.

For the experimental demonstration of the three fundamental conditions, we used several biological tissues and samples along with some phantoms and a setup almost identical to that depicted in Fig. 1. Figure 2 shows one of the typical results of the measurement employing the optical heterodyne detection technique with a Ti:Al$_2$O$_3$ laser at 800 nm to evaluate the directionality (Condition I) in detecting a forwardly multiple–scattered signal beam component through the tissue.[9] Figure 2(a) indicates the intensity distribution of IF output as a function of horizontal position of signal beam with respect to the local oscillator beam axis without a chicken meat, where it is normalized to the peak IF output power when both the signal beam and local oscillator beam powers are 0.1 mW. In this figure, (b) and (c) correspond to the cases of 5 mm and 10 mm thick meats, respectively, and the signal beam and local oscillator beam powers are adjusted to 10 mW and 0.1 mW in these cases. Since the optical properties of chicken meat are not homogeneous, the fluctuation in the intensity distribution of IF output signal occurs as seen in both the results. However, the FWHM in Figs. 2(b) and (c) is measured to be approximately 280 μm which is almost equal to the value without a chicken meat as shown in Fig. 2(a).

Figure 3 illustrates a typical example of the experimental results to confirm a linear change of the optical density (absorbance) (Condition II) for the forwardly multiple–scattered optical beam as a function of the thickness of stacked pork hams using Ar laser (514.5 nm) and Kr laser (647.1 nm).[5] They are derived from the IF output intensity employing the signal beam power of 15 mW for each laser. Similar experiments to prove the detectable amount of the forwardly multiple–scattered beam component with apparently straight–through path (Condition III) through the medium consisted of complicated distributions and boundaries of the refractive index were performed by measuring the angular distribution of detected IF output for multiple–scattered and diffused optical beams in several tissues and test samples.[9]

Thus our experimental results have demonstrated that the optical heterodyne detection scheme validates the establishment of three fundamental conditions for realizing the optical absorption and spectroscopic computed tomography in the propagation medium producing severe multiple scattering or strong diffusive migration.

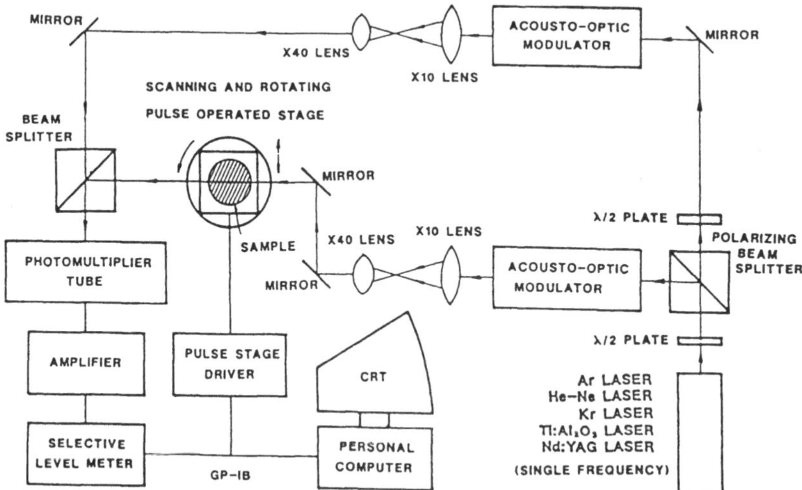

Fig. 1 Block diagram of the Coherent Detection Imaging (CDI) system for laser absorption computed tomography using a variety of highly scattering and absorptive objects including biomedical applications.

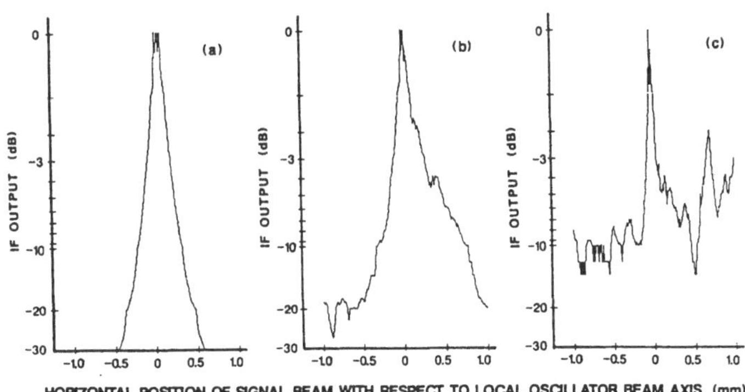

Fig. 2 Relative intensity distribution of IF output measured by the optical heterodyne detection technique using a Ti:Al$_2$O$_3$ laser (800nm) as a function of the horizontal position of the signal beam with respect to the local oscillator beam axis for different thickness of chicken meat. (a) without meat, (b) 5 mm, and (c) 10 mm.

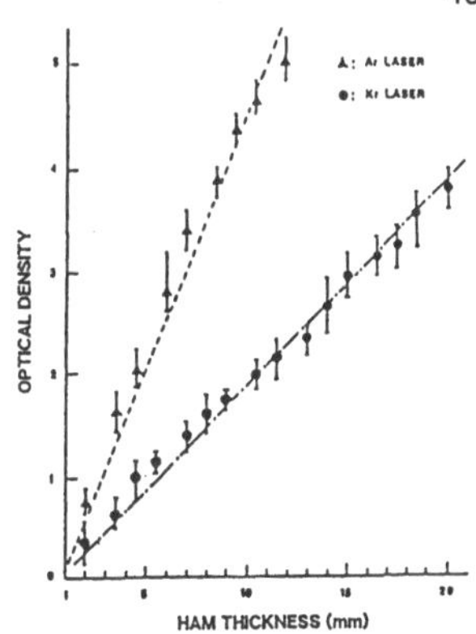

Fig. 3 Optical density for the forwardly multiple-scattered optical beam as a function of thickness of stacked pork hams derived from IF output using the optical heterodyne detection technique with Ar and Kr lasers.

3. Laser Spectroscopic Computed Tomography Experiments

Based on the basic studies for achieving the laser spectroscopic CT as briefly described above, we pursued the experimental works of both two-dimensional direct (projection) imaging[8,9] and tomographic imaging[2-5,9] in conjunction with the projection slice theorem using various kinds of lasers.

For the laser computed tomography, we designed and constructed the CDI system whose block diagram is schematically shown in Fig. 1. The optical beam from a single-frequency laser chosen suitably from a set of Ar(514.5 nm), He–Ne(632.8 nm), Kr(647.1 nm), Ti:Al$_2$O$_3$(tunable between approximately 0.7 and 1.0 μm) and Nd:YAG(1.064 μm) lasers with output power less than a few tens mW is separated into two different paths by a beam splitter. Both the signal and local oscillator beams from the laser are given appropriately the frequency–shifts through two acousto–optic modulators, and then they are collimated and reduced their beam diameters by each lens systems. In this system, a dynamic range of about 120 dB, covering from 10^{-3}W to a minimum detectable optical input power of approximately 10^{-15}W, was achieved using a local oscillator beam less than 0.1 mW and a detection bandwidth of 1 kHz. Projection data of line integrals of laser beam absorption along a number of different propagation paths were measured by scanning and rotating the object placed on a pulse operated stage, and stored it in the memory of a personal computer via a GP–IB interface. Original object data were calculated by using the Fourier transform method and were divided into 16 values between their maximum and minimum. Then the optical tomographic image was reconstructed and displayed on the CRT of a personal computer with 16 gray scales.

In reconstructive tomographic imaging experiments, we utilized various *in vitro* and *in vivo* objects including chicken legs, chicken eggs and human tumor specimens together with some plants and new–born mice. Figure 4 shows a typical example using an *in vitro* chicken egg, i.e., a whole content of a chicken egg including all the albumen and yolk with embryo which was transferred to a cylindrical glass cup whose side wall was ground to cause appreciable scattering. In Fig. 4(a), a photograph taken from the top side, similar to the sample employed in the experiment, is illustrated. Figure 4(b) shows the laser tomographic image measured in the horizontal plane locating at around a half thickness of the yolk, using a Kr laser with output power of about 10 mW and beam diameter of nearly 700 μm. In this image, the portion and shape corresponding to the yolk are observed well, but otherwise no image information can be obtained through the ground cylindrical surface of the glass cup from the outside. It is also noted that spatial distribution of internal absorption regions at the

496

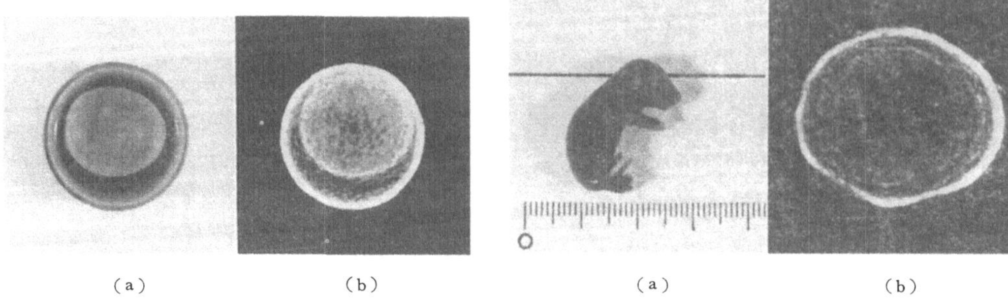

(a)   (b)   (a)   (b)

Fig. 4 Reconstructed laser tomographic image of an *in vitro* chicken egg sample realized by the CDI method.   (a) top view photograph of the whole content of an egg transferred to a glass cup with ground cylindrical surface (outer diameter 45 mm), and (b) its Kr laser tomographic image.

Fig. 5 Reconstructed laser tomographic image of an *in vivo* new-born mouse head realized by the CDI method.   (a) original photograph of the new-born mouse, and (b) its Kr laser tomographic image inside the head measured in the horizontal plane including a straight line indicated in (a).

Kr laser wavelength is displayed inside the yolk in this figure.

We also performed the reconstructive imaging of an *in vivo* new-born mouse as shown in Fig. 5. Figure 5(a) is its photograph where the horizontal line passing through the head part indicates the position of the horizontal plane measured by a single-frequency Kr laser beam with output power of approximately 10 mW and beam diameter less than 700 µm. The tomographic image inside the head of this *in vivo* object is shown in Fig. 5(b). It is seen that some portions relevant possibly to the cerebral cortex at the surface of brain tissues are displayed as giving slightly higher absorption than other regions. It should be mentioned here that we paid no attention at this stage to enhancing any internal structure of the samples in these laser tomographic images, for instance, by adjusting the laser parameters such as wavelength and polarization.

4.   Conclusion

We have verified experimentally the capability of Coherent Detection Imaging (CDI) method to achieve the laser bio-photonic direct imaging and spectroscopic computed tomography in highly scattering and turbid media for which the normal visual observation and conventional direct detection techniques can not be employed due to the presence of basic limitation in image quality. The unique aspect of the laser spectroscopic computed tomography established by our methodology is that it has opened a novel window on the living body with a variety of optical wavelengths from tunable laser sources and then it will be one of the most exciting developments in the optical electronics and biophotonics.

References

1. E.g., B. C. Wilson and S. L. Jacques, IEEE J. Quantum Electron. **26**, 2186 (1990).
2. H. Inaba, M. Toida and T. Ichimura, CLEO '90, Postdeadline Paper CPDP2, 1990 Tech. Dig. Series, Vol. 7 (Opt. Soc. Am., Washington, DC, 1990) p. 599.
3. H. Inaba, M. Toida and T. Ichimura, Proc. SPIE **1399**, 108 (1990).
4. M. Toida, T. Ichimura and H. Inaba, IEICE Transactions **E74**, 1692 (1991).
5. H. Inaba, M. Toida and T. Ichimura, CLEO '91, Invited Paper CWH3, 1991 Tech. Dig. Series, Vol. 10 (Opt. Soc. Am., Washington, DC, 1991) p. 296.
6. M. Toida, M. Kondo, T. Ichimura and H. Inaba, OSA Annual Meeting, 1989 Tech. Dig. Series, Vol.18 (Opt. Soc. Am., Washington, DC, 1989) p. 223.
7. M. Toida, M. Kondo, T. Ichimura and H. Inaba, Electron. Lett. **26**, 100 (1990).
8. M. Toida, M. Kondo, T. Ichimura and H. Inaba, Appl. Phys. **B52**, 392 (1991).
9. M. Toida, M. Kondo, H. Osada, T. Ichimura and H. Inaba, Analy. Sci. **7**, Suppl., 1471 (1991).

Time-Gated Video Microscopy and Spectroscopy

H. Schneckenburger[1,2], K. König[2]. T. Dienersberger[1] and R. Hahn[1]
[1]Fachhochschule Aalen, Fachbereich Optoelektronik, Heinrich-Rieger-Str. 22, D-73430 Aalen
[2]Institut für Lasertechnologien in der Medizin an der Universität Ulm, Helmholtzstr. 12, D-89081 Ulm

1. INTRODUCTION

An experimental setup was developed for the simultaneous detection of fluorescence spectra and images of microscopic samples with nanosecond time resolution. This system allows various components of intrinsic and externally applied fluorophores to be differentiated on the basis of their fluorescence decay times. First applications of similar methods were recently reported in literature, where either the spectra or the images of short-lived autofluorescence and longer-lived emission of photosensitizing porphyrins could be distinguished [1-3]. These methods seem to be promising tools in fluorescence diagnosis of cancer [2-4]. In the present article the detection of fluorescence spectra and images was combined, and the range of applications was extended to new fields (such as the diagnosis of skin or teeth) and to a more detailed study of the individual components of complex photosensitizers in cells and tissues.

2. MATERIALS AND METHODS

Photosan 3 (PS 3) -- a complex and highly aggregated porphyrin photosensitizer (obtained from Seehof Laboratorium, F.R.G.) -- was studied in aqueous and methanol solution (100-300 μg/ml), as well as in single RR 1022 epithelial cells after 3 h or 24 h of incubation (5 μg/ml culture medium). In addition, PS 3 and protoporphyrin -- as produced endogeneously from aminolaevulinic acid (ALA) [5] -- were measured in the chick chorioallantoic membrane (CAM) [6] and in human skin after laser ablation of the stratum corneum. Autofluorescence of the skin and teeth was determined in the blue-green and red spectral ranges. In the latter case the fluorescence signal could be correlated with the emission of endogeneous porphyrins.

The experimental equipment is shown in Fig. 1. It consists of a fluorescence microscope with an optical multichannel analyzer OMA; Hamamatsu, IMD, C4560) -- combined with a self-constructed monochromator -- and a highly sensitive video camera (Proxitronic, NCA). The image intensifiers of

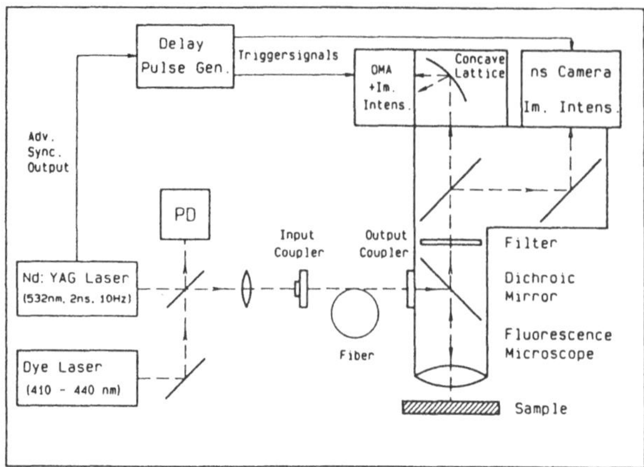

Fig.1 Experimental setup for time-gated fluorescence imaging and spectroscopy of microscopic
samples

both detectors are time-gated by the exciting laser pulses and appropriate synchronization electronics. A minimal gate of 5 ns was used for most applications. The 2nd harmonic of a Q-switched Nd:YAG laser (Spectra Physics, DCR 11; 532 nm, pulse duration 2 ns), or alternatively a dye laser (425 nm) -- pumped by the 3rd harmonic of the Nd:YAG laser -- were coupled to the microscope via glass fiber. Fluorescence spectra and images were integrated over 50 excitations each. For some measurements of teeth the video camera was taken off from the microscope and fixed on an optical table.

In addition, fluorescence decay kinetics were measured using a frequency-doubled laser diode (390 nm) and a single photon counting equipment, as described previously [7].

3. RESULTS AND DISCUSSION

Fig. 2 shows the fluorescence decay kinetics of the CAM incubated with ALA or Photosan. Whereas ALA-induced protoporphyrin shows an almost mono-exponential behaviour (due to monomers with a decay time of about 18 ns), the decay kinetics of Photosan is more complex, showing a superposition of monomers, dimers and aggregates with time constants of about 13; 2 and 0.2 ns, respectively [6]. These components can be well differentiated as demonstrated in the spectra of a Photosan solution (Fig. 3). At an "early" time gate (0-5 ns), mainly aggregates (and dimers) are detected with a broad emission band around 650 nm. At 5-10 ns a superposition of aggregates, dimers, monomers (and a photoproduct around 670 nm) can be seen, whereas at later time gates only the monomer peaks around 620 nm and 690 nm become evident. The cw curve contains all components, but is dominated by monomeric fluorescence.

Fig. 4 shows the fluorescence of Photosan 3 in RR 1022 epithelial cells after 3 h of incubation. Whereas the cw image (4a) clearly shows the porphyrin fluorescence of the plasma membrane, the nuclear membrane and some adjacent cellular sites, no fluorescence of the plasma membrane is

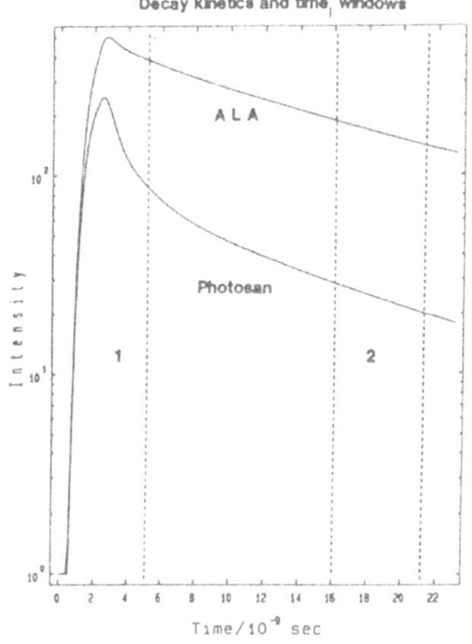

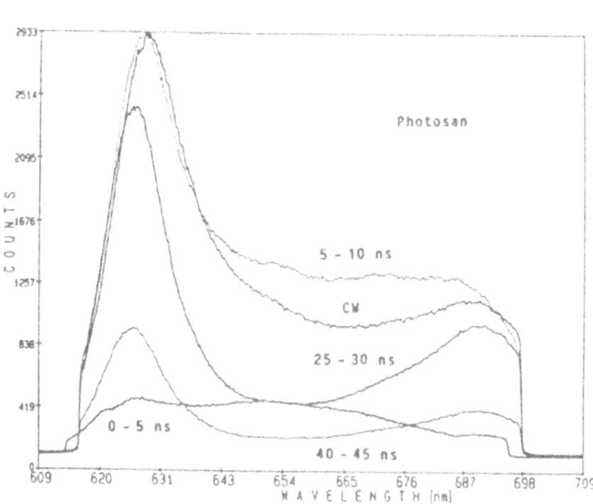

Fig.2 Fluorescence decay kinetics of the CAM
after topical application of Photosan
or ALA measured at 590-800 nm. The time
gates (1,2) are indicated.

Fig.3 Time-gated emission spectra of a
Photosan solution (300 μg/ml in
methanol).

detected within a time gate of 0-5 ns (4b). This clearly demonstrates that only monomers are located in the plasma membrane. As further sites of monomer accumulation, the nuclear membrane, mitochondria and (in some cases) also the cell nucleus were identified. These sites, as well as the plasma membrane, seem to be the main intracellular targets of photosensitization.

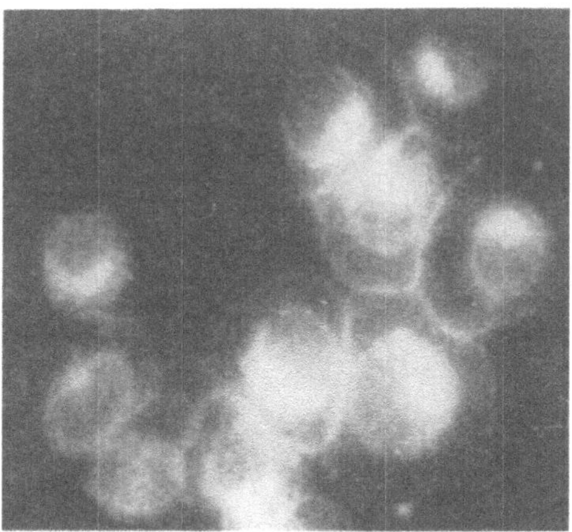

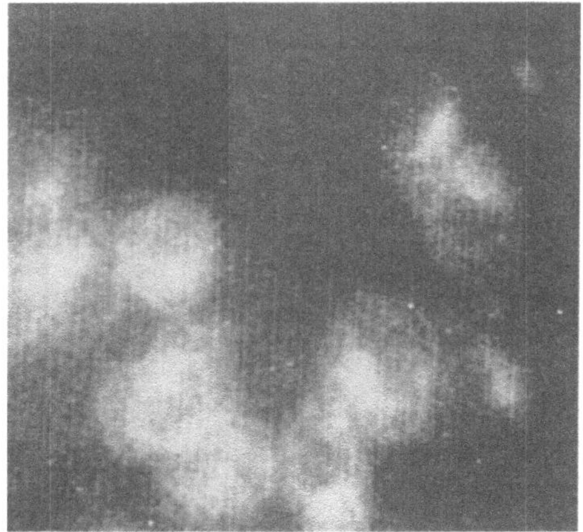

Fig.4 Time-integrated (a; left) and time-gated (b; right; 0-5 ns) images of RR 1022 cells 3 hours after incubation with Photosan (excitation 546 nm; emission 590-800 nm; image size 80x80 μm^2).

500

The method of time-gated photodiagnosis was so far applied to skin and teeth of individual patients. In the first case an ALA-containing cream was applied to part of an arm, where within small spots the stratum corneum had been ablated. When detecting fluorescence from these spots, the emission peak of ALA-induced protoporphyrin (around 637 nm) can be clearly distinguished from the autofluorescence of the tissue. The ALA-induced peak, however, becomes most prominent, if a "late" time gate (e.g. 15-20 ns after the laser pulse) is selected (Fig. 5).

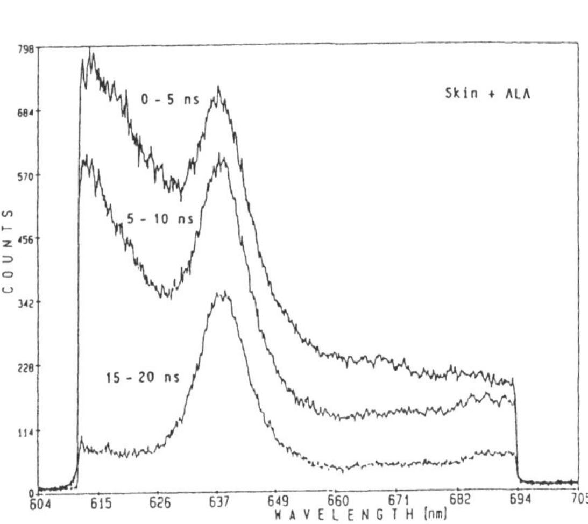

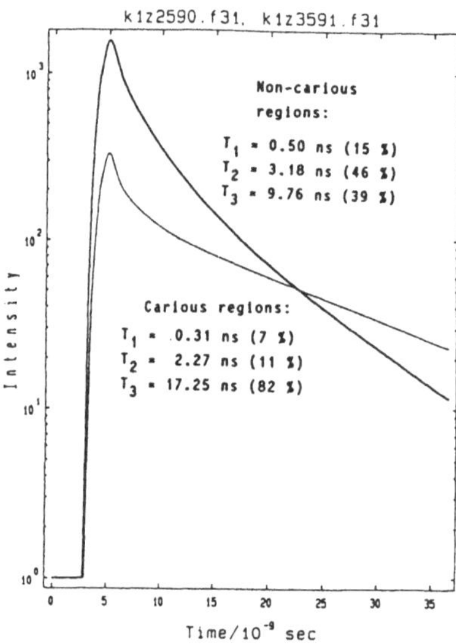

Fig.5 Fluorescence spectrum of human skin after topical application of ALA within different time gates.

Fig.6 Fluorescence decay kinetics of a carious and a non-carious region of a human tooth (Picosecond excitation pulses at 390 nm; emission measured at 590-800 nm).

Fig. 6 shows the fluorescence decay kinetics from a carious and a non-carious region of a human tooth. The integral emission from a healthy part of a tooth is often stronger than that of a carious part. Caries fluorescence, however, shows characteristic decay times of porphyrins (s. above: Photosan 3), and may be due to porphyrin-producing bacteria. Diagnostics of caries may become possible, if a large time delay (about 25 ns or more) between the exciting laser pulse and fluorescence detection is selected. Fig. 7 shows the time-integrated (a) and the time-gated (b: 30-55 ns) images of the incisors of a human patient. Only in Fig. 7b the carious region becomes well evident.

It is concluded that time-gated fluorescence imaging and spectroscopy are very useful for measuring specific components in a broad field of cell and tissue diagnostics.

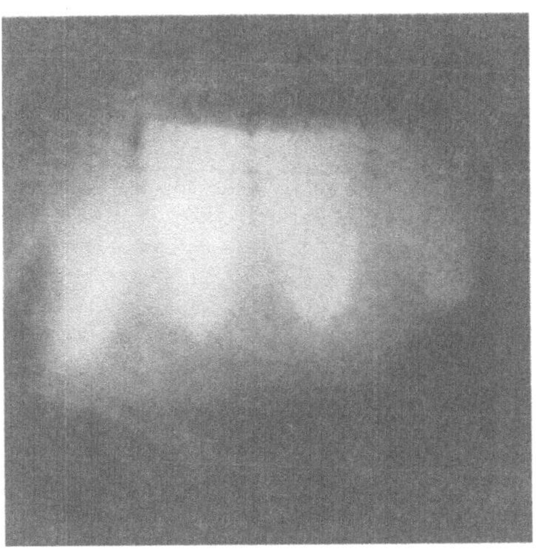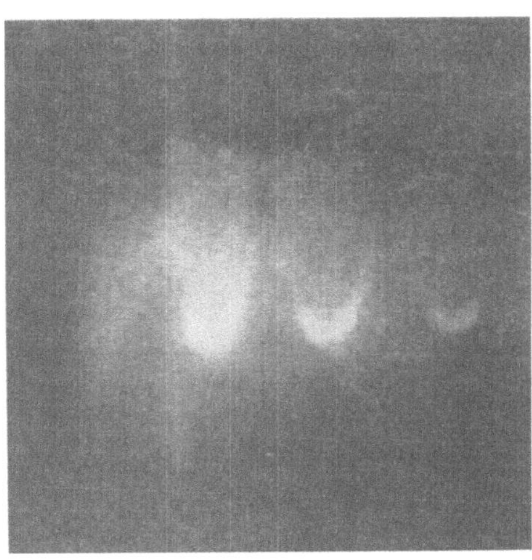

Fig.7 In-vivo fluorescence measurements of human teeth; time-integrated (a; left) and time-gated (b; right; 30-55 ns) detection at 590-580 nm.

ACKNOWLEDGMENT

Part of the work was supported by the German-Israeli Foundation for Scientific Research and Development (GIF). The co-operation of M.Gschwend and K.Kunzi-Rapp is greatfully acknowledged.

REFERENCES

[1] R.Cubeddu, F.Docchio, W.Q.Liu, R.Ramponi, P.Taroni,
     Rev. Sci: Instrum. 59 (1988) 2254-2259.

[2] M.Kohl, J.Neukammer, U.Sukowski, H.Rinneberg, H.-J.Sinn,
     E.A.Friedrich, G.Graschew, R.Schlag, D.Wöhrle,
     Proc.SPIE, Vol.1525, 1991, pp. 26-34.

[3] R.Cubeddu, P.Taroni, G.Valentini,
     Opt.Eng. 32 (1993) 320-325.

[4] S.Andersson-Engels, J.Johansson, S.Svanberg,
     Spectrochim.Acta 46A (1990) 1203-1210.

[5] J.C.Kennedy, R.H.Pottier, D.C.Pross,
     J. Photochem. Photobiol. B6 (1990) 143-148.

[6] H.Schneckenburger, K.König, K.Kunzi-Rapp, A.Rück,
     W.Strauss, C.Westphal-Frösch, V.Gottfried, S.Kimel,
     in :"Photodynamic Therapy and Biomedical Lasers"
     (P.Spinelli, M.Dal Fante, R.Marchesini, eds.),
     Elsevier Sci.Publ., 1992, pp. 893-897.

[7] H.Schneckenburger, W.Strauss, A.Rück, H.K.Seidlitz,
     J.M.Wessels, Opt.Eng. 31 (1992) 995-999.